EL CUERPO PERFECTO
EN 4 HORAS

EL CUERPO PERFECTO EN **4** HORAS

Timothy Ferriss

Traducción de Isabel Ferrer y Carlos Milla

B
GRUPO ZETA

Barcelona • Madrid • Bogotá • Buenos Aires • Caracas • México D.F. • Miami • Montevideo • Santiago de

Título original: *The 4-Hour Body*
Traducción: Isabel Ferrer y Carlos Milla
1.ª edición: febrero 2012

© 2010 by Tim Ferriss
© Ediciones B, S. A., 2012
   Consell de Cent, 425-427 - 08009 Barcelona (España)
   www.edicionesb.com

Printed in Spain
ISBN: 978-84-666-5021-2
Depósito legal: B. 002-2012

Impreso por LIBERDÚPLEX, S.L.
Ctra. BV 2249, km 7,4
Polígono Torrentfondo
08791 Sant Llorenç d'Hortons

ÍNDICE

DESARROLLAR LA FUERZA

DE LA NATACIÓN AL BALANCEO

SOBRE UNA VIDA MÁS LARGA Y MEJOR

REFLEXIONES FINALES

APÉNDICES Y EXTRAS

A HOMBROS DE GIGANTES

Yo no soy el experto. Soy el guía y el explorador.

Si encuentras algo que te asombra en este libro, es gracias a las brillantes mentes que contribuyeron como fuentes, críticos, colaboradores, correctores de pruebas y referencias. Si encuentras algo ridículo en este libro, es porque escuché sus consejos.

Si bien me hallo en deuda con centenares de personas, deseo dar las gracias prioritariamente a unos cuantos, que incluyo aquí en esta lista (hay más en los agradecimientos).

Alexandra Carmichael
Andrew Hyde
Ann Miura-ko
Barry Ross
Ben Goldacre
Brian MacKenzie
Casey Viator
Chad Fowler
Charles Poliquin
Charlie Hoehn
Chris Masterjohn
Chris Sacca
Club H Fitness
Craig Buhler
Daniel Reda
Dave Palumbo
David Blaine
Dean Karnazes
Dorian Yates
Doug McGuff
Dr. John Berardi
Dr. Justin Mager
Dra. Lee Wolfer
Dra. Mary Dan Eades
Dr. Michael Eades
Dr. Ross Tucker

Dr. Seth Roberts
Dr. Stuart McGill
Dr. Tertius Kohn
Dr. Timothy Noakes
Dustin Curtis
Ellington Darden
Equipo Dexcom
(en especial Keri Weindel)
Equipo OneTaste
El Kiwi
Eric Foster
Gary Taubes
Gray Cook
Jaime Cevallos
J. B. Benna
Jeffrey B. Madoff
Joe De Franco
Joe Polish
John Romano
Kelly Starrett
Marie Forleo
Mark Bell
Mark Cheng
Marque Boseman
Marty Gallagher
Matt Brzycki

Matt Mullenweg
Michael Ellsberg
Michael Levin
Mike Mahler
Mike Maples
Nate Green
Neil Strauss
Nicole Daedone
Nina Hartley
Pavel Tsatsouline
Pete Egoscue
Phil Libin
Ramit Sethi
Ray Cronies
Scott Jurek
Sean Bonner
Tallulah Sulis
Terry Laughlin
Thomas Billings
Tracy Reifkind
Trevor Clairborne
Violet Blue
William Llewellyn
Yuri V. Griko
Zack Even-Esh

Para mis padres, que enseñaron a un
pequeño demonio que ir a contracorriente
era algo bueno. Os quiero a los dos y os lo
debo todo. Mamá, perdóname por tanto
experimento delirante.

Demos apoyo a la buena práctica científica:
el 10 por ciento de los derechos de autor
se donan a investigaciones orientadas
a tratamientos terapéuticos, incluida
la excelente labor del Hospital Pediátrico
de Investigación St. Jude.

DESCARGO DE RESPONSABILIDAD DE TIM

Por favor, no cometas la estupidez de matarte. Sería un disgusto para ti y para mí. Consulta a un médico antes de llevar a cabo cualquiera de las sugerencias de este libro.

DESCARGO DE RESPONSABILIDAD DEL EDITOR

El material de este libro tiene sólo una finalidad informativa. Dado que cada situación concreta es única, usa tu propio criterio, consultando a un especialista en cuestiones de salud, antes de iniciar la dieta, los ejercicios y las técnicas descritos en este libro. El autor y el editor no se hacen responsables explícitamente de ningún efecto adverso que pudiera derivarse del uso o la aplicación de la información contenida en este libro.

EMPECEMOS
POR AQUÍ

¿MÁS DELGADO, MÁS RÁPIDO, MÁS FUERTE?

Cómo usar este libro

> ¿Registra la historia algún caso en que la mayoría tuviera razón?
>
> Robert Heinlein

> Me encantan los experimentos de tontos. Yo los hago continuamente.
>
> Charles Darwin

MOUNTAIN VIEW, CALIFORNIA, 22 H., VIERNES

Esa noche había concierto de rock en el anfiteatro Shoreline.

Más de veinte mil personas se habían reunido en el mayor espacio destinado a actuaciones musicales del norte de California con la intención de oír a Nine Inch Nails, a todo volumen, en la que debía ser su última gira.

Entre bastidores se desarrollaba otro entretenimiento poco común.

—Tío, he entrado en el retrete para hacer mis cosas y de pronto miro a un lado y veo asomar la cabeza de Tim por encima del tabique divisorio. El muy pirado estaba haciendo sentadillas en el cuarto de baño sin decir ni pío.

Glenn, videógrafo y amigo, se echó a reír al imitar mi técnica. Para ser sinceros, debería haber acercado más los muslos al plano paralelo.

—Cuarenta sentadillas, para ser exactos —añadí.

Kevin Rose, fundador de Digg, uno de los quinientos sitios web más populares del mundo, se sumó a las risas y levantó una cerveza para brindar por el incidente. Yo, por mi parte, estaba impaciente por pasar ya al número principal de la noche.

En los siguientes 45 minutos, consumí casi dos pizzas de pollo a la barbacoa tamaño grande y tres puñados de un cóctel de frutos secos, por un total acumulado de unas 4.400 calorías. Era mi cuarta comida del día, y había desayunado dos vasos de zumo de pomelo, una buena taza de café con canela, dos cruasanes de chocolate y dos bollos de almendras y pasas.

La parte más interesante de la historia empezó cuando Trent Reznor había abandonado ya el escenario hacía rato.

Unas 72 horas más tarde, poco más o menos, calculé mi porcentaje de grasa corporal con un analizador ultrasónico diseñado por un físico del laboratorio nacional Lawrence Livermore.

Según el gráfico de la evolución de mi último experimento, había pasado de un 11,9 por ciento a un 10,2 de grasa corporal, una reducción del 14 por ciento de la grasa total en mi cuerpo, en 14 días.

¿Cómo? Con dosis tomadas a determinadas horas de ajo, azúcar de caña y extractos de té entre otras cosas.

El proceso no exigía un gran esfuerzo. No era difícil. Sólo se requerían pequeños cambios. Pequeños cambios que, si bien eran mínimos por separado, redundaban en cambios enormes al combinarlos.

¿Quieres prolongar el período de semivida de la cafeína como quemadora de grasas? La clave es la naringenina, una útil molécula presente en el zumo de pomelo.

¿Tienes que aumentar la sensibilidad a la insulina antes de darte un atracón una vez por semana? Añade un poco de canela a tus pastas el sábado por la mañana, y lo habrás conseguido.

¿Quieres reducir la glucosa en sangre durante 60 minutos mientras disfrutas de una comida rica en carbohidratos sin sentirte culpable? Hay media docena de opciones.

Pero ¿un 2 por ciento de grasa corporal en dos semanas? ¿Cómo es posible si muchos médicos de cabecera sostienen que es imposible perder más de un kilo de grasa por semana? He aquí la triste realidad: la mayoría de las reglas aplicables a todos, y ésta es un ejemplo, no se han analizado en busca de excepciones.

¿Que no se puede cambiar la clase de fibra muscular? Claro que se puede. Al diablo la genética.

¿Tantas calorías entran, tantas salen? Eso es incompleto en el mejor de los casos. Yo he perdido grasa al mismo tiempo que me sobrealimentaba exageradamente. Alabada sea la tarta de queso.

La lista es interminable.

Resulta evidente que las reglas deben reescribirse.

Ésa es la intención de este libro.

Diario de un loco

La primavera de 2007 fue un momento apasionante para mí.

Mi primer libro, después de haber sido rechazado por 26 editores de 27, acababa de entrar en la lista de libros más vendidos del *New York Times* y parecía camino del número uno en la lista de no ficción especializada en «trabajo y negocios», puesto que alcanzaría al cabo de varios meses. Nadie quedó más atónito que yo.

Una mañana especialmente hermosa en San José tuve mi primera entrevista telefónica importante con los medios, realizada por Clive Thompson, de la revista *Wired*. Durante nuestra pequeña charla previa a la entrevista, me disculpé por si se me notaba un tanto ido. La verdad es que lo estaba. Acababa de hacer una tabla de ejercicios de 10 minutos después de tomar un café exprés doble con el estómago vacío. Era un nuevo experimento que me llevaría a un nivel de grasa corporal de un solo dígito con dos sesiones como ésa por semana.

Clive quería hablar conmigo sobre el correo electrónico y las redes sociales como Twitter. Antes de empezar, y en sintonía con el comentario sobre la tabla de ejercicios, dije en broma que los mayores temores del hombre moderno podían reducirse a dos: recibir demasiados mensajes de correo electrónico y engordar. Clive se echó a reír y coincidió conmigo. Luego pasamos a otro tema.

La entrevista fue bien, pero lo que se me quedó en la cabeza fue la broma que dejé caer de pasada. La repetí a docenas de personas a lo largo del mes posterior, y la respuesta fue siempre la misma: conformidad y gestos de asentimiento.

Por lo visto, este libro tenía que escribirse.

El mundo en general piensa que estoy obsesionado con la administración del tiempo, pero no conoce aún mi otra obsesión, mucho más legítima, mucho más ridícula.

Llevo un diario de prácticamente todas las sesiones de ejercicio que he hecho desde los dieciocho años. Me he sometido a más de mil análisis de sangre[1] desde 2004, a veces con una frecuencia de uno cada quince días, haciendo el seguimiento de todas las variables, desde los niveles de lípidos, la insulina y la hemoglobina A1c, hasta el factor de crecimiento insulínico y la testosterona libre. He pedido a Israel factores de crecimiento de células madre para el tratamiento de lesiones «permanentes», y he viajado a plantaciones de té chinas para hablar con los granjeros acerca de los efectos del té Pu-Erh en la pérdida de grasa. En suma, he gastado más de 250.000 dólares en pruebas y ajustes durante la última década.

---

1. A menudo se realizan análisis múltiples a partir de una única extracción de diez o doce ampollas.

Del mismo modo que algunos decoran sus hogares con muebles vanguardistas u obras de arte, yo tengo pulsioxímetros, aparatos de ultrasonidos y artilugios médicos para medir de todo, desde la respuesta galvánica de la piel hasta el sueño en fase REM. La cocina y el cuarto de baño de mi casa parecen una sala de urgencias.

Si piensas que es una locura, tienes toda la razón. Por suerte, no necesitas ser tú el conejillo de Indias para beneficiarte de estos experimentos.

Centenares de personas han puesto a prueba las técnicas de *The 4-Hour Body* (4HB) en los últimos dos años, y he seguido de cerca y realizado gráficos de sus resultados (194 personas en este libro). Muchos han perdido más de 10 kilos de grasa en el primer mes de experimentación, y en la gran mayoría de los casos era la primera vez que conseguían una cosa así.

¿Por qué el enfoque de 4HB surte efecto allí donde otros fracasan?

Porque los cambios son menores o sencillos, y a menudo lo uno y lo otro. No hay cabida para los malentendidos, y los resultados evidentes te animan a continuar. Si los logros son rápidos y medibles,[2] la autodisciplina no es necesaria.

Puedo resumir en cuatro líneas todas las dietas populares. ¿Listo?

- Come más verduras.
- Come menos grasas saturadas.
- Haz más ejercicio y quema más calorías.
- Come más ácidos grasos omega-3.

No abordaremos nada de esto. No porque no sirva; sí sirve… hasta cierto punto. Pero no es la clase de consejo gracias al cual tus amigos te saludarán con un «¡¿Qué ≠$%& has estado haciendo?!», ya sea en el vestuario o en el campo de deporte.

Para eso se requiere un enfoque totalmente distinto.

El caballo ganador imprevisto

Hablemos claro: no soy médico ni tengo un doctorado. Soy una meticulosa trituradora de datos con acceso a muchos de los mejores deportistas y científicos del mundo.

Eso me coloca en una situación muy poco común.

Consigo proveerme de disciplinas y subculturas que rara vez confluyen y

2. No sólo observables.

poner a prueba distintas hipótesis usando la clase de autoexperimentación que los médicos convencionales no pueden aprobar (aunque su ayuda entre bastidores es vital). Poniendo en duda presupuestos básicos, cabe la posibilidad de tropezar con soluciones sencillas e inusuales a problemas muy arraigados.

¿Tienes un exceso de grasa? Prueba con las proteínas ingeridas a horas determinadas y el zumo de limón antes de las comidas.

¿Poca masa muscular? Prueba con el jengibre y el chucrut.

¿Problemas de insomnio? Prueba a aumentar tu nivel de grasas saturadas y recurre a la exposición al frío.

Este libro incluye los hallazgos de más de cien especialistas, científicos de la NASA, doctores en medicina, atletas olímpicos, entrenadores de deportistas profesionales (de la NFL y la MLB, entre otros), plusmarquistas mundiales, expertos en rehabilitación de la Super Bowl, e incluso técnicos deportivos del antiguo bloque del Este. Conocerás a algunos de los especímenes más increíbles que has visto en la vida, incluidas sus transformaciones «antes y después».

No tengo una carrera académica cuya continuidad dependa de si publico o no, y eso es buena cosa. Como me dijo en una comida un médico de una conocida universidad de élite:

Durante veinte años nos hemos formado en la aversión al riesgo. Me gustaría experimentar, pero si lo hiciera, arriesgaría todo lo que he construido a lo largo de dos décadas de estudios y formación. Necesitaría un collar mágico de inmunidad. La universidad jamás lo toleraría.

Luego añadió: «Tú puedes ser el caballo ganador imprevisto.»

Es una etiqueta extraña, pero él estaba en lo cierto. No sólo porque no tengo prestigio que perder. Además, soy un antiguo miembro del sector.

Entre 2001 y 2009, fui presidente de una empresa de nutrición deportiva que distribuía en más de una docena de países, y si bien nos ateníamos a las reglas, estaba claro que otros muchos no lo hacían. No era la opción más rentable. He sido testigo de mentiras flagrantes en tablas de datos nutricionales, he visto el comportamiento de ejecutivos de marketing que destinaban partidas de sus presupuestos a cubrir las multas de la Comisión de Comercio en previsión de futuros pleitos, y he asistido a prácticas mucho peores realizadas por algunas de las marcas más conocidas del sector.[3] Sé cómo y dónde se engaña a los consumidores. Las tretas más turbias en el sector de los suplementos y la nutrición deportiva —esconder los resultados de «pruebas clínicas» y un eti-

---

3. Existen, por supuesto, algunas destacadas empresas con sólidos departamentos de I+D y una ética incuestionable, pero pueden contarse con los dedos de la mano.

quetado imaginativo son sólo dos ejemplos— son casi las mismas que las empleadas en los sectores biotecnológicos y farmacéuticos.

Me propongo enseñarte a identificar las malas prácticas científicas, y por lo tanto los malos consejos y los malos productos.[4]

A última hora de una tarde de otoño de 2009, me senté a comer un *cassoulet* de muslos de pato con la doctora Lee Wolfer en la nube de bruma conocida como San Francisco. Corría el vino, y le hablé de mis fantasías de volver a Berkeley o Stanford y obtener un doctorado en Biología. Yo había estudiado brevemente Neurociencia en la Universidad de Princeton, y soñaba con añadir el título de doctor a mi nombre. Lee publica con regularidad en revistas dirigidas a sus colegas y estudió en algunos de los mejores centros del mundo, incluidos la Universidad de California en San Francisco (UCSF) (carrera de Medicina), Berkeley (doctorado en Ciencias), la Facultad de Medicina de Harvard (residencia), el Instituto de Rehabilitación de Chicago (beca de investigación) y Diagnósticos de la Espina Dorsal en Daly City, California (beca de investigación).

Ella se limitó a sonreír y levantó una copa de vino antes de responder:

—Tú, Tim Ferriss, puedes hacer más cosas fuera del sistema que dentro.

Un laboratorio de uno solo

Muchas de estas teorías se han descartado sólo cuando un experimento decisivo ha puesto en evidencia que son incorrectas… así pues, el trabajo valioso en cualquier ciencia… lo lleva a cabo el experimentador, que comprueba la veracidad de los teóricos.
Michio Kaku (Hiperespacio), físico teórico y cocreador de la teoría de cuerdas

La mayoría de los grandes avances en la mejora del rendimiento (y la apariencia) empiezan por los animales y se adoptan conforme a la siguiente curva:

Caballos de carreras → pacientes de sida (por la pérdida de masa muscular)
y culturistas → deportistas de élite → ricos → el resto de nosotros

El salto final de los ricos al público en general puede tardar entre diez y veinte años, y eso si llega a producirse. A menudo no es así.

No estoy proponiendo que empieces a inyectarte sustancias extrañas que nunca se han probado en seres humanos. Sin embargo, sí afirmo que las instituciones estatales (el Departamento de Agricultura de Estados Unidos, la Ad-

---

4. No tengo el menor interés económico en ninguno de los suplementos que recomiendo en este libro. Si compras un suplemento a partir de un vínculo de este libro, se envía una comisión directamente a la organización sin ánimo de lucro Donors Choose.org, que ayuda a las escuelas públicas de Estados Unidos.

ministración de Alimentos y Fármacos) llevan al menos un retraso de diez años con respecto a las investigaciones actuales, y al menos veinte años de retraso con respecto a pruebas convincentes en el sector.

Hace más de una década, un íntimo amigo llamado Paul sufrió un accidente automovilístico y padeció daños cerebrales que redujeron su producción de testosterona. Aun tomando suplementos de testosterona (cremas, geles, inyectables de acción corta), y después de visitar a docenas de endocrinos de primera línea, seguía padeciendo los síntomas de un bajo nivel de testosterona. Todo cambió —literalmente de la noche a la mañana— en cuanto pasó al enantato de testosterona, una variante que la profesión médica rara vez emplea en Estados Unidos. ¿Quién se lo recomendó? Un culturista de nivel avanzado que conocía su propia bioquímica. No debería haber representado un gran cambio, y sin embargo lo fue.

¿Suelen aprovechar los médicos normalmente los más de cincuenta años de experiencia que han acumulado los culturistas profesionales probando, e incluso sintetizando, los ésteres de testosterona? No. La mayoría de los médicos considera que los culturistas son unos aficionados y aventureros, y los culturistas consideran a los médicos demasiado reacios al riesgo para hacer nada innovador.

Esta separación de experiencias y conocimientos implica que ambas partes tienen resultados poco óptimos.

Dejarte orientar en cuestiones médicas por el gorila más grande del gimnasio es mala idea, pero es importante buscar hallazgos al margen de los sospechosos habituales. Quienes más cerca están del problema a menudo son los menos capacitados para verlo con ojos nuevos.

Pese a los extraordinarios avances de ciertas áreas de la medicina en el último siglo, una persona de sesenta años en 2009 sólo puede esperar una media de vida seis años superior a la de un hombre de sesenta años en 1900.

¿Yo? Pienso vivir hasta los 120 sin dejar de comer los mejores entrecots que encuentre. Y a esas alturas más aún.

Baste decir que para soluciones poco corrientes, hay que buscar en lugares poco corrientes.

El futuro ya está aquí

En nuestro mundo actual, incluso si se financian los estudios adecuados para investigar la obesidad, por poner un ejemplo, no se obtendrían resultados hasta pasados entre diez y veinte años. ¿Estás dispuesto a esperar tanto?

Me gustaría pensar que no.

«La aseguradora médica Kaiser no puede hablar con la Universidad de California en San Francisco, que no puede hablar con la aseguradora médica Blue Shield. Tú eres el árbitro de tu información sanitaria.» Éstas son las palabras de un destacado cirujano de la UCSF, que me instó a llevarme mis papeles antes de que los archivos hospitalarios los reclamaran como propiedad suya.

Y ahora la buena noticia: nunca ha sido más fácil reunir, con un poco de ayuda, unos cuantos datos básicos (por un precio módico), hacer un seguimiento (sin una formación específica) y realizar pequeños cambios que producen resultados increíbles.

¿Un diabético de tipo 2 abandona la medicación 48 horas después de iniciar un tratamiento dietético? ¿Ancianos en sillas de ruedas vuelven a andar después de catorce semanas de entrenamiento? Esto no es ciencia ficción. Está sucediendo en el momento presente. Como ha dicho William Gibson, quien acuñó el término «ciberespacio»: «El futuro ya está aquí, sólo que se reparte de manera desigual.»

El Principio del 80/20: Desde Wall Street hasta la Máquina Humana

La finalidad de este libro es proporcionarte el 2,5 por ciento fundamental de las herramientas necesarias para conseguir el rediseño del cuerpo y lograr un mayor rendimiento. Una breve historia puede explicar este extraño 2,5 por ciento.

Vilfredo Pareto fue un controvertido economista y sociólogo que vivió entre 1848 y 1923. Su influyente obra, *Cours d'économie politique*, incluyó una «ley» de la distribución de la renta, poco explorada en su día, que acabaría recibiendo su nombre: «ley de Pareto» o «distribución de Pareto». Se conoce más popularmente como «Principio del 80/20».

Pareto demostró que en la sociedad se daba una distribución de la riqueza en extremo desigual pero predecible: el 80 por ciento de la riqueza y la renta lo produce y lo posee el 20 por ciento de la población. También probó que este Principio del 80/20 se observa en casi todas partes, no sólo en la economía. El 80 por ciento de los guisantes del huerto de Pareto los producía el 20 por ciento de las vainas que había plantado, por ejemplo.

En la práctica, el Principio del 80/20 a menudo es más desproporcionado.

Para que a uno lo perciban, por ejemplo, como un hablante fluido de español, necesita un vocabulario activo de 2.500 palabras de uso frecuente. Este número de palabras nos permitirá comprender más del 95 por ciento de todas las conversaciones. Para adquirir un nivel de comprensión del 98 por ciento se requieren al menos cinco años de práctica en lugar de cinco meses. Si hacemos los cálculos, 2.500 palabras son simplemente un 2,5 por ciento de las 100.000 palabras que, según estimaciones, tiene la lengua española.

Esto significa:

1. El 2,5 por ciento de la materia total proporciona el 95 por ciento de los resultados deseados.
2. Ese mismo 2,5 por ciento proporciona sólo un 3 por ciento menos de beneficios que invertir un esfuerzo 12 veces mayor.

Este 2,5 por ciento extraordinariamente valioso es la clave, la palanca de Arquímedes para aquellos que quieren los mejores resultados en el mínimo tiempo. El truco está en encontrar ese 2,5 por ciento.[5]

Este libro no pretende ser un tratado global de todo lo relacionado con el cuerpo humano. El objetivo es compartir aquello que, según mis averiguaciones, es el 2,5 por ciento que proporciona el 95 por ciento de los resultados en el rediseño rápido del cuerpo y la mejora del rendimiento. Si ya tienes el 5 por ciento de grasa corporal o levantas 200 kilos en press en banco, perteneces al 1 por ciento de los humanos situados en la franja alta, cuyo margen de mejora es mínimo. Este libro va dirigido al otro 99 por ciento, que puede experimentar una mejora casi increíble en breves períodos de tiempo.

Cómo usar este libro: cinco reglas

Con este libro, es importante seguir cinco reglas. Si las pasas por alto, tú mismo.

REGLA N° 1: CONSIDERA ESTE LIBRO UN BUFÉ LIBRE.
No lo leas de principio a fin.

La mayoría de la gente no necesitará más de ciento cincuenta páginas para reinventarse. Echa una ojeada al índice, elige los capítulos más pertinentes para ti y descarta los otros… de momento. Elige, para empezar, un objetivo en cuanto a apariencia y un objetivo en cuanto a rendimiento.

Las únicas secciones obligatorias son «Fundamentos» y «Zona Cero». He

---

5. El filósofo Nassim N. Taleb observó una diferencia importante entre el lenguaje y la biología que me gustaría subrayar: el primero es muy conocido y el segundo es en gran medida desconocido. Así, nuestro 2,5 por ciento no es el 2,5 por ciento de un conjunto de conocimientos perfectamente finitos, sino el 2,5 por ciento más valioso empíricamente de aquello que sabemos ahora.

aquí algunos de los objetivos más habituales, junto con los capítulos correspondientes, que deben leerse en el orden indicado a continuación:

PÉRDIDA RÁPIDA DE GRASA

Todos los capítulos de «Fundamentos»
Todos los capítulos de «Zona Cero»
«La Dieta de los Carbohidratos Lentos I y II»
«Crear el posterior perfecto»
Número total de páginas: 98

AUMENTO RÁPIDO DE LA MASA MUSCULAR

Todos los capítulos de «Fundamentos»
Todos los capítulos de «Zona Cero»
«De menudo a forzudo»
«El protocolo de Occam I y II»
Número total de páginas: 97

AUMENTO RÁPIDO DE LA FUERZA

Todos los capítulos de «Fundamentos»
Todos los capítulos de «Zona Cero»
«Sobrehumano sin esfuerzo» (pura fuerza, poco aumento de masa)
«Prehabilitación. Un cuerpo a prueba de lesiones»
Número total de páginas: 92

SENSACIÓN RÁPIDA DE BIENESTAR TOTAL

Todos los capítulos de «Fundamentos»
Todos los capítulos de «Zona Cero»
Todos los capítulos de «Mejorar el sexo»
Todos los capítulos de «Perfeccionar el sueño»
«Invertir las lesiones "permanentes"»
Número total de páginas: 143

En cuanto hayas seleccionado el mínimo para empezar, empieza.

Después, una vez trazado un plan de acción, vuelve a adentrarte en el libro a tu antojo y explora. Todos los capítulos contienen consejos prácticos de efectos inmediatos, así que no deseches algo basándote sólo en el título. Por ejemplo, aunque seas carnívoro (como es mi caso), te beneficiarás de «La máquina sin carne».

Pero no lo leas todo de golpe.

REGLA N° 2: SÁLTATE LAS EXPLICACIONES CIENTÍFICAS SI TE RESULTAN DEMASIADO DENSAS.

No te hace falta ser un científico para leer este libro.

Sin embargo, para los empollones y los curiosos, he incluido una gran cantidad de detalles interesantes. Dichos detalles a menudo pueden potenciar tus resultados, pero no son de lectura obligada. Estas secciones en particular aparecen enmarcadas en recuadros y llevan el título de «Para provecho del empollón», con la sigla «PPE».

Aun cuando las ciencias te hayan intimidado en el pasado, te animo a que eches un vistazo a algunas de estas secciones PPE: al menos unas cuantas te ofrecerán sorpresas divertidas y mejorarán los resultados en un 10 por ciento más o menos.

Pero si te agobian, sáltatelas, ya que no son imprescindibles para obtener los resultados que buscas.

REGLA N° 3: SÉ ESCÉPTICO, POR FAVOR.

No des por supuesto que algo es verdad sólo porque yo lo diga.

Como se complace en decir el legendario doctor Timothy Noakes, autor o coautor de más de cuatrocientos artículos de investigación: «El 50 por ciento de lo que sabemos es erróneo. El problema es que no sabemos qué 50 por ciento es.» Todo en este libro surte efecto, pero seguro que me he equivocado por completo en algunos de los mecanismos. En otras palabras, creo que el cómo es fiable en un 50 por ciento, pero el porqué acabará en la guillotina conforme sepamos más.

REGLA N° 4: NO USES EL ESCEPTICISMO COMO PRETEXTO PARA LA PASIVIDAD.

Como también me dijo el buen doctor Noakes sobre un régimen de entrenamiento olímpico: «Este [enfoque] podría estar totalmente equivocado, pero es una hipótesis digna de refutarse.»

Es importante buscar hipótesis dignas de refutarse.

La ciencia parte de conjeturas fundadas (léase descabelladas). Luego todo es ensayo y error. A veces las predicciones son correctas desde el principio. Pero lo más habitual es cometer errores y tropezar con hallazgos imprevistos que plantean nuevas dudas o preguntas. Si quieres ver los toros desde la barrera y llevar el escepticismo al extremo, aplazando toda acción hasta que se alcance un consenso científico, la decisión es tuya. Sólo piensa que la ciencia, por desgracia, es a menudo tan política como una cena con demócratas y republicanos recalcitrantes. El consenso llega tarde en el mejor de los casos.

No uses el escepticismo como un velado pretexto para la pasividad o para quedarte en tu cómodo mundo. Sé escéptico, pero por una buena razón: porque buscas la opción más prometedora que poner a prueba en la vida real.

Sé escéptico proactivamente, no escéptico a la defensiva.

Infórmame si haces un descubrimiento interesante o demuéstrame que estoy equivocado. Este libro evolucionará por medio de tus aportaciones y tu ayuda.

REGLA Nº 5: DISFRÚTALO.

He incluido muchas experiencias y meteduras de pata curiosas sólo por el mero hecho de amenizar el texto. Ante la información pura y dura sin nada de entretenimiento, se aburre hasta el más pintado.

La intención es que gran parte del contenido se lea como el diario de un loco. Disfrútalo. Lo que más me gustaría es transmitir el goce de la exploración y el descubrimiento. Recuerda: esto no son los deberes de colegio. Tómatelo a tu ritmo.

El secreto de la productividad del multimillonario y la forma de vida experimental

«¿Cómo se puede ser más productivo?»

Richard Branson se recostó en su asiento y reflexionó durante un segundo. De fondo se oía el susurro tropical de su oasis privado, la isla de Necker. Sentadas alrededor de él, veinte personas lo escuchaban embelesadas, preguntándose qué contestaría el multimillonario a una de las grandes preguntas —quizá la mayor— del mundo de los negocios. El grupo había sido reunido por el director de marketing Joe Polish a fin de analizar distintas opciones de crecimiento para la entidad filantrópica Virgin Unite de Richard. Era uno de sus muchos proyectos nuevos y ambiciosos. El Grupo Virgin contaba ya con más de 300 empresas, más de 50.000 empleados, y unos beneficios anuales de 25.000 millones de dólares. En otras palabras, Branson había construido personalmente un imperio mayor que el PIB de algunos países en vías de desarrollo. Por fin rompió el silencio: «Haced ejercicio.»

Hablaba en serio, y lo aclaró: hacer ejercicio le proporcionaba al menos cuatro horas más de trabajo productivo a diario.

La brisa fresca puntuó su respuesta como si fuera un signo de exclamación.

La intención de 4HB es ser mucho más que un libro.

Considero 4HB un manifiesto, una llamada a las armas para un nuevo modelo mental de vida: la forma de vida experimental. De ti depende —no de tu médico, ni del periódico— descubrir a qué respondes mejor. Los beneficios van mucho más allá de lo físico.

Si entiendes de política lo suficiente para votar a un presidente, o si alguna vez has presentado una declaración de la renta, bien puedes aprender las reglas científicas más importantes para rediseñar tu cuerpo. Estas reglas se convertirán en tus amigas, fiables en un ciento por ciento.

Esto lo cambia todo.

Es mi sincera esperanza, si has sufrido de insatisfacción con tu cuerpo, o confusión respecto a la dieta y el ejercicio, que en tu vida haya un antes y después de 4HB. Puede ayudarte a hacer lo que la mayoría de la gente consideraría sobrehumano, ya sea perder 50 kilos de grasa o contener la respiración durante cinco minutos. Todo da resultado.

No existe un sumo sacerdocio: existen la causa y el efecto.

Bienvenido a la silla del director.

Alles mit Maß und Ziel,

Timothy Ferriss
San Francisco, California
10 de junio de 2010

POR EL PLACER DE LA LECTURA

Hacerse pruebas médicas

A lo largo de este libro se mencionan docenas de pruebas. Si alguna vez te preguntas «¿Cómo hago para analizarme tal cosa?» o no sabes por dónde empezar, la lista incluida en «Hacerse pruebas», en la página 478, es tu guía paso a paso.

Referencias rápidas

¿No sabes cuánto es un gramo, ni qué demonios son cuatro onzas? No tienes más que pasar a las medidas corrientes, en la página 476, y dar rienda al chef que llevas dentro.

Notas a pie de página y citas

Para este libro se ha llevado a cabo una sólida investigación.

Por otro lado, es lo bastante grande como para darle un estacazo a una cría de foca. Si de verdad quieres quedarte boquiabierto, encontrarás más de quinientas citas científicas en www.fourhourbody.com/endnotes, divididas por capítulos e incluyendo frases relevantes.

Fuentes

Para ahorrarte el dolor de cabeza de teclear URLs de un párrafo de largo, todas las direcciones de sitios web han sido sustituidas por la breve dirección www.fourhourbody, que te llevará al lugar adecuado.

¿Entendido? Bien. Pasemos a las travesuras.

FUNDAMENTOS.
LO PRIMERO
Y MÁS IMPORTANTE

LA DOSIS
MÍNIMA EFICAZ

Del microondas
a la pérdida de grasa

La perfección
no se alcanza
cuando no hay
nada más que
añadir, sino cuando
ya no queda nada
que quitar.

Antoine de Saint-Exupéry

Arthur Jones era un niño precoz y especialmente aficionado a los cocodrilos.

Leyó toda la biblioteca médica de su padre antes de los doce años. Puede que el ambiente de su casa tuviera algo que ver, si consideramos que sus padres, su abuelo, su bisabuelo, su hermanastro y su hermanastra eran todos médicos.

Desde sus humildes inicios en Oklahoma, maduraría hasta convertirse en una de las figuras más influyentes en el mundo de la ciencia del ejercicio físico. También llegaría a ser, en palabras de no pocos, un «hombre de carácter especialmente irritable».

Uno de los protegidos de Jones, Ellington Darden, cuenta una anécdota característica de Jones:

En 1970, Arthur invitó a Arnold [Schwarzenegger] y Franco Colombu a visitarlo en Lake Helen, Florida, justo después del certamen de Mr. Olympia de 1970. Arthur fue a recogerlos al aeropuerto en su Cadillac. Arnold ocupó el asiento del acompañante y Franco se sentó detrás. Debe de haber doce semáforos entre el aeropuerto y la Interestatal, así que había muchas paradas en el camino.

El caso es que Arthur era un hombre dado a levantar la voz e imponerse en toda conversación. Así y todo, no podía hacer callar a Arnold. Éste no paraba de farfullar en su alemán o lo que fuera, y Arthur tenía serios problemas para entenderlo. Ar-

thur, empezando ya a irritarse, le dijo que callara un rato, pero Arnold siguió y siguió.

Cuando llegaron a la Interestatal, Arthur ya estaba harto. Detuvo el coche en el arcén, se apeó, lo rodeó, abrió la puerta de Arnold, lo agarró por el cuello de la camisa, lo obligó a salir de un tirón y dijo algo así como: «Oye, hijo de puta, si no te callas de una vez, un hombre que te dobla la edad va a darte unos azotes en el culo delante de todo el mundo que pasa por la Interestatal 4. Tú ponme a prueba.»

En menos de cinco segundos, Arnold se había disculpado y había vuelto al coche. Durante los tres o cuatro días siguientes se comportó como un perfecto caballero.

Jones se pasaba la mayor parte del tiempo cabreado.

Lo enfurecían las estupideces que, según él, estaban presentes en todos los rincones del mundo de la ciencia del ejercicio físico, y canalizaba su ira apostando por lo imposible. Eso incluyó conseguir que el campeón de culturismo Casey Viator aumentara 28,73 kilos en 28 días y acceder a la lista Forbes 400 fundando y vendiendo la empresa Nautilus de material gimnástico, que, se calculó, tenía un beneficio bruto de 300 millones de dólares al año en su etapa culminante.

Lo impacientaban las vaguedades en terrenos en los que se requería claridad científica. En respuesta a los investigadores que extraían conclusiones sobre la función muscular usando la electromiografía (EMG), Arthur conectó sus máquinas a un cadáver y le movió las extremidades para registrar una «actividad» similar. Es decir, fricción interna.

Jones lamentaba la fugacidad del tiempo: «Con la edad que tengo, seguramente la aceptación universal de lo que estamos haciendo ahora no se producirá en vida mía; pero llegará, porque lo que hacemos se establece claramente mediante simples leyes de física elemental que no pueden negarse hasta el fin de los tiempos.» Falleció el 28 de agosto de 2007, por causas naturales, a los ochenta años y tan cascarrabias como siempre.

Jones dejó una serie de legados importantes; uno de ellos es la piedra angular de todo lo que abordaremos en este libro: la dosis mínima eficaz.

La dosis mínima eficaz

La dosis mínima eficaz (DME) se define muy fácilmente: la dosis más pequeña que producirá el resultado deseado.

Jones llamaba a este punto crítico la «carga mínima eficaz», ya que su interés se centraba única y exclusivamente en el ejercicio basado en el levantamiento de pesas, pero nosotros consideraremos la «dosificación» precisa tanto del ejercicio como de todo aquello que ingerimos.[1]

Cualquier cosa por encima de la DME es un desperdicio.

Para hervir agua, la DME es 100 °C a una presión atmosférica normal. «Hervido» quiere decir «hervido». Aumentar la temperatura no implica que el agua quede «más hervida». Aumentar la temperatura sólo consume más recursos que podrían emplearse para otra cosa más productiva.

Si se necesitan quince minutos al sol para desencadenar una respuesta de la melanina, quince minutos es tu DME para adquirir un bronceado. Más de quince minutos es redundante y el resultado será sólo la quemadura y un descanso forzoso de visitas a la playa. Durante este descanso forzoso, pongamos una semana, otra persona que habrá tenido en cuenta su DME natural de quince minutos podrá incluir cuatro sesiones más de bronceado. Esa persona estará cuatro tonos más morena, en tanto que tú habrás regresado a tu palidez anterior a tu visita a la playa: un triste manatí. En los sistemas biológicos, rebasar la DME puede paralizar el avance durante semanas, incluso meses.

En el contexto del rediseño del cuerpo, hay que tener en cuenta dos DME fundamentales:

Para eliminar la grasa acumulada → haz lo mínimo necesario para iniciar una reacción en cadena de determinadas hormonas implicadas en la pérdida de grasa.
Para añadir masa muscular en pequeñas o grandes cantidades → haz lo mínimo necesario para iniciar una reacción en cadena de los mecanismos de crecimiento local (músculos concretos) y orgánico (hormonales)[2].

Derribar las piezas de dominó que desencadenan estos dos procesos requiere muy poco esfuerzo. No lo compliques.

Para un grupo muscular determinado, pongamos por caso los hombros, activar el mecanismo de crecimiento local podría requerir, por ejemplo, sólo ochenta segundos de tensión utilizando 22 kilos de peso una vez cada siete días. Ese estímulo, al igual que los 100 °C para hervir agua, basta para desencadenar ciertas prostaglandinas, factores de transcripción y toda clase de complejas reacciones biológicas. ¿Qué son los «factores de transcripción»? No te hace falta saberlo. De hecho, no te hace falta entender nada de biología, de la

1. El mérito corresponde al doctor Doug McGuff, quien ha escrito ampliamente sobre este tema y que volverá a aparecer más adelante.
2. En términos más sofisticados y precisos, «neuroendocrinos».

misma manera que no necesitas entender nada de radiación para usar un horno microondas. Pulsa unos cuantos botones en el orden correcto, y listo.

En nuestro contexto: ochenta segundos como objetivo es lo único que te hace falta entender. Ése es el botón.

Si en lugar de dedicar ochenta segundos reproducimos la tabla propuesta por una revista popular —digamos, la arbitraria pauta de cinco series de diez repeticiones—, es el equivalente muscular de exponerse al sol durante una hora con una DME de quince minutos. Esto no sólo es un desperdicio, es el camino previsible para impedir e invertir los avances. Los órganos y las glándulas que ayudan a reparar los tejidos dañados tienen más limitaciones que tu entusiasmo. Los riñones, por ejemplo, pueden limpiar de la sangre una concentración de residuos máxima finita cada día (aproximadamente 450 mmol, o milimoles, por litro). Si hacemos una sesión maratoniana de tres horas y nuestro torrente sanguíneo parece un atasco de tráfico en Los Ángeles, tenemos grandes probabilidades de llegar a un embotellamiento bioquímico.

Una vez más: la buena noticia es que no te hace falta saber nada de tus riñones para utilizar esta información. Lo único que te hace falta saber es:

Ochenta segundos es la dosis prescrita.

Más no es mejor. De hecho, tu mayor reto será resistir la tentación de hacer más.

La DME no sólo ofrece los resultados más espectaculares, sino también en el menor tiempo posible. Las palabras de Jones deberían resonar en tu cabeza: «RECUERDA: es imposible evaluar, o incluso entender, todo aquello que no puedes medir.»

80 segundos de 10 kilos
10 minutos de agua a 12 °C
200 mg de extracto de alicina antes de acostarse

Ésta es la clase de recetas que debes buscar, y ésta es la clase de recetas que yo ofrezco.

REGLAS QUE CAMBIAN LAS REGLAS

Todo lo popular está equivocado

«Esto es una mentira descarada. Ganar 15 kilos en 28 días requiere un excedente calórico de 4.300 calorías diarias, así que para un hombre de su tamaño, tiene que haber ingerido 7.000 calorías diarias. ¿Pretende que me crea que ha reducido en un 4 por ciento la grasa corporal como resultado de ingerir 7.000 calorías?»

Bebí un gran trago de Malbec y volví a leer el comentario del blog. ¡Ay, Internet! ¡Qué lejos no hemos llegado!

Era gracioso, y uno de cientos de comentarios parecidos en este post en particular del blog, pero el hecho era ése: yo había ganado 15 kilos de masa muscular, perdido 2 kilos de grasa y reducido mi colesterol total de 222 a 147, todo en 28 días, sin anabolizantes o estatinas como Lipitor.

Todo el experimento fue registrado por la doctora Peggy Plato, directora del Programa de Evaluación para el Deporte y la Preparación Física de la Universidad Estatal de San José, que empleó depósitos de pesaje hidrostático, básculas médicas y una cinta métrica para hacer el seguimiento de todos los datos, desde la circunferencia de la cintura hasta el porcentaje de grasa corporal. ¿Mi tiempo total en el gimnasio durante cuatro semanas?

Cuatro horas.[3] Ocho sesiones de 30 minutos.

Los datos no mintieron.

Pero ¿la pérdida o el aumento de peso no es algo tan simple como tantas calorías entran, tantas calorías salen?

Resulta atractivo en su simplicidad, sí, pero también lo es la fusión en frío. No funciona exactamente como lo presentan.

El poeta alemán Johann Wolfgang Goethe tenía la visión acertada: «los misterios no son necesariamente milagros». Para hacer lo imposible (dar la vuelta al mundo en un velero, correr la milla en menos de cuatro minutos, llegar a la Luna), hay que pasar por alto las convicciones populares.

Charles Munger, asesor y mano derecha de Warren Buffett, el hombre más rico del planeta, es famoso por la incomparable claridad de su pensamiento y su historial casi a prueba de errores. ¿Cómo afinó su pensamiento para ayudar a levantar un negocio de tres billones de dólares en Berkshire Hathaway?

La respuesta es los «modelos mentales», o las reglas generales analíticas[4] extraídas de disciplinas ajenas a la inversión, que van desde la física hasta la biología evolutiva.

Entre ochenta y noventa modelos han ayudado a Charles Munger a desarrollar, en palabras de Warren Buffett, «la mejor mente en treinta segundos del mundo. Pasa de la A a la Z en un solo movimiento. Percibe la esencia de todo incluso antes de que termines la frase».

Charles Munger se complace en citar a Charles Darwin:

Incluso personas que no son genios pueden tener ideas mejores que el resto de la humanidad si desarrollan ciertos hábitos de pensamiento.

En 4HB, los siguientes modelos mentales, extraídos de distintas disciplinas, son los que diferenciarán tus resultados de los del resto de la humanidad.

Nuevas reglas para un rediseñado rápido

NO HACER EJERCICIO QUEMA MUCHAS CALORÍAS

¿Has comido media galleta Oreo? No pasa nada. Si eres un hombre de 100 kilos, sólo necesitas subir 27 tramos de escalera para quemarla.

---

3. En este caso, «el cuerpo perfecto en cuatro horas» es bastante literal.
4. A menudo se llama a estos «modelos mentales» «heurística» o «marcos analíticos».

Dicho de otro modo, mover 100 kilos a lo largo de 100 metros (unos 27 tramos de escalera) requiere 100 kilojoules de energía, o 23,9 calorías (que los científicos llaman kilocalorías [Kcal]). Una libra (453,5 gramos) de grasa contiene 4.082 calorías. ¿Cuántas calorías se quemarían corriendo una maratón? 2.600, aproximadamente.

PPE

(Recuerda: sáltate los recuadros PPE si no te gustan las partes densas.)

El argumento de las calorías en relación con el ejercicio se vuelve aún más deprimente. ¿Te acuerdas de esas 107 calorías que quemaste durante aquella matadora sesión de una hora en el simulador de escalera? Y no te olvides de restar tu índice metabólico basal (IMB), es decir, lo que habrías quemado de haberte quedado sentado en el sofá viendo *Los Simpson*. Para la mayoría de la gente sería unas cien calorías por hora desprendidas en forma de calor (BTU, unidad térmica británica).

Esa hora en el simulador de escalera equivalió a una pérdida de siete calorías.

Casualmente, tres tallos pequeños de apio equivalen a seis calorías, así que te sobra una caloría. Pero un momento: ¿cuántas calorías contenían esa bebida energética y aquella copiosa comida posterior a la sesión de ejercicio? No te olvides de que debes quemar más calorías de las que después ingieres en grandes comilonas debido al aumento del apetito.

Vaya chasco, ¿no? Es motivo suficiente para hacer llorar a un leñador. ¿Estás confuso y enfadado? No te falta razón.

Como siempre, la atención se centra en la parte menos importante del rompecabezas.

Pero ¿por qué insisten los científicos en las calorías? Muy sencillo. El coste de calcularlas es menor, y es una variable muy bien acogida para su publicación en revistas. Esto, queridos amigos, es lo que se conoce como ciencias de «aparcamiento», así llamadas por un chiste sobre un pobre borracho que pierde las llaves durante una noche de juerga.

Sus amigos lo encuentran bajo una farola, a cuatro patas, buscando las llaves, pese a que sabe que las ha perdido en otro sitio. «¿Por qué buscas las llaves bajo esa farola?», preguntan. Él, muy seguro de sí mismo, contesta: «Porque aquí hay más luz. Veo mejor.»

Para el investigador que busca una plaza fija, subvenciones o lucrativos contratos de asesoría a empresas, es aplicable la máxima «publica o perece». Si uno tiene que incluir cien o mil sujetos de experimentación y sólo puede permitirse medir unas cuantas variables sencillas, tiene que presentar esas mediciones como algo de gran importancia.

Por desgracia, estar mentalmente a cuatro patas no es manera de pasarse la vida, como tampoco lo es aplanarse el culo en una bicicleta estática.

En lugar de concentrarnos en la eliminación de calorías como algo que depende del ejercicio, seguiremos dos caminos infraexplotados: el calor y las hormonas.

Así que relájate. Podrás comer todo lo que quieras, y más. Nuevos tubos de escape resolverán el problema.

UN FÁRMACO ES UN FÁRMACO ES UN FÁRMACO

Llamar a algo «fármaco», «suplemento dietético», «producto sin receta» o «nutricéutico» es una diferenciación jurídica, no bioquímica.

Ninguna de estas etiquetas implica que algo sea eficaz o seguro. Las hierbas legales pueden matarte tanto como los estupefacientes ilegales. Los suplementos, a menudo moléculas no patentables y, por tanto, poco atractivas para el desarrollo de fármacos, pueden reducir el índice de colesterol de 222 a 147 en cuatro semanas, como en mi caso, o pueden ser inertes y no producir ningún efecto.

¿Pensáis que lo «completamente natural» es menos peligroso que lo sintético? Los guisantes son completamente naturales, pero también lo es el arsénico. La hormona del crecimiento humano (HCH) puede extraerse del cerebro de cadáveres completamente naturales, pero por desgracia suele ir acompañada de la enfermedad de Creutzfeldt-Jakob, motivo por el que la HCH ahora se fabrica usando ADN recombinado.

Aparte de los alimentos propiamente dichos (que trataremos por separado como «alimentos»), cualquier cosa que uno se lleva a la boca o al torrente sanguíneo y tiene un efecto —ya sea una crema, una inyección, una píldora o unos polvos— es un «fármaco». Tratémoslos a todos como tales. No nos distraigamos con etiquetas que para nosotros son intrascendentes.

EL OBJETIVO DE LA RECOMPOSICIÓN DE 10 KILOS

Para la gran mayoría de los lectores de este libro que pesan más de 60 kilos, 10 kilos de *recomposición* (término que definiré más adelante) les darán el aspecto de nuevas personas y se sentirán como tales. Así que te propongo el siguiente objetivo: si pesas menos de 60 kilos, plantéate menos de 5 kilos; si pesas más, 10 kilos es tu nuevo objetivo concreto.

Incluso si tienes 50 kilos o más que perder, empieza por 10.

En una escala de atractivo de 1 a 10, los 10 kilos parecen el umbral crítico para pasar de 6 a 9 o 10, al menos tal como se ha demostrado con la percepción masculina de las mujeres.

El término «recomposición» es importante. No significa una reducción de 10 kilos de peso. Es un cambio de aspecto de 10 kilos. Una recomposición de 10 kilos podría acarrear la pérdida de 10 kilos de grasa o el aumento de 10 kilos de masa muscular, pero muy a menudo implica la pérdida de 7,5 kilos de grasa y el aumento de 2,5 kilos de masa muscular, o algo a mitad de camino.

Diseñar el mejor físico conlleva sustracción y adición.

LA REGLA CON CIEN UNIDADES: DIETA, FÁRMACOS Y EJERCICIO

¿Cómo llegamos, pues, a esos 10 kilos?

Imaginemos una regla con 100 líneas, que representa 100 unidades en total, y dos cursores. Eso nos permite dividir las 100 unidades en tres áreas que en total suman 100. Estas tres áreas representan la dieta, los fármacos y el ejercicio.

Un reparto equitativo tendría este aspecto:

————/————/———— (33 % dieta, 33 % fármacos, 33 % ejercicio)

Es posible alcanzar el objetivo de la recomposición de 10 kilos con cualquier combinación de los tres, pero ciertas combinaciones son mejores que otras. Usando fármacos en un ciento por ciento, por ejemplo, es posible conseguirlo, pero nos causará mayores efectos secundarios a largo plazo. Mediante un ciento por ciento de ejercicio, también puede llegarse a ese mismo punto, pero si se interponen las lesiones u otras circunstancias, la vuelta al punto de partida es rápida.

/———— —/ (100 % fármacos) = efectos secundarios
//- ———— (100 % ejercicio) = es fácil descarrilar

Ésta es la proporción de la mayoría de los casos de pérdida de grasa presentados en este libro:

————/—/—— (60 % dieta, 10 % fármacos, 30 % ejercicio)

Si sois incapaces de seguir una dieta prescrita, como a veces sucede a quienes viajan o a los vegetarianos, deberéis desplazar los cursores para aumentar el porcentaje de atención destinado al ejercicio y los fármacos. Por ejemplo:

——/——/—— (10 % dieta, 45 % fármacos, 45 % ejercicio)

No es necesario andar midiendo, pero es esencial no olvidar este concepto cuando el mundo obstaculiza nuestros planes. Aprender los principios de la dieta y el ejercicio es la prioridad número uno, ya que éstos son los elementos básicos. Si se depende demasiado de los fármacos, se resienten el hígado y los riñones

Los porcentajes dependen también de tus preferencias personales y de la «adhesión», aspecto que abordaremos a continuación.

LA PRUEBA DE LA CINTA ADHESIVA: ¿SE QUEDARÁ PEGADA?

Comer al menos una lechuga al día da buen resultado para perder grasas y controlar los niveles de insulina.

Es decir, eso si hablamos de un paciente necesitado de intervención crítica, como es el caso de un diabético de tipo 1 patológicamente obeso. Las opciones para tales personas, como les explican sus médicos, son (1) cambiar la dieta por tal régimen, o (2) morirse. Como no es de extrañar, la adhesión suele ser extraordinaria. En cambio, para alguien que quiere perder 10 kilos pero le preocupa más el aspecto de su trasero en vaqueros, la adhesión será mínima. Cortar verduras y limpiar el robot de cocina tres veces al día conducirán a un único punto: el abandono del método. ¿Significa eso que no surtirá efecto para algunas personas? No. Significa más bien que fracasará para la mayoría de las personas. Nosotros procuramos evitar los métodos con un alto índice de fracaso, aun cuando uno crea que se encuentra entre la minoría de los cumplidores. Al principio, todos los que empiezan un programa creen que pertenecen a esa minoría.

Tómate la adhesión en serio: ¿realmente te mantendrás fiel a este cambio hasta alcanzar tu objetivo?

Si no es así, busca otro método, aunque sea menos eficaz y menos eficiente. El método aceptable que sigas es mejor que el método perfecto que abandones.

NO HAY QUE CONFUNDIR EL ENTRETENIMIENTO FÍSICO CON EL EJERCICIO

El entretenimiento físico puede incluir muchas cosas: la natación, el béisbol, el yoga, la escalada, correr delante del toro... la lista es interminable. El ejercicio, por el contrario, implica realizar una DME de movimientos exactos que producirán un cambio deseado. Nada más. Con el entretenimiento, es casi imposible establecer relaciones de causa y efecto. Hay demasiadas variables. El ejercicio eficaz es simple y los resultados son de fácil seguimiento.

El entretenimiento físico es magnífico. A mí me encanta ir tras los perros en el parque tanto como a cualquiera. Ahora bien, en nuestro contexto el ejercicio es la aplicación de estímulos medibles para disminuir la grasa, aumentar la masa muscular o mejorar el rendimiento. El entretenimiento sirve para divertirse; el ejercicio sirve para producir cambios. No hay que confundirlos.

NO HAY QUE CONFUNDIR CORRELACIÓN CON CAUSA-EFECTO

¿Quieres tener el aspecto de un corredor de maratón, delgado y estilizado? Entrena como un corredor de maratón. ¿Quieres parecer un velocista, compacto y musculoso? Entrena como un velocista. ¿Quieres parecer un jugador de baloncesto, de dos metros de estatura? Entrena como un jugador de baloncesto.

Pero un momento. Esto último no sirve. Tampoco es aplicable a los dos primeros ejemplos. Falla la lógica, por atractiva y tentadora que sea una vez más en su simplicidad. He aquí sencillas preguntas que podemos formular para evitar esta clase de errores:

1. ¿Es posible que se haya invertido la flecha de la causalidad? Ejemplo: ¿no será que a menudo opta por ser velocista la gente que ya es de por sí compacta y musculosa? Pues sí.
2. ¿Estamos confundiendo ausencia y presencia? Ejemplo: si la afirmación es que una dieta sin carne prolonga la esperanza de vida en un 5-15 por ciento, ¿no será que la presencia de más verdura, y no la ausencia de carne, es lo que prolonga la esperanza de vida? Desde luego que sí.
3. ¿Es posible que hayas puesto a prueba una muestra demográfica concreta y que otras variables sean la causa de la diferencia? Ejemplo: si la afirmación es que el yoga mejora la salud cardíaca, y el grupo experimental comprende personas de clase alta, ¿no será, quizá, que comen mejor que un grupo de control cualquiera? Puedes jugarte el cuello a que sí.

La cuestión no es especular sobre el centenar de posibles explicaciones.

La cuestión es mantener una actitud escéptica, sobre todo ante los titulares sensacionalistas. La mayoría de los «estudios nuevos» publicados en los medios de comunicación son estudios basados en la observación que, como mucho, pueden establecer una correlación (A sucede cuando sucede B), pero no una causalidad (A es la causa de que suceda B).

Si me hurgo la nariz cuando se interrumpe el partido de la supercopa para la publicidad, ¿he causado yo la interrupción del partido? Esto no es un haiku. Es un resumen: correlación no es prueba de causalidad. Mantén una actitud escéptica cuando la gente te diga que A es la causa de B.

Se equivocan más de la mitad de las veces.

USA EL YOYÓ: ACÓGETE A LOS CICLOS

Las dietas yoyó tienen mala prensa.

Antes de fustigarte, ir al psiquiatra o comerte una tarta de queso entera sólo porque has echado a perder tu dieta con una galleta, permíteme que te transmita un mensaje: eso es normal. Comer más, luego menos, luego más, y así en una continua onda sinusoidal, es un impulso que podemos aprovechar para alcanzar nuestros objetivos más deprisa. Al intentar impedirlo —al tratar de mantener una dieta baja en calorías, por ejemplo—, esa tendencia al yoyó se convierte en algo patológico e incontrolable. En cambio, programar excesos en la comida en momentos concretos resuelve problemas en lugar de crearlos.

Esto es algo que comprenden bien los más destacados culturistas del mundo e, incluso cuando están en la fase dietética previa a la competición, establecen ciclos calóricos para impedir una regulación hormonal a la baja.[5] La media diaria podría ser de 4.000 calorías, pero aplicarían el siguiente ciclo: lunes, 4.000; martes, 4.500; miércoles, 3.500, etcétera.

Ed Coan, presentado como el Michael Jordan del levantamiento de potencia, estableció más de setenta récords mundiales en su especialidad. Entre otras cosas, levantó el increíble peso muerto de 408 kilos con un peso corporal de cien kilos, venciendo incluso a los superpesos pesados. Su entrenador de entonces, Marty Gallagher, afirmó como si tal cosa que «mantenerse en una forma óptima durante todo el año es un billete para el psiquiátrico».

Puedes concederte caprichos, siempre y cuando lo hagas en el momento oportuno. La mejor parte es que estas subidas y bajadas planificadas, en lugar de invertir el avance, lo aceleran.

Olvídate del equilibrio y acógete a los ciclos. Es un ingrediente clave en el rediseño rápido del cuerpo.

PREDISPOSICIÓN FRENTE A PREDESTINACIÓN: NO ECHES LA CULPA A TUS GENES

Los corredores maratonianos de Kenia son legendarios.

Los kenianos han ganado las doce últimas maratones de Boston salvo la más reciente. En los Juegos Olímpicos de 1988 los hombres kenianos ganaron el oro en las carreras de 800, 1.500 y 5.000 metros, así como en los 3.000 metros obstáculos. Teniendo en cuenta su población de unos 30 millones de habitantes, la probabilidad estadística de que esto ocurra en una competición internacional del alcance de una olimpiada es de una entre 1.600 millones.

Si has estado un mínimo de tiempo en el mundo de la ciencia del ejercicio físico, adivinarás la composición de su fibra muscular, que es un rasgo heredado: contracción lenta. Las fibras musculares de contracción lenta son aptas para el trabajo de resistencia. ¡Los muy suertudos!

---

5.   Por ejemplo, la conversión adecuada de la hormona tiroidal T4 en la hormona T3, más termogénicamente activa.

Pero he aquí el problema: parece que esto no es del todo cierto. Para sorpresa de los investigadores que realizaron biopsias musculares a los corredores kenianos, sus músculos contenían una gran proporción de fibras de contracción rápida, de la clase que uno esperaría encontrar en los lanzadores de peso o los velocistas. ¿Por qué? Porque resulta que suelen entrenar utilizando distancias cortas e intensidad alta.

Si tienes exceso de peso y tus padres tienen exceso de peso, la tendencia es achacárselo a la genética, pero ésta solamente es una de las posibles explicaciones.

¿Se han transmitido los genes de la gordura, o se debe a un exceso de alimentación? Al fin y al cabo, la gente gorda tiende a tener animales de compañía gordos.

Incluso si tienes una predisposición al exceso de peso, no estás predestinado a ser gordo.

Eric Lander, jefe del Proyecto del Genoma Humano, ha hecho hincapié repetidas veces en la estupidez de justificar la impotencia adquirida por medio del determinismo genético:

La gente piensa que como los genes desempeñan un papel en algo, lo determinan todo. Una y otra vez oímos que la gente dice: «Todo es genético. No puedo hacer nada al respecto.» Eso es absurdo. Afirmar que algo tiene un componente genético no significa que sea inalterable.

No aceptes la predisposición. No tienes por qué, y podemos indicarte una alimentación y una preparación física para encaminarte hacia un futuro físico distinto.[6]

Casi todos mis experimentos personales implican mejorar algo que debería repararse genéticamente.

Es posible corregir tu perfil genético de nacimiento. A partir de ahora, la «genética mala» no puede ser una excusa infalible.

ELIMINA LA PROPAGANDA Y LOS TÉRMINOS VAGOS

La palabra «aeróbic» surgió cuando los monitores de gimnasio se reunieron y dijeron: «Si vamos a cobrar 10 dólares la hora, no podemos llamarlo dar saltos arriba y abajo.»

Rita Rudner

---

6.   Los genes por sí solos no explican la diversidad de características que vemos en torno a nosotros. Ahora se atribuye al ARN mensajero (ARNm) la responsabilidad de gran parte de la diversidad, y hay una buena noticia: del mismo modo que se pueden encender y apagar los genes, se puede influir en el ARNm de un modo espectacular a través del medio ambiente, incluso interrumpir ciertos procesos por completo mediante intervenciones.

Una pregunta que debes aprender a plantear ante el consejo o el discurso del vendedor es: «Si este [método / producto / dieta / etc.] no diera el resultado que anuncia la publicidad, ¿cuáles podrían ser sus otros incentivos para venderlo?»

¿Las clases de aeróbic? La razón por la que te las venden: el aeróbic es más eficaz que la alternativa X. La verdadera razón por la que se lo promociona: no hay inversión en equipamiento y el gimnasio puede maximizar el número de clientes por metro cuadrado en cada clase. Muchas recomendaciones «nuevas y mejoradas» se basan primero en el cálculo de beneficios, y después se justifica el método en retrospectiva.

El lenguaje del vendedor y las palabras ambiguas no tienen cabida en 4HB ni en tus esfuerzos. Ambos pueden aparecer en conversaciones con amigos que, con la mejor intención de ayudar, harán más mal que bien. Si no tienen preparación, una de esas conversaciones por sí sola puede hacer descarrilar todo un programa de trabajo.

Éstas son dos categorías de palabras que no deberías utilizar ni escuchar. La primera, el **lenguaje del vendedor**, incluye todos los términos empleados para asustar o vender que no tienen una base fisiológica:

Tonificación
Celulitis
Firmeza
Modelación
Aeróbic

La palabra «celulitis», por ejemplo, apareció por primera vez el 15 de abril de 1968 en un número de la revista *Vogue*, y esta enfermedad inventada pronto tuvo un gran número de creyentes en todo el mundo.

Vogue empezó a centrarse en el cuerpo tanto como en la ropa, en parte porque, dada la anarquía de estilos, su dictado no era ya determinante… En una asombrosa maniobra, se desarrolló toda una cultura de la sustitución poniendo nombre a un «problema» allí donde antes apenas existía, centrándose en el estado natural de la mujer, y elevándolo a dilema existencial femenino… El número de artículos relacionados con dietas se elevó al 70 por ciento entre 1968 y 1972.

La celulitis es grasa. Nada especial, ni una enfermedad ni un problema sin solución únicamente femenino. Puede eliminarse.

Menos obvias, pero a menudo más dañinas que el lenguaje del vendedor, son las **palabras científicas en apariencia** que se emplean tanto que ya no hay consenso sobre su significado:

Salud
Fitness
Óptimo

Para eliminar palabras que no deberías usar en el rediseño del cuerpo, la pregunta es: **¿puedo medirlo?**

La afirmación «sólo quiero estar sano» no tiene una dimensión práctica. La afirmación «quiero aumentar mi colesterol HDL y mejorar el tiempo en que recorro un kilómetro haciendo footing (o caminando)» sí tiene una dimensión práctica. La noción de «saludable» está sujeta a las modas y al régimen del momento. No sirve de nada.

La palabra «óptimo» también se pregona a bombo y platillo. «Puede que tu progesterona se encuentre en límites normales, pero no es óptima.» La pregunta aquí, rara vez planteada, debería ser: ¿óptima para qué? ¿Para el entrenamiento de triatlón? ¿Para prolongar la esperanza de vida en un 40 por ciento? ¿Para aumentar la densidad ósea en un 20 por ciento? ¿Para mantener relaciones sexuales tres veces al día?

Lo «óptimo» depende por completo del objetivo que se fije uno, y ese objetivo debe ser numéricamente exacto. Lo «óptimo» es utilizable, pero sólo cuando está claro «para qué».

Si no lo está, trata el término «óptimo» como lo haría la Wikipedia: una palabra ambigua.

POR QUÉ UNA CALORÍA NO ES UNA CALORÍA

Las calorías son todas iguales, ya vengan de la ternera o del whisky, del azúcar o el almidón, o del queso y las galletas saladas. Demasiadas calorías no son más que demasiadas calorías.
FRED STARE, *fundador y antiguo jefe del Departamento de Nutrición de la Universidad de Harvard*

La anterior afirmación es tan ridícula que raya en lo increíble, pero analicemos la cuestión desde una óptica más racional: situaciones hipotéticas.

Situación 1: Dos gemelos idénticos, ambos varones, comen exactamente lo mismo durante treinta días. La única diferencia: uno de los sujetos acaba de completar un potente tratamiento de antibióticos y ahora carece de buenas bacterias suficientes para una digestión completa.

¿Será igual el resultado en la composición corporal?

Claro que no. **Regla número 1: Lo que importa no es lo que te llevas a la boca, sino lo que llega a tu torrente sanguíneo. Si pasa de largo, no cuenta.**

El creador de la «caloría» tal como la conocemos, el químico decimonónico Wilbur Olin Atwater, no disponía de la tecnología que tenemos hoy día. Él incineraba los alimentos. La incineración no equivale a la digestión humana; comer un leño de la chimenea no acumulará la misma cantidad de calorías que producirá quemarlo. Los estómagos tienen dificultades con la corteza de los árboles, como con otras muchas cosas.

Situación 2: Tres mujeres de la misma raza, edad y composición corporal consumen 2.000 calorías diarias durante 30 días. El sujeto 1 consume sólo azúcar de mesa; el sujeto 2 consume sólo pechuga de pollo sin grasa, y el sujeto 3 sólo consume mayonesa (2.000 calorías son sólo 19,4 cucharadas, por si os interesa probarlo).

¿Será igual el resultado en la composición corporal?

Claro que no. **Regla número 2: Las respuestas hormonales a los carbohidratos, las proteínas y las grasas son distintas.**

No son pocos los estudios clínicos que demuestran que las calorías de la carne bovina[7] no equivalen a las calorías del whisky.

Uno de dichos estudios, llevado a cabo por Kekwick y Pawan, comparaba tres grupos sometidos a dietas de semidesnutrición (isocalóricas) calóricamente idénticas, uno con un 90 por ciento de grasa, otro con un 90 por ciento de proteínas y un tercero con un 90 por ciento de carbohidratos. Aunque asegurar el cumplimiento era todo un desafío, los resultados fueron manifiestamente distintos:

---

7.   Las proteínas, por decir algo, originan un efecto térmico de los alimentos (ETA), mayor que los carbohidratos o las grasas. Dicho en términos sencillos, en la digestión se «pierde» en forma de calor un porcentaje mayor de calorías con las proteínas que con los carbohidratos o las grasas. Esto ha llevado a algunos científicos a afirmar que las cuatro calorías por gramo atribuidas a las proteínas deberían reducirse en un 20 por ciento, es decir, a 3,2 calorías por gramo.

1.000 cal con un 90% de grasas = pérdida de peso de 0,41 kg por día

1.000 cal con un 90% de proteínas = pérdida de peso de 0,27 kg por día

1.000 cal con un 90% de carbohidratos = aumento de peso de 0,11 kg

Fuentes distintas de calorías = resultados distintos.

Los factores que afectan a la distribución de las calorías —y que pueden modificarse de cara a la pérdida de grasa y el aumento de masa muscular— incluyen la digestión, la proporción de proteínas-carbohidratos-grasas y el momento de la ingestión.

Nos ocuparemos de estas tres variables.

MARKETING 101: EL SEXISMO VENDE

Más del 50 por ciento de los ejemplos de este libro son de mujeres.

Los vendedores han condicionado a las mujeres para creer que necesitan programas y dietas específicos «para mujeres». Éste es un ejemplo del capitalismo en su peor forma: crear una necesidad falsa y confusión.

¿Significa esto que voy a recomendar a una mujer que haga exactamente lo mismo que a una mole de 120 kilos que quiere un contorno de brazos de cincuenta centímetros? Claro que no. Los dos tienen objetivos distintos. Pero el 99 por ciento de las veces ambos géneros quieren lo mismo: menos grasa y un poco más de músculo en los sitios adecuados. ¿Y sabes qué? En estos 99 casos de cada cien, hombres y mujeres deberían hacer exactamente lo mismo.

Por regla general, las mujeres tienen menos de una décima parte (a menudo menos de una cuadragésima parte) de testosterona que los hombres. Esta receta bioquímica no resiste un crecimiento muscular rápido a menos que la mujer sea una excepción; por consiguiente, en lo que queda de este libro te ruega que dejes de lado el temor a «ponerte cachas».

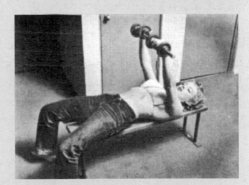

Marilyn Monroe dando forma a su mundialmente famoso sex-appeal.

Incluso si eres de las que responden deprisa, al observar los cambios, puedes omitir partes o reducir la frecuencia. No debe preocuparte despertar una mañana con el aspecto de Hulk después de una sola sesión de ejercicio. Eso es imposible, por mucho que lo deseen los hombres. Habrá tiempo de sobra para retocar y afinar, para reducir o cambiar de marcha, por el camino.

Una objeción potencial de los científicos del grupo: «¿no tienen las mujeres más fibras musculares de contracción lenta? ¿No significa eso que las mujeres deberían entrenar de manera distinta?». Yo respondo que no, y no soy el primero. Basándonos en los datos de este libro y de la información especializada, veremos que (1) la composición de fibra muscular puede alterarse, y (2) debes comer y entrenar conforme al resultado que desees, no acomodarte a tu actual estado.

No seas víctimas del sexismo en el ejercicio físico. Raya en el engaño o el camelo del vendedor.

HERRAMIENTAS Y TRUCOS

Seeking Wisdom From Darwin to Munger (www.fourhourbody.com/wisdom): Éste es uno de los mejores libros sobre los modelos mentales, cómo usarlos y cómo no hacer el ridículo. Quien me dio a conocer este manual sobre el pensamiento crítico, fue Derek Sivers, que vendió su empresa, CD Baby, por 22 millones de dólares.

Poor Charlie's Almanack: The Wit and Wisdom of Charles T. Munger (www fourhourbody. com/almanac): Este libro contiene casi todas las charlas y conferencias de Charlie Munger, vicepresidente de Berkshire Hathaway. Se han vendido casi 50.000 ejemplares sin publicidad ni exposición preferente en las librerías.

La mundología de Munger (www. fourhourbody.com/munger): La transcripción de esta charla, pronunciada por Charlie Munger en la Escuela de Empresariales de la Universidad del Sur de California, aborda los entre 80 y 90 modelos mentales importantes que abarcan el 90 por ciento de las decisiones que toma.

ZONA CERO

Empezar y el Swaraj

En el plano individual, el Swaraj guarda una relación esencial con la capacidad de autoevaluación desapasionada, la incesante autopurificación y la creciente autosuficiencia... Es Swaraj cuando aprendemos a gobernarnos.

Mahatma Gandhi, *Joven India*, 28 de junio de 1928, pág. 772

EL MOMENTO HARAJUKU

La decisión de convertirse en un ser humano completo

> No debo tener miedo. El miedo mata la mente. El miedo es la muerte menor que acarrea la destrucción total. Haré frente al miedo. Le permitiré que pase por encima de mí y a través de mí. Y cuando haya pasado, volveré el ojo interior para ver el camino por donde se ha ido. Allí adonde el miedo haya ido no habrá nada. Sólo permaneceré yo.
>
> Frank Herbert, *Dune*,
> «La letanía contra el miedo»
> de la hermandad Bene Gesserit

Para la mayoría de nosotros, los libros de autoayuda en nuestras estanterías representan una creciente lista de tareas pendientes, no los consejos que hemos seguido.

Varios de los altos ejecutivos del sector tecnológico más conocidos de San Francisco me han pedido en distintas ocasiones un mismo favor: una ficha con instrucciones concretas para perder grasa abdominal. Todos ellos se expresaron con toda claridad: «Dime exactamente qué hacer y lo haré.»

Les di todos los consejos tácticos necesarios en una tarjeta de 7 por 12 centímetros, sabiendo de antemano cuál sería el resultado. El índice de éxito fue impresionante: un cero por ciento.

A la gente se le da fatal seguir consejos. Incluso las personas más eficaces lo hacen pésimamente. Existen dos razones:

1. La mayoría de la gente no tiene razones suficientes para actuar. El dolor no es lo bastante doloroso. Es un «me gustaría conseguir», no un «debo conseguir». No ha habido un «momento Harajuku».

2. No hay recordatorios. No hay un seguimiento consistente = no hay conciencia = no hay cambio conductual. Un seguimiento consistente, aunque no se sepa nada de la pérdida de grasa o

del ejercicio, a menudo podrá más que los consejos de entrenadores de talla mundial.

Pero ¿qué es este «momento Harajuku» tan importante?

Es una epifanía que convierte el «me gustaría conseguir» en el «debo conseguir». No tiene sentido empezar antes de que eso suceda. Es aplicable tanto a la pérdida de grasa como al aumento de la fuerza, a la resistencia tanto como al sexo. Por muchas instrucciones concretas y recetas que yo dé, necesitarás un momento Harajuku para impulsar tu propio cambio.

Chad Fowler lo sabe.

Chad, director tecnológico de InfoEther, Inc., dedica gran parte de su tiempo a resolver difíciles problemas para sus clientes en el lenguaje de programación Ruby. Asimismo, es coorganizador de los congresos anuales Ruby Conf y RailsConf, que es donde yo lo conocí. Nuestro segundo encuentro fue en Boulder, Colorado, donde empleó su experiencia en el aprendizaje de una lengua natural como el hindi para enseñar a un cabeza de alcornoque (yo) los rudimentos del Ruby.

Chad es un profesor increíble, con un gran talento para las analogías, pero en nuestra sesión me distrajo algo que mencionó de pasada. En fecha reciente había perdido más de 30 kilos en menos de 12 meses.

No fue el peso en sí lo que me fascinó. Fue la duración del proceso. Había sido obeso durante más de una década, y el cambio parecía haber surgido de la nada. En cuanto volví a San Francisco, le pregunté por correo electrónico:

> ¿Cuáles fueron los puntos de inflexión, los momentos y las percepciones que te llevaron a perder esos treinta kilos?

Yo quería saber cuál era el momento definitorio, la conversación o toma de conciencia que lo empujó a apretar el gatillo después de diez años sin cambios.

Su respuesta aparece en este capítulo.

Incluso si no te interesa la pérdida de grasa, las ideas clave (entre otras, la plenitud parcial, los datos y la supersimplificación) te ayudarán a levantar 220 kilos, correr 50 kilómetros, aumentar 20 kilos de peso o hacer cualquiera de las cosas incluidas en este libro.

Pero antes hablemos de una rareza: el recuento de calorías. Acabo de echar por tierra el recuento de calorías, e incluyo el enfoque de Chad basado en las calorías para demostrar una cosa.

Este libro no existía cuando Chad perdió sus kilos, y hay cosas a las que hacer un seguimiento más interesantes que las calorías. Pero... ¿recomendaría yo el seguimiento de las calorías como una alternativa al seguimiento de nada? Por descontado. El seguimiento de algo es mejor que el seguimiento de nada.

Si tienes un gran sobrepeso, eres muy débil o muy poco elástico, o muy cualquier cosa negativa, el seguimiento incluso de una variable mediocre te ayudará a desarrollar una conciencia que te lleve a los cambios de conducta adecuados.

Esto pone de relieve una lección alentadora: no tienes por qué hacerlo todo bien. Basta con que tengas las cosas clarísimas respecto a unos cuantos conceptos.

Ya vendrán después los resultados.

Entra Chad Fowler.

El momento Harajuku

«¿Por qué había estado deteriorándome físicamente durante diez años (partiendo ya de un estado de salud bastante pobre), y no lo he resuelto hasta ahora?

»De hecho, recuerdo el momento en que decidí tomar medidas.

»Estaba en Tokio con un grupo de amigos. Fuimos todos a Harajuku para ver a unos jóvenes vestidos artísticamente y también para comprar una ropa fabulosa, a la que debe su fama esa zona. Un par de personas del grupo vestían muy a la moda y tenían la intención de comprar unas prendas muy concretas. Tras entrar en varias tiendas y salir sin contemplar seriamente la compra de nada, uno de mis amigos y yo abandonamos y nos quedamos esperando fuera mientras los demás seguían comprando.

»Ambos lamentamos lo desfasados que estábamos en cuanto a moda.

»A continuación, sin poder contenerme, le dije lo siguiente: "En mi caso, da igual lo que me ponga. De todos modos, me quedará mal."

»Creo que coincidió conmigo. No lo recuerdo, pero no es ésa la cuestión. La cuestión es que esas palabras se quedaron flotando en el aire, como cuando dices algo muy bochornoso en una sala con mucho ruido pero casualmente hablas en el único instante de silencio que se produce en toda la noche. Todo el mundo te mira como si fueras idiota. Pero en esa ocasión era yo quien me miraba a mí mismo con ojo crítico. Me oí pronunciar esas palabras y reconocí en ellas no su contenido, sino su tono de impotencia. En la mayoría de mis actividades, soy una persona con un sólido éxito. Decido que quiero las cosas de una manera determinada, y lo consigo. Lo he hecho con mi vida profesional, con el aprendizaje de la música, la comprensión de lenguas extranjeras y básicamente con todo aquello que me propongo.

»Durante mucho tiempo, he sabido que la clave para emprender el camino que te llevará a destacar en algo es sencillamente actuar con la intención de destacar.

»Si deseo una carrera profesional por encima de la media, no puedo limitarme a "dejarme llevar por la corriente" para conseguirlo. Eso es lo que hace la mayoría de la gente: desea un resultado pero no emprende las acciones dirigidas hacia ese resultado. Si la mayoría de la gente sólo hiciera algo, por poco que fuera, descubriría que consigue una versión del resultado que busca. Ése ha sido mi secreto. Dejar de desear y empezar a actuar.

»Y sin embargo, allí estaba yo, hablando de la parte indiscutiblemente más importante de mi vida —mi salud—, sobre la que no ejercía el menor control. Me había dejado llevar por la corriente durante años. Deseando un resultado y esperando a ver si se producía. Yo era el ser impotente y desvalido que detesto en los demás.

»Pero, de algún modo, como el empollón en el colegio que siempre era elegido el último para todo, me había permitido considerar que «no ser bueno en el deporte» o «no estar en forma» eran atributos inherentes a mí. El resultado neto es que me quedé con una imagen de mí mismo de persona *incompleta*. Y aunque había (tal vez) compensado sobradamente esa falta de plenitud, destacando en cualquier otro campo que me fuera posible, seguía acarreando conmigo esa impotencia, que poco a poco y muy sutilmente me corroía por dentro.

»Así pues, si bien es cierto que no me habría quedado demasiado bien la ropa elegante, el catalizador aparentemente superficial que me llevó por fin a hacer algo no fue en absoluto superficial. De hecho arrancó una profunda raíz que, creo, había dirigido una parte importante de mí durante casi toda mi vida.

»Y ahora reconozco que ésa es una pauta. En el entorno en el que me muevo (los programadores informáticos y la gente del mundo de la tecnología), esta plenitud parcial no sólo es común, sino quizás incluso sea la norma. De un tiempo a esta parte mi vida se centra en algo nuevo: en desenterrar esas raíces malas; en descubrir los agujeros que no veía en mí mismo. Y ahora los estoy llenando uno por uno.

»En cuanto empecé a perder peso, el proceso en su conjunto no sólo fue fácil, sino que lo disfruté.

»Al principio me lo tomé con calma. Sólo me fijaba en la comida y hacía ejercicio cardio relajadamente tres o cuatro veces por semana. Fue entonces cuando me planteé mejorar un poco cada día. El primer día fue fácil. Todo ejercicio era mejor que lo que venía haciendo hasta ese momento.

»Si preguntaras al obeso medio: "Si pudieras hacer ejercicio durante UN año y al final se te considerara 'en forma', ¿lo harías?" Supongo que prácticamente todos contestarían con un sí rotundo. El problema es que para la mayoría de las personas normales no hay un camino claro desde la gordura hasta el peso correcto en un año. Para casi todo el mundo el camino está ahí y muy a la vista si uno sabe lo que se hace, pero es casi imposible imaginar un resultado así desde una distancia tan lejana.

»La primera toma de conciencia que me permitió seguir adelante y decantarme por las decisiones adecuadas fue que debía usar datos.

»Averigüé qué era el índice metabólico basal (IMB), también llamado índice metabólico en estado de reposo, y me asombró descubrir la cantidad de calorías que debía ingerir para quedarme en el mismo peso. Era enorme. En cuanto empecé a consultar el contenido calórico de los alimentos que no eran manifiestamente nocivos, tuve la sensación de que habría tenido que comer vorazmente a todas horas del día para seguir estando gordo. El IMB me demostró que (1) no sería difícil reducir las calorías, y (2) debía de haber cometido GRANDES errores para consumir esas calorías, no pocas. Eso fue una buena noticia. Los grandes errores implican mucha comida a mano.[1]

»Lo siguiente fue descubrir que 4.000 calorías equivalen aproximadamente a medio kilo de grasa. Sé que eso es una simplificación, pero da igual. **La simplificación es una de las herramientas que mencionaré a continuación.** Pero si 4.000 es poco más o menos medio kilo de grasa, y mi IMB me permite reducir un número enorme de calorías al día, de pronto se ve con toda claridad cómo perder mucho peso sin hacer siquiera ejercicio. Si a eso le sumas unos cuantos cálculos sobre el número de calorías que quemas haciendo, pongamos, 30 minutos de ejercicio, enseguida consigues una fórmula como ésta:

IMB = 2.900
Ingestión real = 1.800
Déficit por la dieta = IMB – ingestión real = 1.100
Quemadas en 30 minutos de cardio = 500
Déficit total = déficit por dieta – quemadas en 30 minutos de cardio = 1.600

»De modo que eso viene a ser 1.600 calorías menos en un día, o casi un cuarto de kilo de peso malo que podía perder en un solo día. Así que, redon-

---

1. Tim: los propensos a ganar peso también suelen descubrir la presencia de esta clase de comida a mano cuando empiezan a llevar el registro de su ingestión de proteínas. Muchos sólo consumen 40-50 gramos de proteínas al día.

deando, puedo perder dos kilos en una semana y media sin siquiera hacer un gran esfuerzo. Cuando pesas veinte kilos de más, conseguir el diez por ciento de tu objetivo así de deprisa es un logro real.

»**Una cosa importante que he mencionado antes es que todos estos números son en cierto modo una chorrada.** Da igual, y tomar conciencia de que daba igual fue uno de los cambios más drásticos que tuve que hacer. Cuando estás entre veinte y treinta kilos por encima de tu peso (o mejor dicho, siempre que tienes que hacer un GRAN cambio), preocuparte por si cuentas de manera más o menos imprecisa las calorías consumidas o quemadas puede llegar a ser mortal. El hecho es que no existen herramientas disponibles para las personas normales que nos indiquen con exactitud cuánta energía quemamos o consumimos. Pero si aciertas vagamente y, sobre todo, si las cifras apuntan en una dirección correcta, pueden representar una gran diferencia para ti.

»He aquí otra cifra pseudocientífica útil: por lo visto, la pérdida de cinco kilos representa aproximadamente una talla de ropa [XL → L → M]. Eso fue un motivador ENORME. Me encantó donar ropa durante todo el año e ir de compras sin sentirme culpable.

»Como empollón que soy, me desanimo con demasiada facilidad ante los proyectos de recolección de datos en los que es difícil o imposible reunir datos precisos. Acostumbrarme a olvidarme de eso fue lo principal.

»A este conocimiento se suma un entendimiento básico de cómo funciona el metabolismo. Éstas son las cosas más importantes que cambié: el desayuno en los primeros 30 minutos después de despertar y entre cinco y seis comidas al día de aproximadamente 200 calorías cada una. ¿Cómo medía las calorías? No las medía. Trazaba un plan muy preciso de comidas para UNA sola semana, compraba todos los ingredientes y me ceñía religiosamente a él. A partir de ese momento, ya no tuve que hacer más el trabajo difícil. Después de sólo una semana comprendí poco más o menos cuántas calorías había en una porción de distintas clases de alimentos y simplemente iba calculando grosso modo. Insisto en que intentar contar con toda exactitud las calorías es un rollo y desmotiva. Establecer una plantilla rígida para una semana y después utilizarla como guía básica es factible y divertido.

»Sólo unos consejos inconexos más:

»Instalé un espacio de trabajo donde podía pedalear en una bicicleta reclinada mientras trabajaba. Trabajaba en serio, escribía partes de *The Passionate Programmer*, jugaba a videojuegos, chateaba con los amigos y veía absurdos programas de televisión con los que normalmente me habría avergonzado perder el tiempo mientras permanecía en mi franja aeróbica. Conozco a muchas personas creativas que aborrecen el ejercicio porque es aburrido. Yo también pertenecía a ese bando (ya no, eso cambia en cuanto te metes). La bici/escritorio fue mi salvación. Eso, combinado con un sistema de medición:

»Compré un pulsómetro y empecé a usarlo para TODO. Lo usaba mientras pedaleaba para asegurarme de que incluso mientras me divertía jugando, hacía algo beneficioso para mí. Si conoces tus franjas de ritmo cardíaco (cosa fácil de averiguar por Internet), desaparece la ambigüedad que sienten respecto al ejercicio los no expertos en fitness. Treinta minutos en tu franja aeróbica es un buen ejercicio y quema grasas. Calcula la cantidad de calorías que quemas (puedes hacerlo con un buen pulsómetro), y la experiencia es divertida y motivadora. Yo empecé a ponerme el pulsómetro cuando hacía cosas tales como tareas domésticas pesadas. Puedes limpiar la casa más deprisa y quemar una gran cantidad de grasa. Eso no es una bobada de Montel Williams en su programa de televisión. Es algo real. Gracias al uso continuado del pulsómetro, pude combinar la diversión y el ejercicio o las tareas domésticas pesadas y el ejercicio, con lo que todo me resultaba más gratificante y era menos probable que decidiera dejar de hacer por pereza.

»Aumentar la masa muscular es, como sabes, una de las mejores maneras de quemar grasa. Pero los empollones no saben aumentar la masa muscular. Y como ya he mencionado, a los empollones no nos gusta hacer cosas sin saber si darán resultado o no. Nos gustan los datos. Valoramos la experiencia. Así que contraté a una entrenadora personal para que me enseñara qué debía hacer. Creo que habría podido prescindir de ella después de unas cuantas sesiones, ya que había aprendido a hacer los ejercicios «adecuados», pero seguí con ella durante todo el año pasado.

»Finalmente, como dijo un amigo mío respecto de mi dificultad para escribir sobre mis ideas acerca de la pérdida de peso, una idea clave es que no tengo ninguna idea concreta.

»En cierta medida, la respuesta es sólo "dieta y cjercicio". No hay trucos. Utilicé datos a los que todos tenemos acceso y confié en que la biología obrara su magia. Lo probé durante veinte días o algo así y perdí una cantidad considerable de peso. Mejor aún, empecé a despertarme pensando en hacer ejercicio porque me sentía bien.

»Fue fácil.»

Para Chad fue fácil gracias a su momento Harajuku. Surtió efecto porque usó cifras.

En el próximo capítulo, daré cifras.

Entonces empezará la diversión.

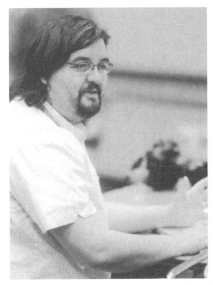 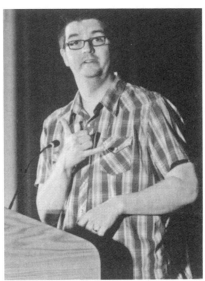

Chad Fowler, antes y después de su momento Harajuku. (Fotos: James Duncan Davidson)

HERRAMIENTAS Y TRUCOS

«Pesimismo práctico: el estoicismo como sistema de productividad», Google Ignite (www. fourhourbody.com/stoicism). Es una presentación de cinco minutos que ofrecí en 2009 acerca de mi momento Harajuku personal. Este vídeo te enseñará a inmunizarte ante tus miedos y a la vez aprovecharlos para conseguir lo que quieres.

Clive Thompson, «¿Te engordan tus amigos?», *New York Times,* **10 de septiembre de 2009 (www.fourhourbody.com/friends).** Alcanzar tus objetivos físicos es fruto, en parte, de la simple cercanía con gente que exhibe aquello a lo que tú aspiras. Este artículo explica la importancia, y las implicaciones, de elegir a tu grupo de iguales.

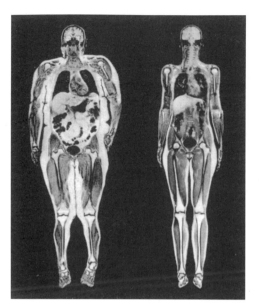

¿Creéis que la grasa está sólo bajo la piel? Pensadlo mejor. Esta resonancia magnética de una mujer de 120 kilos, en comparación con la de una de 60 kilos, muestra grandes depósitos de grasa en torno a los órganos internos. La comida sin digerir es un extra para dar náuseas al lector.

El primer principio es que no debes engañarte, y tú eres la persona más fácil de engañar.

Richard P. Feynman, Premio Nobel de Física

γνωθι σεαυτόν [«Conócete a ti mismo»]

Inscripción en el templo de Apolo en Delfos

GRASA CORPORAL ESQUIVA

¿Dónde estás realmente?

E-mail con el informe actualizado del sujeto X, varón:

27/12/08
Peso inicial: 111 kg

30/01/09
Fin del primer mes: 103,50 kg

1/3/09
Fin del segundo mes: 101 kg
[Una cantidad escasa de proteínas por la mañana durante las cuatro últimas semanas; 30 gramos añadidos en los primeros 30 minutos después de despertar para iniciar la pérdida de grasas]

2/4/09
Fin del tercer mes: 92,50 kg
[pérdida total de peso en 90 días = 18,5 kg]

1/05/09
Fin del cuarto mes: 90,70 kg

1/06/09
Fin del quinto mes: 87,50 kg

1/07/09
Fin del sexto mes: 84,70 kg

31/07/09

Fin del séptimo mes ——————— 84 kg

Resulta un poco desalentador haber perdido sólo tres kilos y medio en los últimos dos meses.

En lo que se refiere a mis ejercicios con pesas, hay cinco tipos de levantamiento básicos.[2] Los dos pesos que pongo aquí son los kilos cuando empecé y los actuales.

1. Press de hombros: 10 repeticiones lentas[3]
   Peso inicial: 6 kg   Peso actual: 34
2. Jalones: 8 repeticiones lentas
   Peso inicial: 22 kg   Peso actual: 60 kg
3. Press en banco: 8 repeticiones lentas
   Peso inicial: 14 kg   Peso actual: 40 kg
4. Remo: 8 repeticiones lentas
   Peso inicial: 22 kg   Peso actual: 54 kg
5. Curl: 12 repeticiones lentas
   Peso inicial: 6 kg   Peso actual: 22 kg

El sujeto X, de 65 años, estaba deprimido por su lenta pérdida de peso. La verdadera pregunta sería: ¿tenía razones para estar así?

La báscula engañosa

Al consultar su diario de ejercicios, se observó un aumento extraordinario de la fuerza en los tres meses en que registró la menor pérdida de peso.

No me pareció que eso fuera una coincidencia. Casi había triplicado su fuerza en todos sus movimientos, y considerar que experimentó un aumento neto de masa muscular de cuatro kilos y medio durante esos tres meses sería un cálculo conservador. Eso acercaría su verdadera pérdida de grasa a los ocho kilos, no los tres kilos y medio indicados por la báscula.

Su aumento de masa muscular se ralentizó después de este e-mail con el informe actualizado, y la pérdida de grasa de nuevo empezó a reflejarse en la báscula. Pasó de 84 a 78,50. Pérdida total de peso: 32,50 kilos.

Pero ¿y la pérdida total de grasa? Es imposible saberlo. Con las prisas de empezar, no insistí en que midiera su porcentaje de grasa corporal.

---

2. Este sujeto tenía más de diez fracturas en las rodillas y no podía realizar ejercicios con la mitad inferior del cuerpo.
3. Para quienes desconocen el argot del mundo del levantamiento de pesas, «repeticiones» es el número de veces que se lleva a cabo un movimiento. Si uno hace veinte fondos, ha llevado a cabo veinte repeticiones de fondos.

Tampoco me importaba mucho. Por primera vez en la vida, vi a mi padre con un peso inferior al mío. En su chequeo anual cuatro meses después, su médico comentó: «Sea consciente de que ahora es más joven que el año pasado. Puede que viva eternamente.» Era un notable contraste respecto a sus 111 kilos del año anterior con una estatura de 1,68. Mi padre había pasado de estar expuesto al riesgo de un infarto a aparentar y sentirse diez años más joven en sólo doce meses.

No obstante, se deprimió por sus resultados justo cuando debería haber estado saltando de alegría. Basta un incidente así para echar a perder todo un programa de trabajo y meses de progresos.

¿Cómo se pueden prevenir los momentos de duda innecesarios?

Sólo se necesitan unas sencillas cifras para dar un nuevo rumbo a la nave: saber, con toda certeza, cuándo algo da resultado y cuándo no.

No te pongas manos a la obra antes de acabar este capítulo.

Si quieres pasar directamente a la acción, salta a «Poner en marcha tu GPS físico» en la página 51. De hecho, lo aconsejo para la primera lectura.

Elegir las herramientas adecuadas

Antes yo hacía una maniobra característica cuando conducía.

Más o menos unos quinientos metros antes de llegar con grandes esfuerzos a mi destino, a veces incluso unos cincuenta metros antes, llegaba a la inquebrantable conclusión de que me había pasado de largo. Entonces daba media vuelta y volvía en sentido contrario, sólo para repetir el ejercicio como un perro amarrado a un tendedero. En el mejor de los casos, este recorrido de ida y vuelta duplicaba mi tiempo de viaje. En el peor de los casos, llegaba a tales niveles de frustración que renunciaba por completo a llegar.

Esto es precisamente lo que hace la mayoría de la gente con la pérdida de grasa y el ejercicio físico.

Empleando un medidor tan rudimentario como una báscula (en mi caso el equivalente a un cuentakilómetros), la gente suele llegar a la conclusión de que no progresa cuando, en realidad, está progresando mucho. Eso lleva al juego de las sillas musicales, pero con las dietas de moda y desmoralizadores esfuerzos a la desesperada, que hacen más mal que bien. Para alcanzar los 10 kilos previstos, tienes que hacer un seguimiento de las cifras adecuadas.

La báscula es una herramienta, y debes emplearla, pero no es la reina. Puede inducir a error. Toma a modo de ejemplo esta respuesta textual de Angel, que por entonces llevaba dos semanas con una dieta basada en carbohidratos lentos (véanse los capítulos «La Dieta de los Carbohidratos Lentos I y II):

> *Después de hacer trampa el sábado, engordé medio kilo, lo que es normal en mí... la segunda semana perdí ese medio kilo. La segunda semana no perdí [más] peso, pero no me desanimo. Conseguí perder centímetros. Perdí más de un centímetro de cadera, cosa que es extraordinaria. Perdí un total de 2,5 centímetros en los muslos. Tampoco está mal. O sea que en total son 3,5 centímetros en una semana. Me quedo con los centímetros. El total de centímetros desde el primer día: 12,50... ¡Yupi! Y sin ejercicio.*

Mis dificultades al volante de un coche terminaron cuando compré un GPS.

El GPS resolvió mi problema porque podía dar respuesta a la sencilla pregunta: ¿estaba acercándome a mi destino?

En el rediseño del cuerpo, nuestro «destino» es una proporción mejor en la composición corporal, no el peso.

¿Qué parte de ti es músculo útil y qué parte es grasa inútil? Nuestros compañeros permanentes serán la medición de las circunferencias y de la grasa corporal. Al final de este capítulo, dispondrás de un punto de partida para tu propio GPS físico. Eso te guiará hasta tu objetivo: una recomposición de 10 kilos.

En el caso de la circunferencia es muy fácil: hay que usar una cinta métrica. Ya lo veremos con más detalle al final de este capítulo.

Pero ¿cómo medimos realmente el porcentaje de grasa corporal?

Resulta que hay muchas opciones, y las más comunes son las peores.

Despellejar el gato

En un período de 24 horas[4] me hice más de una docena de mediciones de grasa corporal empleando tanto el equipo más accesible como el más sofisticado.

He aquí algunos de los resultados, de menor a mayor:

7%: en 3 puntos con el adipómetro SlimGuide
7,1-9,4%: Accu-measure
9,5%: ultrasonidos BodyMetrix
11,3%: DEXA

---

4. Desde el mediodía del 3 de octubre de 2009 hasta el mediodía del 4 de octubre de 2009.

13,3%: BodPod

14,7-15,4%: bioimpedancia Omron de mano (segundo valor después de beber dos litros de agua en cinco minutos)

15,46-16,51%: adipómetro SlimGuide de 4 puntos

La variación oscila entre el 7 y el 16,51 por ciento. Así pues, ¿cuál de estos chicos malos mide con precisión?

La verdad es que ninguno de ellos es preciso. En todo caso, da igual. Sólo debemos asegurarnos de que el método empleado sea consistente.

La siguiente tabla muestra las diversas técnicas que he contemplado, ordenadas de manera decreciente conforme a su propensión al error.[5]

COMPARACIÓN DE MÉTODOS PARA EL CÁLCULO DEL PORCENTAJE DE GRASA CORPORAL

MÉTODO	Coste del procedimiento	Tiempo (minutos)	Preparación técnica	Comodidad del sujeto	Error en % de GC	Comentarios
Circunferencia	Bajo	− 5	De baja a moderada	Alta	−3 ,0% − 3,6%	
Impedancia bioeléctrica	Bajo	− 5	Baja	Alta	− 2,5% − 4,0%	Sensible a la hidratación del sujeto
Pliegue de piel	Bajo	− 5	Alta	Baja	− 2,0% − 3,5%	Depende de una fórmula
Ultrasonidos	Bajo	− 5	Moderada	Alta	− 2,3% − 3,0%	Único método de bajo coste que también puede medir el grosor muscular
BodPod	Alto	− 30	Alta	Moderada	− 2,3% − 2,8%	
Pesaje bajo el agua	Alto	− 30 − 60	Alta	Baja	− 2,3% − 2,8%	Requiere una medición cuidadosa y puede verse afectada por el sujeto
DEXA	Alto	− 15 − 30	Alta	Alta	− 1,2% − 2,5%	Puede medir la masa magra y el hueso
TAC	Alto	− 10 − 15	Alta	Alta	− 1,0% − 2,0%	Considerable radiación
IRM	Alto	− 30 − 45	Alta	Alta	− 1,0% − 2,0%	

Datos proporcionados por Luiz Da Silva, consejo científico, Fundación Científica Nacional Davis de UC para Ciencia y Tecnología de la Biofotónica.

Después de docenas de pruebas con numerosos sujetos, y teniendo en cuenta tanto la constancia como la conveniencia (incluido el coste), hubo tres claros ganadores.[6]

5. En estos márgenes de error se presupone la intervención de profesionales bien preparados y unas condiciones de medición óptimas (por ejemplo, una buena hidratación en el caso de la impedancia corporal). El orden se estableció utilizando la mediana de sus porcentajes de error más altos y más bajos.

6. En un mundo ideal, se emplearían el TAC y la IRM, pero las he omitido debido a la radiación y el coste respectivamente.

DEXA
BodPod
Ultrasonidos (BodyMetrix)

Los tres mejores

DEXA

La densitometría ósea (DEXA), que cuesta entre 50 y 100 dólares por sesión, acabó siendo mi preferida, ya que es repetible y ofrece otra información valiosa aparte del porcentaje de grasa corporal. La GE Lunar Prodigy, la máquina que utilicé, está diseñada para medir la densidad ósea y divide el cuerpo en distintas zonas:

Si no te preocupa la osteoporosis, ¿por qué habría de interesarte esto?

Porque muestra los desequilibrios musculares entre los lados izquierdo y derecho. En mi caso:

Brazo izquierdo: 4,6 kg
Brazo derecho: 4,7 kg (soy diestro, así que no es de extrañar)
Pierna izquierda: 12,4 kg
Pierna derecha: 12,8 kg
Mitad izquierda del tronco: 18,9 kg
Mitad derecha del tronco: 17,9 kg

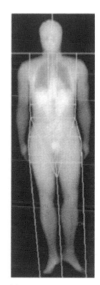

Mi imagen
por DEXA.

Como veremos en «Prehabilitación», para estar a prueba de lesiones, hay que corregir sobre todo los desequilibrios izquierda-derecha. En una sesión de entre cinco y diez minutos, DEXA proporciona una imagen diáfanamente clara de los desequilibrios de masa que incluso destacados fisioterapeutas pueden pasar por alto después de horas de observación.

BODPOD

Con un coste relativamente bajo de entre 25 y 50 dólares, el método BodPod usa el desplazamiento del aire y es comparable al pesaje hidrostático bajo el agua, que en el mundo clínico equivale al «patrón oro» para esta clase de mediciones. El sujeto (tú) se sienta dentro de una cápsula cerrada, y presiones de aire alternas determinan la composición corporal. Infinitamente más rápido y más cómodo que el pesaje bajo el agua, el BodPod es el instrumento medidor de grasa corporal oficial de la Combine de la Liga Nacional de Fútbol (NFL), el concurso para la selección de jugadores, donde los 330 mejores jugadores universitarios se someten al análisis de los entrenadores y los scouts de la NFL para determinar su valor.

A diferencia de los adipómetros y algunos otros métodos, el BodPod se puede utilizar con sujetos obesos de más de doscientos kilos.

BODYMETRIX

El BodyMetrix es un instrumento manual de ultrasonidos, que indica el grosor exacto de grasa (en milímetros) en cualquier parte del cuerpo donde se coloque. Acabó siendo la herramienta que usé con más frecuencia y que sigo usando con más frecuencia.

Los ultrasonidos llevan más de una década utilizándose para determinar la grasa y las características musculares del ganado. ¿Quieres saber cómo quedará esa veta de grasa de tu vaca de Kobe viva? ¡Recurre al ecógrafo para embarazadas!

Es asombroso que algo así haya tardado tanto en llegar al mundo del deporte. La varita BodyMetrix de la siguiente generación, tan pequeña que cabe en el bolsillo de la chaqueta, se conecta a cualquier PC mediante un cable USB y en la actualidad es utilizada por equipos de fama mundial como los Yankees de Nueva York y el AC Milan. Es la imagen misma de la simplicidad: pude realizar lecturas con una frecuencia de menos de dos minutos, y tanto los datos como las imágenes se cargaban automáticamente en mi Mac. (El software para PC en realidad va más deprisa en un Mac utilizando Parallels®, un programa que te permite emplear software de PC en un Mac.)

En lugar de buscar un gimnasio que ofreciese este dispositivo pagando una tarifa por sesión, decidí adquirir mi propia unidad. A un coste de 2.000 dólares por una unidad profesional, valió la pena por la comodidad. Están desarrollando una versión personal que saldrá por menos de 500 dólares.

¿No encuentras todos estos artilugios tan sofisticados?

Si por comodidad decides usar los adipómetros o la bioimpedancia (es decir, cualquier herramienta que se sostenga con la mano o sobre la que haya que ponerse en pie), o si los usas para someterte a una medición más frecuente junto con alguno de los tres mejores métodos, he aquí los factores básicos que debes tener en cuenta:

1. NO COMPARES NUNCA LOS RESULTADOS PREVIOS Y POSTERIORES OBTENIDOS MEDIANTE DISTINTAS HERRAMIENTAS.[7]

No deben compararse los resultados obtenidos mediante distintas herramientas. En mi maratón de mediciones de 24 horas, di 13,3 por ciento con BodPod y 11,3 por ciento con DEXA. Pongamos que hubiese usado DEXA, con un 11,3 por ciento, la primera vez, y luego, en el seguimiento, hubiese medido con BodPod, con un resultado del 12,3 por ciento: habría llegado erróneamente a la conclusión de que había ganado un uno por ciento de grasa corporal, mientras que si hubiese usado el BodPod tanto para lo uno como lo otro, habría observado una pérdida del uno por ciento, una medición más exacta.

2. SI DECIDES USAR LA IMPEDANCIA BIOELÉCTRICA (IBE),[8] NECESITAS UNA HIDRATACIÓN CONSTANTE

Con los instrumentos de bioimpedancia, he conseguido alterar mi porcentaje de grasa corporal en casi un uno por ciento en cinco minutos, bebiendo dos litros de agua entre mediciones. He aquí un enfoque sencillo que resuelve en gran medida el problema de la hidratación:

Inmediatamente después de despertarte, bebe un litro y medio de agua fría[9] —asegúrate de que la temperatura del agua es la misma cada día— y espera 30 minutos. Orina y después mide la grasa corporal empleando la bioimpedancia. No comas ni bebas nada más antes de la medición. Yo uso dos botellas de whisky Bulleit vacías (750 × 2 = 1,5 litros) porque me gustan las botellas de cristal de toda la vida, pero las botellas de plástico de Nalgene suelen ser de un litro y llevan líneas de medición a los lados. El vino y la mayoría de las bebidas alcohólicas se venden también en botellas de 750 mililitros.

3. SI DECIDES USAR ADIPÓMETROS, NECESITAS UN ALGORITMO SÓLIDO

Incluso con el mismo adipómetro, cálculos distintos = resultados distintos. Sugiero pedir al gimnasio o al entrenador que utilice un algoritmo de Jackson-Pollock en tres o siete puntos, que, como he observado, da los resultados más consistentes en comparación con los tres mejores.[10] Esto debería ser tan sencillo como la selección de un menú desplegable en los programas de software.

---

7. Tampoco debes comparar distintos algoritmos en el mismo equipo. Esto suele causar confusión cuando obtienes lecturas de adipómetros de distintos entrenadores. Hazlo con la misma persona y el mismo algoritmo (por ejemplo, Jackson-Pollock de tres puntos).
8. También llamada bioimpedancia o BI.
9. La baja temperatura del agua también contribuye a la pérdida de grasa.
10. Hay fórmulas específicas para grupos de población concretos que ofrecen cifras mejores, pero no suelen usarse porque la mayoría de los gimnasios y los entrenadores personales tratan con la población general.

Poner en marcha tu GPS físico: los pasos

Iniciar un programa de recomposición corporal sin mediciones es como planificar un viaje sin un punto de salida definido. Te garantizo que más tarde te arrepentirás. No vueles a ciegas.

Mi padre, que perdió más de treinta kilos y triplicó ampliamente su fuerza, todavía se maldice por no disponer ahora de datos previos respecto a la grasa corporal.

Afloja la mosca y hazte con tus datos. Si es necesario, prescinde de unos cuantos cafés y una cena en un restaurante.

Pasos siguientes:

1. Mide tu circunferencia de «antes». Coge una sencilla cinta métrica y mide cuatro puntos: la parte superior de los dos brazos (bíceps medio), cintura (a la altura del ombligo), cadera (en el punto más amplio por debajo de la cintura) y las dos piernas (medio muslo). Suma estas cifras para llegar a tus **centímetros totales (CT)**. Los cambios en este total tienen importancia más que suficiente para realizar el seguimiento.
2. Calcula la grasa corporal (GC%) basándote en el recuadro gris de la página 54, «A ojo de buen cubero».
3. Elige la mejor herramienta y luego programa una sesión.

Si estás por encima del 30 por ciento de grasa corporal, evita el adipómetro y usa DEXA, el BodPod o los ultrasonidos, por este orden. Si no encuentras ninguno de los tres métodos, opta por la bioimpedancia y atente a las pautas de hidratación antes indicadas.

Si estás por debajo del 25 por ciento, da preferencia también a DEXA, el BodPod o los ultrasonidos. Si no encuentras ninguno de éstos, opta por el adipómetro con un profesional cualificado (recurre a la misma persona para todas las visitas de seguimiento) y solicita el algoritmo de Jackson-Pollock en tres o siete puntos. Si no están disponibles, utiliza otro algoritmo que incluya una medición de la pierna y al menos un total de tres puntos. La grasa de la pierna es engañosa y tiene que incluirse. Apunta el nombre del algoritmo utilizado para futuras referencias.

HERRAMIENTAS Y TRUCOS

Cinta métrica para medir con una sola mano OrbiTape (www.fourhourbody.com/orbitape): Con esta cinta métrica, empleada por las Fuerzas Armadas para los exámenes médicos, medirás cualquier parte del cuerpo con precisión militar.

Encontrar DEXA: DEXA debe realizarse bajo el control de personal médico cualificado, lo que descarta la mayoría de los gimnasios y *spas*. Primero introduce en Google el nombre de tu ciudad junto con «DEXA grasa corporal». Si eso no da resultados, busca «DEXA», «prueba de osteoporosis» o «prueba de la densidad ósea» con tu código postal o ciudad. Añade «centro» si la búsqueda da demasiados resultados. Yo gasté 49 dólares en esta prueba en Redwood City, California, en el Centro de Composición Corporal (www.bodycompositioncenter.com).

Localizadores de BodPod (www.lifemeasurementr.com/clients/locator): El BodPod se utiliza con los deportistas de la Combine de la NFL para examinar su grasa y su masa magra, así como su capacidad respiratoria. En esta web encontrarás centros de evaluación de BodPod, existentes en casi todo Estados Unidos.

BodyMetrix (www.fourhourbody.com/bodymetrix): El instrumento de mano BodyMetrix emplea los ultrasonidos para medir milimétricamente la composición corporal. Para aquellos con recursos, es una opción destacada y mi elección por defecto.

Báscula de bioimpedancia Escali (www.fourhourbody.com/escalibio): La báscula de bioimpedancia Escali mide el peso y el porcentaje de grasa corporal de hasta diez usuarios.

Adipómetro de pliegue de piel Slim Guide (www.fourhourbody.com/slimguide): Éste es el adipómetro más utilizado en el mundo. Tiene un coste bajo, pero es suficientemente preciso para uso profesional. Asegúrate de incluir al menos una medición de pierna en todos los cálculos.

Grasa cosmética contra la grasa mala: cómo medir la grasa visceral (www.fourhourbody.com/evil): ¿Alguna vez te has preguntado cómo es que algunas personas, sobre todo hombres mayores, pueden tener una barriga que parece tan tensa como un tambor? ¿Abdómenes distendidos que al tocarlos parecen músculo? La respuesta es desagradable: en lugar de grasa bajo la piel, es grasa en torno a los órganos internos que presionan la pared abdominal hacia fuera.

Un defecto de los adipómetros y los ultrasonidos es que sólo pueden medir directamente la grasa subcutánea (bajo la piel), y no lo que se conoce como grasa visceral (en torno a los órganos).

Este artículo, firmado por los doctores en medicina Michael Eades y Mary Dan Eades, explica un método de bajo nivel tecnológico para calcular la grasa visceral, que es especialmente importante para aquellos que tienen más de un 25 por ciento de grasa corporal o son de mediana edad o mayores.

A OJO DE BUEN CUBERO: UNA GUÍA VISUAL PARA LA GRASA CORPORAL

¿Cuáles deberían ser tus objetivos en cuanto a grasa corporal? Para la mayoría de las personas propongo lo siguiente como punto de partida:

Para hombres:
Si eres obeso, aspira a un 20 por ciento.
Si sólo tienes un poco de acolchado de más, aspira a un 12 por ciento.

Para mujeres:
Si eres obesa, aspira a un 25 por ciento.
Si sólo tienes un poco de acolchado de más, aspira a un 18 por ciento.

Si quieres conseguir llegar al 5 por ciento (seas hombre o mujer), ya te ayudaremos más adelante.

Emplea las fotografías de las páginas 56-57 y las descripciones (lo que te sea más útil) para calcular aproximadamente tu actual porcentaje de grasa corporal. ¿Dónde estás realmente? Fíjate en las fotos antes de leer el resto, ya que quizá puedas saltarte el texto.

Los siguientes porcentajes y descripciones están pensados para reflejar lecturas de adipómetros sofisticados en hombres, pero las pautas generales también son aplicables a las mujeres. Ten en cuenta que como los adipómetros miden un pliegue de piel, queda reflejada en las cifras tanto la grasa subcutánea como el agua subcutánea. Mi especial agradecimiento a Surferph34 por las directrices generales y los vínculos de las fotos:[11]

20 por ciento de grasa corporal

No hay definición muscular visible y sólo una insinuación de la separación entre los principales grupos musculares si esos grupos son grandes y están bien desarrollados. Véase, por ejemplo:

www.fourhourbody.com/20a
www.fourhourbody.com/20b
www.fourhourbody.com/20c

11. www.fourhourbody.com/fat-examples

15 por ciento de grasa corporal

Se percibe cierta separación muscular entre los hombros (deltoides) y la parte superior de los brazos. No se ven los abdominales. Véase, a modo de ejemplo:

www.fourhourbody.com/15a

12 por ciento de grasa corporal

Aparece más separación entre los músculos, sobre todo en el pecho y la espalda, y empieza a dibujarse el contorno de los abdominales. De pie bajo una luz de techo con sombras propicias, quizás asome la parte superior de la tableta de chocolate. Véase, a modo de ejemplo:

www.fourhourbody.com/12a
www.fourhourbody.com/12b

10 por ciento de grasa corporal

Las separaciones musculares se marcan más profundamente en los brazos, pechos y espalda, y toda la tableta de chocolate se ve al flexionar los músculos. Véase, a modo de ejemplo:

www.fourhourbody.com/10a

7-9 por ciento de grasa corporal

Los abdominales se ven claramente en todo momento, la vascularidad destaca en los brazos, la separación en pecho y espalda es evidente, y la cara empieza a mostrarse más angulosa. Véase a modo de ejemplo:

www.fourhourbody.com/7a
www.fourhourbody.com/7b

5-7 por ciento de grasa corporal

Aparecen estriaciones en los grandes grupos musculares cuando están flexionados. Se ve la vascularidad en el abdomen inferior y las piernas. A menudo los culturistas de competición aspiran a este estado para el día de la competición. Véase, por ejemplo:

www.fourhourbody.com/5a

EJEMPLOS DE HOMBRES

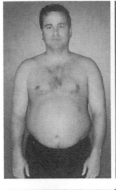 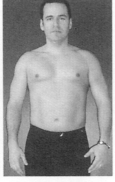 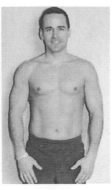

1. Trevor Newell
33% de grasa corporal, 19% de grasa corporal, 9% de grasa corporal

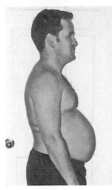 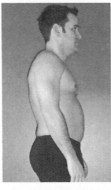 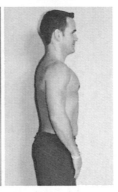

2. Trevor Newell
33% de grasa corporal, 19% de grasa corporal, 9% de grasa corporal

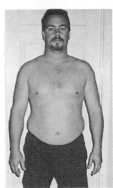 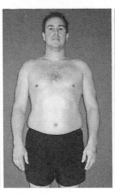 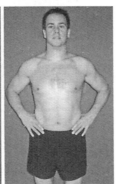

3. Ray Cronise
31,56% de grasa corporal, 24,7% de grasa corporal, 12,65% de grasa corporal

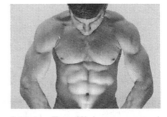

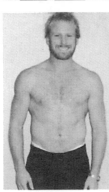 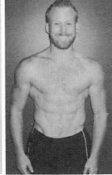

4. Nic Irwin
22% de grasa corporal,
5% de grasa corporal

5. Nathan Zaru: 8% de grasa corporal. Pese a la iluminación a lo Increíble Hulk, creo que, de todas las fotos, ésta es la más representativa del aspecto de un hombre con un 8% de grasa corporal y un tono muscular aceptable. La gente infravalora de manera extrema el porcentaje de grasa corporal. Si tienes algo de músculo y estás por debajo del 10%, deberías presentar una definición similar a ésta.

EJEMPLOS DE MUJERES

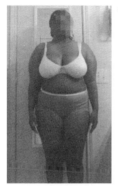

6. 103 kg, 39,8 de grasa corporal

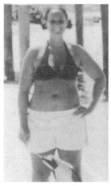 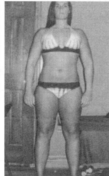 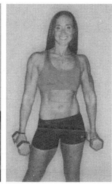

7. Erin Rhoades
30% de grasa corporal, 25% de grasa corporal,
12% de grasa corporal,

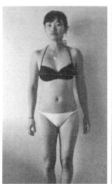 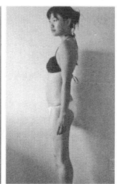 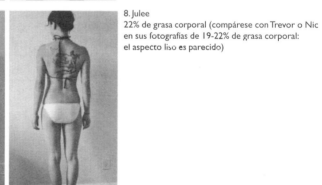

8. Julee
22% de grasa corporal (compárese con Trevor o Nic
en sus fotografías de 19-22% de grasa corporal:
el aspecto liso es parecido)

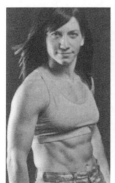 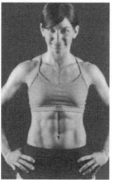

9. Andrea Bell
13,4% de grasa corporal

> **Tengo una dieta maravillosa. Puedes comer lo que quieras, pero debes comerlo con personas gordas desnudas.**
>
> Ed Bluestone

> **Todo lo que se mide se controla.**
>
> Peter Drucker, galardonado con la Medalla Presidencial de la Libertad

DE LAS FOTOS AL MIEDO

Conseguir que el fracaso sea imposible

9 0,30…

Trevor se quedó mirando la pantalla de cristal líquido mientras le daba la noticia. Parpadeó unas cuantas veces. 90,30. Luego parpadeó unas cuantas veces más.

«¡Caramba!»

Había engordado unos cinco kilos al año desde su segundo año en el instituto, llegando a pesar 109 kilos al graduarse en la universidad. Ahora, por primera vez desde la adolescencia, Trevor pesaba menos de 95 kilos.

Ése había sido su objetivo desde que pisó la cinta de andar casi dos años antes, pero un objetivo lejano. Traspasar la barrera de los 95 kilos le parecía inalcanzable. Por fin lo había conseguido. Pero la cuestión no era tanto cómo lo había conseguido, sino más bien ¿por qué le había dado resultado?

Muy sencillo. Había llegado a un acuerdo con un compañero de trabajo. Irían juntos al gimnasio tres veces por semana, y si alguno de ellos se saltaba una sesión, tenía que pagarle un dólar al otro.

En su primera visita al gimnasio, Trevor caminó durante cuatro minutos en la cinta.

No mucho después, corrió una milla por primera vez desde cuarto curso.

Ahora ha corrido dos veces la mitad de un maratón.

Ese dólar daba igual (a Trevor le va bastante bien en la vida); lo que contaba aquí era la psicología subyacente.

Ya sea un dólar o un centímetro, siempre hay formas de asegurarse de que el primer paso te lleva hasta donde quieres llegar.

Una póliza de seguro barata: cuatro principios para prevenir el fracaso

Me encantan las revistas para comprar online de SkyMall. Pero un fatídico martes, pese a todos mis esfuerzos por leer acerca de tumbonas de piscina y mapas murales, era incapaz de concentrarme. Se libraba una batalla al otro lado del pasillo en mi avión de Frontier Airlines, y yo tenía un asiento en primera fila.

Atónito, observé en silencio a un hombre, tan obeso que necesitaba un alargue del cinturón de seguridad para poder abrochárselo, comer una bolsa entera de caramelos de regaliz Twizzlers antes del despegue. Luego empezó con un paquete de Oreo, que liquidó entero antes de alcanzar la altitud de crucero. Fue una exhibición imponente.

Recuerdo que me pregunté: ¿cómo puede ese hombre racionalizar tales excesos con la comida? Si hasta usaba bastón, por el amor de Dios. La respuesta, naturalmente, era que no podía. Dudo que lo intentara siquiera. No existía una justificación lógica para ese comportamiento, pero tampoco hay una justificación cuando yo, los sábados, aprieto el botón de repetición del despertador cada diez minutos durante una o dos horas.

Incumplimos nuestros compromisos con nosotros mismos con una regularidad bochornosa. ¿Cómo puede alguien que intenta perder peso engullir una tarrina entera de medio litro de helado antes de irse a la cama? ¿Cómo es posible que incluso los ejecutivos más disciplinados no encuentren 30 minutos semanales para el ejercicio físico? ¿Cómo puede coger un cigarrillo alguien cuando su matrimonio depende de dejar el tabaco?

Muy sencillo: la lógica falla. Si uno resumiera los últimos cien años de psicología conductual en dos palabras, ahí estaría la clave.

Por suerte, sabiéndolo, es posible urdir un plan para el cumplimiento. Recurriendo a información nueva y también a otra a menudo olvidada, incluidas la investigación fotográfica y las pautas de conducta en una subasta, existen cuatro principios de comportamiento a prueba de fracaso.

Considéralos un seguro contra las flaquezas de la naturaleza humana: tus flaquezas, mis flaquezas, *nuestras* flaquezas:

Conviértelo en un comportamiento consciente.
Conviértelo en un juego.

Conviértelo en una competición.

Conviértelo en una situación menor y pasajera.

1. CONVIÉRTELO EN UN COMPORTAMIENTO CONSCIENTE: UTILIZA LAS FOTOS DE «ANTES»

La manera más rápida de corregir una conducta es ser consciente de ella en tiempo real, no una vez consumados los hechos.

El curioso caso de la llamada dieta «flash» es un excelente ejemplo de la diferencia. La doctora Lydia Zepeda y David Deal, de la Universidad de Wisconsin-Madison, reunieron a 43 sujetos para fotografiar todas sus comidas o tentempiés antes de consumirlos. A diferencia de los diarios de alimentación, en los que las anotaciones requieren mucho tiempo y a menudo se llevan a cabo después de la propia comida, las fotografías actuaban como una intervención instantánea y obligaban a la gente a pensar en sus elecciones antes de que el daño ya estuviera hecho. En palabras de uno de los participantes: «Era menos probable que yo me tomara una bolsa de tamaño familiar de M&M. Refrenaba mis impulsos. No los alteraba por completo, pero ¿quién quiere tomar una foto a una bolsa de tamaño familiar de M&M?»

Los investigadores llegaron a la conclusión de que las fotografías son más eficaces que los diarios de alimentación por escrito. Esto ya es mucho decir, porque estudios anteriores habían confirmado que los sujetos que llevan diarios de alimentación pierden el *triple* de peso que los que no los llevan. En resumidas cuentas, utiliza la cámara de tu móvil para sacar una foto antes de abrir la boca. Incluso sin una dieta prescrita, la mera conciencia de ella dará como resultado la pérdida de grasa.

También puedes utilizar la cámara para acentuar tus defectos… en beneficio tuyo.

Si analizamos las explicaciones posteriores al concurso de los ganadores de Body-for-Life Challenge, el mayor concurso de transformación física del mundo de la edición en los últimos cincuenta años, podemos destacar un discreto elemento común a todos: las fotografías de «antes». Los métodos de entrenamiento y las dietas variaban, pero los que experimentaron cambios más espectaculares atribuyeron a las fotografías de «antes» su adhesión al programa. Las fotografías se colocaban en un lugar muy visible, a menudo en la puerta de la nevera, y actuaban como una vacuna contra el autosabotaje.

Consigue una imagen precisa de ti mismo en la línea de salida. Te verás peor de lo que crees. Eso no tiene por qué ser malo. Pasándolo por alto no lo arreglarás, así que captura la imagen y utilízala.

2. CONVIÉRTELO EN UN JUEGO: JACK STACK Y LAS CINCO SESIONES COMO GARANTÍA DE CONTINUIDAD

Jack Stack estaba nervioso. Corría el año 1983 y acababa de asociarse a sus empleados para comprar SRC, una empresa de reparación de motores al borde de la quiebra, a International Harvester, la casa matriz. La adquisición se llevó a cabo de manera notable, con un efectivo de 100.000 dólares añadido a un crédito de 9 millones de dólares, es decir, una proporción de deuda de 89 contra 1. El empleado del banco que gestionó el préstamo fue despedido pocas horas después de aprobarlo.

Los trece directivos que aportaron los ahorros de su vida para hacer aquello posible también estaban nerviosos, pero no tenían por qué. Esos 100.000 ascenderían a un valor de 23 millones de dólares en 1993, sólo diez años más tarde. En 2008, las ventas habían pasado de 16 millones de dólares a más de 400 millones, y la cotización en Bolsa por acción había ascendido de 10 centavos a 234 dólares.

¿A qué había que dar las gracias?

A los juegos. A los juegos frecuentes.

Jack Stack enseñó a todos sus empleados a leer estados contables, sacó a la luz las cuentas de la empresa y asignó objetivos numéricos a las cifras de rendimiento individual en pizarras por toda la fábrica. Se combinaron los objetivos diarios y la contabilidad pública con las recompensas diarias y el reconocimiento público.

La fábrica Hawthorne de la Western Electric Company en Cicero, Illinois, llegó a la misma conclusión, aunque por azar. Era 1955, y su hallazgo fue significativo: al mejorar la iluminación en la planta, aumentó la productividad de los trabajadores. De pronto alguien señaló (no puedo por menos de imaginar un aprendiz de manos sudorosas) un detalle desconcertante. ¡La productividad mejoraba también cuando atenuaban la iluminación! De hecho, introducir cualquier cambio parecía redundar en un aumento de la productividad.

Resultó que, a cada cambio, los trabajadores sospechaban que los observaban, y por tanto se esforzaban más. Este fenómeno —llamado también «efecto del observador»— pasó a conocerse como «efecto Hawthorne».

Apoyados por las investigaciones llevadas a cabo en el ámbito del diseño de juegos, los resultados de Jack Stack y Western Electric pueden resumirse en una simple ecuación: **medición = motivación**.

Ver progresos en forma de cifras cambiantes convierte lo repetitivo en algo fascinante y crea un bucle de retroalimentación positivo. Vemos de nuevo cómo el acto de medir es a menudo más importante que lo que se mide. Citando al estadístico George Box: «Todos los modelos son incorrectos, pero algunos son útiles.»

Es esencial que midas algo. Pero eso genera la pregunta siguiente: para sustituir la autodisciplina, ¿con qué frecuencia debe uno llevar la cuenta de las cosas?

Es decir, ¿cuántas veces hay que registrar los datos para convertirlo en hábito y ya no dejarlo nunca? Según la experiencia del brillante equipo de Nike+, y según la experiencia de sus usuarios, más de 1.200.000 corredores que han recorrido más de 200 millones de kilómetros, el número mágico es 5.

Si alguien registra sólo un par de salidas a correr en la página web, puede que simplemente esté probando. Pero en cuanto llega a las cinco salidas, es muchísimo más probable que siga corriendo y registrando sus datos. Tras cinco salidas a correr, ya se ha enganchado a lo que sus datos le revelan sobre sí mismo.

Aristóteles no se equivocaba, pero le faltaba un número: «Somos lo que hacemos repetidamente.» Esas simples cinco veces (cinco sesiones de ejercicio, cinco comidas, cinco de lo que sea que queramos) serán nuestro objetivo.

Ante la duda, la regla será el cinco.

3. CONVIÉRTELO EN UNA COMPETICIÓN: EL MIEDO A PERDER Y LAS VENTAJAS DE LA COMPARACIÓN

¿Para qué te esforzarías más: para ganar 100 dólares o para evitar perder 100 dólares? Si la investigación del Centro de Ciencias Sociales Experimentales de la Universidad de Nueva York es indicio de algo, gana el miedo a perder.

Su experimento con tres grupos venía a ser algo así: el primer grupo recibía 15 dólares y se decía a sus miembros que se quedarían sin esos 15 dólares si perdían en una posterior subasta; a los miembros del segundo grupo les decían que recibirían 15 dólares si ganaban en la subasta; y el tercero era un grupo de control sin incentivos. El primer grupo fue el que más se excedió en sus pujas de manera sistemática.

El economista participante Eric Schotter explicó los resultados:

Por norma, los economistas atribuyen las pujas excesivas a la aversión al riesgo, o al goce de ganar. Lo que descubrimos es que la verdadera causa de la puja excesiva es el miedo a perder, una teoría totalmente nueva respecto a las investigaciones anteriores.

Tomar conciencia de esto no es deprimente. Es útil. Sabiendo que la pérdida potencial es un motivador mayor que la recompensa potencial, podemos encaminarte hacia el éxito incluyendo un riesgo tangible de fracaso público. Las cifras de la verdadera pérdida de peso apoyan esta afirmación. Examinando una muestra de 500 personas elegidas al azar entre más de 500.000 usuarios de Daily Burns, una página web para el seguimiento de dietas y ejercicio físico, aquellos que compiten contra sus iguales en «desafíos» pierden una media de 2,6 kilos más que quienes no compiten.

Existe otro fenómeno que convierte a los grupos en un entorno ideal para el cambio: la teoría de la comparación social. Hablando en plata, significa que dentro de un grupo ciertas personas lo harán peor que tú («Sarah sólo perdió medio kilo, ¡qué bien lo he hecho yo!») y otras lo harán mejor («Mike es un hombre como cualquier otro. Si él puede hacerlo, yo también»). Ver a otros con un rendimiento inferior al tuyo te lleva a sentirte orgulloso incluso de avances menores, y ver a otros con un rendimiento superior dentro de tu grupo de iguales lleva a pensar que unos resultados mejores son accesibles.

Examinando el conjunto de datos de Daily Burn, quienes tienen tres o más «motivadores» en su grupo de iguales pierden una media de 2,6 kilos más que aquellos con menos motivadores.

Acógete a la presión de tus iguales. No es sólo para niños.

4. CONVIÉRTELO EN UNA SITUACIÓN MENOR Y PASAJERA

Eso nos lleva a los pasos más importantes, que presentamos detalladamente a continuación.

Preguntas y acciones

Antes de pasar a otro capítulo, sigue al menos dos de las siguientes cuatro acciones o, en el caso del punto 2, empieza por ellas. Las posibilidades:

1. **¿De verdad tengo ese aspecto en ropa interior?** Hazte fotos digitales de frente, de espaldas y de costado, vestido con ropa interior o bañador. ¿No tienes muchas ganas de pedir un favor a un vecino? Usa una cámara con temporizador o una webcam como la Mac iSight. Pon la foto de «antes» menos halagüeña en algún sitio donde la veas con frecuencia: la nevera, el espejo del cuarto de baño, la cabeza del perro, etcétera.

2. **¿De verdad como eso?** Usa una cámara digital o un móvil con cámara para fotografiar todo lo que comes durante 3-5 días, incluyendo preferiblemente al menos un día del fin de semana. Para mostrar el tamaño, pon la mano al lado de cada alimento o plato en las fotografías. Para conseguir el máximo efecto, cuelga dichas fotos en Internet para que otros las vean.

3. **¿A quién puedo pedir que lo haga conmigo?** Busca al menos a una persona que participe en una competición amistosa contigo utilizando o bien centímetros totales (CI) o el porcentaje de grasa corporal. El peso

es un mal sustituto, pero es otra opción. Utiliza el impulso de competición, la culpabilidad y el miedo a la humillación a tu favor. Agárrate al palo. La zanahoria está sobrevalorada.

4. **¿Cómo me tomo las medidas?** Consigue una sencilla cinta métrica y mídete en cinco sitios: parte superior de los brazos (bíceps medio), cintura (horizontal a la altura del ombligo), cadera (punto más ancho entre el ombligo y las piernas) y las dos piernas (medio muslo). Suma estos números para obtener tus **centímetros totales (CT)**. Te lo repito de nuevo porque sé que no lo hiciste al acabar el capítulo anterior. Mueve el culo y hazlo ya. Son sólo cinco minutos.

5. **¿Cuál es el cambio significativo más pequeño que puedo conseguir?** Procura que sea pequeño. Lo pequeño es asequible. De momento, eso significa empezar al menos con dos de estos cuatro pasos mencionados antes de seguir adelante. El resto y lo mejor están aún por venir.

HERRAMIENTAS Y TRUCOS

Réplicas de grasa realistas y muy espectaculares (www.fourhourbody.com/fatreplica): Son motivadores asquerosos pero eficaces. Yo tengo una réplica de grasa de medio kilo en el cajón de mi nevera. La réplica de dos kilos es la ayuda visual más eficaz que he visto para conseguir que gente de lo más recalcitrante pierda grasa. Un alto ejecutivo del sector de la biotecnología al que conozco llega al extremo de llevar una en el maletín para enseñársela a quienes pudiera ser provechoso. Si quieres darte las gracias a ti mismo, o que te las dé otro o quizá que te dé un puñetazo, cómprate una.

Servicios para colgar fotos de «antes» (y «después») en Internet:
Posterous (www.posterous.com)
Evernote (www.evernote.com)[12]
Flickr (www.flickr.com)

PBworks Personal Wiki Pages (www.fourhourbody.com/pbworks): Ramit Sethi (en el siguiente recuadro) montó una página gratis de PBworks (una sencilla página wiki como las de Wikipedia) e invitó a todos sus seguidores a recibir un aviso cuando actualizase su peso. Utilizó también su página de PBworks para decir un montón de sandeces.

Eat.ly (http://eat.ly): Eat.ly es una de las maneras más fáciles de iniciar un diario fotográfico de alimentación. Esta página web te permite seguir la cuenta y tener un registro visual de lo que has comido.

---

12. Una revelación: soy asesor de Posterous y Evernote porque creo en estos servicios.

Habit forge (www.habitforge.com). Habit Forge es una herramienta de control por correo electrónico para introducir nuevos hábitos en tu rutina cotidiana. Decide el hábito que deseas establecer, y Habit Forge te mandará mensajes de correo electrónico durante 21 días seguidos. Si no lo cumples, el ciclo de mensajes se reiniciará.

stickK (www.stickk.com). stickK fue fundada partiendo del principio de que crear incentivos y tener que dar cuenta son los dos fa0ctores más importantes para alcanzar un objetivo. El cofundador Dean Karlan, profesor de economía de Yale, concibió la idea de abrir una «Tienda de compromisos» online que al final se convirtió en stickK. Si no cumples tu compromiso con stickK, éste informa automáticamente a tus amigos y te expone a interminables burlas y desdén.

BodySpace (www.bodybuilding.com/superhuman) o Daily Burn (www.dailyburn.com/superhuman). ¿Necesitas encontrar a alguien a quien rendir cuentas? ¿Alguien que te anime o te acose cuando lo necesites? Únete a los más de 600.000 miembros de BodySpace o a los 500.000 de Daily Burn que siguen los resultados de sus dietas y regímenes de ejercicio. Las URL arriba mencionadas te remitirán a las comunidades de 4HB en sus páginas.

RAMIT EL GRAN CHARLATÁN: CÓMO GANAR DOS KILOS EN UNA SEMANA

Ramit Sethi siempre ha bromeado sobre su «fragilidad india».

Durante años había deseado añadir músculo a sus 57 kilos de peso, pero eso no ocurrió hasta que hizo una sencilla incorporación a su vida: otra apuesta. Ramit tiene una carpeta entera en su Gmail dedicada a apuestas con amigos, sumando todas ellas alrededor de 8.000 dólares en dinero en premios.

Esta vez apostó a todos que podía ganar siete kilos de músculo en tres meses.

Sólo en los primeros siete días, ganó dos kilos y nunca había pesado tanto. Al final acabó con un veinte por ciento más de peso corporal —superando los siete kilos—, manteniendo a la vez un bajo nivel de grasa corporal. Ahora, tres años después, ha mantenido su nuevo peso muscular casi al gramo.

Después de años de incapacidad para ganar peso, esta vez surtió efecto por tres razones.

1. Empleó una apuesta e hizo el seguimiento de los resultados en público

Ramit creó una página wiki (como las páginas de Wikipedia) gratis de PBworks e invitó a todos los apostantes a recibir un aviso cada vez que actualizaba su peso. A continuación pasó a decir una cantidad desorbitada de sandeces.

Huelga decir que todas esas baladronadas lo harían quedar peor aún si no ganaba la apuesta. Ramit ofrece aquí una explicación sobre la importancia de rendir cuentas: «Utiliza la psicología como ayuda; no te limites a "esforzarte más". Si has intentado algo repetidamente (o te has comprometido a hacerlo) y no te ha dado resultado, plantéate someterte a la opinión pública o a una apuesta.»

CAMBIO	COMENTARIO (PUEDES AÑADIR LOS TUYOS)
PESO INICIAL	• El principio del fin de quienes apuestan contra mí. Ramit
+1,5	• Temblad. Ramit
+1	• Casi cerca del peso más alto de mi vida. Las mujeres y los niños empiezan a tenerme miedo. Ramit
+1	• Un nuevo récord de peso para mí, y lo que vendrá. No he tenido hambre desde el 29/9. Ramit
-0,6	• Veo empañada mi hazaña en este desafío al encontrarme con mi primera semana de pérdida de peso. Lo superaré. Ramit
+0,6	• Otra vez en la brecha. Ramit
-0,9	• ¿Acaso me he estancado? Ramit
+1,7	• SOY UN HOMBRE ENORME, NUNCA HABÍA SIDO TAN GRANDE. NO CRUZO PUENTES POR MIEDO A HUNDIRLOS. TAMBIÉN PROCURO NO LANZAR AL AIRE A LOS BEBÉS POR MIEDO A QUE ACABEN EN LA ESTRATOSFERA. ¡¡¡¡¡HECHO!!!!! Ramit

2. No hizo caso prácticamente a nadie

De Ramit:

«Todo el mundo tiene que andar opinando. Algunos me dijeron que me pondría gordo, como si fuese a permitir que eso ocurriera por unos cuantos cientos de pavos. Y por supuesto todos tenían su teoría sobre lo que debía comer, beber e incluso qué combinación de pesas levantar.

»No pocos pusieron el grito en el cielo al conocer mi estrategia (tablas de gimnasia, correr y comer más): "¿Cómo? ¡No puedes correr! ¡Perderás demasiado peso!" Yo sólo podía señalar que parecía surtir efecto: ya había completado un tercio de la apuesta en los primeros siete días. Ante eso, poco podían decir.

»Todo el mundo tenía su opinión sobre qué "debía" hacer yo. Pero la verdad es que la mayoría hablaba de insustancialidades, y se puede conseguir con unos pocos y sencillos pasos.

»No hice caso a ninguno de ellos.»

3. Se centró en el método, no en el mecanismo

«La gente me advirtió que antes de empezar debía entender cómo actuaban los lípidos y los carbohidratos y los ácidos grasos. Eso es una bobada. ¿Y si empezaba a hacer ejercicio y a comer más? ¿No podía aprender todas esas cosas tan complicadas más adelante? No hace falta ser un genio para ganar o perder peso.»

4. Conviértelo en una situación menor y pasajera: el inmenso valor práctico de los pasos pequeños

«Quita presión.»

Michael Levin ha hecho carrera a base de quitar presión, y le ha salido bien. Sesenta obras literarias después, desde bestsellers a nivel nacional en el ámbito del ensayo hasta guiones, me propuso que yo (Tim) hiciera lo mismo: fijar un exiguo objetivo de dos páginas escritas al día. Yo había convertido en un monstruo mental el libro que ahora tienes en tus manos, y bajar el listón me permitió hacer lo más importante: ponerme en marcha cada mañana.

El doctor B. J. Fogg, fundador del Laboratorio de Tecnología de la Persuasión de la Universidad de Stanford, hizo su tesina con un compromiso mucho menos agresivo. Incluso si llegaba a casa de una fiesta a las tres de la madrugada, tenía que escribir una frase por día. Terminó en un tiempo récord mientras sus compañeros de clase languidecían durante años abrumados por la enormidad de la tarea.

Entendiendo bien este principio, IBM fue el líder de ventas en el mundo de la informática durante décadas. Las cuotas asignadas a sus vendedores eran las más bajas del sector porque la dirección no quería que los representantes se sintieran intimidados a la hora de hacer una cosa: coger el teléfono. Bastó con el impulso inicial, y las cuotas aumentaron trimestre a trimestre.

En 4HB, quitar la presión significa hacer experimentos de corta duración y no excesivamente incómodos.

No consideres un cambio en la dieta o un ejercicio algo que te exigirá un compromiso de seis meses, y menos aún durante el resto de tu vida. Considéralo un período de prueba de una o dos semanas.

Si quieres caminar una hora al día, no empieces por una hora. Optar por una hora es crearse automáticamente la excusa para no tener tiempo. Comprométete sólo a unos cinco minutos a prueba de fracaso. Eso es precisamente lo que el doctor Fogg le propuso a su hermana, y ese único cambio (el menor cambio significativo que diese el impulso inicial) la llevó a comprarse unas zapatillas de correr y dejar de comer postre, cosas que él no le había propuesto. En los textos especializados, estas decisiones posteriores se describen como «decisiones en consonancia», decisiones que tomamos en correspondencia con una decisión anterior.

Quita presión y da un paso pequeño.

¿Recuerdas nuestro objetivo de registrar cinco sesiones de un nuevo comportamiento? Lo importante son las cinco sesiones, no la duración de esas sesiones. Prepara el juego de manera que puedas ganar. Haz lo que sea necesario para que esas cinco sesiones te resulten lo más indoloras posible. Cinco copos de nieve son lo único que necesitas para activar el efecto bola de nieve de las decisiones en consonancia.

Quita presión y lleva a cabo tus cinco sesiones fáciles, ya sea en las comidas o el ejercicio. El resto vendrá solo.

LA PEREZA PRAGMÁTICA: CÓMO UN GRÁFICO PUEDE MÁS QUE LOS CONSEJOS DE EXPERTOS

En 2008, Phil Libin, con 117 kilos, decidió experimentar con la pereza.

Quería perder peso. Eso es normal. Como también es normal, no era especialmente aficionado a las dietas o el ejercicio. Venía probando tanto lo uno como lo otro ocasionalmente desde hacía años. Los programas intermitentes de entre cuatro y ocho semanas lo ayudaron a perder unos kilos, y luego sus otras conductas lo ayudaron a ganarlos aún más deprisa.

Empezó a sospechar que podía haber una forma más fácil: no hacer nada.

Phil tenía en mente un método sencillo: «Quería ver qué efecto tendría sobre mi peso ser consciente con toda precisión de mi peso.»

Éste es el punto en que nos apartamos de la normalidad. Phil perdió 13 kilos en seis meses sin hacer el menor intento de cambiar de conducta.

Primero, tras decidir arbitrariamente que 104 kilos eran su peso ideal, trazó una línea azul en una hoja de Excel. La línea decreciente representaba su disminución de peso de 117 a 104 kilos en dos años. El peso fijado como objetivo para cada día, que quedaba registrado en la línea azul, era sólo un 0,1 por ciento (aproximadamente) inferior al del día anterior. Piano, piano. Observa su gráfico de la página siguiente, donde la línea «azul» es la línea de puntos del medio.

A continuación añadió dos líneas muy importantes por debajo y por encima de la línea azul «objetivo»: su peso mínimo permisible (línea verde) y su peso máximo permisible (línea roja) para cada día. No tenía previsto cumplir su objetivo exacto a diario, porque eso podía ser demasiado estresante. Sólo tenía que mantenerlo entre esas dos líneas.

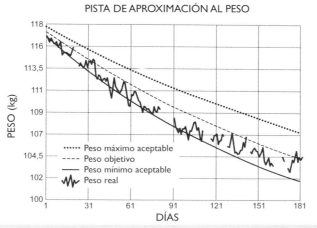

¿Te interesa la hoja de Excel de Phil? Descarga una versión en blanco en www.fourhourbody.com/phil. Basta con que introduzcas tu peso inicial y el peso final deseado y puedes reproducir su experimento.

¿Cómo?

Se pesaba desnudo cada mañana a la misma hora antes de desayunar. Se subía a la báscula un par de veces y anotaba la media de los resultados en su hoja de Excel. La línea irregular indica los cambios de peso reales. Los huecos representan los períodos de viaje en que no tenía acceso a una báscula.

Phil guardaba la hoja en el programa que él mismo ayudó a crear, Evernote.com, de manera que pudiera verla desde cualquier ordenador o teléfono. La tenía siempre al alcance de la mano.

Fue una cuestión de toma de conciencia al ciento por ciento, nada más que puro seguimiento.

En realidad, Phil hizo un esfuerzo coordinado para no cambiar:

«De hecho hice un esfuerzo consciente para no desviarme de mi dieta o pauta de ejercicio físico durante este experimento. Es decir, seguí comiendo todo lo que quería y no hacía absolutamente nada de ejercicio. El objetivo era comprobar hasta qué punto la conciencia de la situación en que me encontraba cada día incidía en mi peso. Sospecho que afectaba a miles de pequeñas decisiones que tomé durante ese período, aunque no podría decir cuáles.»

Curiosamente, consideraba igual de mala cualquier tendencia ascendente (aumento) o descendente (pérdida):

«Las únicas veces en que me apresuré a actuar deliberadamente fueron las pocas (reflejadas en el gráfico) en que mi peso cayó por debajo del nivel mínimo aceptable. Entonces comía donuts y me atracaba para asegurarme de que al día siguiente volvería a estar en la zona segura. Eso era muy divertido. Supongo que habría hecho lo contrario y comido menos si hubiese rebasado la línea de peso máximo, pero eso no ocurrió nunca. Todo consistía en no perder peso deprisa. Se trataba de ver si podía perder peso lentamente y sin el menor esfuerzo.»

La toma de conciencia, incluso a un nivel inconsciente, es mejor que las más complejas listas de verificación sin dicha toma de conciencia.

Haz el seguimiento de tu peso o fracasarás.

RESTAR GRASAS

Principios básicos

LA DIETA DE LOS CARBOHIDRATOS LENTOS I

Cómo perder 10 kilos en 30 días sin ejercicio

> En el desorden, busca la simplicidad.
>
> Albert Einstein

Mensaje de texto desde Londres (diferencia horaria de ocho horas) con la intención de impresionar:

Ésta es mi cena. ¡Tiempos felices!

La foto adjunta: una pizza de pepperoni y salchicha tan grande que no cabe en la pantalla.

Chris A, otro experimentador, y yo celebrábamos nuestra reunión virtual semanal.

Mi respuesta:

Éste es mi desayuno. DESAYUNO. ¿Oyes la insulina que mana de mis ojos? ¡Yujuuu! Sube la apuesta, gordinflas.

Mi foto adjunta: dos bollos de almendras y pasas, dos cruasanes de chocolate, zumo de pomelo y un buen café.

Respuesta de Chris:

Ja, ja... por favor, no me obligues a hacerlo...

Y así seguimos, un concurso en mensajes SMS para ver quién comía más. La verdad es que repito una versión de esto mismo cada sábado, y en los últimos cuatro años miles de personas se han unido a mí para hacerlo también. Entre pizzas y bollos, el resultado neto es que el participante medio ha perdido 8 kilos de grasa, y una cantidad sorprendente ha perdido más de 45 kilos.

Este curioso enfoque ha producido algo así como una pequeña revolución.

Ahora explicaré cómo hicimos Chris y yo exactamente para alcanzar y mantener un nivel de grasa corporal inferior al 12 por ciento, a menudo inferior al 10 por ciento, y eso a la vez que comíamos estratégicamente como cerdos.

La Dieta de los Carbohidratos Lentos: la mejor pérdida de grasa por medio de la simplicidad

Es posible perder 10 kilos de grasa corporal en 30 días mediante la optimización de cualquiera de tres factores: ejercicio, dieta o régimen a base de fármacos/suplementos. Para la mayoría de las personas, 10 kilos implican bajar al menos dos tallas, ya sea pasar de una 48 a una 44 en vestidos o de una XXL a una L en camisas. La cintura y la cadera muestran una reducción de circunferencia aún más espectacular.

El 6 de abril de 2007, por poner un ejemplo, yo había bajado de casi 82 a 75 kilos en seis semanas, y añadido a la vez unos 4 kilos de músculo, lo que representa una pérdida de 11 kilos de grasa aproximadamente. No son cambios insignificantes.

La dieta que presentaré en este capítulo —la Dieta de los Carbohidratos Lentos— es la única, además de la radical Dieta Cíclica Ketogénica (DCK), con la que se me han marcado las venas en el abdomen, que es el último lugar donde pierdo grasa.

Sólo hay que seguir cinco sencillas reglas:

REGLA N° 1: EVITA LOS CARBOHIDRATOS «BLANCOS»
Evita todo carbohidrato que sea, o pueda ser, blanco. Los siguientes alimentos están prohibidos, excepto menos de 30 minutos después de acabar una sesión de ejercicio de preparación para la resistencia como las que se han descrito en los capítulos «De menudo a forzudo» y «El protocolo de Occam»: todo pan, arroz (incluido el integral), cereales, patatas, pasta, tortitas y fritos con rebozados. Si evitas comer los alimentos de esta lista y cualquier otra cosa blanca, estarás a salvo.

Sólo por curiosidad, otro motivo para evitar los alimentos blancos: el dióxido de cloro, una de las sustancias químicas empleadas para blanquear la harina (aunque luego se vuelva a teñir de marrón, un truco habitual), se combina con las proteínas residuales de la mayoría de esos alimentos para formar el aloxano. Los investigadores utilizan el aloxano en las ratas de laboratorio para inducir la diabetes. Exacto: se emplea para provocar diabetes. Esto es una mala noticia si comes cualquier cosa blanca o «enriquecida».

No comas nada blanco a menos que quieras engordar.

REGLA N° 2: ELIGE UNAS POCAS COMIDAS Y REPITE LAS MISMAS UNA Y OTRA VEZ

La mayoría de quienes siguen con éxito una dieta, tanto si su objetivo es ganar músculo como perder grasa, repiten los mismos menús una y otra vez. Existen 47.000 productos en una tienda de alimentación media en Estados Unidos, pero sólo con un puñado de éstos no engordarás.

Mezcla y combina los alimentos de la siguiente lista, elaborando cada comida con elementos de estos tres grupos, uno de cada grupo. He marcado con asterisco las opciones que en mi caso producen la pérdida de grasa más rápida:

Proteínas

* Claras de huevo con 1-2 huevos enteros para dar sabor (o si son ecológicos, 2-5 huevos enteros, incluidas las yemas)

* Pechuga o muslo de pollo
* Ternera (preferiblemente alimentada con pasto)
* Pescado
Cerdo

Legumbres

* Lentejas
* Alubias negras

Alubias pintas
Alubias rojas
Soja

Verduras

* Espinacas
* Verduras variadas (incluidos brócoli, coliflor o cualquier otra verdura crucífera)
* Chucrut, kimchi (para una explicación completa de éstos, véase más adelante en «Control de daños»)

Espárragos
Guisantes
Brócoli
Judías verdes

Come tanto como quieras de estos alimentos, pero que sea sencillo.

Elige tres o cuatro menús y repítelos. Casi en cualquier restaurante pueden darte una ensalada o verdura en lugar de patatas o arroz. Asombrosamente, he descubierto que la comida mexicana (después de cambiar el arroz por las verduras) es una de las cocinas para propicias para la Dieta de los Carbohidratos Lentos. Si tienes que pagar entre uno y tres dólares de más para sustituir la guarnición en el restaurante, considéralo un tributo para la tableta de chocolate, el precio nominal para estar delgado.

La mayoría de las personas que hacen dietas de carbohidratos «lentos» se quejan del bajo nivel de energía y abandonan porque ingieren calorías insuficientes. Media taza de arroz contiene 300 calorías, en tanto que media taza de espinacas contiene 15 calorías. Las verduras no son calóricamente densas, así que es vital que añadas legumbres para la carga calórica.

Comer más de cuatro veces al día podría ser útil en las dietas de carbohidratos rápidos para evitar los atracones, pero no es necesario con los ingredientes que utilizamos nosotros. Por otra parte, comer con mayor frecuencia tampoco parece incrementar el índice metabólico en reposo, pese a que hay quienes afirman lo contrario. Se puede recurrir a las comidas frecuentes en determinadas circunstancias (véase «La última milla»), pero no por esa razón.

El siguiente plan de comidas se basa en el horario de una persona que se acuesta tarde, ya que yo soy noctámbulo y me voy al catre a las dos de la mañana como muy pronto, normalmente con una copa de vino o un libro aún en la mano, como un adicto a la heroína. Adapta tus comidas a tu horario, pero asegúrate de tomar la primera antes de transcurrida una hora después de despertarte.

Las comidas se espacian unas cuatro horas aproximadamente.

10.00 — desayuno
14.00 — almuerzo
18.30 — merienda
20.00 - 21.00 — sesión deportiva o de entretenimiento, si está en el programa
22.00 — cena
24.00 — copa de vino tinto y Discovery Channel antes de acostarse

Éstas son algunas de mis comidas recurrentes:

- Desayuno (en casa): Claras de huevos ecológicos y un huevo entero revueltos, alubias negras y verduras variadas calentadas o cocinadas en microondas en recipientes Pyrex®.
- Almuerzo (restaurante mexicano): Ternera biológica alimentada con pastos, alubias pintas, verduras variadas y una ración extra de guacamole.
- Cena (en casa): Ternera ecológica alimentada con pastos, lentejas y verduras variadas.

Recuerda que la intención de esta dieta, ante todo, es que sea eficaz, no divertida. Puede ser divertida con pequeños añadidos (en el siguiente capítulo hablaré de esto), pero ése no es el objetivo.

REGLA N° 3: NO BEBAS CALORÍAS

Bebe enormes cantidades de agua y tanto té o café sin edulcorantes (sin más de dos cucharadas de leche; sugiero sustituirla por canela) u otras bebidas no calóricas o bajas en calorías como quieras. No bebas leche (ni siquiera leche de soja), refrescos normales o zumos de frutas. Si te es posible, limita los refrescos dietéticos a no más de medio litro al día, dado que el aspartamo puede estimular el aumento de peso.

Soy un entusiasta del vino y tomo una o dos copas de tinto casi todas las noches. Al parecer, no tiene el menor impacto negativo en mi índice de pérdida de grasa. El vino tinto no es necesario ni mucho menos para que esta dieta dé resultado, pero está totalmente permitido (a diferencia del vino blanco y la cerveza, que deben evitarse).

Hasta dos copas de vino tinto por noche, no más.

REGLA N° 4: NO COMAS FRUTA

Los humanos no necesitan comer fruta seis días por semana, y desde luego no la necesitan todo el año.

Si tus antepasados son europeos, por ejemplo, ¿cuánta fruta comían en invierno hace quinientos años? ¿Te crees que tenían naranjas de Florida en diciembre? Ni por asomo. Pero tú sigues aquí, así que de algún modo la estirpe ha sobrevivido.

Las únicas excepciones a la regla de no comer fruta son los tomates y los aguacates. Éste último debe comerse con moderación (no más de una mitad ni en más de una comida al día). Por otra parte, rechaza la fruta y su azúcar principal, la fructosa, que se transforma en glicerol fosfato de manera más eficiente que casi cualquier otro carbohidrato. Glicerol fosfato → triglicéridos (vía hígado) → almacenamiento de grasas. Hay unas pocas excepciones bioquímicas a esto, pero evitar la fruta seis días por semana es la medida más fiable.

Pero ¿qué quiere decir eso de «seis días por semana»?

Es el séptimo día el que te permite, si lo deseas, comer crepes de melocotón y pan de plátano hasta entrar en coma.

REGLA N° 5: TÓMATE UN DÍA LIBRE POR SEMANA

Yo recomiendo el sábado como Día del Desenfreno en la Dieta (DDD). El sábado puedo comer todo lo que me dé la gana, y me desvío de mi camino para atracarme de helados, chocolates y todos mis demás vicios. Si bebiese cerveza, me tomaría unas cuantas latas de Paulaner Hefe-Weizen.[1]

Todos los sábados me empacho un poco y ya no quiero volver a ver comida basura durante el resto de la semana. Paradójicamente, estos tremendos aumentos puntuales en el consumo de calorías una vez por semana potencian la pérdida de grasa asegurando que tu índice metabólico (la función tiroidea y la conversión de T4 en T3, etcétera) no se ralentiza debido a una restricción prolongada de calorías.

Así es: comer pura bazofia puede ayudarte a perder grasas. Bienvenidos a Utopía.

Durante este día de disfrute voraz no hay límites ni topes. En esta dieta **no se cuentan las calorías**, ni este día ni ningún otro.

Empieza la dieta al menos cinco días antes del día de la trampa previsto. Si eliges el sábado, por ejemplo, te sugiero que empieces la dieta el lunes.

¡Eso es todo, chicos!

Si los padres fundadores de la patria pudieron resumir nuestra forma de gobierno en una constitución de seis páginas, lo dicho anteriormente resume todo lo que se necesita para una pérdida rápida de grasas y es aplicable a un 99,99 por ciento de la población. Seguido al pie de la letra, nunca lo he visto fallar. Nunca.

Cuando te sientas atascado en los detalles o confuso por el último y más contradictorio consejo, vuelve a este breve capítulo. Lo único que necesitas recordar es:

Regla nº 1: Evita los carbohidratos «blancos» (o todo lo que pueda ser blanco).
Regla nº 2: Repite las mismas pocas comidas una y otra vez.
Regla nº 3: No bebas calorías.
Regla nº 4: No comas fruta.
Regla nº 5: Tómate un día libre por semana y enloquece.

Para las sutilezas, pasa al capítulo siguiente.

---

1. Vale, sí tomé unas cuantas cervezas frías en Múnich. Su precio era un tercio de una botella de agua.

¿1,34 DÓLARES POR COMIDA?

Andrew Hyde es un directivo de TechStars, una conocida incubadora de empresas nacientes sita en Boulder, Colorado. También es famoso en Internet como gran buscador de saldos. Digo «gran» tanto en sentido figurado como literal. Andrew tiene 1,93 de estatura y pesa 110 kilos.

Mejor dicho, pesaba 110 kilos. En sus primeras dos semanas con la Dieta de los Carbohidratos Lentos, perdió 5 kilos, y acaso lo más impresionante es que acumuló unos costes increíblemente módicos:

Coste total en comida por semana: 37,70 dólares
Coste medio por comida: 1,34 dólares

¡Y eso incluyendo ternera ecológica alimentada con pastos! Si hubiese comido una gran ensalada tres veces por semana en lugar de unas cuantas proteínas, su coste semanal habría sido de 31,70 dólares.

Repitió cuatro comidas:

DESAYUNO: claras de huevo, un huevo entero, verduras variadas, pechuga de pollo
ALMUERZO: verduras variadas, guisantes, espinacas (ensalada)
SEGUNDO ALMUERZO: muslo de pollo, alubias negras, verduras variadas
CENA: ternera (o cerdo), espárragos, alubias pintas

Su lista de la compra era la simplicidad misma. Los precios son los totales por compra:

1 x huevos (1 docena) 1,20 dólares

4 x verduras variadas (1 bolsa de 0,5 kg) 6 dólares

1 x pechuga de pollo 2 dólares

1 x guisantes ecológicos (1 bolsa de 1 kg) 2 dólares

2 x espinacas (bolsas de 1,5 kg) 6 dólares

3 x muslo de pollo 9 dólares

2 x ternera ecológica alimentada con pastos (filetes de 200 g) 4 dólares

2 x cerdo (chuletas de 0,5 kg) 3 dólares

2 x manojos de espárragos 2 dólares

1 x alubias pintas (bolsa de 0,5 kg) 1,50 dólares

1 x alubias negras (bolsa de 0,5 kg) 1 dólar

Para conseguir estos precios no se requería un máster en negociación ni docenas de horas de rastreo. Andrew buscaba artículos rebajados ya cerca de la fecha de caducidad y compraba en las tiendas más pequeñas, incluida una mexicana, donde adquiría todas las alubias secas.

He de insistir en un detalle importante: Andrew es un hombre activo de 26 años, 1,93 de estatura y 110 kilos de peso, e hizo ejercicio tres veces por semana durante su experimento con la Dieta de los Carbohidratos Lentos. No es precisamente un pequeño organismo que alimentar.

Tampoco es el único que ha pasado por esta experiencia.

Aunque quizá no puedas llegar a esos 1,34 dólares por comida, su experimento de dos semanas revela lo que otros miles han descubierto, para su sorpresa, sobre la Dieta de los Carbohidratos Lentos: sale baratísima.

El mito de que comer bien resulta caro es precisamente eso: un mito.

LA FRUTA PROHIBIDA: LA FRUCTOSA

¿Pueden los zumos de fruta entorpecer el proceso de pérdida de grasa?

Pues sí. Y entorpecen muchas más cosas.

Para no entrar en especulaciones, sometí la fructosa a dos pruebas, la primera durante una dieta sin fructosa (nada de zumos ni de fruta), y la segunda después de consumir durante una semana 400 ml (alrededor de un vaso y medio al día) de zumo de naranja sin pulpa al despertar y antes de acostarme. El zumo de naranja era lo único que diferenciaba las dietas A y B.

Los cambios fueron increíbles.

Antes (16/10, sin fructosa) y después (23/10, zumo de naranja):
Colesterol: 203 → 243 (fuera de los límites normales)
LDL: 127 → 165 (también fuera de los límites normales)

Se dispararon asimismo otros dos valores inesperadamente:

Albúmina: 4,3 → 4,9 (fuera de los límites normales)
Hierro: 71 → 191 (también fuera de los límites normales; es decir, en la estratosfera)

La albúmina se une a la testosterona y la vuelve inerte, de un modo muy parecido a como lo hace la globulina fijadora de la hormona del sexo (véase «La máquina del sexo»), pero más débilmente. No quiero estar alto de ninguno de los dos. Eso no va bien para las artes viriles.

Si has dicho «¡Qué horror!» al ver el aumento de hierro, estamos en el mismo carro. Este resultado fue totalmente imprevisto y no es bueno, en especial para los hombres. Puede que sea una sorpresa, pero los hombres no menstrúan. Eso significa que carecen de un buen método para eliminar el hierro excedente, que puede ser tóxico.[2] El aumento de hierro me asustó mucho más que las alteraciones en el colesterol.

---

2. Para más información véase el capítulo «Vivir eternamente».

He aquí una de las varias explicaciones de la literatura especializada:

Se ha constatado que, además de propiciar anomalías metabólicas, el consumo de fructosa afecta la homeostasis de numerosos oligoelementos. Se ha demostrado que la fructosa aumenta la absorción de hierro en los humanos y en los animales experimentales. La ingestión de fructosa [también] disminuye la actividad de la enzima de cobre superóxido dismutasa (SOD) y reduce la concentración de suero y cobre hepático.

¿Cuál es la moraleja de esta historia? No bebas zumo, y evita a toda costa una dieta alta en fructosa. No es buena para el organismo.

HERRAMIENTAS Y TRUCOS

The Three-Minute Slow-Carb Breakfast [El desayuno de carbohidratos lentos en tres minutos] (www.fourhourbody.com/breakfast): El desayuno es una lata. En este vídeo, te enseño a preparar en tres minutos un desayuno basado en carbohidratos lentos y rico en proteínas, que es ideal para la pérdida de grasa y para empezar el día con brío.

Still Tasty [Todavía apetitoso] (www.stilltasty.com): ¿No sabes si esos huevos o esos restos de comida tailandesa aún pueden comerse? ¿Estás cansado de llamar a tu madre para preguntárselo? Esta página web permite investigar la caducidad de miles de alimentos precocinados y sin cocinar.

Food Porn Daily (http://www.foodporndaily.com): ¿Necesitas inspiración para tu día de la trampa? Food Porn Daily proporciona gran abundancia de comida deliciosa y perfecta para obstruir las arterias, mala pero sabrosa. Déjala para el sábado.

Gota: el capítulo que falta (www.fourhourbody.com/gout): ¿Te preocupan el consumo de proteínas y la gota? Aquí tienes el capítulo que falta del libro *Good Calories, Bad Calories*, proporcionado gentilmente por su autor, el extraordinario escritor de temas científicos Gary Taubes. Léelo, puede hacerte cambiar de opinión.

LA DIETA DE LOS CARBOHIDRATOS LENTOS II

Las sutilezas y las preguntas habituales

Este capítulo da respuesta a las preguntas más habituales relacionadas con la Dieta de los Carbohidratos Lentos, comparte las lecciones aprendidas en el mundo real y señala los errores más frecuentes.

Elijo el sábado como «día de la trampa» en todas mis respuestas, pero, en la práctica, puedes sustituirlo por cualquier día de la semana.

Existen muchas posibilidades de que en uno u otro momento te plantees al menos la mitad de las preguntas de este capítulo. Si te tomas en serio alcanzar la pérdida de grasa más rápida posible, léelo entero.

Preguntas y preocupaciones habituales

¿CÓMO VOY A SER CAPAZ DE SEGUIR ESTA DIETA? ¡ES DEMASIADO ESTRICTA!

Empieza simplemente por cambiar el desayuno. Notarás la pérdida de grasa. Procura ver a Fleur B. en «Posterior perfecto», que perdió alrededor del 3 por ciento de grasa corporal en unas cuatro o cinco semanas con esta única sustitución. En cuanto veas los resultados, ármate de valor y pasa a los carbohidratos lentos al ciento por ciento durante seis días, después de los cuales puedes entregarte a cualquier capricho durante 24 horas.

Por otra parte, ¿acaso hacer una prueba de una se-

En cuanto a los métodos, puede haber un millón y más, pero los principios son contados.
El hombre que comprende los principios puede seleccionar con éxito sus propios métodos.

Ralph Waldo Emerson

El sistema es la solución.

AT&T

mana antes de empezar en serio sería demasiado? Lo dudo. «Pritibrowneyes» desarrolló un sencillo método para aumentar el autocontrol:

> *Una cosa que me vino bien fue llevar encima un pequeño cuaderno. Cada vez que tenía un antojo (algo dulce o comida normal), lo añadía a la lista de cosas con las que iba a deleitarme durante mi día de la trampa. Ésa era mi forma de reconocer el antojo y recordarme que podía permitírmelo, pero no en ese mismo momento. Es como una comida prorrogada.*

Si esto no te basta, recuerda la gelatina sin azúcar. Cuando estás a punto de descontrolarte, generalmente ya a última hora del día, unos bocados servirán para que los demonios vuelvan a sus jaulas.

¡PERO COMER SIEMPRE LO MISMO ES MUY ABURRIDO!

La mayoría de las personas sobreestima enormemente la diversidad de sus comidas.

Suponiendo que no viajas, ¿qué has desayunado esta última semana? ¿Y qué has comido al mediodía? Lo más probable es que, sobre todo en el desayuno, hayas repetido entre una y tres comidas.

La rotación de cinco o seis comidas durante unas semanas no es nada difícil, aunque parezca lo contrario. Sentirse de maravilla y tener mejor aspecto cada semana que pasa justifica alimentarse de comida habitual (y sabrosa) de domingo a viernes. El sábado es el día sin restricciones. He aquí uno entre cientos de ejemplos en que los resultados se imponen a la variedad, éste de Jeff:

> *Llevo ya dos semanas a fondo, ¡y he bajado casi siete kilos! Mi plan es perder 15 kilos antes de cumplir los 30 años, y he conseguido llegar a la mitad cuando aún me faltan cuatro meses.*
>
> *Como claras de huevo, lentejas y brócoli por la mañana, una taza de burrito (pollo, alubias negras y verduras) para el almuerzo, luego pollo, lentejas y verduras variadas para la cena. Todo ello seguido de un delicioso vino tinto antes irme a dormir.*
>
> *Reconozco que ya me aburren las comidas, pero los resultados que he visto hasta ahora lo convierten en una preocupación mínima. Añado aliños distintos o salsas ligeras al pollo para mezclarlo...*
>
> *Hasta el momento sólo he tenido un día de la trampa, pero espero impaciente el segundo, que será mañana. La semana pasada puede que me excediera, ya que consumí casi 5.000 calorías, cuando normalmente rondo las 1.200-1.300). Sorprendentemente, en ese enorme día de la trampa de la semana*

pasada no retrocedí demasiado, ya que volví a estar en mi peso anterior a la trampa el lunes por la mañana.

No me gusta el ejercicio y no lo he incorporado a mi plan de pérdida de peso, pero la gente en el trabajo me empuja a hacer entre 30 y 45 minutos en una elíptica o una bicicleta un par de veces por semana. No estoy seguro de si eso es suficiente, si de verdad tiene efecto o no, pero al menos me obliga a mover el culo.

Estoy interesado en ver cómo me va en las próximas dos semanas. He bajado de los cien kilos por primera vez en años, y mi objetivo son los 90.

¿DEBERÍA TOMAR SUPLEMENTOS?

Recomiendo potasio, magnesio y calcio. Esta dieta te hará perder un exceso de líquidos, y los electrolitos se pierden con ellos.

Se puede consumir potasio en las comidas empleando una sal enriquecida con potasio como «Lite Salt» o, mi preferencia, comer una ración extra de guacamole en las comidas mexicanas. El aguacate, el principal ingrediente del guacamole, contiene un 60 por ciento más de potasio que el plátano. El aguacate contiene asimismo un 75 por ciento de fibra insoluble, que te ayudará a ir de vientre con regularidad. Si prefieres píldoras, los comprimidos de 99 mg con las comidas te servirán.

El magnesio y el calcio son más fáciles de consumir en forma de pastilla, y 500 mg de magnesio tomados antes de irse a la cama mejorarán el sueño.

Si prefieres ingerir los electrolitos a través de los alimentos propiamente dichos, aquí tienes buenas opciones de carbohidratos lentos, en orden descendente de concentración. Fíjate en que las espinacas son el único ingrediente presente en las tres listas:

Potasio (se recomiendan 4.700 mg al día para un hombre normal y sano de 25 años)
1. Judías blancas, cocidas, 4,9 tazas (1 taza = 969 mg)
2. Acelgas, cocidas, 4,9 tazas (1 taza = 961 mg)
3. Halibut, cocido, 2,6 filetes (medio filete = 916 mg)
4. Espinacas, cocidas, 5,6 tazas (1 taza = 839 mg)
5. Judías pintas, cocidas, 6,3 tazas (1 taza = 746 mg)
6. Lentejas, cocidas, 6,4 tazas (1 taza = 731 mg)
7. Salmón, cocido, 3,4 filetes (medio filete = 683 mg)
8. Judías negras, 7,7 tazas (1 taza = 611 mg)
9. Sardinas, 7,9 tazas (1 taza = 592 mg)
10. Champiñones, cocidos, 8,5 tazas (1 taza = 555 mg)

Calcio (se recomiendan 1.000 mg al día para un hombre normal y sano de 25 años)

1. Salmón con espinas, 1,1 tazas (1 taza = 919 mg) (riquísimo si eres un gato)
2. Sardinas con espinas, 1,8 tazas (1 taza = 569 mg)
3. Caballa en lata, 2,2 tazas (1 taza = 458 mg)
4. Tofu, compacto, 3,6 tazas (1 taza = 280 mg)
5. Berzas, cocidas, 3,8 tazas (1 taza = 266 mg)
6. Espinacas, cocidas, 4,1 tazas (1 taza = 245 mg)
7. Judías carillas, 4,7 tazas (1 taza = 211 mg)
8. Nabos, cocidos, 5,1 tazas (1 taza = 197 mg)
9. Tempeh, 5,4 tazas (1 taza = 184 mg)
10. Agar, seco, 5,7 tazas (1 taza = 175 mg)

Magnesio (se recomiendan 400 mg al día para un hombre normal y sano de 25 años)

1. Pepitas de calabaza, 2,6 onzas (2 onzas = 300 mg)
2. Pepitas de sandía, secas, 2,8 onzas (2 onzas = 300 mg)
3. Cacahuetes, 1,6 tazas (1 taza = 245 mg)
4. Halibut, cocido, 1,2 filetes (medio filete = 170 mg)
5. Almendras, 5 onzas (2 onzas = 160 mg)
6. Espinacas, 2,5 tazas (1 taza = 157 mg)
7. Soja, cocida, 2,7 tazas (1 taza = 148 mg)
8. Anacardos, 5,5 onzas (2 onzas = 146 mg)
9. Piñones, 5,7 onzas (2 onzas = 140 mg)
10. Nueces del Brasil, 6,3 cdas (2 cdas = 128 mg)

¿NADA DE PRODUCTOS LÁCTEOS? ¿EN SERIO? ¿NO TIENE LA LECHE UN ÍNDICE GLUCÉMICO BAJO?

Es verdad que la leche tiene un índice glucémico (IG) y una carga glucémica (CG) bajos. En el caso de la CG, la leche da un atractivo valor de 27. Por desgracia, los lácteos tienen paradójicamente una respuesta insulínica alta según la escala del índice insulínico (II o InIn). Unos investigadores de la Universidad de Lund en Suecia han analizado este sorprendente hallazgo:

Pese a los bajos índices glucémicos de 15-30, todos los productos lácteos dieron lugar a altos índices insulínicos de 90-98, que no eran significativamente distintos del índice insulínico del pan de referencia [por lo general pan blanco]... Conclusiones: los productos lácteos parecen insulinotrópicos a juzgar por los índices insulínicos entre tres y seis veces más altos de lo esperado en los correspondientes índices glucémicos.

Eliminar incluso una pequeña cantidad de lácteos puede acelerar espectacularmente la pérdida de grasa, como observó Murph:

Bueno, hace ya una semana que, siguiendo el consejo de Tim, he dejado de tomar productos lácteos. He perdido casi tres kilos. Y lo increíble es que antes ni siquiera consumía muchos. Quizás un puñado de queso en los huevos del desayuno y un vaso de leche al día.

¿Necesitas algo para dar sabor al café? Si es necesario, echa crema de leche (no leche), pero no más de dos cucharadas. Yo prefiero añadir un poco de canela y de vez en cuando unas gotas de extracto de vainilla.

¿NADA DE FRUTA? ¿NO NECESITO UNA DIETA «EQUILIBRADA»?

Nada de nada.

Para empezar, no existe consenso respecto a lo que es una «dieta equilibrada». Mis investigadores y yo buscamos una definición oficial del Departamento de Agricultura o cualquier otro organismo federal de Estados Unidos, y no la encontramos. No he descubierto ninguna prueba que indique que la fruta es necesaria más de una vez por semana en el día de la trampa.

Para más información, véase el recuadro «La fruta prohibida», en el capítulo anterior.

HORROR, DETESTO LAS JUDÍAS. ¿PUEDO SUSTITUIRLAS POR ALGUNA OTRA COSA?

Quizá sólo detestas los pedos, no las judías.

En primer lugar, resolvamos el problema de las judías, y luego hablaré de cómo y cuándo puedes excluirlas.

Las lentejas rara vez ocasionan el problema de los gases y son mi opción por defecto en la categoría de legumbres. En cuanto a las judías, comprarlas ecológicas suele resolver el problema del pantalón sonoro, y si eso no surte efecto, poner las judías en remojo durante unas horas contribuye a eliminar la causa de la ofensa: los oligosacáridos. Ésta es una de las muchas razones por las que como judías y lentejas de bote, tirando el líquido turbio del bote y enjuagándolas, en lugar de comprarlas secas. Si todo lo demás falla, añade un poco de Beano (Bean-zyme para los veganos) o epazote (disponible en las tiendas de alimentación mexicanas o por Internet) a las judías, y asunto zanjado.

¿Tu problema es que te parecen insípidas? Eso se resuelve aún más fácilmente: añádeles un poco de vinagre balsámico y ajo en polvo. Personalmente, me encantan las salsas picantes (www.cholula.com es mi preferida en estos momentos). Prueba las judías rojas en lugar de las negras o las pintas.

¿Es quizá la textura y la sensación que dejan las judías en la boca? Prueba el falso puré de patatas, que explica Dana, la aficionada a los carbohidratos lentos:

Echa un poco de aceite de oliva en una sartén… añade un bote de judías blancas (o un poco de coliflor), cháfalas con una cuchara, echa un poco de agua hasta obtener la consistencia deseada, sazónalo con un poco de sal, pimienta, ajo en polvo y, si quieres, una pizca de queso parmesano… ¡está delicioso y se prepara en un pispás!

El método del falso puré de patatas también es aplicable a las simples judías salteadas… y no te olvides de mezclarlas con algo más. Mi desayuno suele ser una mezcla de verduras variadas con lentejas y ensalada de col con un mínimo de mayonesa. Sabe cien veces mejor que cualquiera de los tres ingredientes comidos por separado.

¿De verdad hace falta comer judías en todas las comidas? No. Lo que nos lleva a las reglas de omisión.

Yo no como judías en todas las comidas porque casi siempre como y ceno fuera. Si cocino yo, las lentejas y las judías negras son mis opciones por defecto. Fuera, pido de segundo proteínas extra y verduras y las complemento con uno o dos entrantes de carbohidratos lentos, como calamares a la plancha y una ensalada con aceite de oliva y vinagre. Si omites las legumbres en una comida, **por fuerza debes** procurar comer raciones mayores de las que comías en tus tiempos de consumidor de carbohidratos rápidos. Recuerda que ahora ingieres menos calorías por centímetro cúbico. Come más de lo que estás acostumbrado.

¡MALDITO FESTIVO! ¡HE GANADO CASI CUATRO KILOS DESPUÉS DE MI DÍA DE LA TRAMPA! ¿HE ECHADO A PERDER TODOS MIS PROGRESOS?

No, ni mucho menos. Es normal incluso en una mujer de menos de 60 kilos ganar hasta cuatro kilos de peso en líquidos después de 24 horas de una mayor ingestión de carbohidratos. Los hombres de mayor tamaño pueden aumentar entre 5 y 10 kilos. Prevé grandes fluctuaciones de peso después del día de la trampa. Relájate. Eso desaparecerá en el plazo de 48 horas.

La experiencia de Mark es habitual:

Ya llevo diez semanas haciéndolo y me he pesado a diario durante el proceso. He ganado hasta dos kilos cada día de la trampa, y he recuperado mi peso anterior al día de la trampa el miércoles como muy tarde, y he estado perdiendo una media de un kilo por semana antes del siguiente día de la trampa.

Hasta la fecha he perdido 12 kilos. Durante la semana lo llevo a rajatabla (proteínas + judías + verduras, y punto), y practico el entrenamiento en circui-

to y el Jiu Jitsu brasileño tres o cuatro veces por semana. La única variación que he introducido respecto a la guía de Tim es un batido de proteínas de suero después de cada sesión de entreno.

Pésate antes de la primera comida del día de la trampa y prescinde de las fluctuaciones a corto plazo, que no reflejan la pérdida ni el aumento de grasa. Recuerda medirte la circunferencia el día que te pesas, dado que es normal ganar un poco de músculo magro durante esta dieta.

Las mitocondrias del músculo aumentan tu capacidad para oxidar las grasas, así que nos conviene fomentarlo, pero el aumento de músculo puede mantenerte en el mismo peso durante una o dos semanas.

A veces los kilos mienten, pero las mediciones nunca.

Algunas personas, cuando se someten a una dieta, se apean del tren innecesariamente por frustración. No fue ése el caso de Angel, a quien ya hemos conocido en capítulos anteriores. ¿Por qué no? A riesgo de parecer repetitivo, permíteme insistir, ya que sé que la mayoría de los lectores lo pasarán por alto:

[Primera semana] Hola a todos. Sólo quería compartir mi primera semana con vosotros. He perdido un total de tres kilos… El lunes también es el día que me tomo las medidas. He perdido 2,5 centímetros en cada muslo, 2,5 centímetros en la cintura y 1,2 centímetros en la cadera. También he notado que los pantalones que no me ponía desde hacía tiempo ahora me quedan perfectamente. Ésta es la motivación que necesito para seguir adelante.

[Segunda semana] Después del día de la trampa, el sábado, gané medio kilo, lo que es normal en mí. La semana anterior gané prácticamente lo mismo, pero lo perdí. Así que la segunda semana perdí ese medio kilo. No perdí peso esa segunda semana, pero no me desanimo. Sí conseguí perder centímetros. Perdí 1,2 centímetros en la cadera, lo que es fantástico. Perdí un total de 2,5 centímetros en los muslos. Tampoco es nada despreciable. Eso hace un total de 3,7 centímetros en la semana. Me quedo con los centímetros. El total de centímetros perdidos desde el Día Uno: 12,4 centímetros. ¡Yupi! Y eso sin ejercicio.

Disfruta de tu día de la trampa sin culpas. Mide lo que debes medir en el momento adecuado.

¿PUEDO USAR ESPECIAS, SAL O SALSAS *LIGHT*? ¿CON QUÉ PUEDO COCINAR?

Las especias y las hierbas son tus amigas, pero no así las salsas con nata. Vete a una tienda de dietética con unos cuantos euros y edúcate. Ese derroche de euros te durará como mínimo unos meses.

¿UN ACEITE DE OLIVA NUEVO Y MEJORADO? PRESENTAMOS EL ACEITE DE MACADAMIA

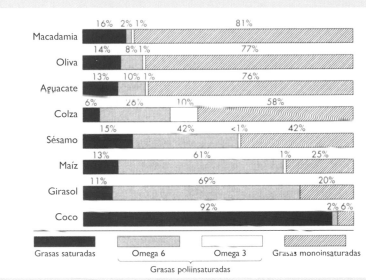

«Comparación de las grasas y los aceites alimentarios», de Agricultural Handbook, n. B-4, Servicio de Información para la Nutrición Humana, http://www.adoctorskitchen.com/about/about-fats. (Por gentileza de la Dra. Deborah Chud.)

El aceite de macadamia es como un aceite de oliva nuevo y mejorado. Desde que varios entrenadores de culturismo de alto nivel me dieron a conocer a este niño nuevo del vecindario, me he convertido en adicto.

Ten en cuenta lo siguiente:

- Sabe casi a mantequilla. El aceite de oliva virgen extra está muy bien solo o en la ensalada, pero reconozcámoslo: con el aceite de oliva, algunas cosas no saben bien.
- A diferencia del aceite de oliva, tiene el punto de humeo a una temperatura muy alta (234 °C), y es ideal para saltear y para cocinar de cualquier manera. Yo ahora uso mantequilla de vaca alimentada con pastos, ghi y aceite de macadamia exclusivamente para todo lo que guiso en los fogones.
- Tiene una fecha de caducidad lejana y es más estable que el aceite de oliva cuando se expone a la luz. Si has consumido alguna vez aceite de oliva envasado en un recipiente transparente, es muy probable que al menos en una ocasión hayas ingerido aceite de oliva rancio. Algunos analistas de la industria calculan que más del 50 por ciento del aceite de oliva de producción en masa está ya estropeado cuando se consume.
- Es el más bajo de todos los aceites de cocina en ácidos grasos Omega 6, pero alto en ácido palmitoleico, que no contiene ningún otro aceite vegetal. Dado que el ácido palmitoleico se encuentra en el sebo de la piel humana, el aceite de macadamia también puede actuar como un poderoso hidratante cutáneo. No aconsejo dar el mismo uso al aceite de oliva, a no ser que uno quiera tener el sex appeal de una ensalada griega.
- Las grasas del aceite de macadamia son monoinsaturadas en un 80 por ciento, la proporción más alta entre los aceites de cocina.

Fuentes y recursos: Species Nutrition (http://www.speciesnutrition.com). El presidente Dave Palumbo fue quien me dio a conocer el aceite de macadamia, y yo se lo compro a sus productores.

La mezcla Montreal de condimentos para carne, una salsa espesa sin azúcar añadido, sal de ajo, sal marina de trufa blanca (combínala con estragón en los huevos), pasta de chile tailandés (scrichacha): esto es prácticamente lo único que necesitas al principio. Para el aliño de la ensalada, unas pocas gotas de un edulcorante sin azúcar como la stevia (caajé) mezcladas con vinagre y mostaza pueden procurarte un condimento apto para satisfacer al más goloso. Mi preferencia, y mi aliño para ensalada en los restaurantes, es sencillamente vinagre balsámico y aceite de oliva.

No hay problema con la mantequilla, siempre y cuando los únicos ingredientes sean mantequilla y sal. Para cocinar, puedes usar aceite de oliva para cocción a temperaturas bajas y aceite de semilla de uva o de macadamia para las temperaturas altas.

¿PUEDO BEBER ALCOHOL? ¿CUÁLES SON LOS MEJORES TIPOS DE VINO?

El día de la trampa todo es admisible. Bébete tú solo un tonel de cerveza si te lo pide el cuerpo. Los días de dieta, limítate a los vinos secos, considerándose «seco» menos del 1,4 por ciento de azúcar residual. Las variedades de tinto más secas son el Pinot Noir, el Cabernet Sauvignon y el Merlot, en tanto que los blancos más secos son el Sauvignon Blanc y el Albariño. Eso desde luego no me impide deleitarme con mis tintos preferidos: el Malbec argentino y el Zinfandel californiano. He observado mejores resultados en pérdidas de grasa con el tinto que con el blanco. Si bien hay excepciones, es mejor evitar el Riessling, el Zinfandel blanco y el cava.

¿QUÉ DEBO COMER A MODO DE TENTEMPIÉ?

No debería haber necesidad, o impulso físico real, de comer tentempiés. Si tienes hambre, no estás ingiriendo proteínas y legumbres suficientes en cada comida. Ése es un error muy habitual entre novatos. Yo también he pasado por eso. Come más.

Si comes suficiente y sientes aún el impulso de tomar tentempiés, es una adicción psicológica, que la mayoría de las veces va de la mano de la procastinación, o la tendencia a postergar. Algunos vamos al baño, otros vamos a beber agua, y otros comen. Yo he hecho las tres cosas, así que me conozco la rutina.

Si todo lo demás fracasa y no puedes evitar tomar un tentempié, opta por las zanahorias, pero una bolsa de zanahorias te sentará como una coz en el estómago, así que no te excedas. Si yo tomo un tentempié, por lo general es pequeño —entre 200 y 300 calorías—, a partir de los restos del restaurante, por ejemplo pollo tailandés con albahaca sin arroz. Si de verdad te mueres de hambre, sencillamente toma otra comida a base de carbohidratos lentos. No te hará ningún daño.

Si tienes dolores de cabeza o algún otro síntoma de hipoglucemia, el 90 por ciento de las veces será porque no comes lo suficiente. Quienes se inician en la Dieta de los Carbohidratos Lentos están acostumbrados a comer pequeñas raciones de carbohidratos calóricamente densos (pensemos en los donuts y la pasta), e imitan los tamaños de las raciones en sus comidas a base de carbohidratos lentos calóricamente más ligeras, lo que resulta en un consumo de calorías insuficiente. Cuenta con que puedes comer el doble o el triple de volumen, y piensa que debes hacerlo.

Igualmente, si tienes problemas para dormir a causa del hambre, es porque no comes lo suficiente. En estos casos, consume unas cuantas proteínas antes de acostarte, lo que puede ser algo tan sencillo como una o dos cucharadas de mantequilla de almendra (lo ideal) o de cacahuete sin aditivos (los únicos ingredientes deberían ser cacahuetes y quizá sal). Una nota dirigida a las damas, que consideran la mantequilla de cacahuete una especie de crack: el contenido de la cuchara debe ser un pequeño montículo, no medio tarro en equilibrio sobre una cuchara.

¿DE VERDAD TENGO QUE DESCONTROLARME UNA VEZ POR SEMANA?

Es importante que haya un aumento puntual en la ingestión de calorías una vez por semana.

Esto provoca una multitud de cambios hormonales que facilitan la pérdida de grasa, desde incrementar el cAMP y el GMP hasta mejorar la conversión de la hormona tiroidea T4 en la más activa T3.

Cuando se hace dieta, todo el mundo acaba descontrolándose, y es preferible programarlo por adelantado para limitar los daños. Las ventajas psicológicas son incluso superiores a las ventajas hormonales y metabólicas. Yo como siempre así, y llevo haciéndolo siete años. Pocas maneras de comer son tan sostenibles y beneficiosas.

¿BASTA CON UNA COMIDA DE LA TRAMPA POR SEMANA?

Para la mayoría de los hombres sí. Para las mujeres no.[3]

La menstruación puede cesar si bajan demasiado los niveles de leptina. Eso le sucedió a una lectora durante siete meses hasta que volvió a «realimentarse», como ella lo llamaba (día del descontrol), aunque sólo lo hacía una vez cada dos semanas. La sobrealimentación forzada puede incrementar temporalmente en un 40 por ciento la leptina en circulación. Aun así, sugiero una vez por semana como opción por defecto. Disparar el consumo de comida durante 12-24 horas, no necesariamente hasta el punto del empacho, es un reajuste importan-

---

3. Sobre todo si consumen menos del 30 por ciento de las calorías en forma de grasa.

te. Si ganas demasiado peso o te estancas y te pones nervioso, toma un buen desayuno rico en proteínas en tu día libre y luego descontrólate desde el almuerzo hasta la cena, que es lo que yo hago ahora casi siempre.

Rara vez me atraco hasta el punto del empacho. En una respuesta a una persona que se sometía a una dieta a base de carbohidratos lentos, expliqué:

> *Sí, los sábados puedes comer todo lo que quieras, en cualquier cantidad. Una de cada cuatro semanas yo tiendo a enloquecer y comer tanto que casi enfermo, lo que me lleva a moderarme en las otras tres. Me encantan el chocolate, los bollos de almendras y pasas (y todas las pastas) y el helado. Disfrútalo.*

Un consejo más: siempre que sea posible, come fuera de casa en las comidas trampa.

Tira toda la comida mala, sea lo que sea, antes de la mañana siguiente. Si hay comida mala en tu casa, al final la consumirás antes de tu día «libre», también llamado «Cuaresma a la inversa» por algunos seguidores.

¿Y EL DESAYUNO?

Mi desayuno más frecuente consiste en huevos, lentejas y espinacas. Yo prefiero las lentejas, tal como salen del bote, a las alubias negras, y preparar una docena de huevos duros de antemano facilita las cosas.

El desayuno es la comida que más cuesta modificar a la mayoría, ya que tendemos a ser adictos a los cereales y a las tostadas. Pasar a una dieta basada en los carbohidratos lentos y las proteínas exige un desayuno más parecido a un almuerzo. Esto es fácil cuando comprendes que el desayuno puede ser una comida menor cuando va seguida de un almuerzo entre tres y cinco horas más tarde. Pruébalo durante cinco días y verás la diferencia. El aumento en la ingestión de proteínas no sólo disminuirá la retención de líquidos, sino que el metabolismo en reposo aumenta un 20 por ciento si las calorías en tu desayuno son proteínas en al menos un 30 por ciento.

Si quieres otro tipo de desayuno, prueba huevos con embutido de pavo (o beicon ecológico normal)[4] y tomate troceado. Delicioso. El requesón, el preferido de mi madre, también es una buena aportación. ¿Has preparado alguna vez los huevos con ghi (mantequilla semilíquida)? Pruébalo y ya me darás las gracias.

¿Te interesa saber por qué he elegido concretamente los huevos, las espinacas y las lentejas? Para aquellos aficionados a meterse en honduras, la dosis de ciencia aparece en la página siguiente.

---

4. Las toxinas ambientales y los fármacos residuales suelen almacenarse en la grasa, así que conviene comprar alimentos de la mejor calidad cuando consumes grasa de las especies situadas más arriba en la cadena alimenticia, como el cerdo o la vaca. Comer carne de animales grandes de explotaciones agropecuarias industriales es llamar al mal tiempo.

PPE

En pruebas aleatorias y controladas, comer huevos da como resultado una mayor pérdida de grasa y un aumento del metabolismo basal. En una de dichas pruebas, las mujeres obesas que consumieron dos huevos al día en el desayuno durante ocho semanas (al menos cinco días por semana) en lugar de un donut de igual peso y valor calórico perdieron un 65 por ciento más de peso y —lo más importante— experimentaron una reducción un 83 por ciento mayor en la circunferencia de la cintura. En ninguno de los dos grupos se observaron diferencias notables entre los niveles de HDL (lipoproteínas de alta densidad, o «colesterol bueno») y LDL (lipoproteínas de baja densidad, o «colesterol malo») y triglicéridos.

La yema de huevo proporciona asimismo colina, que ayuda a proteger el hígado y estimula la pérdida de grasa en comparación con un grupo de control. La colina se metaboliza en betaína y ofrece grupos metilos para los procesos de metilación. Steven Zeisel, profesor de la Universidad de Carolina del Norte-Chapel Hill, explica: «La exposición al estrés oxidativo es un potente desencadenante de la inflamación. La betaína se forma a partir de la colina dentro de las mitocondrias, y dicha oxidación contribuye al estado redox mitocondrial.» Adivina cuál es otra de las fuentes principales de la betaína: las espinacas.

Aquí es donde hay que atribuir el mérito a quien le corresponde: Popeye tenía razón. Las espinacas son extraordinarias para la recomposición del cuerpo.

Los fitoecdisteroides (en concreto el 20HE) presentes en las espinacas incrementan el índice de crecimiento del tejido muscular humano en un 20 por ciento cuando se aplican en un cultivo (piensa en la placa de Petri). Y si no te interesa el crecimiento muscular, debes saber que también aumenta el metabolismo de la glucosa. Los fitoecdisteroides son similares estructuralmente a las hormonas de los insectos especializadas en la muda —¡por fin una manera asequible de ingerir hormonas de insecto especializadas en la muda!—, y tanto los unos como las otras aumentan la síntesis de proteínas y el rendimiento muscular. Incluso las ratas pequeñas desarrollan garras más fuertes. Una buena noticia para las mujeres: en las pruebas se ha demostrado que el ecdisteroide 20HE no posee propiedades androgénicas. En otras palabras, no te saldrá pelo en el pecho ni nuez de Adán.

Los investigadores de la Universidad de Rutgers responsables del estudio principal ponen de relieve, casi a modo de elemento disuasorio, que uno tendría que comer un kilo de espinacas al día para emular las cantidades administradas en dicho estudio. En pruebas, he descubierto que no cuesta ver un claro efecto con cantidades menores. Por norma, como dos o tres tazas de espinacas al día, que es menos de lo que cabría pensar, y cada taza contiene 81 gramos. Dos tazas, 162 gramos, equivalen más o menos al 16 por ciento de un kilo. Tres tazas son casi un 25 por ciento de un kilo. Si los resultados del estudio dependen de la dosis, cabría esperar un incremento en síntesis de fibra muscular del 3 por ciento con dos tazas y del 5 por ciento con tres tazas, y eso aparte del factor potenciador en la metabolización de los carbohidratos. Si tenemos en cuenta el efecto acumulativo, hablamos de un incremento significativo. Si el efecto no depende de la dosis, sino que viene desencadenado por una dosis inferior al kilo diario, es posible que pueda alcanzarse un aumento del veinte por ciento con mucho menos de un kilo. Creo también que las espinacas incrementan el cAMP, pero eso es algo que dejo en manos de los empollones para que lo exploren a su gusto.

Por último pero no menos importante, las lentejas son una fuente rica y barata de proteínas (aminoácidos), en concreto, isoleucina y lisina. Tanto la lisina como la isoleucina, aminoácidos de cadena ramificada (ACR), destacan por su función en la reparación muscular, y la segunda por su efecto en la metabolización de la glucosa.

¿TENGO QUE LIMITARME A CONSUMIR LAS VERDURAS QUE APARECEN EN LA LISTA?

No hay necesidad de limitar las verduras a las que aparecen en la lista, pero he observado que cuanto más intentes variar, más probabilidades tienes de abandonar, ya que todo se complica, desde hacer la compra hasta limpiarlas.

Como ya he dicho, esta dieta no está concebida para ser divertida, pese a que la mayoría de la gente acaba disfrutándola. Está concebida para ser eficaz. Las verduras que he incluido son las que me parecen más tolerables para comerlas una y otra vez. Puedes sustituir lo que quieras sin mayor problema, pero no te olvides de incluir legumbres para la ingestión de calorías.

Una verdura que a menudo se excluye innecesariamente debido a la regla nº 1 (nada de alimentos blancos) es la coliflor. Come tanta coliflor como te apetezca. Va muy bien para preparar el puré de patata falso. Por lo demás, cíñete a la regla de nada de alimentos blancos.

¿HAY ALGÚN PROBLEMA CON LOS ALIMENTOS ENLATADOS?

No hay el menor inconveniente en consumir alimentos enlatados. Ninguno. Casi todas las verduras que como son congeladas (80 por ciento) o envasadas (20 por ciento). Soy un entusiasta del atún en lata al natural mezclado con lentejas y cebolla picada.

¿PUEDO COMER CEREALES INTEGRALES O COPOS DE AVENA?

No.

¿PUEDO HACER ESTA DIETA SI SOY OVOLACTO-VEGETERIANO?

No hay inconveniente en las dietas ovolacto-vegetarianas. La carne no es necesaria, pero simplifica las cosas. Los huevos y las alubias bastan para perder peso, pero yo evitaría la mayor parte de los productos lácteos. El requesón es la excepción. No interrumpe nada, y su elevado contenido de caseína parece facilitar la pérdida de peso.

Un lector utilizó salchichas vegetarianas Yves y pudín Instone de alto contenido proteínico, además de huevos, para satisfacer sus necesidades proteínicas. La proteína del arroz integral, así como la proteína del cáñamo o del guisante, darán resultado si las toleras. Recomiendo, a ser posible, no consumir productos de soja refinados, incluidas la leche de soja y los suplementos de proteína aislada de soja. Véase el capítulo «La máquina sin carne» para más advertencias acerca de la soja y productos alternativos.

¿PUEDO COMER SALSA MEXICANA?

La salsa mexicana es fundamental, sobre todo la semipicante para acompañar el maíz, las alubias, etcétera. No soporto las claras de huevo solas, porque son muy aburridas incluso para mí. Por eso como casi siempre huevos enteros, pero si les añades unas cuantas cucharadas de salsa a cualquiera de las opciones, queda una comida deliciosa. Lo que no debes hacer es echar salsa a las lentejas. La mezcla te provocará tales arcadas que parecerás un camello atragantado con una bola de pelo.

¿PUEDO COMER ALIMENTOS FRITOS?

El salteado es ideal para esta dieta, como lo son la mayoría de las cocinas (por ejemplo, la tailandesa) basadas en él. Los fritos propiamente dichos deben evitarse por el rebozado y la escasa densidad nutriente para tal contenido calórico.

Las alubias refritas son ideales, y más de treinta personas con una dieta de carbohidratos lentos han perdido hasta medio kilo al día usándolas como comida básica. El lector David C. perdió 10 kilos en treinta días comiendo casi exclusivamente alubias refritas. Según su último informe actualizado, él había perdido 19 kilos, y su mujer, 16.

No obstante, las alubias refritas contienen sodio a punta pala, aproximadamente el 45 por ciento de la cantidad diaria permitida por taza. Si no padeces de hipertensión, probablemente esto no te mate, pero haz lo posible por incluir también otra clase de alubias, o mézclalas de vez en cuando. Eso redundará en una menor retención de líquidos. Hinchado no estás guapo, por bajo que sea tu índice de grasa corporal.

También a mí me encantan las alubias refritas, pero procura diversificar en cuanto le cojas el tranquillo a la dieta.

¿QUÉ PASA SI VIAJO Y COMO EN LOS AEROPUERTOS?

Si vas de aeropuerto en aeropuerto y no encuentras un restaurante mexicano o una brasería, coge una bolsa de almendras crudas o nueces en un puesto cualquiera y asegúrate de no consumir almidón durante el resto del viaje. Las calorías de esa bolsa equivalen a dos o tres «comidas» pequeñas y te bastarán para doce horas. La mayoría de los aeropuertos tienen también ensalada de pollo (prescinde de todo aliño salvo el aceite de oliva y el vinagre), que puedes combinar con los frutos secos.

Llegado el caso, opta por pasar un poco de hambre antes de desviarte de la dieta. Si comes siempre a las mismas horas, tal vez hace años que no has sentido hambre de verdad.

Después de seguir esta dieta en más de treinta países, puedo afirmar sin excepción que viajar no es un pretexto para incumplir las reglas.

COMER FUERA Y EL MÉTODO CHIPOTLE

Desde mi punto de vista de hombre soltero inútil para la cocina, y de persona que ha comido fuera dos veces al día por término medio en los últimos cinco años, la solución en los restaurantes para una dieta basada en carbohidratos lentos tiene siete palabras: «Tomaré más verduras en lugar de [almidón].»

En la mayoría de los establecimientos, es tan sencillo como sustituir el habitual arroz, pan o patatas que acompañan la comida por más verduras: espinacas o lo que tengan. ¿El menú no admite sustituciones? No pasa nada. Añade unas pocas palabras y verás realizado tu deseo por arte de magia: «Tomaré más verduras en lugar de [almidón]. Si tengo que pagar un poco más, no hay problema.»

Si eso falla, aguántate y pide un plato aparte de verduras o legumbres a la vez que prescindes del almidón. En total, el coste medio de esta sustitución será de menos de 3 dólares por comida, y con frecuencia sale gratis. Considéralo tu tributo personal para un vientre liso. Ya de entrada, si comes fuera, puedes permitirte pagar tres dólares más, así que por ahorrarte unos centavos, no acabes cargado de kilos. Si no puedes permitírtelo, renuncia a un café con leche o a un periódico y podrás.

Las cocinas nacionales con una mejor relación calidad/precio que he encontrado para la Dieta de los Carbohidratos Lentos son la tailandesa[5] y la mexicana, y esta última nos lleva al ejemplo prodigiosamente simple de Eric Foster y su dieta del Chipotle®.

Eric perdió 41 kilos y pasó de un 44 por ciento de grasa corporal a un 23,8 por ciento en menos de diez meses sometido al siguiente menú:

DESAYUNO: Una taza de café y un huevo (revuelto o duro) [Creo que habría perdido una cantidad significativamente mayor de grasa añadiendo incluso un huevo más al día.]
ALMUERZO: Un tazón de fajita (pimientos, cebolla, bistec, salsa de tomate, salsa de tomatillo verde, queso, crema agria, guacamole, lechuga romana).
CENA: Un tazón de fajita (pimientos, cebolla, bistec, salsa de tomate, salsa de tomatillo verde, queso, crema agria, guacamole, lechuga romana).

La dieta asciende a unas 1.480 calorías y 29 gramos de carbohidratos sin fibra diarios. Bren, otro adepto de la dieta del Chipotle, perdió 54 kilos en 11 meses, bajando de 136 a 82 de peso corporal.

Pero ¿no acaba siendo aburrido? Eric sospechó que lo sería:

Pensé sinceramente que me aburriría de los burritos después de un par de meses, pero aún no ha sido así. ¡Gracias a Dios! Antes de empezar la dieta, Chipotle era mi lugar preferido para comer. Hice unos ajustes a los platos del menú para que fueran de carbohidratos lentos, y sabían igual de bien que si no hubiese hecho ningún cambio.

Perder grasa no tiene por qué ser un castigo. Ni siquiera tiene por qué ser un inconveniente. Prueba los carbohidratos lentos durante una semana y no darás marcha atrás.

---

5. Sugiero evitar los currys, que pueden causar malestar intestinal si se comen sin arroz.

¿Y QUÉ HAY DE LOS FÁRMACOS PARA PERDER GRASAS?

Podría recomendar varios termogénicos extremos, pero dado el riesgo de adicción, lesiones orgánicas y problemas crónicos menos conocidos (por ejemplo, la sinusitis), no merecen la pena.

El suplemento más eficaz y con un mínimo de efectos secundarios que he encontrado es PAFA, y se explica en la capítulo «Los cuatro jinetes».

¿LAS DIETAS MUY RICAS EN PROTEÍNAS NO SON MALAS PARA LOS RIÑONES? ¿Y SI ACABO CON GOTA?

En primer lugar, no soy médico, ni me hago pasar por médico en Internet. Si tienes alguna enfermedad de cualquier tipo, consulta a un especialista. Pasemos ahora a mis interpretaciones de los datos:

Si no padeces ninguna enfermedad grave preexistente, la cantidad de proteínas que recomiendo no debería hacerte daño. No existen pruebas convincentes de que las proteínas sean perjudiciales para los riñones. Eso es lo que el doctor Michael Eades llama un «mito del vampiro», porque se niega a morir pese a la falta de pruebas.

¿Gota?

Por lo general se atribuye la gota a las purinas y, por tanto, a las proteínas, así que aquellos en quienes recae este diagnóstico, como es el caso de mi madre, son sometidos a dietas bajas en proteínas y legumbres. Me remito a la interpretación de Gary Taubes respecto a la literatura científica, que indica que la fructosa (y por tanto la sacarosa, azúcar de mesa) y otros factores son más probablemente los agentes causales de la gota. También debe evitarse el ácido fosfórico en las bebidas con gas.

Los niveles de ácido úrico de mi madre se normalizaron con la Dieta de los Carbohidratos Lentos, pese a la ingestión proteínica mucho mayor. Siguió tomando pequeñas dosis de alopurinol durante la dieta y la alimentación fue la única variable que cambió.

Dicho esto, al margen de lo que hagas con tu dieta o autoexperimentación, no interrumpas ni alteres tu medicación sin consultar antes con un médico.

ME HE ESTANCADO. ¿QUÉ HAGO?

Los primeros tres errores tratados en las siguientes páginas (comer demasiado tarde, no comer suficientes proteínas, beber poca agua) son las tres causas más comunes.

Sin embargo, el porcentaje total de grasa corporal perdida mensualmente desciende de manera natural a lo largo del tiempo. El número de mitocondrias en tu tejido muscular determina en gran medida tu índice de pérdida sostenida de grasas. Un ejercicio específico, aunque sean sólo 20 minutos por semana, a menudo doblará la pérdida de grasa en casos de estancamiento, y debería seguir siendo así durante 2-4 meses por lo menos. Las mejores opciones se abordan en los capítulos de la sección «Aumentar la masa muscular».

Errores y malentendidos corrientes

Los primeros tres errores mencionados en esta sección abarcan el 90 por ciento de los problemas de estancamiento, pero también merece la pena leer el resto. Más vale prevenir que curar, y unos minutos de preparación equivalen a muchos más kilos en pérdida de grasa.

ERROR Nº 1: NO COMER DURANTE LA PRIMERA HORA DESPUÉS DE LEVANTARSE (A SER POSIBLE EN LA PRIMERA MEDIA HORA)

Ése fue el caso de mi padre y es casi siempre la causa por la que la gente tira la toalla. Veamos qué pasó una vez que abordamos el problema:

> 27/12/08
> Peso inicial 111 kg.
> 30/1/09
> Final del primer mes 103 kg.
> 1/3/09
> Final del segundo mes 101 kg. [Pocas proteínas por la mañana durante las cuatro últimas semanas; se añadieron 30 gramos en forma de batido instantáneo Myoplex durante los primeros 30 minutos después de levantarse para reiniciar la pérdida de grasa.]
> 2/4/09
> Final del tercer mes 92,5 kg.
>
> Pérdida de peso en 90 días = 18,5 kg.

El primer mes su nivel de pérdida era de **ocho kilos mensuales**. El segundo mes, cuando retrasó el desayuno, su nivel de pérdida descendió a **dos kilos mensuales**. El tercer mes, después de consumir treinta gramos de proteínas durante los primeros 30 minutos después de despertarse, ese nivel se triplicó ampliamente, pasando a ser de **9,5 kilos al mes**.

Estas cifras no son lo único que cuenta, naturalmente, ya que también añadía músculo al mismo tiempo, pero esta clase de aceleración espectacular es habitual. Saltarse el desayuno también guarda una estrecha relación con comer más de la cuenta por la noche. No te lo saltes. ¿No tienes apetito por la mañana? No hay problema. Come poco y con muchas proteínas: entre dos y tres huevos duros salpicados con sal marina de trufa blanca.

He aquí otro caso, esta vez el de JayC:

18/10/2008 – 14/2/2009: Peso inicial: 117 kg, peso actual: 96 kg.

¡Guau! ¡No pesaba menos de 100 kilos desde mi primer año en la universidad! Me estanqué un poco después de bajar hasta los 100 en Navidad. Comía lo mismo, bebía lo mismo, etcétera, y me quedé en los 100. ¿Cómo superé, pues, este estancamiento? ¡Comiendo más! ¿No es asombrosa esta forma de vida? Tim había indicado en un post… que había que comer al menos 30 gramos de proteínas al levantarse y aumentar el consumo de agua incluso más. Un tanto reacio, aumenté las raciones del desayuno y el almuerzo, ¡y pumba!

Sáltate el desayuno, no comas en la primera hora después de levantarte y fracasarás.

ERROR Nº 2: NO COMER SUFICIENTES PROTEÍNAS
Come al menos veinte gramos de proteínas por comida.

Esto es absolutamente esencial en el desayuno. Si comes al menos el 40 por ciento de las calorías del desayuno en forma de proteínas, disminuirás el impulso de ingerir carbohidratos y favorecerás un saldo negativo de grasa. No se consigue siquiera con el 20 por ciento de proteínas, que es más de lo que consume la mayoría de la gente. Primera opción: dos o tres huevos enteros para el desayuno. Segunda opción: si no lo toleras, añade otro alimento rico en proteínas, como embutido de pavo, beicon ecológico, salchichas ecológicas o requesón. Tercera opción: toma un batido de proteínas de treinta gramos con hielo y agua, como hacía mi padre.

Los primeros días te sentirás como si te estuvieras cebando, y luego todo cambiará y te sentirás estupendamente. Consume al menos veinte gramos de proteínas por comida, sean de lo que sean.

Un problema afín: no comer suficiente. No intentes limitar las raciones o las calorías. Come hasta saciarte, y come cuanto quieras de los alimentos permitidos. Si no lo haces, ralentizarás tu metabolismo o harás trampa entre comidas con tentempiés prohibidos.

Kristal no perdía peso y estaba irritable por la dieta. ¿Por qué? Porque descuidaba las legumbres y se centraba en un volumen mayor de verduras, lo que la llevaba a un consumo insuficiente de calorías. Si sigues las reglas, no es necesario contar las calorías, y una de las reglas es: come abundantes legumbres. En el caso de Kristal, los resultados se multiplicaron al introducir un cambio:

Seguí tu consejo y convertí las alubias en el ingrediente número uno de la semana, y he tenido mucha más energía y no he estado de tan mal humor. Durante el primer par de semanas el ingrediente número uno fueron las verduras, con unas pocas alubias y carne por medio. Esta semana todo ha sido alubias, alubias y más alubias... y ahora peso cuatro kilos menos. ¡Yupi!

ERROR N°3: NO BEBER AGUA SUFICIENTE

A fin de asegurar una función hepática óptima para la pérdida de grasa, es obligatorio aumentar la hidratación.

El consumo insuficiente de agua («Es que no me gusta beber mucha agua») parece darse especialmente entre mujeres. Mi madre se estancó en la pérdida de grasa y, al examinar su consumo de agua, insistí en que añadiera unos cuantos vasos más. Inmediatamente empezó a perder grasa otra vez y bajó más de un kilo en la semana siguiente.

Haz un especial esfuerzo por beber más agua en tu día de la trampa, ya que la sobrecarga de carbohidratos atraerá el agua a tu tracto digestivo y el glucógeno de los músculos. Si no tomas agua suficiente, tendrás dolores de cabeza.

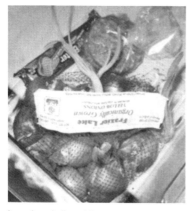

Juan y las cebollas mágicas.

ERROR N°4: CREER QUE VAS A COCINAR, SOBRE TODO SI ERES UN HOMBRE SOLTERO

En pocas palabras: si no tienes por costumbre cocinar, compra comida enlatada y congelada para las primeras semanas.

No compres un montón de alimentos que exigen aptitudes culinarias si no las tienes. No compres alimentos que se estropean si nunca has preparado una comida como es debido. El optimismo infundado acabará en comida podrida y en frustración. A la derecha verás una reveladora fotografía de lo que ocurre con la mayoría de las cebollas que habitan en mi nevera.

Tengo bolsas de lentejas secas en el armario de mi cocina desde hace seis meses. ¿Por qué? Porque me da pereza hervirlas y colarlas.

Móntatelo fácil. Utiliza comida congelada y enlatada al menos las primeras dos semanas. Cambia un hábito por vez: primero la selección de alimentos, segundo la preparación.

ERROR N°5: PESARSE EN UN MAL MOMENTO DEL CICLO MENSTRUAL (NO ES UN PROBLEMA PARA LOS HOMBRES SOLTEROS)

Las mujeres retienen mucho más líquido antes de la menstruación. Tenlo en cuenta cuando empieces la dieta y te tomes las medidas.

No hagas caso de la báscula en los diez días anteriores a la menstruación. No refleja en absoluto la realidad. Si sigues la dieta al pie de la letra, perderás grasa. Considera la primera vez que te pesas tras la menstruación (puede ser incluso al día siguiente) como la medida de «después».

No te desanimes por las fluctuaciones de líquidos a corto plazo. Sé consciente de tu ciclo menstrual para no llegar a la conclusión errónea de que la dieta no funciona.

ERROR N°6: COMER EN EXCESO LOS «ALIMENTOS DOMINÓ»: NUECES, GARBANZOS, HUMUS, CACAHUETES, NUECES DE MACADAMIA

Existen ciertos alimentos que, aunque en rigor pueden comerse durante la dieta, tienden a generar un abuso en las cantidades. Yo los llamo «alimentos dominó», ya que a menudo comer una ración crea un efecto dominó en el consumo de tentempiés.

Mi pérdida de grasa se ha estancado tres veces a causa de las almendras, que son fáciles de consumir a puñados y pueden disculparse porque son nutritivas. Por desgracia, también contienen 824 calorías por taza, 146 calorías más que una Whopper de Burger King (678 calorías).

No hay inconveniente en comer unas pocas almendras (5-10), pero nadie come sólo unas pocas almendras.

Caro aprendió a evitar los alimentos dominó, pero perdió un tiempo valioso en el proceso, como les ha ocurrido a otros muchos:

> *He reiniciado este plan de comidas. Lo empecé, pero no lo seguí exactamente como Tim lo explicaba… añadí cacahuetes y comía garbanzos y no perdía peso, así que pensé que era hora de tomárselo en serio. Volví a empezar hace cinco días y me alegra decir que he perdido más de dos kilos en cinco días siguiendo el plan tal como Tim propone, sin ajustes ni sustituciones, tomándome en serio y con sinceridad lo que puedo y no puedo comer.*

¿Crees que comerás sólo una galleta o un par de patatas fritas?

No, si hay una bolsa de lo uno o lo otro en la cocina. La autodisciplina se sobrevalora y no es fiable. No comas nada que exija un control de las raciones. Saca los alimentos dominó de tu casa y no los tengas a mano.

ERROR N° 7: CONSUMIR EN EXCESO EDULCORANTES ARTIFICIALES (O «CIEN POR CIEN NATURALES»), INCLUIDO EL NÉCTAR DE ÁGAVE

Pese al nulo contenido calórico, la mayoría de los sucedáneos artificiales y «naturales» del azúcar provoca un aumento en la producción de insulina, aunque el aspartamo (Nutrasweet®) muestra un efecto sorprendentemente bajo en la insulina. Eso no es una licencia para excederse con el aspartamo: a menudo va acompañado de acesulfamo-k, que tiene un sinfín de efectos contraproducentes en la salud. Tanto los edulcorantes bajos en calorías como sin calorías se han asociado al aumento de peso. He observado que casi todos ellos provocan un estancamiento en la pérdida de grasa.

No pienses que estoy sermoneándote. Soy un adicto a la Coca-Cola Light. No puedo evitarlo.

Entregarme a mi adicción hasta un máximo de medio litro al día no parece afectar a la pérdida de peso. He descubierto, al igual que otros que siguen la Dieta de los Carbohidratos Lentos, que más de medio litro interrumpe el proceso al menos un 75 por ciento de las veces.

Los edulcorantes «cien por cien naturales» son, basándonos en el papel desempeñado por la fructosa en los trastornos metabólicos, posiblemente peores incluso que el sirope de maíz rico en fructosa.

Los supuestos alimentos sanos «sin azúcar» rebosan edulcorantes tales como el «zumo de pera y manzana concentrado», que contienen dos tercios de fructosa, y los últimos y más magníficos salvadores son incluso peores. El néctar de ágave crudo, por ejemplo, contiene un 90 por ciento de fructosa y no supera en contenido antioxidante al azúcar refinado o al sirope de maíz.

Evita los edulcorantes siempre que sea posible. Si lo que tomas es muy dulce, probablemente dispare la insulina o te estropee el metabolismo. Prueba a sustituirlos por especias y extractos como la canela y la vainilla.

ERROR N° 8: IR AL GIMNASIO CON DEMASIADA FRECUENCIA
Una mujer que seguía la Dieta de los Carbohidratos Lentos escribió:

> He estado yendo al gimnasio cinco veces por semana, cada día hago dos horas en la cinta de andar y dos veces por semana añado una clase de spinning de una hora… Llevo haciéndolo desde hace casi tres meses. En las primeras tres semanas perdí casi 10 kilos, pero desde entonces he recuperado unos tres. También hago diversos ejercicios específicos para distintos grupos musculares (dos por semana para piernas, cadera, brazos, etcétera).

Es posible que esos tres kilos fueran aumento de masa muscular, lo que es bueno, pero ella pasaba más de doce horas por semana en el gimnasio. Sospeché que su problema, como ya había visto en otros, era un exceso de ejercicio insostenible y la correspondiente «recompensa» en comida:

Sospecho que haces demasiado ejercicio y en realidad estás perdiendo músculo, por lo que cuentas. Eso reducirá tu índice metabólico basal y luego provocará un estancamiento en tu pérdida de grasa. Prueba la dieta con no más de dos o tres sesiones breves de pesas por semana [si es que decides hacer ejercicio; no es obligatorio] y recuerda hacer un seguimiento de la grasa corporal, no sólo del peso.

Excederse no sólo no ayuda, sino que invierte los progresos, ya que también lleva a comer demasiado, a consumir bebidas energéticas y a otras formas diversas de autosabotaje.

Recuerda la DME. Menos es más.

CONTROL
DE DAÑOS

Prevenir el aumento de grasa cuando te descontrolas

> La vida en sí es el verdadero descontrol.
>
> Julia Child

> Los donuts son una parte normal de una dieta sana y equilibrada.
>
> Brooke Smith, portavoz de Krispy Kreme

Tenía una primera cita con alguien en el salón de té Samovar de San Francisco un día a media mañana.

El incienso, la tenue música multiétnica y la iluminación sobre rieles creaban la sensación de estar en un lugar mezcla cueva del Último Dragón de inspiración budista y coffee shop holandés. Luego, como de común acuerdo, los dos pedimos infusión de schizandra. ¿La descripción?

Hace dos mil años Shen Nong identificó por primera vez este poderoso elixir como tónico adaptogénico (es decir, te proporciona aquello que necesitas: energía, relajación, belleza, potencia sexual).

Las cosas empezaban bien.

Después de un poco de coqueteo y pelea verbal a modo de juego, me lancé.

«No te extrañes ante lo que vas a ver.»

Saqué una báscula electrónica para alimentos de mi bolso masculino,[6] en el que llevo los objetos más diversos, y empecé a separar todos mis alimentos para pesarlos uno por uno. Eso fue, naturalmente, el principio del fin.

Ay, el amor… Es veleidoso y poco aficionado a los comportamientos propios de un asesino en serie.

Pero el amor podía esperar. Yo tenía otras cosas en la cabeza.

---

6. Cosa ya de por sí bastante rara.

Aquello era justo el comienzo de una campaña de doce horas para engordar, y era mi segundo intento. El primero, llevado a cabo con unos cinco kilos de buenos bistecs de ternera alimentada con pastos, había fracasado. Es decir, sólo podía consumir algo más de dos kilos sin vomitar, y no gané ni un gramo de grasa.

¿Y qué sentido tiene una campaña para engordar?, te preguntarás.

Mi intención era demostrar, de una vez por todas, que el modelo tantas calorías entran, tantas calorías salen estaba totalmente equivocado, o al menos era incompleto. La manera más fácil de conseguirlo era ingerir una repugnante cantidad de calorías en un breve período de tiempo y documentar los efectos posteriores.

En esta ocasión, lo abordé de una manera distinta.

A las 23.43 de esa noche, cuando sólo me quedaban dos minutos, me esforcé por engullir un último paquete de galletas de mantequilla de cacahuete Nutter Butters. La noche anterior había sondeado a mis por entonces aproximadamente 60.000 seguidores en Twitter para conocer sus alimentos calóricamente densos preferidos, y me había comprometido a consumir el mayor número posible. Todo lo que comía o bebía sería fotografiado y medido o pesado.

He aquí el total, donde los sucesos importantes pero no relacionados con la comida se indican con un asterisco:

11.45 inicio
- una taza de espinacas al vapor (30 kcal)
- 3 cdas de mantequilla de almendras con un tallo grande de apio (540 kcal)
- 2 cdas a rebosar del suplemento Athletic Greens disueltas en agua (86 kcal)
- ensalada de pollo al curry, 195 g (aproximadamente 350 kcal)
  Total = 1.006 kcal

12.45
- zumo de pomelo (90 kcal)
- un café largo con 1 cda de canela (5 kcal)
- leche entera con el 2 % de nata, 315 ml (190 kcal)
- 2 cruasanes grandes de chocolate, 168 g (638,4 kcal)
  Total: 923,4 kcal

14.00
- té de Citrus Kombucha, 450 ml (60 kcal)

*14.15
- popó
- AFA (se tratará más adelante)
- crema de leche e hígado de bacalao fermentado

* 15.00-15.20
  * 15 repeticiones por 3 series de cada ejercicio:
    remo inclinado con pesas
    press en banco inclinado
    press de piernas

15.30
  * leche entera ecológica Strauss con toda su crema, 250 ml (600 kcal)

* 16.00
  * probióticos
  * 20 minutos de baño de hielo

16.45
  * quinoa, 230 g (859 kcal)

17.55
  * chocolatina Zzang (216 kcal)
  * yerba mate (30 kcal)
    Total = 246 kcal

* 18.20
  * popó

* 18.45
  * 40 sentadillas y 30 extensiones de tríceps en pared

18.58
  * quesos variados, 33 g (116 kcal)
  * miel, 30 g (90 kcal)
  * 1 manzana mediana (71 kcal)
  * galletas saladas, 8 g (30 kcal)
  * té con leche de soja (no mi preferida), 340 ml (175 kcal)
    Total = 482 kcal

* 21.30
  * 40 sentadillas en el lavabo de hombres

21.36
  * pizza (ortigas, cebolla roja, provolone, champiñones, tocino y aceite de oliva con un huevo entero), 8 raciones (64 g cada una) (1.249 kcal)
  * 1 copa pequeña de vino tinto, Nero d'Avola, 140 ml (124 kcal)
  * helado de vainilla Bi-Rite (59 g) (140 kcal)
  * café exprés doble (0 kcal)
    Total = 1.513 kcal

22.37
  * 2 cdas colmadas del suplemento Athletic Greens disueltas en agua (86 kcal)

* 22.40
- PAFA (se tratará más adelante)
- 60 aperturas de pie con gomas

* 23.10
- popó

* 23.37
- 1 galleta de cacahuete, 40 g (189 kcal)
- 1 paquete de galletas de mantequilla de cacahuete, pequeño (250 kcal)
  Total = 439 kcal

2.15
- Hora de acostarse, hecho polvo

Todo ello para alcanzar un total absoluto de… redoble de tambor, por favor… 6.214,4 calorías en 12 horas.

Basándome en los cálculos del índice del metabolismo basal (IMB) en los que tuve en cuenta mi proporción de masa magra respecto a la masa de grasa en ese momento, mi IMB durante 24 horas fue aproximadamente de 1.764,87 calorías, por lo que mi IMB en 12 horas sería de 882,4 calorías.

A esto debemos añadir dos cosas: la sesión de pesas de 20 minutos de intensidad moderada (máximo 80 calorías, que emplearemos aquí) y paseos a pie.

Caminé aproximadamente 16 manzanas en llano y una manzana con una cuesta suave durante ese tiempo, que en este caso no suma más de 110 calorías, dada la distancia de 2,25 km a una velocidad de 3,2 km por hora y el peso corporal de 76 kg. Por lo demás, evité el movimiento y estar de pie siempre que me fue posible, con la excepción de la breve sesión de sentadillas. Veinte minutos de pesas + paseo = 190 calorías. Pongamos, 200.

Según este cálculo, **durante mi campaña de doce horas para engordar, consumí igualmente una cantidad equivalente a 6,8 veces mi índice metabólico en reposo.**

¿Y qué pasó? Veamos mis mediciones de grasa corporal y peso, que tomé utilizando el aparato de ultrasonidos BodyMetrix, y el promedio de tres pesajes independientes:

Sábado, 29 de agosto de 2009 (la mañana del descontrol): 9,9 % de grasa corporal, 76,5 kg de peso

Lunes, 31 de agosto de 2009 (48 horas más tarde): 9,6 % de grasa corporal, 74,8 kg de peso

¿Qué coño?

Ahora veamos cómo lo hice.

El arte perdido del descontrol

¿Sentarme a la mesa en Acción de Gracias o comer galletas de mantequilla en Navidad?

Suena a descontrol. Eso, en sí mismo, no tiene por qué conllevar una culpabilidad espantosa ni más michelines posteriormente. Si planeas con tiempo y tienes algunos conocimientos científicos, es posible minimizar los daños. Yo como todo lo que quiero cada sábado, y sigo unos pasos concretos para minimizar el aumento de grasa durante este exceso de alimentación.

En esencia, nuestro objetivo es sencillo: conseguir que la mayor parte de la comida basura que ingerimos se añada al tejido muscular o salga del organismo sin absorberse.

Yo lo hago concentrándome en tres principios:

PRINCIPIO N° 1: MINIMIZAR LA PRODUCCIÓN DE INSULINA, UNA HORMONA DE ALMACENAMIENTO

La producción de insulina se minimiza evitando subidas bruscas del azúcar en sangre;

1. Asegúrate de que tu primera comida del día no es un descontrol. Que sea rica en proteínas (al menos 30 gramos) y fibra insoluble (esto lo resolverán las legumbres). Las proteínas disminuirán tu apetito durante el resto del descontrol e impedirán la autodestrucción total. La fibra será importante después para prevenir la diarrea. En conjunto, puede ser una comida tirando a pequeña de 300-500 calorías.

2. Consume una pequeña cantidad de fructosa, el azúcar de la fruta, en zumo de pomelo antes de la segunda comida, que es la primera comida basura. Incluso una dosis pequeña de fructosa tiene un impresionante efecto atenuador de la glucosa en sangre.[7] Esto podría consumirlo en la primera comida, pero prefiero combinar la naringina del zumo de pomelo con el café, ya que prolonga los efectos de la cafeína.

3. Utiliza suplementos que aumenten la sensibilidad a la insulina: el AFA (parte del PAFA) y el PAFA (que se tratará en el próximo capítulo). El ejemplo de ingestión presentado en este capítulo es bastante ligero, así que tomé dos dosis. Si voy a cebarme de verdad, tomaré otra dosis de PAFA al despertar. Eso reduce la cantidad de insulina producida por el páncreas a pesar de las subidas leves o extremas de glucosa. Considéralo un seguro.

---

7. Para más información al respecto, véase «El interruptor de la glucosa».

4. Consume zumos de cítricos, ya sea de lima mezclada con agua, limón rociado en la comida o una bebida como el citrus kombucha que yo tomé.

PRINCIPIO N° 2: AUMENTA LA VELOCIDAD DEL VACIADO GÁSTRICO, O LA RAPIDEZ CON QUE LA COMIDA SALE DEL ESTÓMAGO

El descontrol es una circunstancia poco habitual en la que quiero que los alimentos (o parte de ellos) pasen por mi tracto gastrointestinal muy deprisa para que sus partes integrantes no se absorban bien.

Esto lo consigo básicamente por medio de la cafeína y la yerba mate, que incluye además las estimulantes teobromina (presente en el chocolate negro) y teofilina (presente en el té verde). Consumo 100-200 mg de cafeína o 450 ml de yerba mate con las comidas más basura. Mi suplemento vegetal preferido, «Athletic Greens» (mencionado en el programa) no contiene cafeína, pero también irá bien.

¿Sirve esto de verdad? ¿Llevar las cosas ricas desde las papilas gustativas hasta el inodoro sin mucho tiempo de almacenamiento en medio?[8]

Más de uno me ha dicho que esto es pura ciencia ficción.

Advertencia contra el exceso de información (EDI): Discrepo, y por una buena razón. En lugar de entrar en discusión acerca de metaestudios, simplemente pesé mi popó. Volúmenes idénticos de comida dentro y fuera del protocolo. Dentro del protocolo = masa de popó mucho mayor (igual consistencia, de ahí la importancia de la fibra) = menos absorción = menos cruasanes de chocolate que fijan su residencia en mi abdomen. ¿Sencillo pero eficaz? Quizá. ¿Conviene no incluirlo en la conversación con alguien en una primera cita? Eso desde luego.

Pasemos a uno de los aspectos más interesantes de toda esta locura: el GLUT-4.

PRINCIPIO N° 3: LLEVA A CABO BREVES CONTRACCIONES MUSCULARES A LO LARGO DE TODO EL DESCONTROL

Por lo que se refiere a contracciones musculares, mis opciones por defecto son la sentadilla, el press de pared (extensiones de tríceps contra una pared), las aperturas de pecho con goma elástica, ya que las tres son portátiles y pueden realizarse sin causar traumatismos musculares que echen a perder el entrenamiento habitual. Cualquiera puede llevar a cabo los últimos dos, incluso quienes tienen dificultades para caminar.

Pero ¿por qué demonios quieres hacer entre 60 y 90 segundos de ejercicios raros unos segundos antes de comer y, a ser posible, otra vez unos 90 minutos después?

---

8. Es verdad que aumentar la velocidad del vaciado gástrico puede incrementar el índice glucémico de las comidas; por eso es aún más importante atenuar esa respuesta con una pequeña dosis de fructosa.

Respuesta breve: porque así el transportador de glucosa tipo 4 (GLUT-4) accede a la superficie de las células musculares, abriendo más puertas para que las calorías penetren. Cuantas más puertas musculares tenemos abiertas antes de que la insulina active el mismo GLUT-4 en la superficie de las células de la grasa, más aumentaremos músculo en lugar de grasa.

Respuesta larga:

PPE   El GLUT-4 se ha estudiado muy a fondo en los últimos 15 años, ya que allá por 1995 se puso de manifiesto que el ejercicio y la insulina parecen activar (translocar) el GLUT-4 por medio de canales de señalización distintos pero superpuestos. Esto a mí me pareció apasionante, ya que quería decir que quizá fuera posible utilizar el ejercicio físico para anticiparse a la producción de insulina inducida por los alimentos: cambiar a modo de prevención las agujas de las vías del ferrocarril biológicas para que la comida (la glucosa) sea absorbida preferentemente por el tejido muscular.

Pero ¿cuántas contracciones son necesarias? Resulta que, al menos con los animales, se necesitan muchas menos de las que se creía antes. En un fascinante estudio japonés con ratas, el ejercicio de alta intensidad (EAI) intermitente (sprints de 20 segundos × 14 series, con 10 segundos de descanso entre cada serie) se comparó con el ejercicio de baja intensidad (EBI) prolongado (seis horas de ejercicio continuado) a lo largo de ocho días.

¿El sorprendente resultado? La negrita es mía:

*En conclusión, la presente investigación demostró que ocho días de **EAI durante sólo 280 segundos** elevó tanto el contenido de GLUT-4 como la actividad transportadora de glucosa máxima en el sistema músculo-esquelético de las ratas a un nivel **similar al obtenido después de EBI [«Ejercicio de Baja Intensidad» de seis horas por sesión]**, lo que se ha considerado una herramienta para incrementar el contenido de GLUT-4 a niveles máximos.*

En comparación con un grupo de control, el contenido de GLUT-4 en los músculos aumentó en un 83 por ciento con 280 segundos de EAI frente al 91 por ciento con seis horas de EBI.

Ahora bien, los modelos animales, lógicamente, no siempre son aplicables a los humanos. Pero me pregunté: ¿y si bastara con 280 segundos? Esta idea dio pie a otras preguntas:

¿Tenemos que hacer los 280 segundos seguidos, o pueden repartirse en varias tandas?

¿De verdad 280 segundos es el número mágico, o podría desencadenarse el
mismo efecto incluso con menos segundos?

¿Cabe la posibilidad de que 60-90 segundos de contracciones moderadas
tengan un impacto significativo?

Para intentar responder a estas preguntas, me puse en contacto con un investigador tras otro en tres continentes, incluidos los especialistas en GLUT-4 del
Laboratorio de Biología Muscular de la Universidad de Michigan en Ann Arbor.

La respuesta breve fue: cabía la posibilidad.

La observación más importante procedió de los doctores Gregory D. Car-
tee y Katsuhiko Funai:

*El efecto del ejercicio independiente de la insulina empieza a invertirse unos mi-
nutos después de cesar el ejercicio, perdiéndose ese incremento, todo o en su mayor parte, en un plazo entre una y cuatro horas. Un efecto mucho más persistente es la mejora en la sensibilidad a la insulina que a menudo se produce entre dos
y cuatro horas después del ejercicio intenso y se prolonga entre uno y dos días.*

Empecé con 60-120 segundos en total de sentadillas y extensiones de tríceps
en pared inmediatamente antes de comer el plato principal. Para mayor efecto,
después probé hacer otros 60-90 segundos aproximadamente una hora y media después de acabar el plato principal, cuando preveía que la glucosa en sangre alcanzaría su punto máximo, basándome en los experimentos con glucómetros.[9]

Es mejor hacer los ejercicios en el cubículo de unos lavabos, no en la mesa. Si
no puedes abandonar la mesa, aprende a hacer contracciones isométricas (sin moverte) de piernas. Procura actuar con naturalidad, sin poner cara de estreñido.

Eso exige cierta práctica.

En China me enseñaron un proverbio en verso: *Fàn hòu ba i bù zo u, néng
huó dào ji u shí ji u* [飯後百步走，能活到九十九]. Si das cien pasos después
de cada comida, vivirás 99 años.

¿Sería posible que los chinos identificaran el efecto de la traslocación de
GLUT-4 cientos, incluso miles de años antes de que los científicos formaliza-
ran el mecanismo? Es posible, pero es más probable que sencillamente les gus-
taran las rimas.

En cualquier caso, si haces entre 60 y 90 segundos de contracciones después de cada comida (y, preferiblemente, también unas pocas antes) puede que
vivas para ver tus abdominales.

No te olvides de las sentadillas.

---

9. De nuevo, véase «El interruptor de la glucosa» para más trucos de esta índole.

MANIOBRAS PARA EL CUBÍCULO: SENTADILLA, PRESS EN PARED Y APERTURA DE PECHO

Mi objetivo es hacer entre 30 y 50 repeticiones de cada una de las siguientes:

Sentadilla

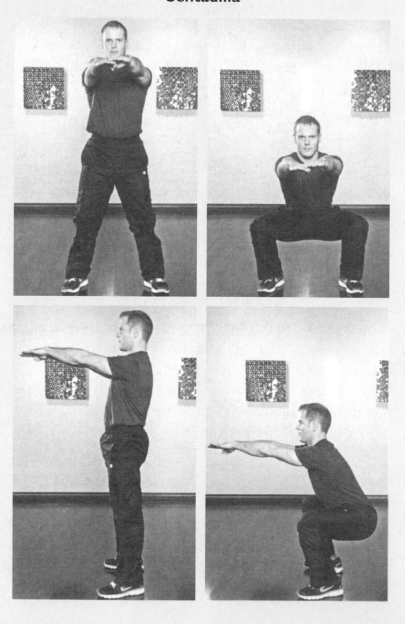

Press en pared

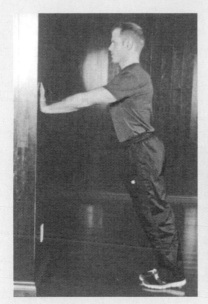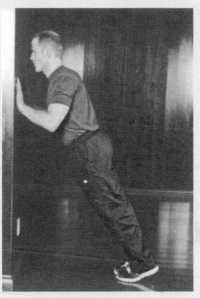

Apertura de pecho

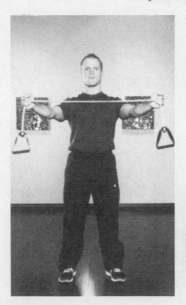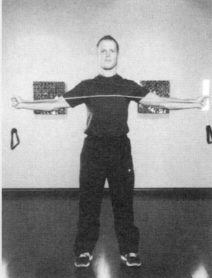

FACTOR-X: *CISSUS QUADRANGULARIS*

El *Cissus quadrangularis* (CQ) es una planta medicinal autóctona de la India.

Se ha introducido recientemente en la línea principal de los suplementos, recomendada para la recuperación de las articulaciones. En julio de 2009, experimenté con una alta dosis de CQ después de una intervención quirúrgica en el codo debida a una infección de estafilococos. Inesperadamente, utilizada en combinación con el PAFA, pareció ejercer un efecto sinérgico antiobesidad y anabólico (crecimiento muscular). Tras repasar por segunda vez la bibliografía de su uso en la curación de fracturas y en la medicina ayurvédica, me quedó claro que podían extraerse conclusiones útiles para prevenir el aumento de grasa derivado de los excesos con la comida.

La China rural, donde seguí experimentando con el CQ, me proporcionó copiosas comidas a base de arroz combinado con dulces en sesiones obligatoriamente largas, entre tres y cinco veces al día. Era el entorno perfecto para el aumento de grasa.

El CQ preservó mis abdominales. Vi efectos anabólicos y en pérdida de grasa medibles cuando llegué a los 2,4 gramos, tres veces al día, 30 minutos antes de las comidas, lo que hacía un total de 7,2 gramos al día. ¿Es ésa la dosis mágica? Yo tenía aproximadamente 72,7 kg de masa corporal magra, así que el desencadenante podría hallarse en la proporción de 99 mg por kilo de masa corporal magra, o podría tratarse de una dosis eficaz en términos absolutos al margen del peso corporal. Hasta que se lleven a cabo estudios sobre los efectos secundarios a largo plazo de estas dosis más altas no recomiendo superar los 7,2 gramos diarios.

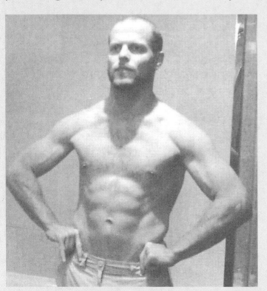

En Pekín, después de tres semanas de comer como un cerdo pekinés.

Para quienes puedan permitírselo, creo que el CQ es muy eficaz para minimizar el aumento de grasas no deseado derivado de los excesos con la comida. Hasta que no se realicen más estudios en humanos, no tengo intención de usarlo continuadamente, pero lo tomaré durante los ciclos de crecimiento de 8-12 semanas, en los días «libres» o después de un esguince.

Kevin Rose, uno de mis acompañantes durante nuestro viaje de tres semanas, se lamentó: «Glenn y yo estábamos cada vez más gordos, y mientras este capullo se ponía cachas. ¿Cómo es posible?»

Un amigo, director tecnológico de varias empresas, definió el *Cissus quadrangularis* como la «píldora del día después» de las dietas tras verme tomar con ella un helado de mantequilla de cacahuete y brownies.

El CQ da resultado.

DENTRO DEL MICROBIOMA: BACTERIAS EQUILIBRADORAS DE LA PÉRDIDA DE GRASA

¿Por qué la obesidad es mucho más común hoy día que hace sólo unas décadas?

Los investigadores empiezan a descubrir pistas bacterianas que pueden señalar una posible respuesta. Se ha producido un profundo cambio en nuestra población de bacterias intestinales —las pequeñas criaturas que viven en nuestro tracto digestivo— y los estudios revelan que dichas modificaciones están en correlación con el aumento de la gordura.

En realidad existen diez veces más células bacterianas en el cuerpo que células humanas. Cien billones de ellas por diez billones de las tuyas. En su mayor parte, estos bichitos nos ayudan, mejorando nuestro sistema inmune, proporcionando vitaminas e impidiendo que otras bacterias nocivas nos infecten. Estas bacterias regulan asimismo la calidad con que extraemos la energía de nuestra alimentación.

Hasta la fecha, se han identificado dos cepas bacterianas primarias que influyen en la absorción de grasas, casi al margen de la dieta: las bacteroidetas y las firmicutes. Las personas delgadas tienen más bacteroidetas y menos firmicutes; los obesos tienen más firmicutes y menos bacteroidetas. A medida que los obesos pierden peso, la proporción de bacterias en su intestino se decanta claramente hacia un mayor número de bacteroidetas.

Este hallazgo tiene implicaciones tan importantes para la salud nacional que los Institutos Nacionales de la Salud (INS) promovieron el Proyecto del Microbioma Humano multianual a finales de 2007. Es como el Proyecto del Genoma Humano, sólo que aplicado a las bacterias, y su propósito es explorar cómo afectan a nuestra salud las más de 40.000 especies de microamigos (y enemigos) y cómo podríamos modificarlos para que nos ayuden más.

Esto podría exigir cierto tiempo, pero no tienes que esperar para actuar. Hay unas cuantas cosas que puedes hacer ya para cultivar una flora intestinal saludable y reductora de grasa:

1. **Líberate del edulcorante Splenda**. En un estudio llevado a cabo en 2008 en Duke University la cantidad de bacterias útiles en el intestino de las ratas disminuía de manera significativa al administrarles Splenda. Una vez más los azúcares falsos resultan tan malos como los auténticos, si no peores.

2. **Ferméntate**. El doctor Weston Prive es famoso por sus estudios de 12 dietas tradicionales de comunidades indígenas casi exentas de enfermedades, repartidas por todo el planeta. Averiguó que el único elemento común eran los alimentos fermentados, que se consumían diariamente. Los ingredientes principales variaban en cada cultura, pero incluían el queso, las natto japonesas, el kéfir, el kimchi (también llamado «kemchi»), el chucrut y el pescado fermentado. El yogur natural sin endulzar y el té de kombucha fermentado son otras dos opciones. Los alimentos fermentados contienen altos niveles de bacterias saludables y deberían verse como una parte obligatoria del rompecabezas dietético. Yo consumo cinco cucharadas de chucrut cada mañana antes del desayuno y además añado kimchi a casi todas mis comidas preparadas en casa.

3. Ten en cuenta los probióticos y los prebióticos. Los probióticos son bacterias. He consumido los probióticos Sedona Labs iFlora tanto durante los períodos de entrenamiento (para ayudar a asimilar el exceso de alimentación) como después de tomar antibióticos.

Los prebióticos son sustratos fermentables que ayudan a las bacterias a crecer y desarrollarse. En esta categoría, he experimentado con inulina orgánica y con fructo-oligosacáridos, llamados comúnmente FOS. Por un sinfín de razones, prefiero la inulina, que obtengo a través del suplemento Athletic Greens ya mencionado. La inulina tiene alrededor de un 10 por ciento de la dulzura del azúcar, pero a diferencia de la fructosa, no es insulínica. En el ámbito de los alimentos naturales, el ajo, el puerro y la endivia tienen todos un alto contenido de inulina o FOS.

Si bien la investigación es preliminar, introducir a la vez prebióticos y probióticos en la dieta podría resultar beneficioso para prevenir las alergias, el envejecimiento, la obesidad y muy diversas enfermedades, desde el sida hasta la diabetes del tipo 2. A mí me pareció especialmente fascinante una de las posibles ventajas, dado nuestro interés en el GLUT-4: tanto la inulina como los FOS mejoran la absorción del calcio, y la absorción del calcio promueve la traslocación del GLUT-4 dependiente de las contracciones.

Por si los efectos antiobesidad no bastaran, considera el equilibrio bacteriano un paso vital para el mantenimiento de tu «segundo cerebro».

Casi todos hemos oído hablar de la serotonina, un neurotransmisor de amplia acción que, en cantidades deficientes, se asocia estrechamente con la depresión. El Prozac y otros inhibidores de la recaptación de la serotonina (IRS) actúan para aumentar los efectos de la serotonina. Pese a la etiqueta de «neurotransmisor» que induce a la mayoría de la gente a visualizar el cerebro, sólo el 5 por ciento de la serotonina está en la cabeza. El 95 por ciento restante se produce en el intestino, llamado a veces el «segundo cerebro» precisamente por esta razón.

En un estudio aleatorio, de doble ciego y con control de placebos, realizado en un grupo de 39 pacientes con el síndrome de fatiga crónica, se comprobó que la cepa *Lactobacillus casei* shirota reducía de manera significativa los síntomas de la ansiedad. También se ha demostrado que los probióticos (la bifidobacteria es un ejemplo) son un eficaz tratamiento alternativo para la depresión por su capacidad para inhibir las moléculas inflamatorias conocidas como citocinas, disminuir el estrés oxidante y corregir el crecimiento excesivo de bacterias no deseadas que previenen la absorción óptima de nutrientes en los intestinos.

Actualiza tus bacterias buenas y pon en forma tu microbioma. Una pérdida de grasa más rápida y una salud mental mejor son sólo dos de los beneficios.

HERRAMIENTAS Y TRUCOS

Doce horas de descontrol en fotos (www.fourhourbody.com/binge): Puedes ver el descontrol descrito en este capítulo mientras lo capturaba fotográficamente en tiempo real y colgaba las imágenes en Flickr. Te harás una idea de las cantidades.

Super Cissus Rx (www.fourhourbody.com/cq): Ésta es la marca de CQ que utilicé durante la experimentación.

Athletic Greens (www.athleticgreens.com): Ésta es mi póliza de seguro en suplementos vegetales completos. Contiene 76 ingredientes, incluida la inulina para mejorar el equilibrio bacteriano.

Báscula nutricional portátil Escali Cesto (www.fourhourbody.com/cesto): Ésta es la báscula de menos de medio kilo que llevaba de un lado a otro en mi bolso para medir el peso y la composición nutricional de mis comidas. El visor de la Escali Cesto muestra las calorías, el sodio, las proteínas, las grasas, los carbohidratos, el colesterol y la fibra de casi mil tipos distintos de alimentos. Que la fuerza os acompañe, compañeros obsesivos compulsivos.

Datos nutricionales (www.nutritiondata.com): ¿Quieres saber cuántas calorías contiene tu comilona o tu receta familiar preferida? Te basta con utilizar la Herramienta de Administración de la Nutrición «Analiza la receta» de esta página web para calcular el valor nutricional del plato. También puedes guardar las recetas y compartirlas con otros. Yo uso esta web a menudo, y he recurrido a ella entre otras cosas para los cálculos de este capítulo.

Thera-Bands (www.fourhourbody.com/thera): Yo empecé a hacer aperturas de pecho de pie con las gomas Thera-Bands (básicamente con las grises), muy empleadas por los fisioterapeutas para ejercicios de rehabilitación. En cuanto llegué a las 75 repeticiones por serie sin cansarme, pasé a las minigomas reseñadas a continuación.

Minigomas (www.fourhourbody.com/minibands): Ahora uso éstas para las aperturas. Famosas gracias a Louie Simmons, del gimnasio Westside Barbell, estas gomas son empleadas a menudo por los levantadores de pesas para añadir resistencia a los pesos muertos, presses en banco y sentadillas en el tramo superior del movimiento. Y a propósito, ¿crees que la edad es un pretexto? Díselo a Louie. Levantó en sentadilla 417 kilos a los cincuenta años.

LOS CUATRO JINETES DE LA PÉRDIDA DE GRASA

PAFA

> Sin ajo,
> simplemente no me
> interesaría vivir.
>
> Louis Diat, primer jefe
> de cocina del Ritz-Carlton
> de Nueva York

VERANO DE 2007, NORTE DE CALIFORNIA

Una espiral de humo se elevaba en el aire entre los ruidos de una comida veraniega: risas, el tintineo de las botellas de cerveza al entrechocarlas y el inconfundible crepitar de la carne en las tres enormes barbacoas al aire libre. Todo transcurría plácidamente en Willow Glen, San José, donde tenía a mis padres de visita. Yo estaba en casa, pero ellos se habían aventurado a explorar Lincoln Avenue, en el centro, un hermoso mediodía, y eso los llevó hasta el restaurante italiano La Villa.

Mi padre estaba en una esquina admirando la actividad en torno a la parrilla cuando un vagabundo flaco se acercó a él parsimoniosamente. Tras un minuto o dos de silencio y de mirada fija en la carne y las pinzas, el vagabundo tomó la palabra:

—¿Sabe cómo perdí todo mi peso? ¿Casi cincuenta kilos?

Mi padre medía un metro sesenta y ocho y pesaba más de 110 kilos. Siguió un silencio de varios segundos, y mi padre —viéndole el lado gracioso a esa manera de abordarlo y sintiendo no poca curiosidad— finalmente cedió:

—¿Cómo?

—Ajo. Un diente tras otro. Así de sencillo.

El vagabundo no quería nada y en ningún momento pidió nada. Hablaba en serio. Después de dar su consejo, se marchó.

Pese a lo extraño de ese encuentro, la verdad era que yo llevaba un tiempo investigando sobre el ajo. Esa anécdota fue el empujón final que necesitaba para empezar a experimentar en dosis mucho mayores. Con la aportación del vagabundo a mi último cóctel, por fin cuadró todo.

He aquí el comentario final, de lo más representativo, que me hizo cierto conejillo de Indias, un atleta semiprofesional con aproximadamente el 9 por ciento de grasa corporal y 90 kilos de peso: «He perdido tres kilos de grasa en la última semana. Esto es increíble.»

La alicina, un componente del ajo, parecía ser el ingrediente que faltaba, el cuarto, en un complejo de suplementos que yo venía perfeccionando desde hacía dos años: el PAFA.

Primero: ECA

Entre 1995 y 2000, experimenté con un cóctel para la pérdida de grasa que contenía hidrocloruro de efedrina, cafeína y aspirina: ECA, el famoso compuesto de eficacia probada en diversas investigaciones. Ésta fue la mezcla que utilicé tres veces al día cuando me sometía a la Dieta Ketogénica Cíclica, con la que por fin quedaron a la vista las venas en mi abdomen por primera vez en la vida, y todo en menos de ocho semanas.

Hidrocloruro de efedrina: 20 mg
Cafeína: 200 mg
Aspirina: 85 mg

La bioquímica era infalible, y docenas de estudios respaldaron los efectos. Si E = 1, C = 1 y A = 1, los tres combinados tienen un efecto sinérgico de 1+1+1 = 6-10.[10]

Lamentablemente, el complejo ECA tiene su coste. Los efectos son magníficos y previsibles, pero hay que pagar un precio: los efectos secundarios.

La tolerancia a los efectos de tipo estimulante[11] se desarrolla rápidamente y la interrupción puede provocar intensas jaquecas. Las molestias por la abstinencia conducen a un efecto dominó en el uso de estimulantes. O bien la gen-

---

10. La efedrina aumenta los niveles de cAMP; la cafeína ralentiza la degradación de cAMP, y la aspirina contribuye a mantener los niveles más elevados de cAMP inhibiendo la producción de prostaglandina.
11. En fármacos sin receta, la efedrina suele combinarse con la guafenesina (un expectorante), ya que de lo contrario puede transformarse en metanfetamina con productos de laboratorio básicos.

te nunca deja de tomar ECA o lo sustituye por otros fármacos igual de potentes para evitar la fatiga crónica. Sospecho que existe toda una generación de deportistas especializados en fuerza y resistencia con fatiga adrenal inducida por ECA que ahora dependen de los estimulantes para la actividad cotidiana normal. Algunos que conozco optan por entre seis y diez cafés exprés largos en 24 horas. Utilizadas en dosis altas o en condiciones de mucha humedad / calor intenso, la efedrina y la efedra se asocian también al infarto y la muerte.

Yo sufrí tantas sinusitis después del consumo de ECA que visité a una especialista formada en Stanford. Ésta, después de examinar una resonancia magnética de mi cráneo, me preguntó sin vacilar: «¿Bebe mucha cafeína o toma otros estimulantes?» Tenía casi todas las cavidades de los senos totalmente obstruidas por materia seca comprimida. La doctora estaba sorprendida de que pudiera levantarme por las mañanas.

A partir de ese momento, eliminé los estimulantes durante períodos breves pero cada vez más frecuentes, por doloroso que fuese, hasta que recuperé la función adrenal básica. Era evidente que necesitaba otro enfoque para la pérdida de grasa, algo más sostenible.

Quería encontrar un complejo no estimulante que utilizase cauces totalmente distintos.

Después: PAFA

El resultado final fue el PAFA.

Policosanol: 20-25 mg
Ácido alfa-lipoico: 100-300 mg (yo tomo 300 mg en cada comida, pero algunas personas tienen síntomas de acidez con más de 100 mg)
Flavonoides del té verde (descafeinado con al menos 325 mg de epigallocatequina galato): 325 mg
Ajo en extracto: 200 mg

Reparto la ingestión diaria del PAFA entre varias tomas, antes de las comidas y al acostarme, lo que da un horario como éste:

Antes del desayuno: AFA
Antes de la comida: AFA
Antes de la cena: AFA
Antes de acostarme: PAFA
AFA es simplemente PAFA sin policosanol.

Sigo esta dosificación seis días por semana. La dejo un día cada semana y una semana cada dos meses. Esta semana de descanso es esencial.

Echemos un vistazo a nuestro nuevo elenco de personajes.

POLICOSANOL

El policosanol, un extracto de sustancias serosas vegetales, a menudo de la caña de azúcar, es el elemento más controvertido en el complejo PAFA. Al principio experimenté con el policosanol en dosis altas y bajas para aumentar el colesterol HDL y disminuir el colesterol LDL. Empleado en combinación con niacina de liberación lenta, una naranja antes de acostarme, y polinicotinato de cromo (no picolinato) durante el proyecto de cuatro semanas «De menudo a forzudo», que se explica en capítulos siguientes, bajó mi nivel total de colesterol de 222 a 147 y casi doblé el HDL.

Se produjo un agradable efecto secundario: una reducción de grasa corporal no prevista pero significativa. Aislé el policosanol durante otras varias semanas de pruebas. Las investigaciones respecto a los efectos del policosanol no son ni mucho menos concluyentes; en su mayoría no revelan el menor efecto. Eso podría deberse a que no se administró el policosanol antes de la producción máxima de colesterol, entre las doce de la noche y las cuatro de la madrugada. No obstante, el complejo AFA, unido al policosanol (10-25 mg antes de acostarse) y convertido por tanto en PAFA, produce, según mi experiencia y la de mis conejillos de Indias, efectos muy superiores en cuanto a pérdida de grasa en comparación con el AFA solo. Esto se sometió a prueba con tres marcas y tres dosis (10, 23 y 40 mg diarios). Descubrí que los 23 mg diarios eran la cantidad óptima para la pérdida de grasa, siendo escaso el beneficio adicional obtenido con dosis mayores.

ÁCIDO ALFA-LIPOICO (AAL)

El ácido alfa-lipoico (AAL) es un potente antioxidante y un devorador de radicales libres que, como se ha demostrado, regenera las vitaminas C y E; reestablece los niveles de glutatión intracelular, un importante antioxidante que disminuye con la edad; y aumenta la excreción de metales pesados tóxicos tales como el mercurio.

Se sintetizó y probó por primera vez en la década de 1970 para el tratamiento de las enfermedades hepáticas crónicas. Las aplicaciones intravenosas invirtieron la enfermedad en 75 de 79 pacientes.

Dados sus impresionantes efectos, el rasgo más destacable del AAL es su aparente ausencia de toxicidad en los humanos.[12] Su NEANO (Nivel de Efec-

---

12. Salvo para los predispuestos al Síndrome Autoinmune de la Insulina (SAI).

tos Adversos No Observables) es 60 mg por kilo de peso corporal, que daría un total de 4.091 mg diarios sin riesgo para una persona de 70 kilos. Nuestra dosis será de 300-900 mg totales al día.

Aunque el ácido lipoico está presente de manera natural en algunos órganos animales comestibles y en determinadas verduras, incluidas las espinacas y el brócoli, las cantidades son mínimas. Yo no quería consumir diez toneladas de hígado para obtener treinta miligramos de ácido lipoico, así que en 1995 empecé a utilizar ácido alfa-lipoico sintético.

PPE Comencé a tomar AAL por su impresionante impacto en la absorción de glucosa y la producción reducida de triglicéridos.

Ante todo, quería aumentar la absorción muscular de las calorías (y suplementos) que consumía, y el AAL resultó ser el multiplicador de la fuerza perfecto. Más calorías absorbidas en los músculos equivalía a menos calorías depositadas como grasa y un aumento más rápido de la fuerza.

El AAL lo consigue, en parte, llevando transportadores de glucosa GLUT-4 a la membrana de las células musculares. Con ello imita a la insulina y aumenta la sensibilidad a la insulina, y por lo tanto el AAL se explora como un «insulino-mimético» que puede utilizarse para tratar la diabetes de tipo 2 y el síndrome metabólico.

El AAL no sólo aumenta la absorción de la glucosa y los nutrientes, sino que también se observan indicios de que participa en la inhibición de los triglicéridos y —por extrapolación— del almacenamiento de grasas. He aquí un resumen de un artículo de 2009 incluido en *Archives of Biochemistry and Biophysics* que lo deja claro:

> *El hígado de las ratas tratadas con ácido lipoico presentó un alto contenido en glucógeno, lo que induce a pensar que los carbohidratos de la dieta se almacenaban como glucógeno en lugar de convertirse en sustrato lipogénico.*

En pocas palabras, he aquí la razón por la que el ácido alfa-lipoico es ideal para nuestros propósitos: **el AAL te ayuda a almacenar los carbohidratos que comes en los músculos o en el hígado, y no en forma de grasa.**

LOS FLAVONOIDES DEL TÉ VERDE (EGCG)

El epigallocatequina galato (EGCG) es una catequina y un flavonol presente en los tés verdes.

Se ha investigado para una amplia gama de aplicaciones, incluidos una disminución en el riesgo de daños cutáneos inducidos por los rayos ultravioleta, la inhibición del desarrollo del cáncer y la reducción del estrés oxidante mitocondrial (antienvejecimiento).

Una vez más probé el té verde y el EGCG por sus ventajas menos pregonadas. Concretamente, por dos relacionadas con la recomposición corporal:

- Casi al igual que el AAL, el EGCG aumenta el envío de GLUT-4 a la superficie de las células musculoesqueléticas. También resulta de interés el hecho de que inhibe el envío de GLUT-4 a las células de grasa. Dicho de otro modo, inhibe el almacenamiento de exceso de carbohidratos en forma de grasa corporal y los desvía preferentemente hacia las células musculares.
- El EGCG parece incrementar la muerte celular programada (apoptosis) en las células de grasa maduras. Eso significa que esas canallas tan difíciles de matar se suicidan. La facilidad con que la gente recupera la grasa se debe a cierta «memoria de la grasa» (el tamaño de las células de grasa disminuye, pero no el número), lo que convierte al EGCG en un candidato ideal para prevenir el horrible efecto yoyó que experimentan la mayoría de las personas que se someten a una dieta. Es muy interesante y de vital importancia.

Los estudios en humanos han revelado una potencial pérdida de grasa con una insignificante dosis de 150 mg de EGCG, pero nosotros nos fijaremos 325 mg tres o cuatro veces al día, ya que los resultados en pérdidas de grasa parecen dispararse —la línea pasa de una leve inclinación ascendente a una pronunciada subida— entre 900-1.100 mg diarios para los sujetos de entre 70 y 90 kilos con los que he trabajado. Sugiero tomar comprimidos de extracto de té verde descafeinado, a menos que quieras subirte por las paredes y encontrarte mal. Usar té en hojas y preparar una taza tras otra es demasiado impreciso y aporta demasiada cafeína.

Si estás en tratamiento contra el cáncer, por favor consulta a tu médico antes de consumir EGCG, ya que potencia los efectos de algunos fármacos (por ejemplo, el tamoxifeno, antagonista de los estrógenos) a la vez que disminuye los efectos de otros,[13] como el fármaco Velcade®, al que se une. Si estás en tratamiento por un mieloma múltiple o un linfoma de células de manto, también debes evitar el EGCG.

EXTRACTO DE AJO (POTENCIAL DE LA ALICINA, S-ALIL-CISTEÍNA)

El extracto de ajo y sus partes constituyentes se han empleado para aplicaciones que van desde el control del colesterol hasta la inhibición de las infecciones de estafilococos letales SARM.

Curiosamente, los sujetos de las pruebas y yo hemos obtenido los mejores resultados en pérdida de grasa con extractos destinados a aportar dosis relativamente altas de alicina. La alicina, si se administra de manera estable, parece capaz de inhibir la recuperación de grasa. La razón por la que nuestros resultados fueron «extraños» guarda relación con eso de administrarla de «manera estable». La mayoría de las investigaciones muestran que la alicina debería tener

---

13. Si eres hombre y culturista, este efecto del tamoxifeno puede ser bueno, pero cuidado con el HDL, que puede caer en picado.

una biodisponibilidad casi nula seis días después de extraerla de los dientes de ajo, en especial después de exponerla a los ácidos estomacales. Nuestros confusos resultados podrían deberse a una combinación de otros componentes orgánicos, muy en particular un precursor de la alicina: la S-alil-cisteína (aliina). La S-alil-cisteína presenta una biodisponibilidad oral notable, cercana al ciento por ciento en los mamíferos de gran tamaño.[14]

Hasta que nuevas investigaciones demuestren lo contrario, recomiendo el consumo de extracto de ajo envejecido (EAE) con un alto potencial de alicina con todas sus partes constituyentes, incluida la S-alil-cisteína.

Yo he intentado consumirlo fresco, masticando los dientes, y no sienta nada bien en el tracto digestivo. Si has tomado el camino de los alimentos naturales, utilízalo al cocinar para evitar la autodestrucción del estómago.

Para mayor precisión y comodidad, yo alcanzo mi dosis establecida mediante suplementos, y uso más ajo en la comida para asegurarme de una manera placentera (aunque no es necesario) de que estoy por encima de la dosis.

Advertencias

Procura consumir suficientes vitaminas del complejo B mientras tomas el PAFA y consulta antes a tu médico si padeces alguna enfermedad (por ejemplo, hipertensión, hipoglucemia, diabetes) o te medicas con algo, en particular con fármacos anticoagulantes (por ejemplo, warfarina, aspirina, etcétera), medicamentos para la tiroides o ansiolíticos como la clozapina.

Las mujeres embarazadas o en período de lactancia no deben consumir el PAFA. Los compuestos anticoagulantes no son buenos para los bebés.

HERRAMIENTAS Y TRUCOS

En la actualidad uso los siguientes productos. No tengo interés económico en ninguno de ellos:

Vitamin Shoppe: Allicin 6000 Garlic, 650 mg, 100 comprimidos (www.fourhourbody.com/garlic)

Mega Green Tea Extract (descafeinado): 725 mg, 100 cápsulas (www.fourhourbody.com/greentea)

Vitamin Shoppe: Alpha-Lipoic Acid, 300 mg, 60 cápsulas (www.fourhourbody.com/ala)

Nature's Life: Policosanol, 60 pastillas (www.fourhourbody.com/policosanol)

---

14. Aunque es más fácil que la molécula S-alil-cisteína (SAC) se introduzca en el torrente sanguíneo y se le ha atribuido un papel en la minimización de los daños causados por la glicación y los radicales libres en la diabetes, sería prematuro considerar este único componente el causante de los cambios en los lípidos o la pérdida de grasa. La pérdida de grasa también podría deberse a varios compuestos sinérgicos en el ajo que activan las enzimas de destoxificación de las fases I y II.

Nivel avanzado

LA EDAD DEL HIELO

Dominar la temperatura para manipular el peso

«Michael Phelps consume 12.000 calorías al día...»

Eso fue lo único que Ray Cronise oyó desde el otro extremo de la sala. Apartó la vista repentinamente de la hoja de cálculo y tendió la mano hacia el mando del TiVo para detener la imagen.

Doce mil calorías.

Ray Cronise era especialista de alto nivel en ciencias de los materiales al servicio de la NASA desde hacía quince años, y su fuerte eran la biofísica y la química analítica. Había participado en misiones y presenciado —mejor dicho, ayudado a llevar a cabo— investigaciones que tardarían décadas en hacerse públicas.

Pero estar media vida delante de un ordenador le había pasado factura. El par de kilos por año se había ido acumulando, y acabó pesando 104 kilos con una estatura de 1,73.

El Ray Cronise que ahora se hallaba ante una hoja de cálculo y tenía la mirada puesta en la imagen detenida del televisor era un hombre de 95 kilos notablemente mejorado. Todavía tenía que perder más de 10 kilos. Al ritmo que seguía entonces, tardaría al menos entre 18 y 24 semanas.

La hoja de cálculo estaba pensada para arreglar eso comparando todas las actividades humanas que fuera capaz de aislar, cada una correlacionada con el correspondiente gasto calórico por hora para el peso de Ray. Estaba harto de su gordura y esperaba que las cifras le proporcionasen una solución más rápida. En

No me digas que es imposible, no me digas que eres incapaz. Dime que nunca se ha hecho... lo único que de verdad conocemos son las ecuaciones de Maxwell, las tres leyes de Newton, los dos postulados de la relatividad y la tabla periódica. Sólo eso sabemos que es cierto. Todo lo demás son leyes del hombre.

Dean Kamen, inventor del Segway y galardonado con la Medalla Nacional de la Tecnología y el premio Lemelson-MIT

lugar de eso le presentaban un panorama desalentador: incluso si corría una maratón de 42 kilómetros, quemaría sólo unas 2.600 calorías, o aproximadamente 34 gramos de grasa.

¿Cómo podía Phelps comer 9.000 calorías *de más* al día? Ray recorrió las columnas con el dedo, anotó unos datos y, ya por costumbre, recurrió a la calculadora. Aquello no tenía sentido.

«Para que Phelps quemara esa cantidad de calorías por encima de lo que era su índice metabólico en reposo (IMR) —recuerda Ray—… y no olvidemos que tenía los cálculos ante mí… si al nivel de la natación competitiva se consumen unas 860 calorías por hora, Phelps tendría que nadar mariposa más de diez horas ininterrumpidas diariamente. Ni siquiera él es capaz de eso.»

¿Qué pasaba, pues? ¿Acaso Phelps dio una información errónea a los periodistas durante su gesta olímpica? ¿Acaso pretendía sabotear a aquellos rivales tan tontos como para imitarlo basándose en las entrevistas?

Las leyes físicas no cuadraban.

De pronto, en un abrir y cerrar de ojos, allí ante la hoja de cálculo, después de quince años de frustraciones, todo quedó diáfanamente claro para Ray: «Se debía a la carga térmica del agua. El agua es un conductor térmico 24 veces más eficaz que el aire. Phelps pasa tres o cuatro horas al día en el agua.»

El efecto era el mismo que echar café caliente en una taza metálica y no en un tazón de loza; la taza metálica pierde calorías (calor) mucho más rápido. Ray realizó los cálculos introduciendo esta nueva variable y, asombrosamente, todo parecía cuadrar.

Durante las seis semanas posteriores, desde el fin de semana del 27 de octubre hasta el 5 de diciembre, perdería 13 kilos de grasa y nunca volvió a recuperarlos.

El juego había cambiado.

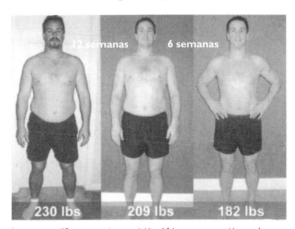

Las primeras 12 semanas sin exposición al frío en comparación con las segundas 6 semanas con exposición al frío.

Desde la NASA hasta el Everest: corregir la ecuación del metabolismo

Parecía demasiado bueno para ser verdad. Así que Ray, como todo buen científico, intentó demostrar que se equivocaba.

En los estudios y el material científico que revisó, lo que más le chocó no fueron las pruebas que contradecían sus conclusiones, sino más bien la omisión casi completa de la cuestión del calor como factor en la pérdida de grasa.

La ecuación habitual en esos materiales era sencilla: pérdida o aumento de peso = aporte de calorías - eliminación de calorías. ΔP = aporte Kcal - elim Kcal.

Ése no era el problema.

El problema era que todas las tablas para la eliminación de calorías (gasto calórico) se centraban directamente en el nivel de actividad. La termodinámica —*termo*dinámica— de algún modo se había visto despojada del calor. En el mundo de transbordadores espaciales y entradas en la atmósfera de Ray, el calor era el rey. Las leyes de la termodinámica eran citadas por personas que no las entendían. Fijémonos, por ejemplo, en la primera ley. En términos sencillos:

La energía no se crea ni se destruye. Sólo se transforma.

Quienes se equivocaban al citar esta ley limitaban las distintas formas en que las calorías ingeridas podían transformarse. Consideraban el ejercicio y el almacenamiento como las dos únicas opciones. En realidad, el cuerpo humano es un sistema termodinámico *abierto,* provisto de otras diversas opciones. El cuerpo de Ray, por entonces con un peso de 95 kilos, podía intercambiar energía con su entorno en forma de trabajo (ejercicio), calor o materia (excreción).

Corriendo una maratón se pueden quemar 2.600 calorías, pero entrenándose en una piscina a 28 °C durante cuatro horas se queman 4.000 calorías más, si uno tiene en cuenta la carga térmica.

¿Cómo, si no, personas como Scott Parazynski, un amigo de Ray, comían lata tras lata de jamón cocido Spam y otros alimentos de alto contenido calórico? Scott, médico y ex astronauta, había intentado coronar el Everest en dos ocasiones, perdiendo más de 10 kilos en cada intento. Lo consiguió en el segundo ascenso. Su grupo comía grasa de cerdo y bastones de mantequilla para prevenir la excesiva pérdida de peso. La carga de trabajo de la escalada por sí sola no podía explicar el gasto calórico, un déficit de 5.000 calorías. Era el frío. Mucho frío.

Así pues, Ray empezó a tratarse a sí mismo como si fuera un calentador espacial humano.

Lo probó todo: bebió cuatro litros de agua helada entre la hora de despertarse y las once de la mañana; durmió sin mantas; dio «paseos temblorosos» de entre 20 y 30 minutos en pleno invierno sin más ropa que una camiseta de manga corta, orejeras y guantes en la mitad superior del cuerpo.

Más adelante encontró opciones menos dolorosas, pero los resultados fueron incuestionables. Perdió casi tres kilos la primera semana.

Las cosas mejoran, pero cuidado con los detalles

No era la primera vez que Ray intentaba perder peso.

En 2006 perdió la respetable cantidad de casi 10 kilos siguiendo el régimen de ejercicios y dieta Body For Life (BFL), concebido por Bill Phillips. El plan BFL dio el resultado prometido por la publicidad, y Ray perdió ocho kilos de grasa en doce semanas, con un promedio semanal de pérdida de grasa de 67 gramos. Esto fue, según todos los parámetros convencionales, un gran éxito. Por desgracia, conforme a una pauta habitual para millones, luego los recuperó todos, más los intereses.

Sin embargo, en el segundo experimento, repitiendo el BFL con una exposición intermitente al frío, Ray perdió 13 kilos en seis semanas, con un promedio semanal de pérdida de grasa de **2,16 kilos**. La incorporación de la exposición al frío por sí sola triplicó ampliamente la pérdida de grasa media semanal. Eso en total fue un 61 por ciento *más* de pérdida de grasa en la *mitad* de tiempo.

Los resultados de Ray me parecieron asombrosos y creíbles. Pero parecía que fallaba algo.

En primer lugar, con la exposición al frío también había ganado más músculo. Eso no se explicaba por la mayor pérdida de calor. Aunque el incremento muscular podría deberse a las ligeras imprecisiones de los adipómetros de uso doméstico (con un margen de un kilo arriba o abajo), sospeché que había algo más.

En segundo lugar, después de consultar los resultados de las investigaciones, los cálculos no cuadraban tan exactamente como yo preveía.

Se ha demostrado que es posible quemar casi cuatro veces más grasa que de costumbre con dos horas de exposición al frío[15] (176,5 miligramos por minuto en lugar de 46,9 miligramos por minuto). Eso está muy bien, pero los cambios porcentuales pueden ser engañosos. Si hay nueve calorías en un gramo de grasa, y en el supuesto de que el efecto se prolongue durante el tiempo que estás en el agua, esta exposición quemaría 139 calorías más,[16] o 15,5 gramos de grasa.

¡15,5 gramos! Eso es lo que pesan 11 clips... por dos horas de tortura.

Ray perdía más de 1.350 gramos adicionales semanales con la exposición al frío. Para conseguir eso sólo con la inmersión en agua, examinando esos mis-

15. Se ha observado que hombres expuestos a un frío intenso durante dos horas (en un traje acondicionado para contener líquidos en el que se introducía agua a 10 °C) tienen una producción de calor 2,6 veces mayor y aumentan el índice de oxidación de la glucosa del plasma en un 138 por ciento, del glucógeno de los músculos en un 109 por ciento y de los lípidos en un 376 por ciento. La elevación de la temperatura corporal en respuesta a la exposición al frío se realiza quemando principalmente lípidos (50 por ciento), después glucógeno de los músculos (30 por ciento), y después proteínas y glucosa en la sangre (10 por ciento cada una).

16. $(176,5 - 46,9/1.000 \text{ g/min} * 120 \text{ min} + 9 \text{ cal/g}.$

	BFL		BFL + frío	
	10/7/2006	2/10/2006	27/10/2008	8/12/2008
MEDICIÓN	INICIO	SEMANA 12	INICIO	SEMANA 6
Brazo derecho	36,83	35,56	36,19	34,92
Brazo izquierdo	36,19	35,56	36,19	35,56
5 cent. por encima del ombligo	99,06	86,36	99,06	84,45
Ombligo	101,60	91,44	102,87	91,44
5 cent. por debajo del ombligo	104,14	94,74	104,14	93,98
Cadera (punto más ancho)	106,68	101,60	107,31	100,33
Muslo derecho	64,14	55,88	64,13	55,24
Muslo izquierdo	62,87	56,64	62,86	55,24
Centímetros totales	612,14	557,53	612,77	551,18
CENTÍMETROS (PÉRDIDA)	Sin datos	54,61	Sin datos	61,59
Pliegue (mm)	20,0	13,0	20	7-8
% grasa corporal (Accu-Measure)	**24,70 %**	**17,80 %**	**24,70 %**	**12,65 %**
Grasa corporal total (kg)	23,69	15,28	23,40	10,47
Masa magra total	72,17	70,58	71,40	72,21
Peso	94,52	85,87	94,80	82,68
Pérdida total de peso	Sin datos	**8,65**	Sin datos	**12,12**
Pérdida total de grasa	Sin datos	**8,41**	Sin datos	**12,93**
Pérdida total de masa magra	Sin datos	**−0,59**	Sin datos	**0,81**

Hoja de cálculo con la pérdida de grasa de Ray Cronise. Doce semanas sin frío ante seis semanas con frío.

mos estudios, habría necesitado pasar 174,2 horas por semana en agua a 10 °C. Difícilmente Ray pasaría más de 24 horas al día en el agua. De hecho, no pasó dos horas al día nadando en agua a 10 °C de temperatura ni consumiéndola.

Tenía que estar sucediendo algo más. Podían ser las demás cargas térmicas con que experimentó: paseos con frío, dormir sin mantas, etcétera.

Ahondando, ahora creo que en ese «algo más» intervienen dos factores de los que oirás hablar mucho en los próximos años: la adiponectina y el TAM.

La adiponectina es una pequeña hormona muy interesante, segregada por las células de grasa, que puede incrementar la oxidación («el quemado») de los ácidos grasos en las mitocondrias y aumentar la absorción de la glucosa por parte del tejido muscular. Creo que la adiponectina es en gran parte la responsable del incremento muscular de Ray.[17] Especulaciones aparte, las investigaciones se hallan en sus primeras etapas, así que dejaré la adiponectina como

17. Los temblores también propician el incremento de la actividad GLUT-4 muscular, del mismo modo que las sentadillas.

postre intelectual para los empollones. Mi exploración de sus posibilidades puede verse en los recursos *online*.

El TAM y mis experimentos de tortura correspondientes, por otro lado, son dignos de examinarse detenidamente.

Si la explicación científica resulta demasiado espesa y quieres la versión esquemática, pasa directamente al apartado «La Edad del Hielo revisada: cuatro lugares por donde empezar», en la página 130. No me ofenderé.

Grasa que quema grasa   PPE

No toda la grasa es igual. Hay al menos dos tipos bien diferenciados: el tejido adiposo blanco (TAB) y el tejido adiposo marrón (TAM).

El TAB es lo que normalmente consideramos grasa, como las vetas de un bistec. Una célula de TAB —un adipocito— se compone de una única gota grande de grasa con un solo núcleo.

Al TAM, en cambio, a veces se le llama «grasa quemadora de grasa» y parece derivarse de las mismas células madre que el tejido muscular. Una célula TAM se compone de múltiples gotas que son de color marrón debido al mayor volumen de mitocondrias con alto contenido en hierro. Normalmente relacionadas con el tejido muscular, se conoce más a las mitocondrias por producir ATP y oxidar la grasa en el tejido muscular. El TAM ayuda a disipar el exceso de calorías en forma de calor. De lo contrario, esas calorías excedentes se almacenarían en el antedicho TAB y acabarían en tu barriga o tus michelines.[18]

En resumen: el frío estimula al TAM para que queme grasa y glucosa en forma de calor. El frío, así como las sustancias llamadas agonistas beta-adrenérgicos,[19] también puede provocar la aparición del TAM dentro del TAB en los ratones y las ratas. En otras palabras, el frío podría ayudarte a aumentar la cantidad de grasa «quemadora de grasa». Esto tiene consecuencias extraordinarias.

18. Este «derroche» de energía es posible debido a una proteína desacopladora llamada UCP1, también conocida acertadamente como termogenina.
19. La efedrina y el clembuterol, ninguno de los cuales recomiendo, son dos ejemplos de b-agonistas. Según fuentes fidedignas entrevistadas para este libro, varias celebridades de los reportajes publicitarios del mundo del fitness obtuvieron sus asombrosas transformaciones abusando del clembuterol, no gracias al ejercicio como afirmaban. El «clem» da resultado, pero no cuentes con que tu sistema endocrino siga funcionando debidamente después de megadosis.

MI EXPERIENCIA

En 1995 empecé a llevar a cabo experimentos conmigo mismo utilizando el «complejo ECA» mencionado en el capítulo anterior.

Era un cóctel termogénico eficaz. Tan eficaz, de hecho, que padecí tres golpes de calor y debería haber sido hospitalizado en dos de esas ocasiones. Da igual lo cachas que estés si la has palmado.

En 1999, tras cuatro años de experimentación y con unos pocos conocimientos más, había eliminado los factores que contribuyeron al golpe de calor (en mi caso, todo ejercicio o exposición al sol con una humedad superior al 70 por ciento) y empecé a combinar el ECA con una exposición al frío programada.

Resultado: en cuatro semanas perdí lo que normalmente tardaba ocho semanas en perder sólo con ECA, y lo conseguí sin efectos secundarios. Empleé dos protocolos distintos, y ambos me fueron bien:

PROTOCOLO A

1. Consumí el complejo ECA 45 minutos antes de la inmersión en agua fría con el estómago vacío. Pese a que la metabolización de la cafeína (la eliminación de la cafeína) varía de una persona a otra, supuse que la concentración máxima en sangre se produciría entre 60 y 90 minutos después del consumo oral, basándome en la *farmacocinética* media de la cafeína en los sujetos varones blancos. La *farmacocinética*, normalmente en forma de gráfico, muestra las concentraciones relativas en sangre de una sustancia específica en el período posterior a la administración. El chicle con cafeína, en comparación con las pastillas, muestra niveles máximos a los 15 minutos. Las formas de administración tienen su importancia.

2. Puse dos bolsas de hielo de cinco kilos en una bañera llena de agua fría y me sumergí durante un total de 20 minutos. Esos 20 minutos se dividieron en las siguientes etapas:
   00.00-10.00 minutos: Hasta la cintura, con las piernas sumergidas, torso y brazos no sumergidos.
   10.00-15.00 minutos: Sumergido hasta el cuello con las manos fuera del agua (sentarse con las piernas cruzadas y luego reclinarse facilita el proceso en una bañera corriente).
   15.00-20.00 minutos: Sumergido hasta el cuello con las manos bajo el agua.

   ¿Parece doloroso? Lo es.

El segundo protocolo, realizado sin ECA y puesto a prueba por separado, activó el TAM y fue mucho más llevadero.

PROTOCOLO B

1. Me coloqué una bolsa de hielo en la nuca y la zona superior de los trapecios durante 30 minutos, generalmente por la noche, cuando la sensibilidad a la insulina es más baja que por la mañana.[20]

Y eso es todo.

Probé el protocolo A tres veces por semana (lunes, miércoles y viernes), y el protocolo B cinco veces por semana (de lunes a viernes). El primero me provocó grandes temblores, como si estuviera enfermo, y el segundo no provocó el menor temblor.

No obstante, examinando los resultados en la grasa corporal, el protocolo B fue, por lo visto, un 60 por ciento tan eficaz como la tortura de los baños del protocolo A.

No fue un mal resultado, teniendo en cuenta que no incluyó convulsiones.

En 1999, curiosamente, la mayoría de los investigadores estaban convencidos de que el TAM, pese a ser abundante en la tierna infancia, no existía o era casi insignificante en los adultos. Por entonces yo estaba de pleno en mi época de los baños de Guantánamo[21], y estas conclusiones no coincidieron con mi experiencia. Sólo años después se difundieron herramientas mejores, muy en particular la topografía por emisión de positrones (TEP), usándose para demostrar que el TAM está sin duda muy presente en los adultos, sobre todo en las zonas del cuello y la parte superior del pecho.

Eso explica por qué me fueron bien las bolsas de hielo en el cuello y la parte superior de los trapecios.

En el número de mayo de 2009 de *Obesity Review,* se publicó un artículo titulado «¿Hemos entrado en el renacimiento del TAM?» Yo diría que la respuesta es que sí. En el resumen del artículo se llega a la siguiente conclusión: «Estos descubrimientos recientes deberían inducirnos a concentrar nuestros esfuerzos en el desarrollo molecular de la adipogénesis marrón al plantearnos el tratamiento de la obesidad.»

Empecemos por el frío. No es agradable, pero funciona.

---

20. Este descenso vespertino se cumple en gran medida sólo en las personas no obesas; los individuos obesos suelen tener una sensibilidad a la insulina uniformemente baja a todas horas.
21. El sobrenombre del protocolo es por gentileza de uno de los sujetos de prueba de 2009.

La Edad del Hielo revisada: cuatro lugares por donde empezar

Si combinamos la investigación con los datos aportados por personas dadas al seguimiento de su propio desarrollo como Ray y sus más de 50 sujetos informales de prueba, existen cuatro sencillas opciones con las que puedes experimentar para la pérdida de grasa:

1. Ponte una bolsa de hielo en la nuca o la zona superior de los trapecios durante 20-30 minutos, preferiblemente por la noche, cuando la sensibilidad a la insulina es inferior. Yo coloco una toalla en el sofá mientras escribo o veo una película y sencillamente me recuesto contra la bolsa de hielo.

2. Consume, como hizo Ray, al menos 500 ml de agua helada con el estómago vacío inmediatamente después de levantarte. Por lo menos en dos estudios se ha demostrado que este consumo de agua incrementa el índice metabólico en reposo en un 24,30 por ciento, alcanzando su punto máximo entre 40 y 60 minutos después del consumo, si bien otro estudio probó que el efecto era inferior al 4,5 por ciento. Desayuna entre 20 y 30 minutos después siguiendo la Dieta de los Carbohidratos Lentos que se explica en capítulos anteriores.

3. Toma duchas de agua fría de 5-10 minutos antes del desayuno y/o antes de acostarte. Utiliza el agua caliente durante uno o dos minutos en todo el cuerpo, luego apártate del chorro de agua y ponte el champú y el jabón en el pelo y la cara. Con el agua totalmente fría, enjuágate sólo la cabeza y la cara. Luego ponte de espaldas al agua, dejando que el agua caiga en la zona inferior de la nuca y la parte inferior de la espalda. Mantén esta posición durante uno o dos minutos para acostumbrarte y aplícate el jabón en todas las zonas necesarias. Luego date la vuelta y enjuágate con normalidad. Cuenta con que esto te despertará como una sirena de niebla.

4. Si eres impaciente y puedes soportar aún más, date baños de 20 minutos para inducir temblores. Mira el anterior protocolo A de este capítulo, pero omite el ECA. Para mayor efecto termogénico, consume 200-450 mg de pimienta de Cayena (yo tomo 40.000 BTU o algo así) 30 minutos antes con 10-20 gramos de proteína (basta con una pechuga de pollo o un batido de proteínas). No aconsejo tomar pimienta de Cayena o capsaicina con el estómago vacío. Créeme, es mala idea.

SEIS RAZONES PARA TOMAR UNA DUCHA FRÍA

1. La exposición breve al frío (30 minutos) en humanos origina una liberación de ácido graso con el que proporcionar combustible para la producción de calor mediante el temblor. Este mismo temblor podría bastar para llevar GLUT-4 a la superficie de las células musculares, contribuyendo al aumento de músculo magro.

2. Incluso con duraciones menores, la exposición al frío con temblores podría incrementar los niveles de adiponectina y la absorción de glucosa por el tejido muscular. Este efecto podría persistir mucho después de acabar la exposición al frío.

3. En ausencia de temblores, aún es posible aprovechar la «grasa quemadora de grasa» por medio de la estimulación de la termogénesis del TAM. Curiosamente, incluso sin los temblores, hay aumentos pequeños pero inexplicables de tejido muscular magro cuando se compara el ejercicio bajo el agua (superiores) con el ejercicio en tierra.

4. El agua fría mejora la inmunidad. La exposición al frío intenso posee efectos inmunoestimulantes, y precalentar con ejercicio físico o una ducha de agua tibia puede aumentar esta respuesta. Esto puede deberse a los aumentos en los niveles de norepinefrina circulante.

5. Aunque no guarda relación con la pérdida de grasa, existe otra razón para someterse a la exposición al frío: las duchas frías son un tratamiento eficaz para la depresión. Un estudio empleó duchas a 20 °C durante dos o tres minutos, precedidas por una adaptación gradual de cinco minutos para que cause menos impresión.

6. Los resultados son visibles, naturalmente:

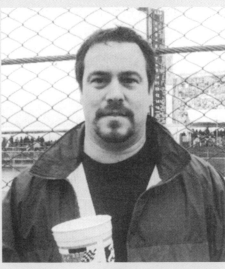

Antes

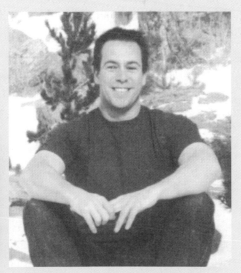

Después

HERRAMIENTAS Y TRUCOS

ColpaC Gel Wrap (www.fourhourbody.com/colpac): Estas bolsas flexibles, utilizadas en los centros de fisioterapia, pueden enfriarse rápidamente y aplicarse en cualquier parte del cuerpo, incluida la nuca, para la activación del TAM.

«Cómo hacer una auténtica bolsa de hielo por 0,30 dólares» (www.fourhourbody.com/diy-ice): Si prefieres el enfoque frugal, este artículo te mostrará lo rápido y sencillo que es hacerse uno mismo sus propias bolsas de hielo reutilizables a un coste mucho menor que el de las bolsas que se venden.

«TED Talks Lewis Pugh Swims the North Pole» (www.fourhourbody.com/pugh): Se conoce a Lewis Pugh como el oso polar humano. ¿Por qué? Atravesó a nado las aguas gélidas del Polo Norte con un Speedo y habitualmente nada en aguas heladas. En esta charla de TED verás unas imágenes sorprendentes y oirás unos comentarios contundentes sobre la práctica de la natación con frío extremo.

Los experimentos con el frío de Ray Cronise (www.raycronise.com): Explora los experimentos de Ray en la exposición al frío si quieres descubrir opciones adicionales para la pérdida de grasa. Si él es capaz de evitar que los transbordadores de la NASA queden reducidos a cenizas, puede ayudarte a ti a perder calor.

EL INTERRUPTOR DE LA GLUCOSA

El hermoso número 100

> Todo es un milagro. Es un milagro que uno no se disuelva en la bañera como un terrón de azúcar.
>
> Pablo Picasso

7.00 HORA DEL PACÍFICO, CONTROL DE SEGURIDAD, DELTA AIRLINES

Me sudaban las manos.

Ensayar explicaciones de una sola frase era cada vez más agotador, y la cola por delante de mí no avanzaba. Impaciente, empecé a desplazar el peso del cuerpo de un pie a otro, como un boxeador esperando el sonido del gong o un niño de tres años a punto de hacerse pipí.

Comprensiblemente, tal conducta puso nerviosa a la pareja de ancianos del Medio Oeste que se hallaba a mi derecha. Me planteé decirles: «Ya pueden darme las gracias por no haber seguido adelante con el plan A», pero tuve la sensación de que eso agravaría las cosas.

El plan A, hablando claro, era bochornosamente absurdo.

El plan A consistía en superar el control de seguridad y entrar en un avión con destino a Centroamérica llevando un chaleco lastrado con un peso de 25 kilos.

Dos días antes había explicado las razones a un amigo:

—No sé si los gimnasios tendrán lo que necesitamos, así que yo al menos me llevaría el chaleco.

—Hummm… Ya.

—Pero pesa demasiado para facturarlo como equipaje, así que lo llevaré puesto. El único inconveniente es que quizá sea imposible meterlo en el compartimento del equipaje de mano, así que tendría que llevar encima el maldito trasto durante todo el vuelo. Los dos bloques de un kilo son obviamente de plástico negro denso, así que los de seguridad no deberían poner problemas.

—¿Bloques? Ja, ja, ja… sí, es una excelente idea. Bueno, ya me llamarás cuando tengas la bota de un agente de seguridad en la cabeza y un fusil de asalto en el ojo. Tío, es una idea PÉSIMA.

—¿Tú crees?

—¿Una chaqueta bomba de terrorista suicida? Sí, eso creo.

Así que el chaleco se quedó en casa.

Pero ése sólo era un objeto que uno lleva encima. Por suerte, los detectores de metales no advirtieron la presencia del plan B, que no era algo que llevara encima, sino dentro de mí. Eso requirió cierto tacto. Entré en un restaurante cerca de mi puerta de embarque para hacer una comprobación. Algo iba mal.

Sentado en el rincón más oscuro que encontré, me levanté el faldón de la camisa y revisé los daños. El sensor no funcionaba.

«Joder», mascullé a la vez que hacía una mueca y lentamente me lo sacaba del abdomen. Sostuve las dos pinzas de metal que me había insertado bajo la piel la noche anterior y las observé desde todos los ángulos como si fueran un diamante. No vi ningún problema. Quizá los detectores de metal lo habían estropeado.

Los nicaragüenses de la mesa contigua habían dejado de comer y me miraban boquiabiertos.

«No pasa nada. Soy diabético», dije en español. Ésa era la explicación más sencilla que podía ofrecer, pese a que no era diabético. Ellos asintieron y prosiguieron con su comida.

Pedí un café y saqué una libreta. A pesar de este pequeño problema técnico, había conseguido ya unos datos extraordinarios.

Me pondría un nuevo implante en cuanto aterrizase en Managua.

Dos meses antes: restaurante Firefly, San Francisco

«¿Esto te interesa de verdad?»

Era una cena en grupo, y el hombre que tenía enfrente pensó que yo le daba conversación sólo por cortesía. Le había preguntado qué hacía de 9 a 5, y su respuesta fue: «Soy diseñador de instrumentos médicos.» En lo que se tarda en decir «¿En serio?», ya me había echado sobre él como un perro labrador de dos años sobre la pierna de una persona. Las veinte preguntas eran sólo el principio, y aún no había llegado el vino.

Su primo, un íntimo amigo mío, intervino cuando yo ya estaba urdiendo experimentos en mi cabeza: «Créeme. Le interesa. No piensa en otra cosa. Es una rareza suya.»

Y así fue como oí por primera vez el nombre «DexCom». Lo anoté e hice todo lo posible por comportarme con normalidad. A duras penas podía contener mi agitación.

Poco después, lo sabía todo acerca de DexCom. Telefoneé a su sede, telefoneé al jefe de marketing. Telefoneé al jefe de formación, hablé con el responsable del departamento científico, y leí acerca de Charlie Kimball una y otra vez.

Charlie Kimball es un diabético de tipo 1. A diferencia de los diabéticos de tipo 2, necesita inyectarse insulina varias veces al día. Da la casualidad de que también es piloto profesional de coches de carrera.

En 2006, Charlie pasó a ser el primer estadounidense que ganaba una prueba de la F3 Euroseries. De pronto, en 2007, a los 22 años, fue al médico por una pequeña irritación en la piel y salió de la consulta con el diagnóstico de diabetes de tipo 1. Lamentablemente, se vio obligado a abandonar el automovilismo por completo. Pincharse los dedos para hacerse lecturas del azúcar en sangre es imposible cuando uno toma curvas a la velocidad de 240 kilómetros por hora.

En 2008, Charlie volvió a sentarse al volante y cruzó la meta entre los tres primeros. ¿Cómo lo consiguió?

Fue el primer piloto automovilístico del mundo en llevar un extraño artilugio sujeto al volante: el monitor de glucosa continuo SEVEN de DexCom (MGC).

Lo consulto como si fuera uno de los indicadores de mi coche de carreras mientras corro por la pista. Son los datos de mi cuerpo. Y no es sobrecarga de información. Es perfecto.

Dicho de manera más tangible, se trata de un receptor que presenta este aspecto:

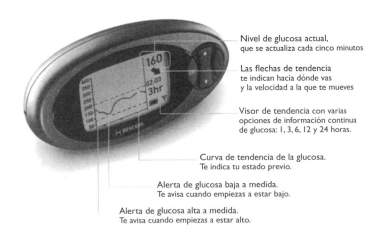

Nivel de glucosa actual,
que se actualiza cada cinco minutos

Las flechas de tendencia
te indican hacia dónde vas
y la velocidad a la que te mueves

Visor de tendencia con varias
opciones de información continua
de glucosa: 1, 3, 6, 12 y 24 horas.

Curva de tendencia de la glucosa.
Te indica tu estado previo.

Alerta de glucosa baja a medida.
Te avisa cuando empiezas a estar bajo.

Alerta de glucosa alta a medida.
Te avisa cuando empiezas a estar alto.

Charlie tiene un implante en el costado (como tenía yo) que mide sus niveles de glucosa en sangre[22] cada cinco segundos. Estos datos se transmiten a continuación al receptor, un artilugio del tamaño de la palma de una mano con un visor, donde Charlie puede ver sus niveles de glucosa en sangre en un gráfico. Se actualiza cada cinco minutos, indica sus subidas y bajadas, le avisa cuando cae demasiado deprisa y cuando corre el riesgo de hipoglucemia (azúcar bajo en sangre).

¿Por qué, pues, iba a querer yo usar este aparato si no soy diabético? ¿Por qué ibas a querer tú?

¿Y si pudieras decirme con qué comidas tienes más posibilidades de engordar?

¿Y si pudieras predecir cuándo llegarían los alimentos a tu torrente sanguíneo y programar el ejercicio para optimizar la pérdida de grasa o el aumento de la masa muscular?

¿Y si, como un atleta de resistencia, pudieras comer carbohidratos sólo cuando más los necesitas en lugar de adivinarlo con un temporizador?

La lista de deseos era interminable. Ahora sólo necesitaba verificarlos, uno por uno.

Elaborar una lista (de deseos)… y verificarla dos veces

Después de mi cena en el Firefly, empecé de inmediato a hacer una lista de las pruebas con las que soñaba, ya que ese trasto parecía capaz de aclarar unas cuantas hipótesis falsas muy arraigadas.

Hacía tiempo que estaba fascinado con el índice glucémico (IG) y el índice de la carga glucémica (CG); ambos reflejan en qué medida ciertos alimentos elevan los niveles de azúcar en sangre en comparación con un elemento de control (normalmente el pan blanco o la glucosa con un valor designado de 100). Cuanto más alto el valor del IG o la CG (este último tiene en cuenta el tamaño de la ración),[23] mayor es la subida de azúcar en sangre que provoca un alimento. Y cuanto mayor es la subida de azúcar en sangre que provoca un alimento, por lo general, más engordas.

Estos índices presentan dos problemas. El primero es que las comidas del mundo real rara vez se parecen a las comidas del laboratorio. ¿Cuándo fue la última vez que comiste 100 gramos de almidón de patata solo? En segundo lugar, los índices son los mismos para todos.

La realidad no es igual para todos. Si una persona con antepasados europeos acostumbrados a comer baguettes come pan blanco, ¿será su respuesta en

---

22. En rigor, los niveles de fluido intersticial, a partir de los cuales se extrapola la glucosa en sangre.
23. CG = (IG x cantidad de carbohidratos en gramos)/100.

sangre la misma que la de alguien con antepasados dedicados a la cría de ganado que se han alimentado históricamente de carne y escasas cantidades de almidón? No es probable, ya que los miembros del primer grupo a menudo tienen niveles más altos de la enzima amilasa, que convierte el almidón en azúcar.

El azúcar en sangre es algo muy personal.

Hay algunos resultados previsibles: comer donuts disparará el azúcar en sangre más que un volumen equivalente de melón. Pero ¿qué pasa con otras opciones menos evidentes? ¿Qué podemos decir de los remedios caseros tradicionales y las anécdotas de culturistas? He aquí una breve lista de preguntas que el DexCom nos permite plantear:

¿Es verdad que el limón o el vinagre disminuyen la CG de una comida?

¿Qué reduce más la respuesta de la glucosa, si es que la reduce: las proteínas, las verduras o la fibra?

¿Ingerir grasas y proteínas con una comida rica en carbohidratos reduce la CG más que comer cualquiera de las dos antes de la comida?

¿Beber agua en la comida aumenta o reduce la CG?

Cómo lo utilicé y qué aprendí

El 23 de septiembre fue uno de los primeros días de pruebas con el implante.

Lo probé todo, ya que quería verificar los puntos más altos y bajos. Los siguientes gráficos muestran mis datos para ese período de 24 horas, y las flechas descendentes del primer gráfico indican dónde introduje las lecturas del glucómetro.

Consignar las lecturas de sangre en el glucómetro es la única parte molesta.

El SEVEN se ha diseñado para mostrar las tendencias y avisarte cuando los cambios al alza o a la baja son excesivos. Para estar seguros de que la medición del aparato es lo más precisa posible, tienes que calibrar con un glucómetro al menos dos veces al día.

¿No quieres acabar siendo diabético? ¿Quieres poner freno a cosas como comer dulces, que pueden conducir a una diabetes en la vida adulta? Prueba a usar un glucómetro durante 24 horas. Para cada calibración del glucómetro, te clavas una lanceta (aguja) en el dedo y pones una gota de sangre en una tira, y la lectura se toma mediante un aparato portátil (el glucómetro). Muchos diabéticos de tipo 1 se pinchan los dedos más de cuatro veces al día.

Yo empecé usando un glucómetro One Touch Ultra Mini®, uno de los glucómetros más populares de Estados Unidos, pero lo abandoné al cabo de tres

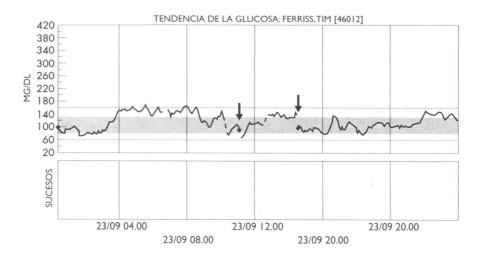

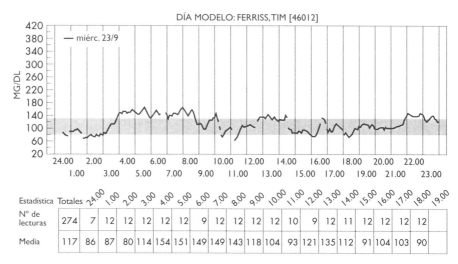

Estadística	Totales	24.00	1.00	2.00	3.00	4.00	5.00	6.00	7.00	8.00	9.00	10.00	11.00	12.00	13.00	14.00	15.00	16.00	17.00	18.00	19.00
N° de lecturas	274	7	12	12	12	12	12	9	12	12	12	12	10	9	12	11	12	12	12	12	
Media	117	86	87	80	114	154	151	149	149	143	118	104	93	121	135	112	91	104	103	90	

semanas. Los resultados eran tan irregulares que al final no me pareció fiable. Para cada calibración, quería obtener dos lecturas en la franja de los cinco puntos (miligramos por decilitro [mg/dl]), y luego introducir la media en el aparato de DexCom. Así minimizaba la posibilidad de emplear una lectura errónea en la calibración. Contaba con que el proceso requiriese dos o tres pinchazos, pero con frecuencia me exigía más de ocho. DexCom recomienda calibrar dos veces al día, pero yo tendí a hacerlo al menos tres (lo que implicaba hasta 24 pinchazos). No resulta divertido si uno tiene que usar las manos para todo.

Cualquier cosa, desde la humedad o el sudor hasta la temperatura o el contacto con el aire, puede echar a perder una lectura. Acabé confiando en el glucómetro WaveSense® Jazz, el aparato que, según observé, corregía mejor estas variables. Reducía el número de pinchazos por calibración de más de ocho a dos o tres. Lo recomiendo.

Pero hacer el seguimiento de los niveles de glucosa 24 horas al día sólo era la mitad del rompecabezas.

Yo tomaba nota de todo lo que comía, y de casi todo lo que hacía, en un cuaderno Moleskine, que después tuve que transcribir.

He aquí el 23 de septiembre, con comentarios entre corchetes, que corresponde a los gráficos de la página anterior. En este caso utilicé el OneTouch, y los nombres de los dedos seguidos de números indican la cantidad de pinchazos repetidos para el glucómetro:

Miércoles 23/9

12.22

Glucómetro: [a menudo me limpiaba varios dedos con alcohol, esperaba 30 segundos y empezaba a pinchar un dedo tras otro con múltiples lancetas]

Medio 102

Anular 88

Meñique 94

Índice 95

1.42: chuletón 200 g

1.54: 74 glucosa (MGC)

1.40-2.30: 3 vasos de vino (tinto Stap's Leap)

2.13-2.30: bistec 200 g

Dormir

10.57: Er 5 [error del glucómetro]

Meñique: 90 [exposición al aire de 5 seg.]

Índice: 96

Índice: 114 (misma aguja)

Medio: 93 (aguja nueva)

11.11: 20 almendras

11.16: 67 glucosa

11.19: 2 cdas Athletic Greens + 2 g vit. C

Descanso: 11.37:

2 huevos revueltos

4 cdtas aceite oliva

Salsa picante

11.56:

1 taza de espinacas

133 g. lentejas (primeras legumbres desde el 5/9, 18 días)[24]

12.10: 2-2,5 cdas de mantequilla de almendras con apio

13.10: 400 ml de agua fría

13.54: 40 sentadillas

Desconectado 10 min. [dejé el receptor en una mesa y me alejé]

14.35: 128 dexcom ——>

94-96 glucosa

14.37: 1 pastilla de Lipo-6

(un termogénico] + 2 g de vit. C

15.50: kombucha

Almuerzo: 16.06: ternera agripicante con berenjena

16.46: yerba mate (20 g de azúcar)

19.09: yerba mate sin azúcar

19.25: 15 almendras + 2 g de vit. C

21.00: inicio de sesión de ejercicio

21.30: final de sesión de ejercicio

21.35: superdosis de proteínas (Odwalla)

22.00: ensalada de algas (enorme)

22.15:

12-15 unidades de sashimi

1 ¾ tazones de arroz

3 tazas de té verde

23.05: 300 de AAL

23:33: 50 sentadillas

---

24. Pretendía crear artificialmente alergias alimentarias para después eliminarlas, experimento que no se ha incluido en este libro.

Compara el irregular gráfico del 23 de septiembre que aparece en la página 138 con el siguiente gráfico, del 25 de septiembre, donde la línea es casi plana. El día 25 consumí adrede comidas y tentempiés ricos en grasas para acumular testosterona antes del sexo (véase «La máquina del sexo» para saber cómo hacerlo).

Cabe señalar que, a las 22.25 de la noche anterior (24 de septiembre), también ingerí dos chuletones (de 200 gramos cada uno) con una guarnición de brócoli y espinacas, lo que explica la línea plana incluso antes del desayuno.

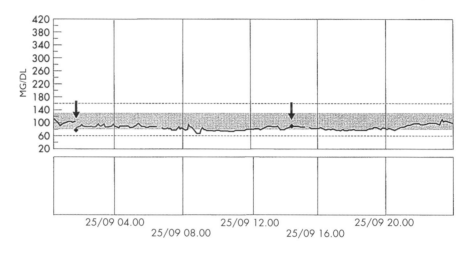

Viernes 25/9

11.50: 1 Lipo-6

12.10: 91, 86, 95, 108 glucosa

12.30: albóndigas de ternera Prather alimentada con pasto, con pesto de nuez + aceite de oliva[25]

12.42: ensalada de maíz (enorme)

17.20: 25 almendras + 300 mg de AAL

18.39:

4 nueces de Brasil[26]

Pescado / aceite de hígado de bacalao

2 cdas Athletic Greens

20.26: LIBIDO DISPARADA

Restaurante Americano

Tomates reliquia

Antipasto variado (aceitunas, embutidos, albóndigas)

21.29: Pollo con beicon

23.00-24.00: Sexo [se ve un pequeño pico en la glucosa en sangre, que se debe en parte a la liberación de glucógeno. También observé esta misma situación durante una sesión de ejercicio anaeróbico, como el levantamiento de pesas].

El 26 de septiembre, un sábado, mi día semanal del descontrol, produjo un gráfico anormalmente plano teniendo en cuenta el atracón de cruasanes de chocolate y otros manjares:

25. Si alguna vez visitas Mill Valley, en California, ve a Small Shed Flatbreads y pide este plato.
26. Ingeridas por razones específicas de la dieta no basada en carbohidratos lentos. Véase «La máquina del sexo» para más información.

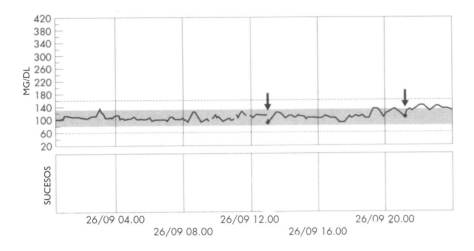

Sábado 26/9
10.40-11.40: sexo
12.40:
4 nueces de Brasil
2 cápsulas de aceite de hígado de bacalao
1 comp. para recuperación adrenal, 3 de hígado desecado [«hígado»]
12.50: 1 vaso de zumo de naranja
13.03:
2 cruasanes de chocolate
1 bollo de almendras y pasas
3 cafés con canela
13.13: listo [a veces tomaba nota del momento en que acababa las comidas por saber la duración]
13.44:
1 vaso de zumo de zanahoria
1 cruasán de almendras
15.45: kombucha
16.08-16.35: ternera agripicante + berenjena
¾ tazón de arroz integral
17.45:
20 almendras
100 g de hígado
18.45: superdosis de proteínas Odwalla con sabor a vainilla
19.30:
2 nueces de Brasil
200 g de ensalada de pollo al curry
140 g de quinoa
AFA
+ 40 aperturas de pecho con minigomas
22.04: 1 copa de vino tinto [empecé en ese momento y lo bebí despacio]
22.45:
ensalada de espinacas + tentempié de ostras
23.00: solomillo de ternera

¿Cómo es posible un gráfico tan plano el 26 de septiembre si consumí basura de manera tan ostensible?

Varios de los trucos se han abordado en «Control de daños», pero surgieron otras pautas durante las semanas de pruebas con el implante. Pautas que podéis usar en beneficio vuestro.

Los resultados

El conjunto de datos, por pequeño que sea, me permitió extraer ciertas conclusiones personales preliminares que quizás otros también puedan aplicar. He aquí unas cuantas dignas de tomar en consideración:

LO QUE CUENTA NO ES LO QUE TE LLEVAS A LA BOCA. ES CUÁNDO LLEGA A LAS CÉLULAS.

Los alimentos no llegan al torrente sanguíneo tan deprisa como yo pensaba ni mucho menos.

Cuando me implanté por primera vez el sensor SEVEN, estaba tan emocionado como una niña al cumplir diez años, y consulté los valores compulsivamente cada cinco minutos durante las comidas. Acabé haciendo interpretaciones erróneas continuamente. Mi glucosa en sangre alcanzaba 200 durante las relaciones sexuales, y yo pensé que se debía a la gimnasia horizontal, sin tener en cuenta el enorme plato de sushi que había comido dos horas y media antes. Ésta era probablemente la causa en más de un 80 por ciento.

Resultó que los alimentos y los líquidos tardaban mucho más en llegar a mi torrente sanguíneo de lo que yo esperaba. En la mayoría de los casos, alcanzaba el punto máximo entre una hora y media y dos y media después de la ingestión de comida, incluso si era sólo un yogur. El zumo de naranja alcanzaba el máximo 40 minutos después de beberlo.

Esto tiene profundas implicaciones, y por eso valieron la pena las molestias que acarreó el experimento.

¿Crees que tendrás más energía si tomas un tentempié 20 minutos antes de ir al gimnasio? Puede que no esté a disposición de tus músculos hasta una hora después del gimnasio. Solución: come una hora antes.

¿Crees que el batido de proteínas llega a tus músculos durante los valiosos 30 minutos posteriores a la sesión de ejercicio? En mi caso, si bebía el batido «posterior al ejercicio» después del ejercicio, no llegaba. Necesitaba tomarlo antes de la sesión y luego, casi inmediatamente después, regalarme con una comilona. Hacerlo una hora y media después de la sesión, como suele sugerirse, sencillamente no tenía el efecto positivo en mis músculos a tiempo.

AUMENTAR EL CONTENIDO EN GRASAS EN LAS COMIDAS INHIBE LOS SALTOS DE LA GLUCOSA MUCHO MÁS QUE LA PROTEÍNA MAGRA.

Cuanta más cantidad de grasa, y más al principio de la comida, menor es la respuesta glucémica. Come buena grasa, preferiblemente en el aperitivo, antes del plato principal. Yo ahora como nueces de Brasil y una cucharada de mantequilla de almendras nada más despertar.

LA FRUCTOSA TIENE UN EFECTO REDUCTOR DE LA GLUCOSA CONSIDERABLE Y MUY PROLONGADO, PERO ESO NO SIGNIFICA QUE DEBAS CONSUMIRLA. LA BAJA GLUCOSA EN SANGRE NO SIEMPRE EQUIVALE A UNA MAYOR PÉRDIDA DE GRASA.

Durante una semana de pruebas con el aparato SEVEN, bebí 300 ml de zumo de naranja nada más despertar como punto de referencia en lugar de pan blanco o glucosa. Una vez establecida mi respuesta típica a 300 ml de una misma marca de zumo de naranja, pude aislar una variable (como el vinagre o el zumo de limón) y medir la variación respecto a mi respuesta matutina habitual.

El zumo de naranja me ayudaba a mantener valores de glucosa medios muy inferiores a lo largo del día.

¿Significa esto que debes ingerir más fructosa? No necesariamente.

Mi pérdida de grasa se estabilizó en cuanto introduje la fructosa (los 300 ml de zumo de naranja), a pesar de que causó una agradable línea plana en torno a la marca de los 100 mg/dl.[27] En pruebas futuras, me gustaría ver si una cantidad mucho menor de fructosa en forma de fruta entera, probablemente bayas, podría emplearse para inhibir la respuesta de la glucosa sin frenar la pérdida de grasa ni causar aumento de grasa. Creo que lo ideal sería limitarla a un período de 24 horas como en un día del descontrol y consumirla 30 minutos antes de una de las dos comidas con mayor CG, de un modo parecido a como utilicé una pequeña cantidad de zumo de naranja antes de los cruasanes el 26 de septiembre.

Es fácil obsesionarse con una medición, ya sea la cifra de una báscula o la de un glucómetro. Pero como Warren Buffett, el inversor más rico del mundo, se complace en recalcar: no sólo basta con medir cosas. Tienes que medir lo que importa.

Si tu objetivo es la pérdida de grasa, los porcentajes de grasa corporal anteriores y posteriores determinan el aprobado o el suspenso, no sólo las mediciones de glucosa. No pierdas de vista lo que de verdad cuenta.

EL VINAGRE, CONTRARIAMENTE A LO PREVISTO, NO REDUJO LA RESPUESTA GLUCÉMICA. EL ZUMO DE LIMÓN, TAMBIÉN CONTRARIAMENTE A LO PREVISTO, SÍ LA REDUJO.

Existen muchas pruebas de que el vinagre reduce el índice glucémico de una comida en más del 25 por ciento. Parecen tan fiables como podría serlo cualquier «regla» de alimentación.

---

27. Las razones de esto se explican en «La dieta de los carbohidratos lentos I».

Tanto el vinagre blanco como el vinagre de sidra aparecen mencionados en la bibliografía especializada. Pero el ácido acético es ácido acético, así que cualquier vinagre de mesa que contenga al menos un cinco por ciento de ácido acético debería dar resultado[28] si consumes al menos 20 mililitros (una cucharada y media).

En mis pruebas, ni el vinagre blanco ni el vinagre balsámico tuvieron un efecto reductor en el azúcar en sangre. Incluso llegué a tomar más de tres cucharadas de vinagre antes de las comidas como último recurso. Resultado: tiempos difíciles para el estómago y ninguna ventaja perceptible.

¿Por qué no surtió efecto? Hay unas cuantas explicaciones posibles, pero las más probables son: necesito una dosis mayor, o el vinagre no incide en el metabolismo de la fructosa y muestra sus efectos en una comida rica en almidón. Recuerda que, debido a los problemas de estandarizar las auténticas comidas variadas en la vida real, empleé los cambios en las respuestas al zumo de naranja como punto de referencia.

Sin embargo, el limón mostró sus virtudes sin lugar a dudas.

Existe un sinfín de anécdotas y páginas web que afirman que el zumo de limón baja el índice glucémico. Ni mis investigadores ni yo encontramos estudios controlados con pruebas de un efecto reductor de la CG para el limón, la lima o el ácido cítrico. Lo más cercano fue el citrato, una sal o éster de ácido cítrico, combinado con otras cosas como el calcio insoluble. En mis pruebas personales, tres cucharadas de zumo de limón recién exprimido poco antes de comer (no envasado con conservantes y aditivos artificiales) parecían reducir los picos de azúcar en sangre en un 10 por ciento aproximadamente.

LA CANELA, INCLUSO EN PEQUEÑAS DOSIS, TIENE UN CONSIDERABLE EFECTO EN LOS NIVELES DE GLUCOSA.

Existen sobradas pruebas de que la canela puede utilizarse para reducir el índice glucémico de una comida hasta en un 29 por ciento. A cuatro gramos por comida o incluso seis gramos al día, puede disminuir no sólo la glucosa en sangre, sino también el colesterol LDL y los triglicéridos. Una cucharadita de canela pesa 2,8 gramos, **así que cuatro gramos de canela equivalen poco más o menos a una cucharadita y media.**

El efecto de la canela en los niveles de glucosa parece deberse en parte al hecho de que ralentiza la velocidad a la que los alimentos salen del estómago (vaciado gástrico), lo que significa que con la canela uno también se siente saciado antes.

Hice pruebas con tres especies de canela: **canela de Ceilán** *(Cinnamomum*

---

28.   O una ración de cualquier aliño sin edulcorantes que contenga en 20 mililitros el equivalente al 5 por ciento de ácido acético.

verum o *zeylanicum*, también llamada «canela verdadera»), **canela china** *(Cinnamomum cassia* o *aromaticum)*, y la **canela de Saigón** *(Cinnamomum loureiroi,* también conocida como canela vietnamita).

Aunque en ciertos círculos culturistas se piensa que la canela china es inferior a la de Ceilán o totalmente ineficaz, ha reducido la reacción glucémica tanto en estudios publicados como en mi propia experiencia. Esto es una suerte, ya que la canela china es lo que suele encontrarse en las cafeterías y restaurantes cuando uno pide «canela». Yo descubrí que la canela de Saigón es la más eficaz, seguida muy de cerca por la china y en tercer lugar por la de Ceilán.

En cuanto a la disminución de la respuesta glucémica, descubrí que los niveles de eficacia son los siguientes, de mayor a menor:

1. **Consigue canela recién molida o muélela tú mismo.** Si tú, al igual que yo, tienes un especiero de soltero, lleno de especias con tres años de antigüedad, tíralas todas y consigue materia prima nueva. Los polifenoles y los ingredientes activos se degradan con el tiempo y con la exposición al aire.

2. **Aprende a identificar las especias.** Por desgracia, no se exige por ley a los envasadores estadounidenses que especifiquen la clase de canela en la etiqueta. ¿No estás seguro de si la canela en rama es china? Los bastoncitos de canela se enrollan por los dos lados, como un pergamino. En el caso de la canela de Ceilán, se enrollan sólo por un lado, como si enrollaras una toalla de baño. Distinguir la canela en polvo es más difícil, ya que el tiempo influye, pero la china tiende a ser de un tono marrón rojizo más oscuro, y la de Ceilán de un color tostado más claro.

3. **No tomes demasiada.** Es fácil sobrepasarse con la canela, pero contiene sustancias activas que pueden ser perjudiciales si se consume en exceso. La cumarina, sólo por poner un ejemplo, es un poderoso anticoagulante y algunos envases de canela en Europa llevan una etiqueta de advertencia por esta razón. No ingieras más de cuatro gramos al día. Yo echo unos pellizcos en el café y me limito a dos o tres tazas a lo largo de todo el día.

Reiterando, a partir de las tablas de referencia de densidad de los materiales, el peso de la canela es de 0,56 gramos por centímetro cúbico = 0,2 cucharaditas, por lo que **una cucharadita contiene 2,8 gramos de canela.**

Por consiguiente, cuatro gramos de canela = 4 dividido por 2,8, o poco más o menos una cucharadita y media. No consumas una cantidad mayor al día.

LO QUE DETERMINÓ LA RESPUESTA GLUCÉMICA FUE, MÁS QUE LA CALIDAD, LA CANTIDAD Y LA DURACIÓN DE LAS COMIDAS.

Incluso consumiendo sólo proteínas y verduras, pude elevar la glucosa hasta 150 mg/dl sin gran esfuerzo. Cierto es que como igual que un perro hambriento. En el restaurante Whym de Manhattan un amigo me apodó «Orca» después de verme engullir tan tranquilo un trozo de atún de aleta amarilla del tamaño de mi puño. Para él, eso era anormal. Para mí era la única manera de comer: deprisa.

Lo más fácil que puedes hacer para disminuir los picos de glucosa es comer despacio. Tuve que dividir metódicamente el plato en tercios y disciplinarme para esperar cinco minutos entre tercio y tercio, por lo general con la ayuda de un té con hielo y rodajas de limón. También va bien beber agua para diluir la digestión (esto se me da de maravilla), comer raciones menores (esto no se me da tan bien) y masticar más (esto a Orca se le da fatal).

Las cuatro estrategias sirven para reducir la cantidad de comida que se digiere por minuto, lo que determinará la magnitud de tu arco de glucosa.

Dos ejemplos del mundo real:

1. Matt Mullenweg, principal impulsor de la plataforma dedicada a la creación de blogs, perdió unos ocho kilos con un único cambio: masticar cada bocado veinte veces. El número exacto carecía de importancia. Fue el hecho de tener un número concreto lo que ayudó. Contarlo obligó a ir más despacio y tomar conciencia del tamaño de cada porción, con lo que era más difícil que comiera en exceso. Yo no tengo la paciencia necesaria para masticar como los humanos normales, pero Matt sí.

2. Las mujeres argentinas tienen fama de estar estupendas y de comer fatal. En total, he pasado unos dos años en Buenos Aires, y la dieta argentina para mujeres consiste por lo visto en poco más que cappuccinos, galletas y pastas diversas, dulce de leche, helado y, para cenar, carne y ensalada con un acompañamiento de pasta. ¿Eso se debe sólo a una genética extraordinaria? Lo dudo. Varios amigos míos varones han viajado con sus novias argentinas, mujeres muy menudas, que, una vez en Estados Unidos y Europa, engordaban inmediatamente entre 5 y 10 kilos. ¿Y eso por qué? Las propias chicas lo reconocieron: raciones más grandes y mayor velocidad a la hora de comer. Es posible que la gente guapa de Buenos Aires ingiera un amplio espectro de calorías en comida basura, pero tiende a hacerlo con bocados pequeños y durante un prolongado período de tiempo.

Aminora la marcha y deléitate con el olor de las rosas.
Dedica como mínimo 30 minutos a cada comida.

PARA UNA PÉRDIDA DE GRASA MÁS RÁPIDA, MINIMIZA A NO MÁS DE DOS AL DÍA LOS PICOS DE AZÚCAR EN SANGRE QUE REBASAN LOS 100.

Pude mantener una pérdida de grasa rápida si mi nivel de azúcar no subía por encima de los 100 mg/dl más de dos veces al día. La pérdida de grasa fue ligeramente mayor cuando permanecía por debajo de los 90, pero esto era difícil de conseguir sin prescindir de las legumbres y sin seguir una dieta más ketogénica. Por comodidad y para la vida social, prefiero el enfoque de los carbohidratos lentos, a menos que esté haciendo dieta para mantener la grasa corporal por debajo del 8 por ciento.

La regla de los 100 mg/dl excluye el día del descontrol, en que todo está permitido. Los días que no son de descontrol, emplear la fructosa o las dietas de semiinanición para permanecer por debajo de los 100 mg/dl es contraproducente y se considera una trampa.

Pero ¿cómo puedes mantenerte por debajo de los 100 mg/dl si no llevas un implante en el costado?

Basta con que sigas un puñado de sencillas reglas basadas en la literatura especializada y en mi seguimiento personal, aparte de los principios básicos de la Dieta de los Carbohidratos Lentos:

- Ingiere cantidades adecuadas de grasa en cada comida principal. No hay problema con la grasa saturada si es de carne sin tratar con antibióticos ni hormonas.
- Destina al menos 30 minutos al almuerzo y la cena. El desayuno puede ser menos abundante y, por tanto, consumirse más deprisa.
- Experimenta con la canela y el zumo de limón justo antes o durante las comidas.
- Emplea las técnicas presentadas en «Control de daños» para los descontroles accidentales o planeados. Ten en cuenta que las técnicas de ese capítulo te ayudarán a minimizar los daños durante unas 24 horas, no mucho más.

HERRAMIENTAS Y TRUCOS:

DexCom Seven Plus (www.dexcom.com): El DexCom Seven Plus es el monitor de glucosa continuo que usé hasta la saciedad. Es un implante que te proporciona los datos aproximados de 288 muestras de sangre de la yema del dedo al día. Para mí fue de un valor inestimable, incluso no siendo diabético.

Glucómetro WaveSense Jazz (www.fourhourbody.com/jazz): Éste es, por orden de magnitud, el mejor glucómetro que encontré. Es pequeño, sencillo de usar y extraordinariamente constante en las mediciones, ya que tiene en cuenta y corrige los factores medioambientales. Para quienes no desean un implante pero quieren disponer de una información sobre la que actuar en cuanto a su respuesta a los alimentos, ésta es una excelente opción.

Glucose Buddy (www.fourhourbody.com/app-glucose): El Glucose Buddy es una aplicación gratuita para el iPhone dirigida a los diabéticos que permite introducir manualmente los datos de glucosa, el consumo de carbohidratos, la dosis de insulina y los niveles de actividad, y hacer un seguimiento de los mismos.

Juliet Maer Fine Spices & Herbs (www.julietmae.foodzie.com): Aquí se puede comprar la deliciosa canela de Juliet Mae. Empleé su selección para todas las pruebas, lo que incluye la canela china, de Ceilán y de Saigón.

Chaleco lastrado ajustable corto MiR de 22 kilos (www.fourhourbody.com/vest): El mejor chaleco lastrado existente. Éste es el que estuve a punto de ponerme al pasar por el control de seguridad del aeropuerto. Si quieres acabar con una culata de fusil en la cabeza en la aduana, es la elección ideal.

LA ÚLTIMA MILLA

Perder los últimos 2-4 kilos

> **Vi un ángel en el mármol y lo esculpí hasta liberarlo.**
>
> Miguel Ángel

Eché una ojeada a mi cuaderno y leí la primera pregunta:

—¿Cuál es el mayor error que cometen los culturistas «naturales», los que no toman fármacos?

—¿Culturistas naturales? —John Romano se echó a reír—. El mayor error de los culturistas «naturales» es creerse que son naturales. Comer veinte pechugas de pollo al día no es natural. Lo mejor que puedo decir de ellos es que consumen fármacos que se venden sin receta.

Y así empezó nuestra conversación. Iba a ser una entrevista divertida.

Romano venía tomándole el pulso al aumento físico desde hacía más de dos décadas como director de la revista *Muscular Development (MD)*. *MD* es la revista más seria que actúa como intersección, en el seno del salvaje mundo del culturismo, entre la investigación publicada y la experimentación. A John no le bastó con *MD*, así que la dejó para llevar los límites aún más allá en una página web llamada RX Muscle.

Me puse en contacto con él a fin de hablar de los detalles concretos de los enfoques con y sin fármacos para obtener una grasa corporal por debajo del 10 por ciento, ya que él ha observado a millares de conejillos de Indias y sus resultados. El propio John es la prueba viva de sus hallazgos: parece un treintañero y ha pasado ya de los cincuenta, lo que atribuye a las pocas veces que se ha sometido a un entrenamiento de resistencia a la manera del EAI (véase «De menudo a forzudo»), a una sencilla dieta libre de decisiones y a una «cantidad moderada de los fármacos adecuados».

La dieta que sigue para la pérdida de grasa, y que recomienda a los competidores, es también la de su socio, a quien conoceremos más adelante: Dave Palumbo, alias *Jumbo*. Es una manera eficaz y elegante de perder los últimos 2-4 kilos que parecen resistirse a todo lo demás.

El siguiente menú es para un varón de 90 kilos con un nivel de grasa corporal del 10-12 por ciento, y los gramos de proteínas (227 gramos para un varón de 90 kilos) deben ajustarse 28 gramos arriba o abajo por cada 4 kilos de peso corporal *magro* (por ejemplo, 199 gramos para 86 kilos, 254 gramos para 94 kilos) con una ingestión mínima por comida de 113 gramos. En otras palabras, aunque peses 45 kilos, no debes reducir los gramos de proteínas por debajo de 113.

Para que te hagas una idea: media taza de almendras son unas 60 almendras, y 227 gramos de proteína magra es aproximadamente el tamaño de tu puño.

He aquí la pega: **Una de estas comidas tiene que tomarse cada tres horas mientras estás despierto, y debes comer durante la primera hora después de levantarte y la última antes de acostarte.** El apetito no es ya el motor para la ingestión de comida. El tupper es tu amigo, y el reloj tu sargento, de instrucción. Está prohibido saltarse las comidas, así que compra en abundancia y prepara las comidas por adelantado en caso de necesidad.

Si pesas menos de 70 kilos, usa el límite inferior de la ingestión de proteínas, establecido en 113 gramos (o 30 gramos si se trata de batidos de proteínas) y toma cantidades menores de los complementos: un cuarto de taza de nueces o una cucharada de mantequilla de cacahuete o una cucharada de aceite de oliva virgen extra (AOVE) o aceite de macadamia.

Toma una de estas comidas cada tres horas mientras estás despierto:

Opción 1: 50 g de proteína aislada del suero de leche + media taza de nueces o dos cucharadas de mantequilla de cacahuete.

Opción 2: 227 g de pescado cocido, blanco, sin grasa (nada de salmón, caballa, etcétera) + media taza de nueces o dos cucharadas de mantequilla de cacahuete. Entre los pescados aceptables se incluyen, aunque no se limita a éstos, el atún magro, el pescado blanco, la lubina, el bagre, el lucio, la pescadilla y la platija.

Opción 3: 227 g de pavo o pollo cocidos + media taza de nueces o dos cucharadas de mantequilla de cacahuete.

Opción 4: 227 g de proteína grasa cocida: carne roja (falda), carne picada, pescado graso o ave de carne oscura + una cucharada de aceite de oliva o aceite de macadamia.

Opción 5: Cinco huevos enteros (más fácil si son duros).

Se permiten cantidades ilimitadas de lo siguiente en cada comida:

Espinacas
Espárragos
Coles de Bruselas
Col rizada
Berzas
Grelos
Brócoli y otras verduras crucíferas

Se puede añadir una cucharada de aceite de oliva o macadamia como aliño, siempre y cuando no hayas incluido la media taza de nueces o las dos cucharadas de mantequilla de cacahuete en esa comida. En las opciones de comidas con menos grasas, puedes utilizar un aliño de ensalada con un poco más de aceite: dos cucharadas de aceite de oliva o aceite de macadamia.

No se permiten el maíz, las alubias, los tomates ni las zanahorias, pero se recomienda una comida trampa entre cada siete y diez días.

Es sencillo y eficaz.

LO QUE AÑADEN LOS CULTURISTAS Y A TI NO TE CONVIENE

La dieta anterior puede llevarte a un 8 por ciento de grasa corporal o incluso menos. De más está decir que se llega a un punto en la reducción en que cada nuevo 1 por ciento de disminución es más difícil que el 5 por ciento anterior.

Si con el ejercicio y la dieta tocas techo, ¿cómo demonios se las apañan los culturistas para estar por debajo del 4 por ciento de grasa subcutánea?

En una palabra: fármacos.

El programa de Romano previo a una competición que aparece en la página siguiente presupone a un culturista bien entrenado de entre 90 y 100 kilos y de 1,75 de estatura con un 10-12 por ciento de grasa corporal que se queda en 80-85 kilos con un 6-8 por ciento de grasa corporal antes de poner en práctica el régimen con fármacos. El día de la competición, debería aumentar hasta los 90-92 kilos con menos de un 4 por ciento de grasa corporal.

Casi todos los fármacos que se incluyen en la lista pueden tener graves efectos secundarios si se utilizan mal. Busca en Google «Autopsia de Andreas Munzer» para ver qué puede ocurrir cuando cometes errores.[29] No intentes esto en casa.

29. Munzer añadió otros muchos fármacos que probablemente contribuyeron al fallo de sus órganos y a la muerte, incluidos EPO, Cytadren y diuréticos.

«Ésta es, en mi opinión, la mejor manera de prepararse —dice Romano—, pero hace falta paciencia, y eso suele ser más difícil de conseguir que el músculo. Entrena con una intensidad muy alta (una parte del cuerpo al día, cinco días por semana) y haz cardio (30-40 minutos al día). Continúa con este régimen durante tu fase "predieta". Te conviene reducir la grasa corporal a un nivel MUY bajo con una dieta sin carbohidratos: por debajo del 8 por ciento. Tienes que mantener la intensidad y el cardio. Probablemente esto te llevará entre 10-12 semanas. Por disparatado que parezca, hay que reducir un poco el músculo que acabas de formar y agotarte lo máximo posible.

»En ese momento le pones la salsa. Un Sustanon en días alternos con 75 mg de trembolona (Tren) o 200 mg de Deca-Durabolin (Deca). Hormona del Crecimiento (HC) dos UI (unidades internacionales) cada día. Añade 75 g de carbohidratos a tus primeras tres comidas. Bebe 40 g de proteína aislada del suero de leche antes de acostarte. Levántate cuatro horas después y bebe otros 40 g. Reduce el cardio a 30 minutos, cuatro veces por semana, y sigue aumentando la intensidad de entrenamiento.

»Al cabo de ocho semanas, sustituye el Sustanon y el Tren por Equipoise (EQ): 150 mg día sí, día no, y Primo Depot, 400 mg una vez por semana. Aumenta la HC a cuatro UI diarias. Reduce los carbohidratos gradualmente hasta llegar a cero al final de la primera semana. Pasa a un entrenamiento con menor peso y mayor número de repeticiones, pero todavía con alta intensidad. Aumenta el cardio a 30 minutos diarios, seis días por semana. Empieza a practicar las posturas obligatorias 30 minutos cada noche. Ve aumentando hasta mantener cada postura durante un minuto.

»Al cabo de cuatro semanas, añade 100 mg de Masteron en días alternos, 100 mg de Winstrol (Winny) cada día, dos Clembuterol (Clem) cada cuatro horas, 25 microgramos de T-3 cada mañana, y un tapón de GHB antes de irte a dormir. Aumenta la sesión de poses en otros 30 minutos por la mañana y 30 minutos por la noche. Puedes seguir con esta rutina entre cuatro y seis semanas más.

»Dos semanas antes: deja el Clem. Añade 25 microgramos de T-3 antes de acostarte. Elimina la grasa de la dieta.

»Una semana antes: vuelve a tomar el Clem, con la misma dosis anterior. Suprime la HC.

»Tres días antes: suprime el sodio, añade 50 g de carbohidratos en la primera comida, deja el cardio, aumenta el consumo de agua hasta al menos nueve litros al día.

»Dos días antes: última sesión de entrenamiento; todo el cuerpo, muchas repeticiones con intensidad extrema. Añade 50 g de carbohidratos a las dos primeras comidas. Suprime el batido de proteínas a mitad de la noche.

»Un día antes: añade 75 g de carbohidratos a las dos últimas comidas. Deja de beber agua a las 20.00 horas: después de eso, sólo pequeños sorbos, los menos posible. Suprime el Clem. No tomes el batido antes de acostarte.

»Deberán introducirse pequeñas modificaciones en este sistema durante su progresión, ya que cada persona reacciona de manera distinta. Pero esto debería ser un buen punto de partida.»

La estética es una cosa, lo terapéutico es otra. Para hacernos una idea de esto último, aprendamos de Nelson Vergel.

ESTEROIDES 101: LA REALIDAD FRENTE A LA FICCIÓN

En 2001, Lee Brown, el alcalde de Houston, declaró el 13 de septiembre «Día de Nelson Vergel».

Tras descubrir que era seropositivo en 1987, Nelson ha consagrado su vida a fomentar las investigaciones sobre el sida, tanto para la prevención como para el tratamiento. Durante dos años fue miembro del Comité de Trastornos Metabólicos en el Grupo de Pruebas Clínicas del Sida (GPCS) en Washington, la mayor organización de investigación del VIH/sida del mundo.

Se le conoce más por sencillas intervenciones que han contribuido a salvar muchas vidas y mejorar otras miles.

Nelson describe con sus propias palabras los resultados de uno de estos enfoques, empleado por él:

Mis células CD8, que pueden ser uno de los barómetros más importantes para la longevidad en las personas infectadas de sida, pasaron de 900 a 2.500 células [por milímetro cuadrado], ¡y mis síntomas desaparecieron! En toda mi vida me había sentido mejor ni había tenido mejor aspecto. Ni siquiera cuando era seronegativo.

Jeff Taylor, que es seropositivo desde hace más de 25 años, tenía un fallo pulmonar y sólo dos células T cuando empezó un tratamiento parecido. Al cabo de seis semanas, tenía 300 células T. Eso le salvó la vida.

El tratamiento misterioso no era un nuevo cóctel antiviral. De hecho, no era ni mucho menos nuevo.

Eran los esteroides anabólicos. Nelson utilizó concretamente cipionato de testosterona y Deca-Durabolin® (decanoato de nandrolona), y Jeff tomó Anavar® (oxandrolona).

Esto resulta desconcertante para la mayoría de la gente. ¿No se supone que los esteroides te matan, o como mínimo provocan cáncer o un fallo hepático?

¿Cómo es posible que la mismísima oxandrolona consumida por Jeff «haya resultado ser una de las terapias con mejor relación coste-resultado y menos tóxica hasta la fecha» para el tratamiento de hombres con quemaduras graves?

Tras revisar exhaustivamente la literatura especializada y entrevistar a científicos y usuarios, Bryant Gumbel, el presentador de *Real Sports with Bryant Gumbel*, llegó a la siguiente conclusión el 21 de junio de 2005:

Como han puesto de manifiesto los organismos oficiales de todo el país, los estadounidenses, cuando se trata de drogas, rara vez optan por la lógica cuando pueden elegir la histeria. Por poner un ejemplo: el reciente revuelo por los esteroides. A la luz de los excesos mediáticos, las declaraciones públicas y las lamentaciones de Washington, cabría suponer que las pruebas científicas que establecen el riesgo para la salud de los esteroides son abrumadoras. Pero no es así. Muy al contrario, cuando se trata del consumo de esteroides entre varones adultos, las pruebas revelan que, pese a tanto humo, prácticamente no existe el fuego.

Este resumen, huelga decir, va contra todo lo previsto.

¿Qué son exactamente los esteroides?

¿Sabías que los anticonceptivos son en rigor esteroides?

Esto también puede decirse de las inyecciones de cortisona que Curt Schilling, candidato a ser uno de los grandes del béisbol de todos los tiempos, empleó en la Serie Mundial de 2004, las mismas inyecciones antiinflamatorias que se administró Andre Agassi en su último Abierto de Estados Unidos.

Los esteroides representan una clase de hormona importante y extraordinariamente amplia, y se encuentran centenares de variantes en plantas, hongos y animales. Si eliminases los esteroides de tu organismo, te morirías.

El término «esteroides» se emplea muy a menudo en los medios para hacer referencia a los esteroides anabólico-androgénicos (EAA), conocidos más comúnmente como esteroides anabólicos. Estos compuestos son variaciones de la hormona testosterona o están concebidos para imitar los efectos de la testosterona.

La nandrolona, por ejemplo, es testosterona modificada químicamente para minimizar su transformación en estrógenos o DHT, menos androgénica gracias a este último cambio; es decir, tendrá un efecto menos potenciador en rasgos masculinos secundarios, como el crecimiento del vello (o la pérdida del pelo en la cabeza) o modificaciones en las cuerdas vocales que generan voces más graves.

Debajo vemos la comparación entre una testosterona normal y la forma comercialmente más popular de la nandrolona, Deca-Durabolin® («Deca»), que tomó Nelson. Deca también es un EAA que supuestamente utilizaron Barry Bonds y Roger Clemens.

Testosterona   Nandrolona

He consumido legalmente esteroides anabólicos en dosis bajas y otros agentes de crecimiento bajo supervisión médica tanto antes como después de intervenciones quirúrgicas en las articulaciones. Varios médicos estudiaron los análisis de sangre entre cada dos y cuatro semanas para asegurarse de que no surgían complicaciones. Estos fármacos están concebidos específicamente para aumentar la síntesis de proteínas; en el caso de mis operaciones, su administración fue un uso moderado y correcto de las herramientas adecuadas.

¿Recomiendo el consumo recreativo o cosmético sin supervisión médica o sin recetas legales? No. Los esteroides anabólicos son sustancias controladas de Clase III, y pueden caerte hasta tres años de cárcel por posesión y hasta diez años si se te condena por tráfico o intento de tráfico.

¿Pienso que niños, adolescentes y mujeres sanos deben tomar potentes hormonas masculinas? Claro que no.

¿Pienso que los deportistas deben ser descalificados si violan las normas de su especialidad? Sin duda.

Pero no hay que distorsionar los datos científicos. Son fármacos valiosos con aplicaciones reales.

Es la dosis lo que los convierte en veneno

He aquí una pequeña muestra de efectos secundarios bien documentados, proporcionada por los Institutos Nacionales de Salud:

- Hinchazón de ojos, cara, labios, lengua o garganta
- Resuello o dificultades respiratorias
- Aceleración del pulso
- Aceleración de la respiración
- Zumbido en los oídos
- Pérdida de la audición
- Vómitos de sangre
- Sangre de vivo color rojo en las deposiciones

La lista debería asustarte.

Debería asustarte porque éstos no son los efectos secundarios de los esteroides anabólicos. Éstos son los efectos secundarios habituales de la aspirina.

Primera regla del consumo de fármacos: no existe ningún fármaco inocuo

Algunos fármacos son más inocuos que otros, pero casi cualquier cosa puede matarte en dosis altas. Es la dosis lo que los convierte en veneno.

No lo olvides nunca, y no confundas los efectos de un consumo moderado con los de un claro abuso.

Es la diferencia entre un único ciclo de 8-12 semanas de testosterona inyectable a dosis bajas debido a una intervención quirúrgica, por un lado, y las megadosis sin periodicidad cíclica del esteroide oral Anadrol-50 ® para el culturismo de élite, por el otro lado. Es la diferencia entre una aspirina infantil (75-85 mg) y medio frasco de aspirinas. Es la diferencia entre tomar una copa de vino antes de acostarse y beber botellas hasta despertar en la unidad de cuidados intensivos.

El sensacionalismo es más habitual que la buena información científica, y no tiene nada que ver lo uno con lo otro.

HERRAMIENTAS Y TRUCOS

RXMuscle con John Romano y Dave Palumbo (www.rxmuscle.com): Si tienes alguna duda sobre fármacos, no me preguntes a mí. No soy médico ni experto. John Romano y Dave Palumbo, en cambio, han vivido dentro el culturismo profesional y la potenciación física desde hace décadas. Ambos han visto los mejores y peores resultados en la guerra química del deporte. En RXMuscle puedes formular a profesionales tus preguntas referentes a los EAA y otros fármacos potenciadores del rendimiento (FPR).

DVD *Bigger, Stronger, Faster* (www.fourhourbody.com/bigger): De los productores de *Bowling for Columbine* y *Fahrenheit 9/11*, este excelente documental explora el consumo de esteroides en el país más grande, más fuerte y más rápido del mundo: Estados Unidos. El elenco incluye desde Carl Lewis y varios médicos hasta Louis Simmons, de Westside Barbell. Ha recibido una asombrosa valoración positiva del 96 por ciento en RottenTomatoes.com.

Medibolics (www.medibolics.com): Esta página web, publicada por Michael Mooney, proporciona abundante información sobre el uso médico de los esteroides anabólicos, la hormona del crecimiento y los suplementos poco ortodoxos para la prevención de la pérdida de tejido magro en personas con enfermedades que provocan la pérdida de masa muscular, incluido el sida.

***Anabolics*, 9ª edición (www.fourhourbody.com/anabolics):** Este libro de 800 páginas es el manual de referencia sobre anabolizantes más vendido en el mundo. Entre sus elementos más destacados incluye comentarios sobre casi 200 compuestos farmacéuticos, detalladas explicaciones de los verdaderos riesgos de los anabolizantes, estrategias para la prevención y reducción de daños, apartados sobre los ciclos y las combinaciones de esteroides para no programar ciclos basándose en especulaciones, y unas tres mil fotografías en color de productos farmacológicos legales, falsificados y clandestinos.

AUMENTAR LA MASA MUSCULAR

CREAR EL POSTERIOR PERFECTO

(O PERDER CASI 50 KILOS)

> Yo soy mi propio experimento. Yo soy mi propia obra de arte.
>
> Madonna

> La espalda es para los levantadores de pesas lo que los bíceps para los culturistas.
>
> Randall J. Strossen, director de la revista *MILO*.

Este capítulo enseñará a hombres y mujeres a crear una cadena posterior sobrehumana, lo que incluye todos los músculos desde la base del cráneo hasta los tendones de Aquiles.

Al mismo tiempo, también enseñará a las mujeres a crear el trasero perfecto y perder cantidades espectaculares de grasa.

Para conseguir una fuerza y un sex appeal máximos en el mínimo tiempo, hay que concentrarse en la cadena posterior.

La apuesta

«Hemos hecho una apuesta.»

Esa tarde Tracy Reifkind llegó al trabajo previendo un turno normal. Pero seis de sus compañeras habían alcanzado el punto de masa crítica y creado un bote de apuestas. Cada una había puesto 100 dólares, y los 600 acumulados se los llevaría quien perdiese el mayor porcentaje de grasa corporal en doce semanas. Tracy fue la séptima, el número de la suerte, y subió el premio a 700 dólares.

Era el momento oportuno.

Tracy había sido una niña regordeta cuando los niños no eran regordetes. Había seguido ganando peso a lo largo de toda su vida y acabó con 111 kilos a los 41 años. Se había resignado a un triste destino: nunca disfrutaría de ciertos placeres básicos, como ponerse una camiseta de tirantes. Ésa era la suerte que le había tocado.

Pero el peso le creaba problemas de salud. Se había convertido en una cocinera gourmet con el sueño de visitar Italia, y el viaje —ya casi a su alcance— se veía ahora en peligro a causa de su obesidad. Experimentaba trastornos gastrointestinales que le impedían viajar.

«Todos mis problemas tenían que ver con la gordura. Cada día sentía que esquivaba una bala. Me negaba a ir al médico porque no quería saber que era prediabética o que tenía una enfermedad cardiovascular. Sencillamente me gustaba comer y no estaba dispuesta a parar. Por supuesto, sabía qué debía hacer. Pero esa apuesta, ese hecho, me brindó el motivo y la ocasión.»

Tracy respondía bien a los desafíos. Por alguna razón estaba convencida de que ganaría. La verdadera duda era: ¿cómo?

La respuesta, inesperadamente, le llegó de hombres fuertes.

Los brazos de Michelle Obama

Tracy se quedó de una pieza al mirarse en el espejo de un probador de San José. Se puso los vaqueros nuevos y se dio media vuelta. Luego se volvió a dar la vuelta. Por más veces que girase, no acababa de asimilar la imagen.

«¿Cómo es posible? ¿Ésa soy yo?» Veía unos brazos que nunca había visto. Llevaba además su camiseta de tirantes.

Tracy Reifkind había perdido más de 45 kilos (20 kilos de grasa en las primeras 12 semanas) y ganado la apuesta. Pero las cifras por sí solas no le hacen justicia a su cuerpo: esta madre de dos hijos de una familia con dos ingresos aparentaba diez años menos con sus 58,79 kilos.

El secreto no residía en sesiones aeróbicas maratonianas, ni en una restricción severa de calorías. Residía en el movimiento de balanceo con pesas rusas, dos veces por semana con sesiones de entre 15 y 20 minutos. La duración máxima de una sesión era de 35 minutos.

Fue su marido quien la introdujo en las pesas rusas, Mark Reifkind, antiguo entrenador del equipo nacional de halterofilia, que también compitió contra Kurt Thomas en gimnasia olímpica.

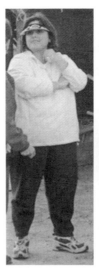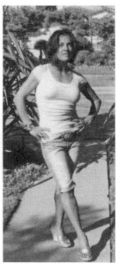

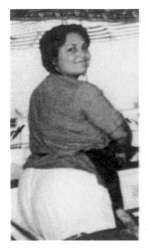 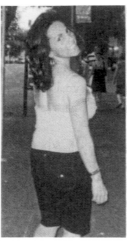

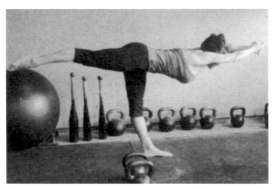

Cuerpo de diseño: Tracy eliminó las curvas que no quería y añadió las curvas que sí quería. Obsérvense las pesas rusas, que parecen bolas de cañón con asa, alineadas contra la pared.

«Toda mujer quiere los brazos de Michelle Obama. La verdad es que es posible tenerlos, y también un nuevo cuerpo en cuatro semanas. El balanceo a dos manos es la joya. Si tuvieras que hacer un único movimiento durante el resto de tu vida, haz el balanceo con pesa rusa.»

Estoy plenamente de acuerdo con Tracy, pese a que el camino que me llevó a mí al balanceo fue muy distinto.

En 1999, yo hacía tres veces por semana un peregrinaje de Princeton a Filadelfia, donde me entrenaba en un gimnasio llamado Maxercise. Para la sesión de ejercicio de 45 minutos que justificaba el traslado, viajaba más de dos horas. Steve Maxwell, el dueño del Maxercise, había ganado seis veces la medalla de oro panamericana en jiu-jitsu brasileño (más tarde sería campeón del mundo dos veces) y tenía un máster en ciencias del deporte. Entre sus clientes se contaban desde el FBI y los Servicios Secretos hasta los jugadores de béisbol de los Phillies y los Dodgers. Se concentraba exclusivamente en los resultados medibles. Si algo no daba resultado, duraba poco en el gimnasio de Maxwell.

Yo conocí las pesas rusas una fría tarde de invierno en la cámara de tortura de la segunda planta del Maxercise. Por lo general, las reservaba para los luchadores y los aspirantes a hombres fuertes. La mayoría de los movimientos de alta velocidad con las pesas rusas, como la «arrancada»,[1] considerado estándar en los programas de entrenamiento, no iban bien para mis hombros lesionados. Dejé las pesas rusas después de dos sesiones.

Hasta seis años después no comprendí lo sencillas que podían ser las pesas rusas. Un solo movimiento: el balanceo.

---

1.   Más curioso aún, el peso de las pesas rusas se mide en «poods» rusos.

Desde el jiu-jitsu hasta Nueva Zelanda: el balanceo de la pesa rusa

Mucho antes de conocer a Tracy, conocí en Buenos Aires a El Kiwi.

Casualmente, a principios de 2006, él recibía una clase particular de español en la misma cafetería donde yo terminaba el manuscrito de *La semana laboral de cuatro horas*, y enseguida entablamos una estrecha amistad. Él había competido en la elite del rugby en Nueva Zelanda, y estaba igual de orgulloso, como enseguida supe, de aplicar su licenciatura en Fisiología del Ejercicio para perfeccionar la cadena muscular posterior de las mujeres.

Me lo contó ante una botella de Catena Malbec. Su obsesión empezó cuando vio a una bailarina de samba profesional en Brasil mantener en equilibrio vasos de tequila en lo alto de cada nalga en un club de baile. Lamentando la ausencia de escenas parecidas en su país, se propuso la misión de aislar los mejores ejercicios para crear nalgas dignas de unos vasos de tequila.

En 2000, había depurado su enfoque hasta convertirlo en una ciencia. En cuatro semanas consiguió que la que por entonces era su novia, una chica de origen chino con un perfil de tabla de surf, fuera elegida por votación una de las diez estudiantes más sexys de la Universidad de Auckland entre 39.000. Tiempo total: cuatro semanas. Otras estudiantes le preguntaron sin cesar cómo había conseguido unos glúteos tan por encima de los isquiocrurales.

Si El Kiwi hubiese podido responder por ella, habría dicho: «Añade repeticiones y peso a los balanceos.»

En 2005, se renovó mi interés por las pesas rusas. Volví de Argentina a Estados Unidos y compré una pesa rusa de 24 kilos. No hice más que una serie de 75 balanceos una hora después de un desayuno ligero y rico en proteínas, dos veces por semana, los lunes y viernes. Al principio no podía completar las 75 repeticiones consecutivas, así que realizaba múltiples series con descansos de 60 segundos hasta completar los 75 balanceos.

El tiempo total de balanceo en una semana era de 10-20 minutos. No pretendía mantener en equilibrio vasos de tequila en las nalgas. Yo quería desarrollar los abdominales. En seis semanas estaba en mi porcentaje de grasa corporal más bajo desde 1999.

Mi programa de entrenamiento semanal era tan suave como para ser risible desde un punto de vista convencional. También tomaba baños en agua helada de 10-20 minutos (con dos bolsas de hielo compradas en una gasolinera) los lunes, miércoles y viernes.

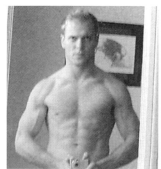

2005: Minimalismo del balanceo

DÍA 1 (LUNES)
- Balanceos con pesa rusa (24 kilos): al menos 75 repeticiones (al final, llegué a más de 150 repeticiones en una sola serie)
- Crunch miotático lento (siguiente capítulo) con el peso máximo × 10-15 repeticiones lentas

DÍA 2 (MIÉRCOLES)
Alterné estos dos ejercicios en un total de 3 series × 5 repeticiones cada una. Descansé dos minutos entre las series y, por lo tanto, transcurría al menos un intervalo de cuatro minutos entre dos series del mismo ejercicio (por ejemplo, press con mancuerna, dos minutos de espera, remo, dos minutos de espera, press con mancuerna, etcétera):

- Press isolateral en banco inclinado con mancuerna
- Remo inclinado «Yates» con barra EZ (agarre con palmas al frente y con la cintura flexionada entre 20-30 grados)

Después:

- Curls invertidos de «arrastre» usando una gruesa barra del doble del diámetro de una barra olímpica estándar (coloco los discos en tubos de metal que compré en Home Depot, fijados con abrazaderas de 5 dólares): 2 series de 6 repeticiones, tres minutos de descanso entre series

DÍA 3 (VIERNES)
- Balanceos con pesa rusa (24 kilos): al menos 75 repeticiones
- Crunch miotático lento (siguiente capítulo) con el peso máximo × 12-15 repeticiones
- Semanas alternas: balanceos de pesa rusa con un solo brazo hasta un mínimo de 25 repeticiones con cada brazo

Debo añadir que no fui muy cuidadoso, añadiendo a menudo entre uno y tres días de descanso entre sesiones. Dio igual. El volumen de entrenamiento necesario para obtener cambios espectaculares era inferior al que siquiera consideré posible.

Si bien agregué unos cuantos extras por otras razones, el rey de los ejercicios —el balanceo con pesa rusa a dos brazos— es lo único que necesitas para un cambio radical. He aquí unas cuantas directrices (más adelante incluiré otras):

- Ponte en posición erguida con los pies separados y, tomando como referencia la anchura de los hombros, sitúa cada pie entre 15 y 30 centímetros a la izquierda o derecha de la vertical del hombro correspondiente, con los pies apuntados hacia fuera unos treinta grados. Si los dedos de los pies apuntados al frente fueran las doce en la esfera de un reloj, tu pie izquierdo debería apuntar a las diez o las once y el derecho a la una o las dos.

- Mantén los hombros contraídos (replegados) y hacia abajo para no encorvar la espalda.
- El movimiento descendente (balanceo hacia atrás) es un movimiento equivalente al de sentarse en una silla, no al de una sentadilla.
- No permitas que la vertical de los hombros quede por delante de las rodillas en ningún momento.
- Imagina que sostienes una moneda con las nalgas cuando echas la cadera al frente. Debería ser un movimiento vigoroso, e imposible contraer más el trasero. Si la cabeza de tu perro se pusiera en el camino, el bueno de Fido quedaría grogui.

La dosis mínima eficaz: cómo perder el 3 por ciento de grasa corporal con una hora al mes

Fleur B. no tenía que perder tanto peso como Tracy.

Como mucha gente, Fleur simplemente era incapaz de perder esos pocos últimos kilos de exceso de grasa, por mucho que lo intentara. Había llegado a su techo.

Correr unos cuantos kilómetros tres veces por semana no le servía: «Para la cantidad de ejercicio que hago, los resultados deberían ser mejores.» Sin embargo, no era partidaria de las dietas de choque y quería conservar las curvas que tanto le gustaban.

¿Cómo recorrer esa última milla para la pérdida de grasa?

Fleur era una gran adicta al pan por razones culturales (europeas) y una adicta al trabajo por su profesión (periodista). Fijé adrede la expectativa de que le sería difícil y ella tendría que comprometerse a ejercer un autocontrol férreo durante las dos primeras semanas hasta que desaparecieran sus antojos. Así, se sentiría doblemente animada al ver que no era tan difícil después de las primeras 72 horas. Crear la expectativa de que algo será fácil redunda en decep-

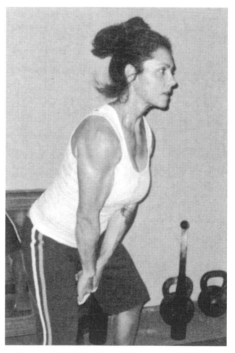

Los brazos de Michelle Obama: Tracy, con casi 50 kilos menos, muestra su excelente forma en el balanceo inferior de la pesa rusa.

ción y lleva a abandonar a la mínima. Si te preparas para desafíos colosales y tales desafíos no se presentan, será una sorpresa agradable. Eso te empujará a ser incluso más agresivo con los cambios.

Recuerda: la recomposición corporal depende más de la modificación del comportamiento (si es necesario, vuelve a leer «De las fotos al miedo») que de la memorización de la lista de instrucciones.

Propuse una prueba de cuatro semanas concentrada en el balanceo y en alteraciones dietéticas mínimas, a la que Fleur accedió:

1. Sustituyó el desayuno por una comida rica en proteínas (al menos el 30 por ciento de proteínas), al estilo de la Dieta de los Carbohidratos Lentos. Su preferida: espinacas, alubias negras y clara de huevo (un tercio de brik de claras de huevo líquidas Eggology) con pimienta de Cayena en copos.
2. Tres veces por semana (lunes, miércoles, viernes), realizaba una sencilla secuencia de tres ejercicios antes del desayuno, los cuales se ilustran en las próximas páginas.

    Una serie: 20 elevaciones para la activación de glúteos con las dos piernas apoyadas
    Una serie: 15 repeticiones de patada atrás con extensión de brazo, una para cada pierna
    Una serie: 50 balanceos con pesa rusa (en tu caso, empieza con un peso que te permita hacer 20 repeticiones perfectas pero no más de 30. En otras palabras, empieza con un peso no inferior a 8 kilos, con el que puedas aprender).

Y nada más. Ejercicio total recomendado: unos cinco minutos por sesión × 3 sesiones = 15 minutos por semana. Una hora en el transcurso de un mes.

Entre las mediciones de Fleur antes y después transcurrieron cinco semanas porque se fue de viaje. Si aumentamos el tiempo de ejercicio calculado a 75 minutos en total, los resultados son impresionantes.

ANTES Y DESPUÉS
Peso total: 63,05 kg —> 61,69 kg
% de grasa corporal: 21,1% (13,3 kg) —> 18% (11,1 kg — **casi medio kilo de pérdida de grasa por semana)**
Grosor de grasa en el muslo: 10,4 mm —> 10,2 mm
Grosor de grasa en el tríceps: 9,7 mm —> 7,7 mm
Grosor de grasa en la cintura: 7,0 mm —> 4,1 mm

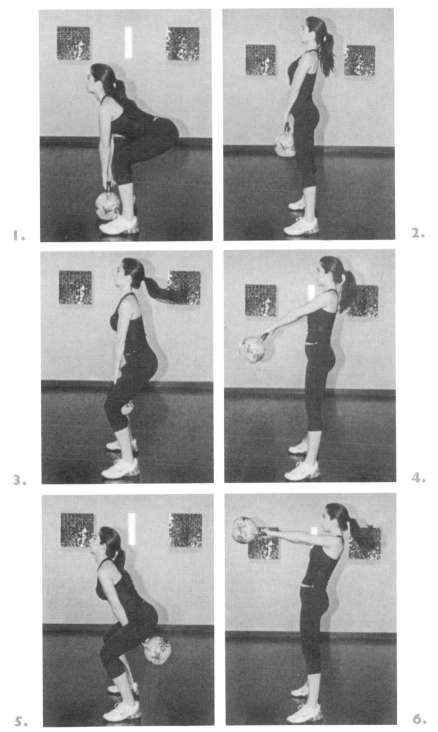

1.

2.

3.

4.

5.

6.

Una vez lograda la altura adecuada (la última imagen), cada repetición se alterna entre las dos últimas fotos.

APRENDER EL BALANCEO

La mejor manera de aprender el balanceo se basa en un método desarrollado por Zar Horton:

1. Levantamiento rápido de peso muerto desde el Punto A (tres series de cinco repeticiones)

Ponte de pie con la pesa rusa justo entre los pies. Agáchate y haz levantamientos de peso muerto (cabeza erguida, mirada al frente), primero despacio y luego rápidamente, levantando la pesa de manera explosiva en cuanto toca el suelo. Es vital que toque el mismo punto en el suelo cada vez. Este punto entre tus pies es el punto A.

Recomiendo encarecidamente hacerlo de cara a una pared con los dedos de los pies a unos quince centímetros de la pared. Eso te obligará a mantener la cabeza erguida y realizar correctamente el movimiento necesario para levantar un peso muerto: articulando la cadera y descendiendo como si te sentaras hacia atrás, en lugar de hacer una sentadilla. Procura reducir al mínimo o del todo la flexión de tobillo.

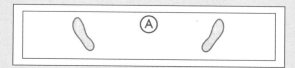

2. Levantamiento rápido de pesos muertos desde el Punto B (tres series de cinco repeticiones)

Repite el levantamiento rápido de peso muerto pero esta vez utiliza el punto B: coloca la pesa rusa en el suelo entre tus pies, pero ahora más atrás, con la parte delantera de la pesa alineada justo por detrás de los talones. Debes devolver la pesa a este punto exactamente cada vez.

Ahora, cuando te levantes y eches explosivamente la cadera hacia delante (piensa en un golpe de cadera violento), la elevación en ángulo de la pesa te proporcionará un balanceo pendular.

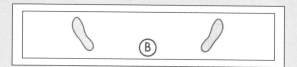

3. Balanceos desde el Punto C (empieza con series de diez)

Ahora vuelve a colocar la pesa rusa en el punto A y sigue las fotos de Marie en la página anterior. Levanta la pesa del suelo, inicia un leve balanceo «sentándote» primero con la cadera y luego echándote hacia delante, y amplía el movimiento sin perder el equilibrio.

Concéntrate en todo momento en volver a poner la pesa en el punto C, que está en el aire por detrás de los isquiocrurales (parte posterior de los muslos) y justo debajo de las nalgas, como se ve en la fotografía 5.

Y eso es todo: estás haciendo un balanceo a dos manos con pesa rusa.

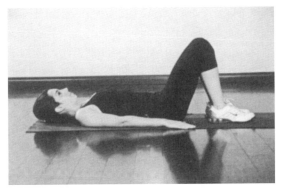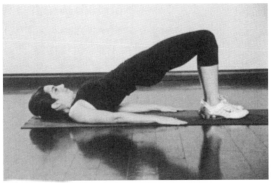

Elevaciones para la activación de glúteos con las dos piernas apoyadas. Levanta los dedos de los pies al impulsarte con los talones.

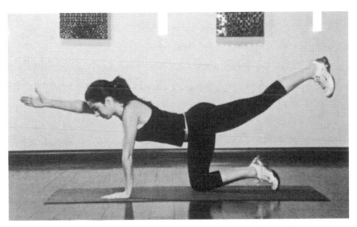

Patada atrás con extensión de brazo derecho y pierna izquierda. Alterna con el brazo izquierdo y la pierna derecha.

Las cifras resultantes de Fleur demuestran la diferencia entre el peso en báscula —un instrumento rudimentario que da poca información— y el porcentaje de grasa corporal o la cinta métrica. No te olvides de incluir al menos uno de estos dos en tu equipo de herramientas de medición.

Los 75 minutos de ejercicio tuvieron una serie de efectos importantes en el físico de Fleur que fueron más allá de la pérdida de grasa y el moldeado del trasero.

Lo más importante es que le resolvió la cifosis (del griego *kyphos*, que significa «joroba»), un problema común en millones de usuarios de ordenadores. A causa del trabajo de escritorio y el desequilibrio muscular, tenía los hombros cargados y el pecho cóncavo antes de iniciar el programa. Al cabo de cinco semanas, estaba erguida y caminaba con los hombros hacia atrás, lo que creaba la percepción de una caja torácica menor y pechos más grandes. Una buena postura es sexy.

He aquí el primer mensaje de correo electrónico que me envió Fleur, abreviado por su extensión:

Hola,

Voy bien… mucho mejor de lo que habría imaginado…

Hay unas cuantas cosas que he visto sobre la dieta que pienso que te interesará conocer.

En primer lugar, no entiendo por qué dices que no es divertida. ¡A mí me encanta!… Hay un sinfín de formas para que la misma comida sepa de una manera totalmente distinta. Basta con añadir alguna hierba o una especia diferente.

Estoy comiendo mucho mejor. Antes mi dieta no era nada extraordinario, básicamente porque no me procuraba el tiempo necesario y era demasiado perezosa.

Comer como tú propones incluso ha alterado mi apetito; ya nunca tengo esa sensación de hambre canina que crean el azúcar y los carbohidratos «malos». Quizá también se deba a que como más, y más regularmente. El mero hecho de desayunar temprano por la mañana en lugar de tomar un café y una tostada o una pasta a las once ha representado una diferencia enorme.

Ahora pienso en dar combustible a mi cuerpo, no en restringirlo.

La semana pasada comí francamente bien y luego elegí el domingo como «día libre». Comí crepes y una tortilla en el IHOP (muy saludable). Luego me sentí fatal. Con todo ese queso me entraron ganas de vomitar. [Tim: el queso era uno de los alimentos comodín de Fleur antes del programa.]

Pero después ese mismo día tuve que obligarme literalmente a comer chocolate, sólo porque me dije a mí misma que podía hacerlo. En ese momento me di cuenta de que no me había acordado ni había tenido un antojo de chocolate en toda la semana. Entonces me compré un cruasán (sólo porque podía), comí un bocado y lo tiré. El domingo por la noche tomé una cerveza y tampoco pude acabármela (algo impropio de mí). Deseé desesperadamente acostarme para poder levantarme el lunes por la mañana y volver a sentirme sana.

¿Esto es normal?…

Una cosa que el domingo me apetecía de verdad era la fruta. Eso no es problema, ¿verdad? ¿Tanta de cualquier clase de fruta como me apetezca? [Respuesta: el día del descontrol y sólo el día del descontrol, sí. Nada está prohibido.]

En general, hasta el momento, no echo de menos ni tengo antojos de nada que en principio no deba comer… he notado que tengo más energía, y es energía auténtica, no sólo un subidón de una hora por un cappuccino doble y una barra energética que se te convierte en un mazacote en el estómago. La verdad es que tampoco bebo tanto café, sólo mucha agua y té verde.

Sé que llevo sólo una semana, pero me siento estupendamente. ¡Gracias!

Los nuevos comportamientos no son tan difíciles una vez que has empezado.

Masa crítica: el programa completo A/B de El Kiwi para el posterior perfecto

Para quienes desean un programa más amplio con el que mejorar el trasero, he aquí la secuencia completa de El Kiwi.

Él recomienda de tres a cuatro circuitos de estos ejercicios en el orden propuesto. En mi opinión, la DME es de dos circuitos y proporcionará el 80-90 por ciento de los beneficios a la mayoría de los hombres y las mujeres. Los hombres pueden utilizar estas secuencias para desarrollar un impulso de cadera más potente, lo que se traduce en un rendimiento mejor en casi todos los deportes y en el levantamiento de pesas.

Si lo pruebas pero empiezas a saltarte o aplazar las sesiones, vuelve al balanceo básico dos veces por semana, como hago yo, que igualmente te garantizará unos progresos más rápidos que la mayoría de los programas de ejercicio.

Para imitar a El Kiwi, haz el programa A los lunes y el B los viernes, y las elevaciones para activación de glúteos (antes mencionadas) se llevan a cabo antes de cada sesión.

Programa A

Todos los ejercicios, excepto el balanceo de las pesas rusas, se realizan con diez repeticiones usando la carga máxima[2] (CM) para 13 repeticiones.

1. Sentadilla con mancuerna pesada al frente bajando al máximo (el trasero tocando los talones): aprieta los glúteos en la parte inferior del movimiento durante un segundo antes de levantarte
2. Remo con mancuerna, con extensión simultánea de la pierna del mismo lado
3. Lunges con elevación de rodilla
4. Fondos en suelo con manos muy separadas[3]
5. Balanceo de pesas rusas a dos brazos × 20-25

Repetir la secuencia entre 2-4 veces.

---

2. Eso significa que haces diez repeticiones con una carga que te permitiría completar 13 repeticiones, pero no 14. No hay inconveniente en que sea sólo un peso aproximado, pero no deberían quedarte fuerzas para hacer poco más o menos otras tres repeticiones cuando acabas la serie.

3. Los hombres pueden utilizar cualquier posición de manos. La mayor separación de brazos se recomienda para mujeres que quieren evitar el crecimiento del tríceps (la parte de atrás del antebrazo). Si no puedes hacer diez fondos en el suelo, puedes realizarlos con las manos apoyadas en un banco bajo o —si aún te es imposible— contra una mesa o una pared.

Programa B

1. Peso muerto rumano sobre una sola pierna (PMR)[4] (10-12 repeticiones por lado)
2. Dominadas en barra fija (la parte del movimiento de descenso negativo en cuatro segundos) × 10 o hasta que no puedas controlar el descenso[5]
3. Curl de pierna con la bola suiza: 6-12 repeticiones con cada pierna
4. Isométricos para abdominales (y glúteo medio en los laterales) —> Progresión: empieza con 30 segundos al frente, 30 segundos a cada lado, aumentando hasta un máximo de 90 segundos
5. Hiperextensión inversa × 15-25

Repetir la secuencia 2-4 veces.

Véase www.fourhourbody.com/exercises para las fotos de todos los ejercicios de El Kiwi.[6] Las explicaciones por escrito solas confunden más que ayudan.

HERRAMIENTAS Y TRUCOS

Pesas rusas (www.fourhourbody.com/kettlebells): Los hombres deberían empezar con una pesa rusa de 20 o 24 kg y las mujeres con 16 o 20 kg. Recomiendo emplear una «empuñadura en t» (véase página 172) para establecer tu peso de balanceo en veinte repeticiones antes de gastar demasiado dinero.

---

4. A todos los efectos, es lo mismo que el 2PM2B1P descrito en «Prehabilitación».
5. Cuenta con unas agujetas severas al día siguiente de las primeras dos sesiones.
6. Uno de ellos es mi ejercicio básico preferido con efecto indirecto para abdominales (el remo con extensión de pierna), y dos son ideales en los viajes para hombres y mujeres (el curl de pierna y la hiperextensión inversa sobre la pelota suiza)

LA DIETA DE TRACY: EL LUJO DE NO ELEGIR

Tracy no se estancó en ningún momento en la pérdida de grasa.

Atribuye su éxito a dos factores: las comidas trampa y las pesas rusas. Las comidas trampa le permitieron ser estricta más del 95 por ciento del tiempo, y las pesas rusas le permitieron acelerar el progreso cuando se ralentizó la pérdida de grasa debida a la dieta.

Programó una comida trampa por semana, normalmente los viernes por la noche, que también era la noche que quedaba para cenar con su marido. Por lo demás, su dieta era el súmmum de la simplicidad: comía lo mismo cada día, al menos cinco días por semana. Al referirse a sus planes de comida, los llamaba «el lujo de no elegir»:

«Sobre todo si tienes que perder entre 25 y 50 kilos o más, ya lo vives con bastante estrés. No podrás parar de pensar en lo obesa que estás, pero puedes parar de pensar en lo que vas a comer.»

Sus consejos y observaciones deberían resultarte familiares:

Un kilo por semana no es el límite: «Si tienes que perder entre 40 y 50 kilos y no pierdes 2 o 3 kilos por semana al menos las primeras semanas, estás haciendo algo mal.»

Evita los alimentos comodín: «Si me apetecía comer una galleta por aquí, un caramelo por allá, podía encajar los dulces en mi menú diario desde un punto de vista calórico, pero mi glotonería no tiene "sensor de apagado". En cuanto empiezo, me cuesta mucho parar. Puedo consumir 1.200-1.800 calorías de dulces en un santiamén. Si empiezo a comer dulces, sé que no me quedaré contenta hasta que me sacie. Y para mí, llenarme equivale a estar mucho más llena que una persona normal. No se trata de una ración de galletas o pastel; se trata de un paquete entero de galletas o medio pastel... y no lo digo en broma. Eso lo sé. Así que no intento engañarme pensando que puedo comer sólo una galleta o sólo dos caramelos. Si pudiera comer dos rebanadas de pan, por poner otro ejemplo, ya me conformaría, pero yo tengo que comer cuatro, así que no como nada.»

Los alimentos ecológicos son buenos pero no necesarios: «Perdí casi 50 kilos sin comer jamás una sola hortaliza ecológica. Hazlo si puedes, pero si no puedes —por razones de presupuesto o las que sean—, no añadas estrés porque no puedes ir al mercado a comprar productos de granja o a una tienda de alimentación de gama alta. Come los alimentos adecuados y todo irá bien.»

Las verduras y las proteínas: «La única razón por la que nunca volveré a estar gorda es que empiezo cada comida con una base de verduras que saben bien. Luego añado las proteínas. No excluyo ninguna proteína, aunque mis preferidas son el cordero, el cerdo, el pollo y la ternera. Soy capaz de comer una ternera entera antes que comer proteínas en polvo. Agh.»

EL GIMNASIO COMPLETO POR 10 DÓLARES: LA EMPUÑADURA EN T

Las pesas rusas no son baratas.

Si no puedes permitírtelas, o primero quieres determinar tu peso de balanceo ideal (aquel con el que puedes realizar veinte repeticiones bien hechas), antes de comprar pesas rusas, existe una opción maravillosamente barata: la «empuñadura en T». Supuestamente una de las herramientas esenciales de los campeones húngaros en el lanzamiento de martillo, este sencillo utensilio se conoce también como el «Volador Básico Húngaro» (VCH).

Yo tengo veinte pesas rusas de distintos tamaños, pero sigo valorando mi empuñadura en T, ya que puede desmontarse para viajar con ella y guardarse en una posición plana, con un peso de menos de 3 kilos. Además de balanceos, puede utilizarse para pesos muertos, remo inclinado con los dos brazos, curls, curls inversos y más cosas. Por 10 dólares, cinco minutos de compras y menos de cinco minutos de montaje, tienes un gimnasio completo. He aquí su aspecto:

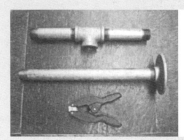 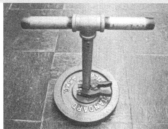

Basta con ir a una ferretería y dirigirse a la sección de fontanería:

- Una boquilla de tubo de 2 cm de diámetro x 30 de largo para el asta vertical. Una «boquilla de tubo» es un tubo corto terminado por los dos extremos en una espiga roscada.[7]
- Dos boquillas de tubo de 2 cm de diámetro x 10 de largo para las asas. Después se puede emplear cinta aislante para cubrir las espigas roscadas exteriores, pero yo sencillamente me pongo guantes de piel cuando entreno con la empuñadura en T.
- Un codo de tubo en T de 2 cm de diámetro apto para unir los objetos antedichos.
- Un collarín de 2 cm para impedir que los discos se caigan cuando practicas el balanceo.

Un añadido opcional pero recomendable:

- Una pinza de muelle (yo uso una Irwin Quick-Grip) para evitar que los discos se desplacen en el punto más alto del balanceo. No balancees las pesas por encima de la altura del esternón.

Por último y no menos importante, sustituye la empuñadura en T cada seis meses. Lanzar un puñado de discos a tu gato o a través de una pared no te dará puntos en un test de inteligencia cuando tanto lo uno como lo otro es evitable por el precio de una camiseta. Vaya mi especial agradecimiento a Dave Draper por darme a conocer este artefacto hermosamente sencillo.

---

7. Si mides menos de 1,65 m, puedes emplear una boquilla de tubo de 25 o incluso de 20 cm de largo para evitar un contacto peligroso con el suelo.

LAS MATEMÁTICAS DE LA BELLEZA: 0,7 Y MÁS ALLÁ

¿Qué tienen en común Marilyn Monroe, Sophia Loren y Elle Macpherson? El número 0,7 y las letras PCC.

Si midieras la circunferencia de la cintura y la cadera de estas tres mujeres, verías que sus cinturas son 7/10 del tamaño de sus caderas. Eso significa que su proporción de cadera-cintura (PCC) es de 0,7, y esta proporción en las mujeres parece haber sido estampada en el cerebro masculino como señal de fertilidad y, por tanto, de atractivo. Cuanto más ancha es la cintura, tanto más se acerca dicha proporción al 1,0, en forma de manzana, lo que se correlaciona en los estudios científicos con bajos niveles de estrógenos, un mayor riesgo de enfermedad, mayores complicaciones en el parto y menor índice de fertilidad.

La profesora Devendra Singh, de la Universidad de Texas-Austin, ha estudiado este cuerpo de 0,7 en forma de pera y ha descubierto su presencia en las esculturas de Venus talladas en piedra hace 2.500 años por toda Europa y Asia, en todas las Miss América desde 1923 hasta 1987 (entre 0,69 y 0,72), en las chicas de los pósters centrales del *Playboy* desde 1955 hasta 1965 y desde 1976 hasta 1990 (entre 0,68 y 0,71), y en las más diversas culturas, desde las trabajadoras indonesias e indias hasta las afroamericanas y caucasianas.

¿Cuál es la buena noticia? Si naciste con la cadera ancha, no debes preocuparte.

Se ha demostrado que conseguir una cintura más esbelta tiene un efecto mayor en el atractivo que reducir el tamaño de la cadera. Si tu PCC es alto, reducirlo aunque sea sólo un poco aumentará tu capacidad (salud y encanto) para atraer a una pareja.

Para los hombres, los números mágicos son 0,8-0,9 para la PCC y 0,6 para la proporción cintura-hombro (PCH). Es posible desarrollar hombros anchos.

¿Cuál es la herramienta más sencilla para perfeccionar la PCC en los dos sexos? Como no es de extrañar: el balanceo con pesas rusas.

ABDOMINALES EN SEIS MINUTOS

Dos ejercicios que surten verdadero efecto

—Abdominales en siete minutos.
Y garantizamos una sesión de ejercicio tan eficaz como los tradicionales ocho minutos… Si no estás contento con los primeros siete minutos, te enviamos el minuto de más gratis.

—Eso está bien. A menos, claro está, que aparezca alguien que ofrece abdominales en seis minutos. Entonces tienes un problema, ¿no?

—¡No! ¡No, no… nada de seis! He dicho siete. No va a aparecer nadie con seis. ¿Quién hace seis minutos de ejercicio? Nadie consigue siquiera acelerar el corazón, ni un ratón en una rueda… Es como si soñaras con el queso gorgonzola cuando está claro que es la hora del brie, chaval.

Algo pasa con Mary

UNA HABITACIÓN DE HOTEL, NAPA, CALIFORNIA, MAYO DE 2009

—Pareces un gato a punto de vomitar.

Mi novia, al salir de la ducha, me había encontrado a cuatro patas en el borde de la cama, con arcadas. Respirando hondo, alcé la vista y le dirigí una sonrisa incómoda.

—Treinta segundos más —contesté.

Ella ladeó la cabeza como un perro labrador, observando la extraña escena durante unos segundos; luego volvió al baño para secarse el pelo y lavarse los dientes. Tenía que prepararse para la boda de mi amigo, y mis gemidos a cuatro patas no eran ni mucho menos lo más raro que me había visto hacer.

Proseguí con mi programa no sin cierto júbilo.

Por primera vez en la vida tenía una buena tableta en los abdominales.

Las vomiteras de gato eran el no va más.

Hombre blanco soltero busca abdominales: explorar el camino menos transitado

Yo nunca he tenido unos abdominales visibles.

Incluso cuando tenía tan poca grasa corporal como para que se me vieran las venas en todas las demás partes del cuerpo, mi tableta frontal —el recto abdominal— apenas presentaba separación. Maldita sea.

Una grasa corporal mínima era una condición necesaria pero no suficiente.

Realicé ejercicios de abdominales convencionales durante más de una década sin beneficio perceptible, convencido por alguna razón de que sólo era cuestión de tiempo. Albert Einstein lo consideraría una locura: repetir lo mismo una y otra vez y esperar un resultado distinto.

Las cosas cambiaron sólo en 2009, cuando empecé a poner a prueba algunos supuestos básicos. Tardé una semana en llegar a un programa reduccionista de dos ejercicios. Llevaba a cabo estos ejercicios sólo dos veces por semana, lunes y viernes, después del balanceo con pesas rusas. En tres semanas, tenía tableta.

Hay sólo un requisito más para unos abdominales visibles: seguir una dieta que permita un nivel de grasa corporal bajo del 12 por ciento o menos. Yo recomiendo la Dieta de los Carbohidratos Lentos, ya que tiene el índice de adhesión más alto que he observado, pero entre otras opciones viables están una dieta ketogénica (en particular la Dieta Ketogénica Cíclica) y el ayuno intermitente (AI). Este último aparece en capítulos posteriores.

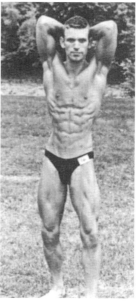

Drew Baye después de más de seis meses sin hacer ejercicios abdominales directos. Esto demuestra cómo a menudo la dieta es un factor determinante. (Foto: Mike Moran.)

Movimiento nº 1: el crunch miotático

Inicié mi estudio buscando los factores comunes en los ejercicios que no habían surtido efecto. El rasgo compartido de todos los ejercicios predominantes, sobre todo el crunch en suelo, es que no empleaban más de la mitad del recorrido del movimiento (RDM) completo de los abdominales. Si te imaginaras sentado en una silla, los ejercicios recomendados te llevarían todos hacia las rodillas (crunch, sit-ups en suelo) o acercarían las rodillas al pecho con la espalda recta (silla romana, crunch inverso). Decidí pasar por alto esa gama de movimientos fetales por completo durante ocho semanas y centrarme en la postura estirada que se alcanza con una extensión total de la espalda.

El resultado fue el crunch miotático, llamado así porque compensa la postura totalmente estirada y el reflejo resultante (el reflejo miotático o reflejo de estiramiento) para lograr una contracción mayor de la que había podido conseguir por otros métodos.

No tardé ocho semanas en ver la diferencia. Tardé tres.

Como este ejercicio también es eficaz para trabajar el abdominal transverso (explicado a continuación), si tienes que elegir un ejercicio, elige éste. Si no dispones de una bola BOSU, usa una pelota suiza pequeña (45-55 centímetros de diámetro) o una pila de cojines firmes.

Con la bola BOSU o la pelota suiza, asegúrate de que tienes el trasero cerca del suelo, normalmente a no más de 15 cm del suelo. Luego sigue estos pasos:

1. Empieza con los brazos extendidos por encima de la cabeza lo máximo posible (yo junto las manos abiertas como en una posición de zambullida). Mantén los brazos por detrás de las orejas o junto a ellas durante todo el ejercicio.
2. Baja de manera controlada durante cuatro segundos hasta que tus dedos toquen el suelo, intentando en todo momento estirar las manos para alejarlas lo máximo posible de la bola.

EL CRUNCH MIOTÁTICO

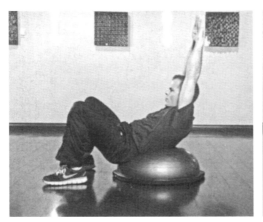

1.

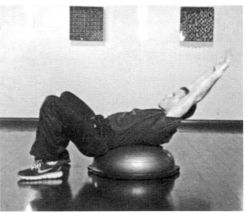

2.

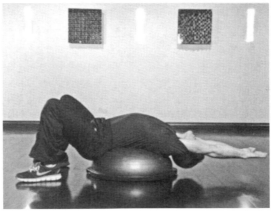

3.

3. Haz una pausa en la posición inferior durante dos segundos, procurando mantener un alargamiento máximo (foto 3).

4. Levántate de manera controlada y haz una pausa en la posición superior, con una contracción total, durante dos segundos. Los brazos no deben ir más allá de la perpendicular respecto al suelo.

5. Realiza un total de diez repeticiones. Cuando seas capaz de hacer diez repeticiones completas, añade peso a las manos. Acostumbro usar libros de distintos tamaños. Si eres mujer, no te recomiendo que pases de los 4 kilos en peso añadido (véase el recuadro «Reloj de arena» en la página 179).

Movimiento n° 2: El ejercicio de la vomitera de gato

Dedico este ejercicio a mi ex novia. Te deseo lo mejor, Angelina Jolie.

A menos que te compres un corsé al mismo tiempo, hacer crunches no te encogerá el abdomen. Las fibras musculares de la tableta (recto abdominal) discurren verticalmente. El músculo en el que concentras tu esfuerzo se llama abdominal transverso (ATV), el más profundo de los seis principales músculos abdominales, compuesto de fibras que discurren horizontalmente como un cinturón. El ATV ha recibido el sobrenombre de «músculo corsé», y si alguna vez te han dolido los abdominales de tanto reír o toser, has notado cómo trabajan.

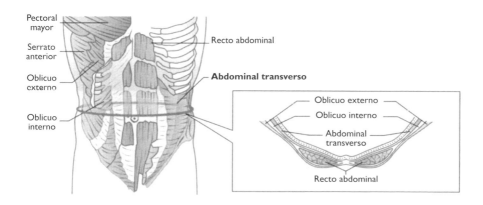

VOMITERA DE GATO

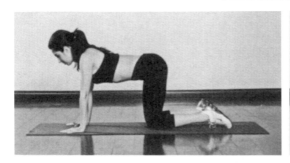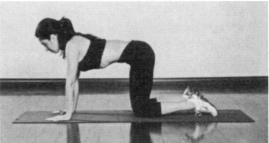

Por desgracia, si te ríes repetidamente en el gimnasio, al final te pondrán una camisa de fuerza o te tirarán un disco de pesas a la cabeza. Así que aquí tienes la alternativa:

1. Ponte a cuatro patas y mantén la mirada fija justo debajo de tu cabeza o un poco al frente. No arquees la espalda ni tenses el cuello.
2. Exhala el aire con fuerza por la boca hasta expulsarlo por completo. Tus abdominales deberían contraerse debido a esta enérgica exhalación. Para contraer el abdominal transverso es necesaria una exhalación completa, y utilizarás la gravedad para proporcionar resistencia.
3. Contén la respiración y echa el ombligo hacia arriba, hacia la columna, con toda tu fuerza durante 8-12 segundos.
4. Inhala profundamente por la nariz después de esos 8-12 segundos.
5. Haz un ciclo de respiración para descansar (exhala lentamente por la boca, inhala lentamente por la nariz), luego repite 10 veces lo anterior.

Y ya lo tienes: el crunch miotático y el ejercicio de la vomitera de gato. Respira, gime y sé feliz.

LO CUADRADO NO ES FEMENINO: CONSERVAR EL RELOJ DE ARENA

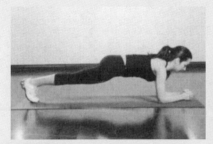

Puente frontal

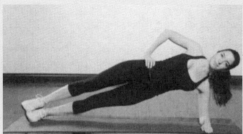

Puente lateral

Los oblicuos marcados no son atractivos en las mujeres, y la realización de los habituales ejercicios de resistencia progresiva puede desarrollarlos. Por suerte, el crunch miotático y el ejercicio de la vomitera de gato, tal y como se han descrito, no pertenecen a esa clase de ejercicio.

Es una lástima perder esa forma de reloj de arena propia del cuerpo femenino, y a algunas mujeres se las ve abotargadas bajo la ropa, incluso si tienen poca grasa corporal. No conviene.

Si eres mujer y quieres más ejercicios abdominales, limítate a los puentes cronometrados, que también fortalecen el glúteo medio en la cadera. Tal y como recomendó El Kiwi en el capítulo anterior, empieza por 30 segundos con el frontal, luego 30 segundos a cada lado, aumentando el tiempo hasta un máximo de 90 segundos por serie. Basta con una serie por ángulo en cada sesión.

Por último pero no menos importante, para evitar la barriguita tan habitual entre las mujeres, incluso en las competidoras de fitness, rectifica tu inclinación pélvica con estiramientos del flexor de la cadera. El siguiente ejercicio puede realizarse una vez al día durante 30 segundos por lado. Es perfecto antes de las pesas rusas, ya que también contribuirá a la extensión de cadera.

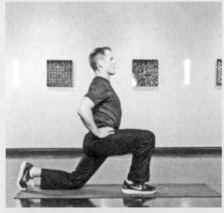 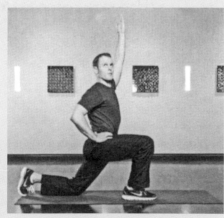

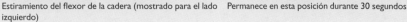

Estiramiento del flexor de la cadera (mostrado para el lado izquierdo)   Permanece en esta posición durante 30 segundos

MEDIR LA ACTIVACIÓN ABDOMINAL CON UN EMG: COMPARACIÓN ENTRE LOS SOSPECHOSOS HABITUALES

Incluso si prescindes de los dos ejercicios de este capítulo, no confíes en el simple crunch. Es del todo ineficaz.

He aquí su resultado ante otros ejercicios en que la activación del recto abdominal se mide con electrodos y un EMG (electromiógrafo). Busca en Google cada uno de los ejercicios si sientes curiosidad. Se asigna al crunch tradicional un valor del 100 %.

Crunch de bicicleta	248 %	Crunch con apoyo	
Silla del capitán	212 %	de talón	107 %
Bola de ejercicio	139 %	Rodillo abdominal	105 %
Crunch de pierna vertical	129 %	Hover	100 %
Torso track	127 %	Crunch tradicional	100 %
Crunch con brazos		Abdominales con polea	92 %
extendidos	119 %	Balancín	
Crunch inverso	109 %	para abdominales	21 %

CONSEJOS Y TRUCOS

Entrenador de equilibrio BOSU (www.fourhourbody.com/bosu): El BOSU parece media bola suiza con una base de plástico plana acoplada. Yo lo uso para los crunches miotáticos y la torsión tortura presentada en «Sobrehumano sin esfuerzo».

Bola de estabilidad GoFit (www.fourhourbody.com/stability): Si se prefiere al BOSU, puede utilizarse esta bola de «estabilidad» de 55 cm (conocida habitualmente como «pelota suiza»). No cuesta ni la mitad que un BOSU, pero me pareció que estas pelotas eran difíciles de guardar en casa y menos versátiles.

Autoestopista loco en *Algo pasa con Mary* (www.fourhourbody.com/hitchhiker): La escena clásica que ha inspirado el título de este capítulo. «¡Es la hora del brie, chaval!»

DE MENUDO A FORZUDO

Cómo ganar 15 kilos en 28 días

El 6 de julio, los bíceps de John, de 65 años, medían 36,8 cm de circunferencia. Al cabo de seis semanas, sus bíceps medían 1,9 cm más, o sea 38,7 cm.

Parece magia, pero no lo es.

Redujo sus sesiones de entrenamiento de tres a dos por semana. Estaba todo planeado. Reducción progresiva.

Como verás, la mayor parte de la sabiduría convencional sobre el desarrollo muscular es del todo errónea.

Preludio: estar genéticamente estropeado

Yo procedo de una familia de hombres poco musculosos. La única excepción es un culo espectacularmente redondo en la línea materna. No es una mala apariencia física si eres una mujer brasileña.

En agosto de 2009, para confirmar lo obvio, envié por correo muestras de ADN al laboratorio Gist Sports Profile en Australia para analizar el gen ACTN3, que codifica las proteínas para la fibra muscular de contracción rápida. La fibra muscular de contracción rápida es la que tiene un potencial mayor de desarrollo, en tanto que las fibras de contracción lenta tienen un potencial menor.

PPE Sólo una pizca de información científica útil: las fibras musculares se componen de miofibrillas, que a su vez se componen de dos filamentos: la actina (filamentos finos) y la miosina (filamentos gruesos), que se deslizan y superponen para dar lugar a la contracción de los músculos, literalmente un acortamiento del músculo. Los filamentos de actina, necesarios en este proceso, son estabilizados por las proteínas de unión a actina. Una proteína de unión a actina llamada alfa-actinina 3 (ACTN3) se expresa sólo en la fibra muscular de contracción rápida, la joya de la corona en el mundo de los lanzadores de peso y los culturistas.

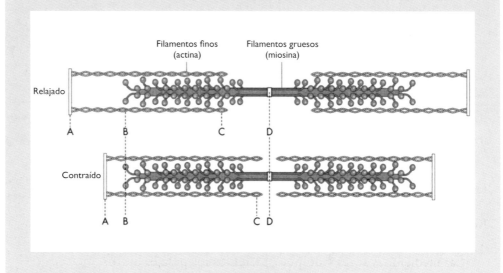

Resulta que dos de mis cromosomas (uno de mamá y otro de papá Ferriss) contienen la variante R577X del gen ACTN3, una mutación que tiene como resultado una deficiencia absoluta de nuestro más deseado ACTN3. Esta variante, graciosamente llamada «alelo sin sentido», se encuentra en más de mil millones de humanos en todo el mundo.

Triste Navidad.

La carta adjunta de Gist Sports empezaba con el siguiente encabezamiento, que, con un gran sentido del humor, carece de signo de exclamación:

Enhorabuena, Tim Ferriss. Tu ventaja genética: deportes de resistencia.

Ésta es una manera diplomática de decirme: (1) Es poco probable que gane una medalla de oro olímpica en velocidad; (2) No estoy genéticamente programado para desarrollar mucha masa muscular.

No había ganado la lotería de la contracción rápida para el culturismo,[8] y es muy probable que tú tampoco. Mirando fotos de la familia, este resultado no me sorprendió. Lo sorprendente es hasta qué punto puedes anular la genética.

Yo he ganado casi 10 kilos de masa magra en cuatro semanas al menos en cuatro ocasiones, la más reciente en 2005. Realicé dos de estos experimentos en 1995 y 1996 en la Universidad de Princeton, donde Matt Brzycki, el coordinador de Fitness, Fuerza y Acondicionamiento para la Salud, me apodó «Desarrollo».

En este capítulo se describen con todo detalle los métodos precisos que empleé en 2005 para adquirir 15 kilos de masa magra en 28 días.

En caso de que seas mujer y no te interese convertirte en Hulk, si sigues la Dieta de los Carbohidratos Lentos y reduces los períodos de descanso a 30 segundos, este protocolo de ejercicios exacto puede ayudarte a perder de 4-8 kilos de grasa en los mismos 28 días.

Antes y después

Durante toda mi etapa en el instituto pesé 70 kilos, pero después de aprender a bailar el tango en Buenos Aires en 2005 me encogí hasta llegar a los 66 kilos. Remedié la situación con un plan de 28 días basado principalmente en el trabajo de Arthur Jones, Mike Mentzer y Ken Hutchins.

Las mediciones antes y después, incluidos los pesajes hidrostáticos bajo el agua, las tomó la doctora Peggy Plato en el Laboratorio de Rendimiento Humano de la Universidad Estatal de San José. Aunque este ridículo experimento podría parecer poco saludable, hice el seguimiento de mis variables sanguíneas y el recuento de colesterol total descendió de 222 a 147 sin consumo de estatinas[9] (véanse los suplementos para antes de acostarse).

He aquí los resultados:

Edad: 27 (en 2005)
Peso inicial: 66 kg
Peso final: 80 kg (y 83 al cabo de tres días)
Porcentaje de grasa corporal inicial: 16,72 %

8. Desde entonces he constatado este hallazgo con tres perfiles genéticos independientes por mediación de 23andMe (dos pruebas con nombres distintos para asegurar la solidez de los resultados) y de Navigenics.
9. Desde entonces he aprendido a preocuparme menos por el colesterol si el HDL está relativamente alto y los triglicéridos bajos.

Porcentaje de grasa corporal final: 12,23%
Músculo total adquirido: 15 kg
Pérdida total de grasa corporal: 1,3 kg
Tiempo transcurrido: 4 semanas

Para poner los 15 kilos en perspectiva, a la derecha vemos exactamente medio kilo de solomillo magro de ternera alimentada con pastos junto a mi puño.

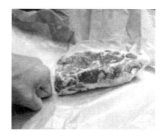

Imagínate 34 como ésos colocados en tu cuerpo. No es moco de pavo.

He aquí datos estadísticos seleccionados sobre la transformación en cuatro semanas (desde el 21 de septiembre hasta el 23 de octubre) usando mediciones combinadas de la doctora Plato y Brooks Brothers:[10]

- Talla de traje: 40 corto a 44 regular (medido en el Brooks Brothers de Santana Row en San José)
- Cuello: de 40,1 a 45,7 cm
- Pecho: de 95,2 a 109,2 cm

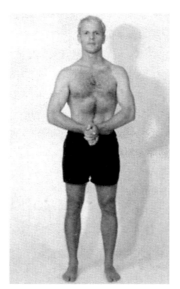
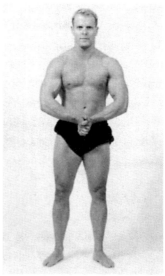

Pantalón corto antigravedad para mayor efecto.

10.   Establecidos combinando los datos de medición mayores y menores de ambos.

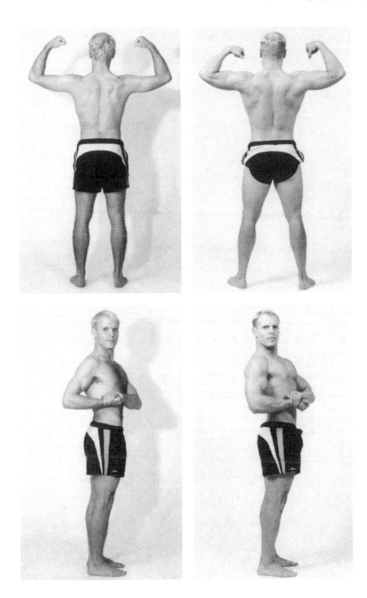

- Hombros: de 109,2 a 132 cm
- Muslo: de 54,6 a 64,7 cm
- Pantorrilla: de 34,2 a 37,8 cm
- Parte superior del brazo: de 30,4 a 37 cm
- Antebrazo: de 27,4 a 30,4 cm
- Cintura: de 74,9 a 84 cm
- Cadera (por el trasero en su parte más ancha): de 86,3 a 97,1 cm (J. Lo, reconcómete de envidia)

Ah, y me olvidaba: todo esto lo conseguí con dos sesiones de 30 minutos por semana, con **un total de cuatro horas de gimnasio**.

¿Cómo lo conseguí?

En primer lugar, seguí un sencillo régimen de suplementos:

Mañana: NO-Xplode[11] (2 medidas), Slo-Niacin (o niacinamida de liberación lenta, 500 mg)

Cada comida: ChromeMate (polinicotinato de cromo, no picolinato, 200 mcg), ácido alfa-lipoico (200 mg)

Antes del entrenamiento: BodyQUICK (2 cápsulas 30 minutos antes)

Después del entrenamiento: Micellean (30 g de proteína caseína micelar)

Antes de acostarse: policosanol (23 mg), ChromeMate (200 mcg), ácido alfa-lipoico (200 mg), Slo-Niacin (500 mg)

No consumí anabolizantes.

Desde el punto de vista de la preparación física, esto ocurrió debido a cuatro principios básicos, que se abordarán ampliamente en el próximo capítulo:

1. REALIZA UNA SERIE HASTA EL FALLO MUSCULAR PARA CADA EJERCICIO

Sigue la recomendación general de Arthur Jones: realizar una serie hasta el fallo muscular (es decir, hasta alcanzar el punto en que ya no puedes levantar la pesa) durante 80-120 segundos de tiempo total bajo tensión por ejercicio. Descansa al menos tres minutos entre los ejercicios.

2. USA UNA CADENCIA DE 5/5 REPETICIONES

Realiza cada repetición con una cadencia de 5/5 (cinco segundos arriba, cinco segundos abajo) para eliminar la inercia y asegurarte la carga constante.

---

11. Para darle un descanso a mis glándulas adrenales y mis receptores adrenérgicos, no consumía NO-Xplode los domingos.

3. CONCÉNTRATE EN 2-10 EJERCICIOS POR SESIÓN, NO MÁS

Concéntrate en 2-10 ejercicios por sesión (incluido al menos un ejercicio multiarticular para los movimientos de press, pull y de piernas). Yo elegí ejercitar todo el cuerpo en cada sesión para propiciar una mayor respuesta hormonal (testosterona, hormona del crecimiento, IGF-1, etcétera).

He aquí la secuencia que utilicé durante este experimento («+» = superserie, lo que significa que no hay descanso entre los ejercicios):

- Pullover + remo inclinado de Yates
- Press de piernas con una separación equivalente a la anchura de los hombros[12]
- Aperturas pectorales en máquina + fondos en paralelas con lastre
- Curl de piernas
- Curl inverso con barra gruesa (puedes comprar un tubo de 5 cm en una ferretería si es necesario, en el que luego puedes acoplar los discos)
- Levantamiento con pantorrillas sentado
- Resistencia de cuello manual
- Crunches con máquina

Todos estos ejercicios pueden verse en www.fourhourbody.com/geek-to-freak.

4. AUMENTA EL TIEMPO DE RECUPERACIÓN A LA VEZ QUE EL TAMAÑO

Esto se describe ampliamente en el próximo capítulo, que presenta el enfoque más reduccionista y depurado para superar la obstinada genética: el protocolo de Occam.

El protocolo de Occam es lo que recomiendo al principio a casi todos aquellos que se entrenan para aumentar masa.

---

12. Recomiendo la sentadilla para aquellos que tienen acceso a una Barra de Seguridad, la cual proporciona un arnés para los hombros semejante a un yugo.

EL EXPERIMENTO DE COLORADO: ¿28 KILOS EN 28 DÍAS?

¿Crees que ganar 15 kilos en 28 días es imposible? Yo también lo habría creído de no haberme topado con el curioso caso de Casey Viator.

El «experimento de Colorado» se llevó a cabo en mayo de 1973 en la Universidad Estatal de Colorado en Fort Collins. Fue concebido por Arthur Jones y supervisado por el doctor Elliott Plese, director del Laboratorio de Fisiología del Ejercicio del Departamento de Educación Física. Pretendía ser un ejemplo brutal de entrenamiento minimalista.

Los resultados de Casey Viator, obtenidos con tres sesiones por semana, fueron sensacionales:

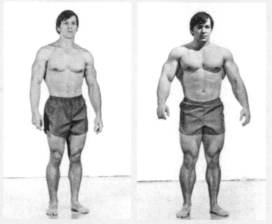

Aumento de peso corporal: 20,5 kg
Pérdida de grasa corporal: 8,1 kg
Desarrollo muscular: 28,6 kg

Fotografías de Inge Cook, por cortesía de Ellington Darden

Ese mismo mes Arthur Jones siguió los pasos de Viator y ganó 7 kilos en 22 días. ¿Cómo lo consiguieron con sesiones de una media de 33,6 minutos cada una?

Primero, se emplearon a menudo series de entrenamiento negativo, en las que la pesa se levantaba con las piernas usando una palanca y luego se bajaba con el músculo designado, permitiendo pesos mayores de los que habrían podido levantarse de otro modo. Segundo, los ejercicios se emparejaban en superseries para prefatigar un músculo (por ejemplo, cuádriceps con extensión de pierna) antes

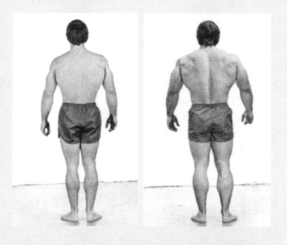

de llevarlo al fallo muscular con un movimiento compuesto (por ejemplo, la sentadilla). Tercero, Casey comía entre 6-8 comidas diarias como si fuera un trabajo para él. Esto no es una metáfora. Tenía un incentivo en dinero por cada kilo de músculo obtenido. Era realmente su trabajo.

A continuación vemos una sesión de Casey. Ten en cuenta que, si no se indica descanso, no hay descanso entre los ejercicios:

1. Press de piernas 340 x 20 reps
2. Extensión de piernas 100 x 20 reps
3. Sentadilla 227 x 13 reps
4. Curl de pierna 80 x 12 reps
5. Levantamiento de pantorrilla con una pierna con 18 kg en una mano x 15 reps (descanso de 2 minutos)
6. Pullover 130 x 11 reps
7. Aislamiento de los dorsales con barra en nuca 90 x 10 reps
8. Máquina de remo 90 x 10 reps
9. Pull downs para dorsales con barra en nuca 100 x 10 reps (descanso de 2 minutos)
10. Apertura lateral para hombros, brazos rectos, con mancuernas 18 kg x 9 reps
11. Press de hombros en nuca 84 x 10 reps
12. Curl de bíceps con disco 50 x 8 reps
13. Dominadas sin lastre x 12 reps
14. Extensión de tríceps 57 x 9 reps
15. Fondos en paralelas sin lastre x 22 reps

Si eres un ser humano normal, acabarías esta sesión de ejercicios vomitando en un cubo de basura o muriendo. Tanto los Broncos de Denver como Dick Butkus de los Bears de Chicago visitaron Fort Collins para observar el entrenamiento de ritmo rápido, que es difícil de apreciar a menos que lo intentes.

Aunque dista de ser fácil, la plantilla básica de la sesión es sencilla. La siguiente tabla me la envió el propio Casey Viator:

Press de piernas x 20 reps
Extensión de piernas x 20 reps
Sentadillas x 20 reps (aumentar el peso en 10 kg al llegar a las 20, y luego hacer otras 20)
(Dos minutos de descanso)
Curl de piernas x 12 reps
Levantamientos de pantorrilla 3 x 15
Pull down con barra en nuca x 10
Remo x 10
Pull down con barra en nuca x 10
(Dos minutos de descanso)
Levantamiento lateral x 8
Press con barra en nuca x 10
(Dos minutos de descanso)
Curl x 8
Dominadas con lastre para reps
(Dos minutos de descanso)
Extensión de tríceps x 22
Fondos x 22[13]

13. La mayoría de los mortales tendrán que esforzarse lo suyo para llegar a 22.

El experimento de Colorado, como no es de extrañar, ha recibido considerables críticas. Para empezar, el estudio no se publicó ni se repitió. Casey ha sido acusado de haber recuperado el peso perdido después de un accidente de coche. Yo, poco amigo de las especulaciones, pregunté a Casey directamente sobre todo esto y mucho más.

Su respuesta: hizo dieta durante dos meses como se le había indicado antes del experimento (esto había sido siempre un hecho transparente) y perdió aproximadamente 9 kilos de masa muscular. Ahora Casey, pasados más de veinte años, no tiene ningún interés económico en el experimento de Colorado, así que, supongo, debe de ser verdad. Reproduzco textualmente su respuesta a las preguntas sobre el consumo de esteroides anabólicos:

> Se han hecho muchas preguntas acerca del uso de esteroides. Muchos afirmaron que yo me había atiborrado para este experimento. Puedo afirmar con toda sinceridad que no se emplearon esteroides durante este estudio, lo que es un punto muy importante. Fui supervisado de cerca en un entorno a puerta cerrada. Créeme, habría hecho cualquier cosa por ganar ese peso, pero conocía mi capacidad de recuperación y también sabía que conseguiría aumentos considerables incluso antes de iniciarse el estudio.

La ecuación es incuestionable: 28,6 kg – 9 kg = 19,6 kg ganados en 28 días desde la línea de salida. Aun cuando se emplearan fármacos, este aumento refleja un entrenamiento de efectos extraordinarios. Si crees que los esteroides garantizan un aumento de más de 15 kilos en cuatro semanas, deberías consultar los estudios clínicos y las opiniones de consumidores en el mundo real. Sencillamente no es así.

La verdadera trascendencia del experimento de Colorado es doble, pese al hecho de que Casey es a todas luces un mutante genético.

En primer lugar, es fisiológicamente posible sintetizar proteínas suficientes para producir 28,6 kg de masa magra en 28 días. Esto demuestra que uno de los argumentos en contra («¡tendrías que ingerir 20.000 calorías diarias!) es defectuoso.[14] Esto es así incluso con fármacos de por medio.

Existen mecanismos en juego que el argumento simplista de las calorías no explica.

En segundo lugar, los registros de ejercicios muestran que la cantidad de estímulo necesaria para producir tal aumento (recordemos que Arthur también aumentó 6,8 kg en tres semanas) era inferior a dos horas por semana.

Citando a Casey: «Estaba muy orgulloso de los resultados obtenidos en Colorado y siento que este estudio ha contribuido a dar a conocer la cantidad de tiempo que la mayoría de los individuos pierden en sus entrenamientos.»

No son necesarias más de cuatro horas al mes de gimnasia para alcanzar el peso al que aspiras en un tiempo récord. Dale al interruptor del crecimiento y vete a casa.

¿Qué vas a hacer con tu nuevo tiempo libre? Es muy fácil. Concéntrate en comer.

---

14. Empleando modelos calóricos bien conocidos procedentes de estudios publicados, Casey de hecho tendría que haber ingerido aproximadamente 39.000 calorías diarias para ganar esa masa muscular. Eso equivale a 89 hamburguesas dobles con queso de McDonald's o 97 pechugas de pollo al día. Incluso con las pechugas de pollo, el pobre Casey habría adquirido también la lamentable cantidad de 86 kilos de grasa al mismo tiempo, según los mismos cálculos, y habría acabado con el mismo aspecto que Cartman en Aumento 4000.

EL MITO DE LOS 30 GRAMOS

¿Cuántas proteínas deberías ingerir por comida?

Corre la falsa creencia popular de que el cuerpo humano no asimila más de treinta gramos de proteínas por comida. Los estudios científicos lo desmienten.

Unos investigadores franceses han descubierto que pueden asimilarse todas las proteínas de una sola vez igual de bien que si se reparten a lo largo del día. A un grupo de mujeres de 26 años se le dio el 80 por ciento de proteínas diarias en una sola comida y a otro grupo se le distribuyeron en varias comidas. Al cabo de dos semanas, no existía diferencia entre las primeras y el grupo de control desde el punto de vista del equilibrio del nitrógeno, el recambio proteico de todo el organismo, la síntesis de proteínas de todo el organismo o la degradación proteica.

Tanto en unas como en otras, la cantidad de proteínas administrada fue de 1,7 gramos por kilo de masa magra al día. Esto significa que, para una mujer de 26 años y 56,7 kilos de peso, comer 77 g[15] de proteínas en una comida tenía los mismos efectos que si se repartían en varias.

A continuación se repitió el experimento en sujetos de mayor edad, con quienes, como se vio, ingerir todas las proteínas de una sola vez puede dar pie de hecho a una mejor retención de las proteínas. Suministrar a mujeres de edad avanzada el 80 por ciento de sus proteínas diarias en una sola comida durante un período de dos semanas llevó a una síntesis y una retención de proteínas casi un 20 por ciento mayor en comparación con la ingestión dividida en dosis menores.

Así pues, da la impresión de que las proteínas diarias totales son más importantes que la cantidad de proteínas por comida.

También conviene recordar que el peso de los alimentos no es el mismo que el peso de las proteínas. Por ejemplo, si pesas pechugas de pollo casi libres de grasa en una báscula y el total es 140 gramos, eso no significa que vas a ingerir siquiera una cifra aproximada a los 140 gramos de proteínas. De hecho, 140 gramos contienen unos 43 gramos de proteínas, menos de un tercio del peso total. La gente olvida la parte más pesada: el agua.

Una buena regla general para la ingestión diaria, y una franja fiable basada en la bibliografía especializada es 0,8-2,5 gramos de proteínas por kilo de peso corporal. Para la adquisición de masa muscular, recomiendo al menos 1,25 gramos por 450 gramos de peso corporal magro, lo que significa que primero restas tu grasa corporal. He aquí unos cuantos ejemplos:

45,3 kg de masa **magra** = 125 gramos de proteína

49,9 kg = 137,5 g	72,5 kg = 200 g
54,3 kg = 150 g	77,1 kg = 212,5 g
58,9 kg = 162,5 g	81,6 kg = 225 g
63,5 kg = 175 g	86,1 kg = 237,5 g
68 kg = 187,5 g	90,7 kg = 250 g

¿No desarrollas los músculos? Haz el seguimiento de tus proteínas a lo largo de un día. Luego come más.

15. 1,7 g/kg × 56,7 kg × 80 %

HERRAMIENTAS Y TRUCOS

The Concise Book of Muscles, **de Chris Jarmey (www.fourhourbody.com/muscles):** El entrenador de fuerza de talla mundial Charles Poliquin me dio a conocer este destacado libro. Es el mejor libro de anatomía que he visto para gente que no estudia medicina, y los he visto todos. Cómpralo.

«Strength Training Methods and the Work of Arthur Jones» [Métodos para el entrenamiento de la fuerza y la obra de Arthur Jones], D. Smith, S. Bruce-Low y J. E. Ponline, *Journal of Exercise Physiology* **(www.fourhourbody.com/comparison):** Este artículo de investigación compara aumentos de fuerza basados en una serie y en series múltiples. Los autores incorporan 112 fuentes para responder a la pregunta: ¿de verdad las series múltiples son mejores que una sola serie? Para el desarrollo muscular, es difícil superar la economía de la serie única. Para adquirir pura fuerza con poco aumento de peso (véase «Sobrehumano sin esfuerzo»), los enfoques distintos son más eficaces.

«Cartman and Weight Gain 4000» (www.fourhourbody.com/cartman): Estimulante vídeo sobre el aumento de peso de nuestros amigos de *South Park*. Una buena motivación antes de la cena para sobrealimentarse.

Arthur Jones Collection (www.fourhourbody.com/jones): Esta página web, creada por Brian Johnston, es una colección de los textos y fotografías del legendario Arthur Jones, que incluye los originales Nautilus Bulletins, «The Future of Exercise» y obras inéditas.

EL PROTOCOLO DE OCCAM I

Un enfoque minimalista de la masa

> **Es inútil hacer con más lo que puede hacerse con menos.**
>
> Guillermo de Occam
> (h. 1288-1348),
> «La navaja de Occam»

Yo estaba sentado en mi tabla de surf a seis o siete metros de Neil Strauss, el autor del bestseller *El Método*.

El sol vespertino reverberaba en las ondulantes aguas azules, y él atrapaba ola tras ola. Yo, no tantas. Entre una caída y otra en medio de la espuma como una foca herida, mencioné que mi próximo libro era una guía pirata para el cuerpo humano. ¿Acaso podía estar él interesado en aumentar cinco o más kilos de músculo en cuatro semanas?

Dejó de atrapar olas y se volvió para mirarme:

«Cuenta conmigo. Me apunto de todas todas.» Neil pesaba 56 kilos.

Empezamos a trabajar cuatro meses después. Yo ahora observaba a Neil tardar 45 minutos en comer su segundo plato, una pequeña ración de marisco, en el restaurante hawaiano Paradise Cove. Detenía el tenedor a pocos centímetros de la boca cada vez que se le ocurría una idea, y allí lo dejaba durante minutos enteros. Me sacaba de quicio.

Por lo visto, este ritmo de glaciar era un gran avance. Para demostrarlo, me había enviado por correo electrónico una entrevista que hizo a Julian Casablancas, del grupo de rock The Strokes:

JULIAN: Comes muy despacio. Tienes un sándwich de jamón en la mano desde hace unos tres cuartos de hora.

NEIL: Así es. Ya lo sé.

JULIAN: Sólo tomas bocados pequeñísimos. No sé si los masticas o si la comida se te disuelve en la boca.

Sin otra alternativa, recurrí a darle cucharadas de arroz integral a Neil entre frase y frase. La gente nos miraba confusa desde las mesas contiguas. Las enormes sombrillas de vivos colores que asomaban de nuestras «Cocoladas» en cáscaras de coco daban un aire aún más dudoso a la escena. Era muy romántico.

A Neil, de pequeño, lo castigaban por tomar «bocados de Neil» y tener a sus padres esperando en la mesa. Como no quería que lo mandaran a su habitación, desarrolló el hábito de llenarse la boca de comida, lo que a menudo tenía el efecto negativo de inducirlo a vomitar la comida, lanzándola como un proyectil hacia el otro lado de la mesa.

Repugnante.

Haciendo una pausa para tomar un sorbo de su Cocolada, Neil dijo que sentía náuseas. Le pedí que siguiera comiendo. Miró su plato y repitió:

—Tío, de verdad que tengo náuseas.

—No, lo que te pasa es que no quieres comer. Coge bocados más grandes. Te acostumbrarás.

Luego, por si acaso, me aparté para situarme fuera del alcance de un posible vómito.

Pese a la rutina de la riña de pareja, yo mantenía una fe absoluta: al fin y al cabo, hacía sólo 48 horas que habíamos empezado el protocolo.

De pronto las cosas comenzaron a marchar como estaba previsto. Al cabo de cinco días, recibí el siguiente mensaje SMS de Neil:

Tengo que decírtelo: estás convirtiéndome en una voraz máquina devoradora de comida. Y, tanto mental como físicamente, entre la comida sana, el ejercicio y el aire y las olas de Malibú, me siento fenomenal.

Escribió este mensaje a raíz de un momento crucial. Había liquidado un filete entero en la mitad del tiempo que había empleado la familia de su novia, a continuación comió lo que ella había dejado y luego siguió engullendo las sobras de carne de los demás. ¿Tenía la solitaria? No, sus enzimas digestivas y otra flora intestinal simplemente se habían adaptado al aumento en la ingestión de comida, y ahora estaba preparado para procesar alimentos.

A los diez días de iniciar el protocolo, el impulso sexual de Neil era tal que casi se convirtió en problema. Su novia tenía que apartarlo a empujones como si fuera un obseso de 19 años. Un fuerte impulso sexual es, naturalmente, un problema cualitativo, y subproducto de una síntesis proteínica muy incrementada.

En sólo cuatro semanas, Neil, que nunca había sido capaz de ganar peso, desarrolló 5 kilos de músculo y pasó de 56,7 a 61,2 kilos, un aumento de casi el 10 por ciento de su masa corporal total.

El efecto del cobertizo para bicicletas

El objetivo de este capítulo es reducirlo todo al mínimo absoluto. Antes de empezar, necesitamos hablar del efecto del «cobertizo para bicicletas», descrito originalmente por C. Northcote Parkinson.

Para ilustrar este fenómeno, comparemos dos conversaciones: una sobre la construcción de una central nuclear y otra sobre la construcción de un cobertizo para bicicletas. La mayoría de la gente presupone con razón que no sabe nada de algo tan complejo como una central nuclear y, por lo tanto, no expresa ninguna opinión al respecto. En cambio, la mayoría de la gente presupone erróneamente que sabe algo sobre la construcción de cobertizos para bicicletas, y discutirá hasta la saciedad acerca de todos los detalles, incluso el mismísimo color de la pintura.

Todos cuantos conoces (al menos, los hombres) tendrán una firme opinión sobre cómo debes entrenar y comer. Durante las próximas 2-4 semanas, cultiva la ignorancia selectiva y niégate a intervenir en discusiones sobre el cobertizo para bicicletas. Amigos, enemigos, colegas y personas con buenas intenciones de todas las tendencias te aportarán datos y alternativas que te distraerán y serán contraproducentes.

Di que sí, da las gracias amablemente y márchate para seguir con lo previsto. Sin añadir nada ni cambiar nada.

Complica para sacar provecho, minimiza para desarrollarte

Para ganar una fortuna en el sector de las dietas y el ejercicio físico, existe una máxima: complica para sacar provecho. En cambio, para desarrollarte, tienes que simplificar.

El objetivo de la rutina minimalista que describiré es:

1. No convertirte en un atleta profesional
2. No convertirte en una persona lo más fuerte posible, aunque tu fuerza aumentará y el aumento superará el obtenido con la mayoría de los protocolos. La fuerza es la meta exclusiva de «Sobrehumano sin esfuerzo».

He aquí nuestro único objetivo: aplicar la DME necesaria para desencadenar los mecanismos del desarrollo muscular y después encauzar los alimentos preferentemente hacia el tejido muscular durante las etapas de sobrealimentación. Hay una condición: debemos hacer tanto lo uno como lo otro *de la manera más segura posible*.

Es de especial importancia la cuestión de la seguridad al plantearse los ejercicios. No me malinterpretes: todos los movimientos son seguros cuando se ejecutan debidamente.

Esto incluye las volteretas hacia atrás con una sola pierna, los giros sobre la cabeza en el breakdance y la consabida arrancada.[16] El problema de estos movimientos, y docenas de otros, es que un pequeño error puede provocar lesiones graves y a menudo permanentes. Estas lesiones se divulgan poco porque: (1) los afectados no quieren que se los excluya de las comunidades que consideran esos movimientos el evangelio, y (2) la disonancia cognitiva les impide condenar un movimiento que han defendido durante largo tiempo. ¿Qué se utiliza, pues, para explicar la lesión? «Yo (o él o ella) sencillamente no lo hice bien.» Se divulgan poco los fracasos de las dietas (por ejemplo, de comida cruda) por razones parecidas. Hablando con franqueza, ¿puede aprenderse la arrancada sin peligro? Claro que sí. Pero si existen sustitutos más seguros que proporcionan un 80 por ciento o más de los beneficios, te aconsejo que recurras a esos sustitutos.

En más de quince años de entrenamiento de resistencia, jamás he sufrido una lesión siguiendo los protocolos que aquí describo. Te propongo que adoptes una regla del doctor Ken Leistner, un especialista en fuerza de la Liga Nacional de Fútbol con quien tuve el doloroso placer de entrenar en 1996: la intención del entrenamiento de fuerza es, primero, reducir la posibilidad de lesiones y, segundo, aumentar el rendimiento.

---

16.   Sí, por si lo has pasado antes por alto, esto es una maniobra de halterofilia.

El protocolo de Occam

Recuerda que el entrenador Matt Brzycki de Princeton me apodó «Desarrollo». Ha escrito más de cuatrocientos artículos sobre la fuerza y el acondicionamiento y ha tratado con la gente más diversa, desde agentes del SWAT hasta equipos de la Liga Nacional de Fútbol. ¿Qué me diferenciaba de los pupilos que no se desarrollaban?

Yo utilicé un entrenamiento hiperabreviado para compensar mi mediocre capacidad de recuperación. Fue el autocontrol para hacer menos.

El «protocolo de Occam» es una variante de la rutina de consolidación utilizada por el difunto Mike Mentzer, que ganó en el concurso de Mr. Olympia de 1979 en la categoría de pesos pesados.

Es posible ponerse enorme con menos de 30 minutos de gimnasio semanales. **Las siguientes sesiones A y B se alternan, tanto si optas por las máquinas como por los pesos libres.**

Debe realizarse una serie de cada ejercicio y no más. El objetivo es el fallo muscular, alcanzar ese punto en que ya no puedes mover la pesa, con siete o más repeticiones con una cadencia de 5/5 (cinco segundos en el ascenso y cinco segundos en el descenso). El press de piernas debe realizarse con diez o más repeticiones y esa misma cadencia. Las únicas excepciones a la regla de la cadencia son los ejercicios de abdominales y el balanceo con pesa rusa, descritos en capítulos anteriores.

Los mecanismos de desarrollo que deseamos estimular son tanto locales (musculares, neurales) como sistémicos (hormonales). Un mayor tiempo bajo tensión (TBT) en la parte inferior del cuerpo causará una respuesta mayor de la hormona del crecimiento en todo el organismo al tiempo que estimulará la formación de nuevos capilares, lo que mejorará la distribución de nutrientes.

Cada sesión consistirá en sólo dos levantamientos principales.

SESIÓN A: OPCIÓN EN MÁQUINA
1. Pull-down con agarre supinado[17] y manos juntas × 7 reps (contando 5/5)
2. Press de hombros en máquina × 7 reps (contando 5/5)
   (Optativo: ejercicios abdominales de «Abdominales en seis minutos»)

---

17. Quiere decir con las palmas de las manos hacia ti.

Pull-down

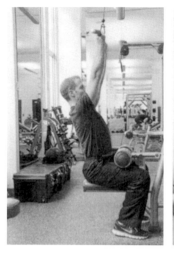
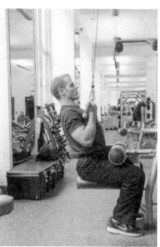

A   B

Es vital registrar las posiciones del asiento en todos los ejercicios con máquina. Si hay cuatro orificios en el ajuste corredizo del asiento, por ejemplo, toma nota de ello en tu cuaderno o iPhone. Incluso tres o cuatro centímetros de diferencia en la posición de partida pueden alterar el punto de palanca y crear la ilusión de aumento o pérdida de fuerza, sobre todo en los movimientos de press. Toma nota de todo y uniforma el movimiento.

Press de hombros en máquina

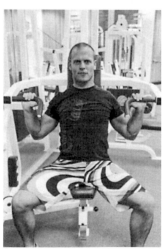
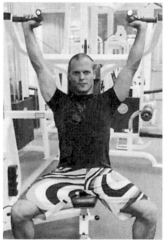

LA POSICIÓN TRABADA

Hay un millón de maneras de realizar los ejercicios.

Para simplificar —y para no ponerte en peligro—, te daré un consejo: utiliza la «posición trabada» para proteger tus hombros en todos los ejercicios con peso, ya sea el balanceo con pesa rusa, el press en banco, el peso muerto o cualquier otro.

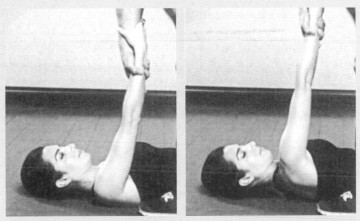

Buscarse problemas. Desde la posición de hombros normal de Marie, puedo fácilmente tirarle del hombro hacia delante como en una dislocación. En las dos fotos toda la parte superior de su cuerpo está inestable.

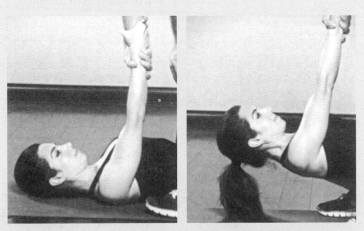

La «posición trabada». Marie ha echado atrás los omóplatos y los ha bajado hacia la cadera entre 2 y 4 centímetros. Obsérvese que en estas fotos se le ve el tirante de la camiseta pero no en las dos primeras. Tiene la espalda ligeramente arqueada y, si extiende los brazos al frente, los codos deberían estar más a la altura de los pezones que de la clavícula. Marie ahora está estable, e incluso puedo levantarla del suelo con un brazo.

SESIÓN B: OPCIÓN EN MÁQUINA

1. Press en banco con una ligera inclinación ascendente /descendente × 7 (contando 5/5)
2. Press de piernas × 10 (contando 5/5)
   (Optativo: pesa rusa o la empuñadura en T de «Crear el posterior perfecto» × 50)
3. Bicicleta estática × 3 minutos a 85+ rpm (para minimizar agujetas en las piernas)

Press en banco con una ligera inclinación ascendente /descendente (en las fotos: máquina Hammer). Si en algún ejercicio puedes lesionarte los hombros, es en el press en banco horizontal. Por eso, recomiendo una ligera inclinación (menos de veinte grados) ascendente o descendente cuando sea posible. Para un desarrollo tenaz del pecho, Dorian Yates propone la ligera inclinación des-

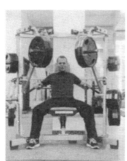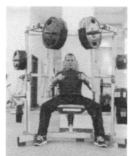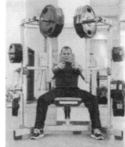

cendente. Si sólo tienes a tu disposición máquinas horizontales, puedes crear ese ligero ángulo descendente con una guía de teléfono o una toalla bien enrollada bajo la zona lumbar.

Para prevenir una tensión innecesaria en los hombros, fija las clavijas de la máquina (o el ajuste del asiento) de modo que tus nudillos queden a la distancia equivalente a la anchura de un puño por encima de tu pecho en el límite inferior del recorrido. También te aconsejo una pausa de un segundo en ese punto del movimiento sin alterar el peso, lo que contribuirá al desarrollo del pecho y reducirá el riesgo.

Press de piernas

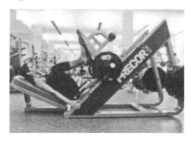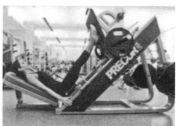

Recomiendo a la mayoría de las personas que realice la anterior rutina con máquinas.

SESIÓN A: OPCIÓN PESOS LIBRES

Puedes utilizar pesos libres si lo prefieres, o si viajas a menudo y necesitas un equipo estándar que sea igual en todo el mundo:

1. Remo de Yates con barra EZ (lo ideal) o barra recta × 7 (contando 5/5) (véanse fotos en el recuadro posterior de este capítulo)
2. Press con barra recta por encima de cabeza y separación de manos equivalente a la anchura de los hombros × 7 (contando 5/5) (Optativo: ejercicios abdominales de «Abdominales en seis minutos»)

Press por encima de la cabeza con barra recta. Los codos se mantienen por delante de los hombros y no deben abrirse hacia los costados. La barra se desplaza ante la cara, pero la cabeza y el torso se mueven hacia delante para quedar por debajo de la barra cuando ésta esté por encima de la cabeza. La posición con las piernas en tijera previene un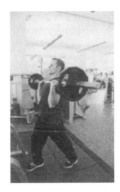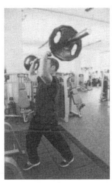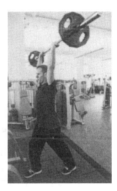
arqueo excesivo de la espalda, pero también puede realizarse con los pies en paralelo separados por una distancia equivalente a la anchura de los hombros.

SESIÓN B. OPCIÓN PESOS LIBRES

1. Press en banco ligeramente inclinado con las manos separadas a una distancia equivalente a la anchura de los hombros × 7 (contando 5/5) (si no dispones de un Power Rack,[18] usa mancuernas, pero tendrás problemas a menudo para aumentar el peso en pequeñas cantidades)
2. Sentadilla × 10 (contando 5/5) (Optativo: Balanceos con pesa rusa o la empuñadura en T de «Crear el posterior perfecto» × 50)
3. Bicicleta estática × 3 minutos (para minimizar las posteriores agujetas)

Sentadillas (en las fotos de la página siguiente con máquina Smith). Los pies, separados a una distancia un poco mayor a la anchura equivalente a los hombros, están colocados a unos treinta centímetros por delante de la cadera. Em-

---

18. Se trata de un armazón rectangular con clavijas que pueden fijarse a distintas alturas para sostener las pesas si se te caen. Yo entreno solo y hago casi todos mis ejercicios con barra en un Power Rack.

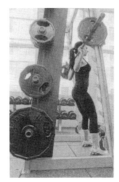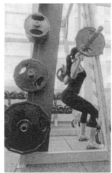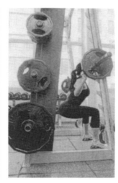

pieza el movimiento destrabando la cadera (imagina que te cae un vaso de agua en la pelvis), siéntate hacia atrás y desciende hasta el punto en que tus muslos queden paralelos al suelo. Mantén la mirada levantada en un ángulo de aproximadamente 45 grados durante todo el movimiento y no te detengas ni arriba ni abajo.

Reglas para el levantamiento

1. Si completas el número mínimo de repeticiones establecido para todos los ejercicios (excluidos los abdominales y el balanceo con pesas rusas), aumenta el peso en la siguiente sesión al menos 4 kilos para esos ejercicios. Si los 4 kilos adicionales te resultan fáciles después de dos o tres repeticiones, para, espera cinco minutos, aumenta otros 2 o 4 kilos, y luego realiza tu serie única hasta el fallo muscular.

2. No te limites a dejar caer la pesa cuando llegues al fallo muscular. Intenta moverla, milímetro a milímetro, y luego sostenla en el límite durante cinco segundos. Sólo entonces debes bajar la pesa lentamente (dedícale entre cinco y diez segundos). El mayor error que cometen los levantadores novatos es subestimar el carácter extremo del fallo muscular completo. El «fallo muscular» no es dejar caer la pesa después de tu última repetición con un esfuerzo moderado. Es seguir esforzándote como si te apuntaran con una pistola en la cabeza. Citando al siempre poético Arthur Jones: «Si nunca has vomitado después de una serie de curls con barra, nunca has experimentado un trabajo duro de verdad.» Si tienes la sensación de que podrías hacer otra serie del mismo ejercicio al cabo de un minuto, no has llegado al fallo muscular tal como lo estamos definiendo. Recuerda que la última repetición, el momento del fallo muscular, es la repetición que cuenta. Las demás sólo son un calentamiento para llegar a ese punto.

3. No hagas pausas ni en el límite superior ni en el inferior de ningún movimiento (excepto en el press en banco, como ya se ha comentado), y descansa tres minutos entre todos los ejercicios. Calcula los tres minutos exactos con un reloj de pared o un cronómetro. Regulariza los períodos de descanso de modo que no confundas los cambios para descansar con los cambios para aumentar la fuerza.

4. El peso y las repeticiones empleados cambiarán conforme progresas, pero todas las demás variables deben ser idénticas de una sesión a la otra: velocidad de las repeticiones, forma del ejercicio e intervalos de descanso. Esto es un experimento de laboratorio. Para medir con precisión el avance y corregir según convenga, debes asegurarte de que controlas todas las variables.

Y eso es todo.

La tentación de añadir ejercicios será enorme. No lo hagas. Si acaso, si nunca has podido aumentar de masa, podrías optar por hacer menos. Ése fue el método utilizado con Neil. Su programa y sus progresos durante cuatro semanas fueron los siguientes:

SESIÓN A

Pull-down: 8 reps × 36 kg —> 8 reps × 50 kg
Press de hombros en máquina: 8 reps × 14 kg —> 5 reps × 28 kg

SESIÓN B

Fondos sentado: 6 reps × 64 kg —> 6 reps × 76 kg
Press de piernas sentado: 11 reps × 64 kg —> 12 reps × 86 kg

El protocolo de Occam basta para estimular una reacción de desarrollo masivo.

¿Recuerdas nuestra analogía del bronceado al principio del libro? Olvídate por un momento de aumentar el trabajo y ten en cuenta que la biología no es una cuestión de fuerza bruta.

No añadas nada.

La frecuencia de Occam

Michael, no hice nada. No hice absolutamente nada, y fue todo como pensé que podía ser.
PETER GIBBONS, *Trabajo basura*

La frecuencia de las sesiones de Occam A y B se basa en una sencilla premisa: debes aumentar el tiempo de recuperación junto con el tamaño.

Harás ejercicio con menor frecuencia a medida que aumentes la fuerza y el tamaño, ya que a menudo puedes aumentar la masa muscular muy por encima de un ciento por ciento antes de llegar a tu techo genético, pero tu capacidad de recuperación tal vez sólo pueda mejorar en un 20-30 por ciento a través de la subregulación del sistema enzimático e inmune (aumento de la producción de glutamina en plasma, etcétera).

Dicho en términos sencillos: los sistemas de reparación sin desarrollo tardan más en reparar un músculo de 8 kilos que su predecesor de cuatro. Cuanto más grande y fuerte estés, con menos frecuencia irás al gimnasio.

Si echamos un vistazo a los hipotéticos dos meses que aparecen más abajo, extraídos de freeprintablecalendar.net, vemos que no se programaron las sesiones en días fijos (por ejemplo, lunes y viernes), sino que se espaciaron con un número de días de descanso fijos, que aumentan conforme pasa el tiempo.

En 1996, cuando estaba en la Universidad de Empresariales y Económicas de la Capital en Pekín, llegué a pesar 89 kilos y probablemente nunca he estado tan fuerte. No consumí suplementos de ningún tipo, ya que allí no había ninguno disponible. Alcancé un techo de 6.000 calorías diarias a base sólo de comida, ya que si comía más, me sentía mal, pero pude resolver todos los momentos de estancamiento en mis progresos con más días de descanso, hasta que al final concluí el ciclo de robustecimiento después de cuatro meses con 12 días de descanso entre sesiones idénticas.

CÓMO EMPEZAR

Paso 1: Descansa al menos durante siete días después de toda forma de entrenamiento que provoque un daño muscular digno de consideración. No está permitido el entrenamiento de resistencia con lastre ni el entrenamiento con pesas.

Paso 2: Empieza el protocolo de Occam dejando pasar dos días entre las sesiones A y B. Después de las dos sesiones A y B, aumenta los días de descanso entre sesiones a tres días. En cuanto hagas una sesión en la que te has estancado en más de un ejercicio (señalado en nuestros calendarios hipotéticos con la B*), pero no antes, aumenta a cuatro días entre sesiones.

Sigue añadiendo descanso conforme lo necesites para resolver los estancamientos

enero 2011

< diciembre   febrero >

lunes	martes	miércoles	jueves	viernes	sábado	domingo
26	27	28	29	30	31	1 Año Nuevo
2 **A**	3	4	5 **B**	6	7	8 **A**
9	10	11 **B**	12	13	14	15 **A**
16	17 Día de Martin Luther King Jr.	18	19 **B**	20	21	22
23 **A**	24	25	26	27 **B**	28	29
30	31 **A**	1	2 Día de la marmota	3	4	5

febrero 2011

< enero   marzo >

lunes	martes	miércoles	jueves	viernes	sábado	domingo
30	31 **(A)**	1	2 Día de la marmota	3	4 **B***	5
6	7	8	9 **A**	10	11	12 Aniversario de Lincoln
13	14 Día de san Valentín **B**	15	16	17	18	19 **A**
20	21 Día del presidente	22 Aniversario de Washington	23	24 **B**	25	26
27	28	1 **A**	2	3	4	5

Dos meses de muestra

hasta que consigas el peso que te has propuesto o termines tu ciclo de robustecimiento.

Una advertencia importante: este espaciamiento presupone que consumes alimentos suficientes para sobrellevar un desarrollo rápido. Entre quienes no consiguen ganar una cantidad considerable de peso muscular (considerable = al menos un kilo por semana) con el protocolo de Occam, más del 95 por ciento fracasa debido a una ingestión de calorías/nutrientes insuficiente. El cinco por ciento restante presenta problemas de absorción de nutrientes tales como el síndrome del intestino permeable, la producción deficiente de ácido en el estómago, la excreción de grasa excesiva, bilis insuficiente, u otras dolencias que exigen atención médica antes de que el protocolo pueda surtir efecto.

Sólo me he topado con uno de estos casos clínicos de ese grupo del 5 por ciento. Era un hombre de 56 kilos con una estatura de 1,82, y ni siquiera cuando intentó engordar comiendo una bolsa de donuts tras otra en períodos de 24 horas consiguió aumentar un solo kilo.

No presupongas que perteneces a esta minoría improbable. El problema más habitual es la ingestión de alimentos insuficiente.

Eso nos lleva al verdadero desafío del protocolo de Occam.

Comer.

La alimentación de Occam

En el experimento para aumentar peso de 1995, puse el despertador para que sonara a las cuatro horas de dormirme a fin de poder consumir cinco huevos duros como comida adicional. Sin duda me ayudó, pero también fue muy molesto. Los horarios de comida molestos, por eficaces que sean, presentan un alto índice de abandono en cuanto se desvanece el entusiasmo inicial. Yo prefiero planteamientos con poca fricción que causen menos perturbaciones, aun cuando tarde unas pocas semanas más en alcanzar mis objetivos. Tardar entre dos y cuatro semanas más en conseguir una masa determinada es mucho mejor que una irritabilidad permanente o abandonar un programa definitivamente.

Algunos deportistas comen diez veces al día para repartir la carga calórica y evitar el aumento excesivo de grasa. Yo eso lo encuentro innecesariamente incómodo, sobre todo cuando haces un régimen a base de suplementos que aumenta la sensibilidad a la insulina y la actividad de GLUT-4 (véase «Control de daños»). Yo como cuatro comidas principales al día tanto para la pérdida de grasa como para el desarrollo muscular.

MI HORARIO HABITUAL DE AVE NOCTURNA

10.00 - Despierto, desayuno inmediatamente + ½ batido (véanse los detalles más adelante)

14.00 - Almuerzo

18.00 - Primera cena

19.30 - Entrenamiento, si está programado (tomo proteínas bajas en grasas poco antes de la sesión y durante la misma. Neil tomaba Isopure®)

20.30 (30 minutos después de entrenar) - Cena

15 minutos antes de acostarme - Segunda mitad del batido de la mañana

La composición de las comidas es casi idéntica a la Dieta de los Carbohidratos Lentos, al igual que los principios, aunque ahora añadimos algo de almidón, como arroz integral o quinoa, a las comidas sin batido. No hay necesidad de imitar mis horarios, claro está. Basta con que tengas en cuenta el espaciado de mis comidas como una opción que ha dado resultado.

Neil hizo las cosas de otra manera. Acostumbraba saltarse el desayuno y tenía poco apetito. Al principio le era imposible consumir grandes comidas. La solución fue recomendarle un batido hipercalórico para el desayuno y aumentar el número de comidas hasta alcanzar el volumen de alimentos debido, aunque fuese con porciones menores.

HORARIO DE COMIDAS DE NEIL

9.00 - Batido de proteínas (véase más abajo)

11.00 - Barrita de proteínas (Balance Bar o preferiblemente una Training 33 YouBar)

13.00 - Almuerzo rico en proteínas y carbohidratos (normalmente pechuga de pollo con patatas)

15.00 - Barrita de proteínas

17.00 - Cena rica en proteínas y carbohidratos (normalmente sushi / sashimi con ración extra de arroz)

19.00 - Barrita de proteínas

21.00 - Tentempié proteínico con carbohidratos (pollo o huevos o atún)

23.00 - Batido de proteínas

Tú eliges: come mucho o come con frecuencia. El aumento de grasa será un poco mayor con la primera opción, y las molestias serán mucho mayores con la segunda.

Escoge una de las dos opciones y conviértela en tu religión durante cuatro semanas. Es fácil perder después un poco de grasa de más.

UNA NOTA ACERCA DEL PROBLEMA DE SALTARSE EL DESAYUNO

Si te saltas el desayuno, aunque sea sólo una vez por semana, u optas por un no desayuno como un café con tostadas, aunque sea una vez por semana, convierte la licuadora en tu primera parada cuando salgas de la cama.

La siguiente receta también puede utilizarse como sustituto de una comida o tentempié para antes de acostarte:

68 cl (3 tazas) de leche orgánica entera o desnatada al 2 %

30 g de proteína aislada de suero (el chocolate suele dar mejor resultado)

1 plátano

3 cdas colmadas de mantequilla de almendra sin azúcar anadido, maltodextrina o siropes

5 cubitos de hielo

Perfil calórico y proteínico con leche desnatada al 2 % (aproximado): 970 cal, 75 g de proteínas

El apaño: CLLD

> Todos los participantes de estos intensos programas de sentadillas que bebieron suficiente cantidad [de leche] aumentaron de peso. Sí, **todos** aquellos de los que tenemos noticia.
> *Doctor Randall J. Strossen*

Si la anterior dieta y los tentempiés ricos en proteínas no dan lugar a un aumento de más de un kilo por semana, añade un litro de leche orgánica desnatada al dos por ciento entre las comidas, hasta cuatro litros al día. Éste es el sencillo, y justamente venerado, planteamiento para el desarrollo muscular CLLD (Cuatro Litros de Leche Diarios), que junto con las sentadillas ha producido monstruos desde hace más de 75 años, incluidos el increíble Paul Anderson y algunos de los mayores levantadores de pesas que el mundo ha visto.

Recomiendo añadir un solo litro diario cada semana (a menudo en el mencionado batido) y estar muy atento al aumento de grasa, que puede acelerarse. El aumento de grasa no es inevitable, pero debe controlarse. Las mediciones de la circunferencia a la altura del ombligo son una buena manera de calcularla si no tienes acceso a otros aparatos de medición corporal.

Reader Matt ganó 2,5 kilos por semana durante tres semanas (un total de 7,5 kilos) usando el método CLLD como único medio para aumentar calorías durante su prueba «De menudo a forzudo», y su pliegue abdominal (a cinco centímetros a un lado del ombligo) se mantuvo en cuatro milímetros durante todo ese tiempo.

Si comes suficiente en tus comidas principales, no deberías necesitar más de un litro al día para acelerar el crecimiento. ¿Padeces intolerancia a la lactosa? Intenta incorporar un vaso de leche orgánica entera al día en tu dieta. No te sorprendas si eres capaz de consumir leche sin problemas después de una o dos semanas.

Para mucha gente, CLLD o ULLD (Un Litro de Leche Diario) son el único cambio en la dieta necesario para estimular el desarrollo.

Si lo sencillo da resultado, quédate con lo sencillo.

Las indicaciones de Occam

Este protocolo no exige ningún tipo de suplementos.

Sin embargo, hay cuatro suplementos que recomendaría a quienes se lo permite el presupuesto. Los dos primeros minimizan el aumento de grasa y se tratan en «Control de daños» y «Los cuatro jinetes». **1.** *Cissus quadrangularis* (2.400 mg tres veces al día). **2.** Ácido alfa-lipoico (300 mg 30 minutos antes de cada comida compuesta únicamente de alimentos). He aquí los otros dos:

3. L-GLUTAMINA

La l-glutamina es un aminoácido empleado normalmente como suplemento para la reparación de los tejidos después de las sesiones de ejercicio. En nuestro caso, lo aconsejo para un uso alternativo, propuesto por el entrenador de fuerza Charles Poliquin: la reparación intestinal.

Los alimentos que ingieres no sirven de nada si no se absorben. Es como cribar tierra para buscar oro con un trozo de alambrada. El equivalente anatómico de esta porosa alambrada es un conjunto de trastornos digestivos, incluido el síndrome del intestino permeable, para el cual la l-glutamina, como se ha demostrado, es un tratamiento prometedor.

Para no arriesgarte a una absorción de los alimentos subóptima, toma 80 gramos de l-glutamina durante los primeros cinco días del protocolo de Occam.

Recomiendo diez gramos cada dos horas exactas hasta llegar a los 80 gramos diarios. Es más fácil tomar el polvo mezclado con agua, pero para viajar las cápsulas son más cómodas. Después del período de carga inicial de cinco días, si deseas consumir entre 10 y 30 gramos después de las sesiones, se acelerará la reparación y te ayudará a prevenir las agujetas.

4. MONOHIDRATO DE CREATINA

La creatina aumenta la producción de la fuerza máxima y la síntesis proteínica. Se ha demostrado que dosis de 5-20 gramos diarios son inocuas y carecen en

MI COMIDA RICA EN CALORÍAS PREFERIDA Y MÁS FÁCIL DE CONSUMIR

Mi comida preferida para desarrollar masa son los macarrones (preferiblemente de trigo duro integral), el atún en lata al natural y el pavo libre de grasas acompañado de chili con alubias. Echa un poco de leche entera o mantequilla irlandesa a los macarrones, añade un tercio de los polvos con sabor a naranja, y prepáralo en grandes cantidades.

Mezcla los macarrones con una lata de atún y tanto chili como te apetezca, caliéntalo en el microondas durante un minuto a la intensidad máxima y tómatelo para desayunar en un tazón. Yo a veces comía esto dos o tres veces al día, ya que el tiempo de preparación era de menos de tres minutos si hervía los macarrones por adelantado. Para un cambio de ritmo más rico en proteínas, puedes sustituir libremente los macarrones por quinoa.

Puede que suene raro, pero créeme: este mejunje tiene un sabor delicioso.

gran medida de efectos secundarios, aunque personas con enfermedades del riñón preexistentes deben utilizar la creatina bajo supervisión médica. En general, los deportistas utilizan una «fase de carga» de cinco a siete días con 10-30 gramos diarios, pero eso puede provocar molestias intestinales graves. Puedes alcanzar la misma saturación muscular con dosis inferiores durante un período de tiempo más largo.

Toma 3,5 gramos al despertar y antes de acostarte durante los 28 días. Si la consumes en polvo, mezcla un total de 5-6 gramos, ya que es casi inevitable perder uno o dos gramos al disolverlo.

Lecciones de Neil

Neil ganó una cantidad significativa de músculo por primera vez en su vida usando el protocolo de Occam.

No sólo aumentó casi 5 kilos en cuatro semanas, sino que también incrementó su fuerza en 22 kilos en algunos levantamientos y la duplicó en otros. Su incremento mínimo fue del 21,4 por ciento. Empleó únicamente máquinas y recurrió a una máquina de fondos para sustituir el press en banco inclinado, ya que la máquina en cuestión estaba menos solicitada que el banco.

SESIÓN A

Pull-down: 8 × 36 kg a 8 × 50 kg (+37,5%)
Press de hombros por encima de la cabeza: 8 × 14 kg a 5 × 28 kg (+100%)

SESIÓN B

Fondos sentado: 6 × 64 kg a 6 × 78 kg (+21,4 %)
Press de piernas sentado: 11 × 64 kg a 12 × 86 (+35,7 %)

No hay necesidad de reinventar la rueda ni de afrontar desafíos en solitario. He aquí algunas de las anotaciones de Neil, textuales, sobre lo que cabe esperar y lo que hay que hacer:

«Un efecto secundario inesperado es que, después de los primeros días y el shock inicial de tener que atracarme hasta el punto de encontrarme mal, empecé a sentirme asombrosamente feliz y satisfecho.

»Como en todo, hay un período de dolor cuando sales de tu zona de confort. Y cuando parece más difícil, y más deseas abandonar (porque representa demasiado tiempo/trabajo/energía, porque no lo entiendes, porque no te fías), sólo entonces, si superas ese momento, te liberas inmediatamente, y todo se convierte en un hábito, como si lo hubieras hecho toda tu vida (y sabes que deberías haberlo hecho toda tu vida).

»Las sesiones de ejercicio son el desafío menor. Ir al gimnasio con tan poca frecuencia y tan poco tiempo me dejaba con ganas de más. Creo que la clave es, como me dijiste en el gimnasio, saber que sólo te desarrollas en esas últimas repeticiones, cuando los músculos quieren abandonar. Seguir concentrado y haciendo esfuerzo para completar el fallo muscular es una batalla interna, así que uno debe poseer realmente la fortaleza mental para seguir adelante cuando el cuerpo desea rendirse, apresurarse o hacerlo mal en esas últimas repeticiones.

»Mi principal consejo sería: anota un plan de comidas/suplementos y llévalo siempre encima. Ve a las sesiones del gimnasio con un compañero para que te ayude y te anime. Hazlo en un período en que no viajes y puedas mantener una rutina. Y lleva una bolsa con suplementos y barritas de proteínas en el coche o encima a todas horas, por si tu horario cambia durante el día. Curiosamente, la creatina me hizo mear como un caballo de carreras sólo durante los primeros días; a partir del cuarto día, mi organismo empezó a absorberla como es debido.

»Creo que mi mayor preocupación era que toda esa comida sencillamente crease un neumático en torno a mi abdomen. Pero como tú dijiste, fue toda a los sitios adecuados y la gente lo notó… No hubo ninguna consecuencia negativa ni razón para no hacerlo.»

HERRAMIENTAS Y TRUCOS

Calendario imprimible gratuito (www.freeprintablecalendar.net): Utiliza este calendario a medida gratuito para programar tus sesiones de ejercicio y períodos de descanso durante cada mes.

Barritas de proteínas YouBar Custom (www.fourhourbody.com/youbar): Diseña tus propias barritas de proteínas con YouBar, que te permite elegir el tipo de proteínas y docenas de complementos como mantequilla de anacardo, semillas de chía, bayas de goji y muchos más. Cualquiera puede tener su propia marca de proteínas envasadas (tú eliges la etiqueta) por un mínimo de 12 barritas. Para ver mi mezcla preferida, busca la barrita «Training 33».

La ley de Parkinson, **de Cyril Northcote Parkinson (www.fourhourbody.com/parkinsons):** Éste es el libro fundamental sobre la ley de Parkinson, escrito por el propio Parkinson. Todos tus conocidos querrán decirte cómo debes entrenar y comer. Lee este libro genial para cultivar tu ignorancia selectiva en estas discusiones sobre el «cobertizo para bicicletas», que, más que ayudarte, te llevarían por el mal camino.

PARA HOMBRES: TRES EJERCICIOS PARA EL DESARROLLO DEL BÍCEPS

Los bíceps son una obsesión masculina. Para conseguirlos, uno está dispuesto a dejarse la piel.

En realidad, para desarrollar unos bíceps grandes y vasculares, no es necesario trabajar los brazos por separado.

Lo único que necesitas son dos ejercicios compuestos (uno de muchas repeticiones y gran velocidad, y el otro de pocas repeticiones y poca velocidad) y, si realmente te sientes obligado a hacer curls, incluye una versión menos conocida llamada «curl con arrastre inverso».

El primer ejercicio compuesto: el balanceo con pesa rusa a dos manos
Describimos este ejercicio detalladamente en «Crear el posterior perfecto». Son un mínimo de 50 repeticiones.

El segundo ejercicio compuesto: el remo inclinado de «Yates»
Así llamado por Dorian Yates, galardonado con el título de Mr. Olympia en seis ocasiones, que lo utilizó como elemento básico en

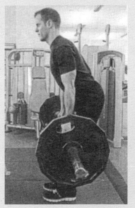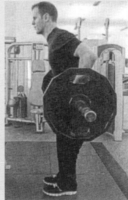

su rutina para la espalda. Este ejercicio es un remo inclinado con las palmas al frente realizado con una ligera inclinación de 20-30 grados en la cintura respecto a la posición erguida. Por lo general la barra quedará por encima de las rótulas en el punto inferior del recorrido. Para minimizar el dolor de muñeca, realízalo con una barra EZ si es posible (aquí se muestra con una barra recta olímpica estándar) y haz una pausa de un segundo en el ángulo formado por la cadera, punto con que la barra debería entrar en contacto.

El curl de arrastre inverso

Este ejercicio, realizado preferible-mente con una barra gruesa, desa-rrolla el braquial en el lado de la par-te superior del brazo y proporciona más tensión constante que el curl tra-dicional.

A menudo el curl tradicional co-loca el codo bajo la pesa en lo alto del movimiento, minimizando así la re-sistencia:

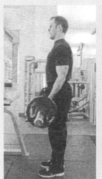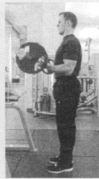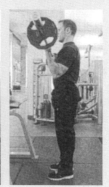

El curl tradicional subóptimo

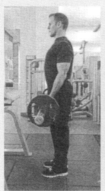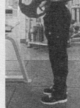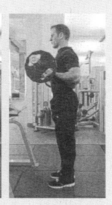

El curl de arrastre

En cambio, el curl de arrastre levanta la barra con un movimiento recto en lugar de cir-cular, rozando la parte delantera del cuerpo y manteniendo la tensión en todo momento.

Las fotos anteriores muestran el curl estándar con las palmas hacia arriba. Para invertir-lo, como recomiendo, asegúrate de que mantienes las manos separadas a una distancia equi-valente a la anchura de los hombros y con las palmas hacia abajo.

El ritmo y las repeticiones tanto en el remo como en el curl de arrastre son los mismos que en el protocolo de Occam, 5 segundos hacia arriba y 5 segundos hacia abajo.

DAVE PALUMBO ALIAS «JUMBO»: DE 64 A 144 KILOS

Dave Palumbo iba para médico.

Un día, en algún punto entre el atletismo en pista universitario y su tercer y último año en la facultad de Medicina, empezó a sentir fascinación por el desarrollo muscular. Eso representó un desvío en el camino, y optó por abandonar el laboratorio y convertirse él mismo en un experimento en la vida real.

Pesaba menos de 65 kilos cuando empezó en 1986. Allá por 1997, pesaba 140 kilos con menos de un 10 por ciento de grasa corporal.

Sólo en 2008, además de entrenar a deportistas profesionales o celebridades como Triple H, la estrella de la lucha libre, entrenó a más de 150 culturistas y competidores del físico. Alcanzar el 3,5 por ciento de grasa corporal o doblar tu masa corporal no es normal, pero ése es precisamente el punto fuerte de Dave: crear fenómenos de la naturaleza.

Esto nos lleva a la cocina de Dave en 1997, justo antes de alcanzar el punto culminante de sus descomunales proporciones.

Dave estaba allí de pie, completamente inmóvil, agarrado al fregadero.

No conseguía aumentar de peso. Pese a consumir diariamente entre seis y ocho paquetes del sucedáneo de comida Met-Rx y entre cuatro y cinco comidas a base sólo de alimentos, la báscula no se movía. Necesitaba comer más, pero era incapaz de masticar y digerir más sólidos sin regurgitar. Era imposible. Había llegado a su límite en comida sólida. Así que tenía que aumentar con líquidos.

Su abuela judía lo agobiaba por consumir huevos crudos con el consiguiente riesgo de salmonella, así que él transigió: 12 huevos batidos en una licuadora y luego pasados por el microondas durante un minuto. Eso constituía la base. La receta completa se componía de cuatro ingredientes:

12 huevos batidos calientes
1 taza de zumo de manzana
1 taza de avena cruda
2 medidas de proteínas de suero en polvo

Al mezclar el mejunje obtenía una sustancia con aspecto de cemento, que después debía pasarse por la garganta plantado ante el fregadero de la cocina. Había aprendido a inhibir el reflejo de las arcadas, lo cual era vital, ya que la mezcla descendía a ritmo de glaciar por su esófago hasta el estómago.

Y ése era el inicio de un día como otro en su vida.

Después de ingerir el preparado, simplemente esperaba.

Dave sabía por experiencia —y tres tomas de cemento al día— que debía permanecer absolutamente inmóvil durante 15 minutos, nada menos, respirando despacio y dejando que todo se acomodara dentro de él. Incluso el más leve movimiento podía desencadenar una vomitera inmediata. La inmovilidad era fundamental.

Sin embargo, como es natural, había momentos en que el mundo se negaba a cooperar.

Una vez llegaba tarde a una cita para entrenar, así que se alimentó por la fuerza, dejó la licuadora en el fregadero y subió a su coche de un salto para no llegar con retraso. Cabe señalar que, con su 1,75 de estatura y sus más de 135 kilos, tenía las piernas a sólo unos centímetros del estómago cuando se sentó. El coche se le había quedado pequeño.

En pocos minutos, mientras avanzaba rápidamente entre el tráfico, empezó a salivar espesamente: su tracto digestivo se estaba preparando para el rechazo. Hizo lo posible por sumirse en un estado zen, repitiendo «Por favor, no vomites, por favor, no vomites, por favor, no vomites», como un mantra. Ya casi había llegado.

Dave se acercó a un semáforo, y el coche de delante frenó en seco.

Él pisó el freno a fondo. Con esto, el estómago chocó con sus muslos y lanzó el vómito como un proyectil al parabrisas, al igual que Linda Blair en *El exorcista*, durante varios largos segundos. No se libró ni un solo centímetro de parabrisas, y no le quedó nada en el estómago.

Tras limpiarlo con una toalla lo mínimo para ver a través del cristal, se dirigió a toda velocidad a casa de su cliente, se apeó del coche de un salto y corrió hasta la puerta de la casa. «¿Qué demonios le ha pasado a tu coche?», fue lo único que pudo decir su cliente mientras Dave pasaba ante él derecho hacia la cocina.

Era hora de tomarse otro batido. Las calorías no eran una opción.

Aumentar más de 80 kilos de músculo es posible, como lo es hacer sentadillas con 14 discos de 20 kilos en la barra, pero ninguna de las dos cosas es habitual. Para hacer algo poco habitual se requiere una conducta poco habitual. Regla número uno para Dave: no siempre se come por placer.

Si intentas adquirir grandes cantidades de peso muscular, tampoco tú comerás por placer. Esto es especialmente cierto la primera semana.

Prepárate y haz lo que hay que hacer.

EL PROTOCOLO DE OCCAM II

Las sutilezas

Preguntas y críticas habituales

¿DE VERDAD BASTA CON ESTA FRECUENCIA?

Sí. El doctor en medicina Doug McGuff compara la curación de quemaduras con la curación de tejido muscular para explicar:

> *Crear músculo es en realidad un proceso mucho más lento que curar la herida de una quemadura [que por término medio requiere entre una y dos semanas]. Una quemadura cicatriza desde la línea germinal ectodérmica, donde la velocidad de cicatrización es relativamente mayor, porque las células epiteliales se recambian rápidamente. Si te haces un arañazo en la córnea, por ejemplo, generalmente cicatriza en 8-12 horas. El tejido muscular, en cambio, cicatriza desde la línea germinal mesodérmica, donde la velocidad de cicatrización es, por lo común, notablemente inferior. En conjunto —cuando separamos toda emoción y feedback positivo que la gente extrae de la experiencia del entrenamiento—, los datos biológicos consistentes indican que la frecuencia de entrenamiento óptimo para la gran mayoría de la población es de una vez por semana.*

Para un estudio en profundidad de los intervalos de recuperación, sobre todo si tienes interés en las ciencias, te recomiendo el libro del doctor McGuff *Body by Science*.

Lo vital son los pequeños detalles. Gracias a las cosas pequeñas suceden las cosas grandes.

John Wooden, entrenador de baloncesto de la NCAA incluido en el Salón de la Fama (10 títulos de la NCAA en 12 años)

¿CÓMO ESTABLEZCO LOS PESOS INICIALES?

Las primeras sesiones A y B se alargarán más que las sesiones posteriores, ya que necesitas utilizar métodos de prueba y error para establecer los pesos iniciales.

Hazlo realizando series de cinco repeticiones para cada ejercicio con un minuto de descanso entre una y otra. La cadencia debe ser un movimiento rápido pero controlado en la elevación y un descenso de dos o tres segundos. No hagas más de cinco repeticiones por serie. Si puedes levantar más, espera un minuto, aumenta el peso 4 kilos o el 10 por ciento (lo que sea menos) e inténtalo otra vez. Repite este proceso hasta que llegues a cinco repeticiones.

Cuando no consigas completar las cinco repeticiones, calcula un 70 por ciento de tu última serie de cinco completa. Descansa tres minutos y realiza una serie con la cadencia 5/5 hasta el fallo muscular usando ese peso. Enhorabuena, acabas de completar tu primera serie con fallo muscular como es debido para este ejercicio, y este peso será tu punto de partida para el protocolo de Occam. Para el press de hombros, utiliza un 60 por ciento de la última serie completa de cinco repeticiones en lugar del 70 por ciento.

Veamos una hipotética primera sesión A, realizada un lunes. He aquí la situación para un hombre semientrenado de 70 kilos al hacer el pull-down (los pesos cambian de una persona a otra, naturalmente, y por eso calculas al menos una hora para estas primeras sesiones):

40 kg × 5 reps (r/2)[19]
(1 min. de descanso)
44 kg × 5 reps (r/2)
(1 min. de descanso)
48 kg × 5 reps (r/2)
(1 min. de descanso)
52 kg × 5 reps (r/2)
(1 min. de descanso)
56 kg × 4 reps (r/2) (no consiguió completar las 5 reps, así que la última serie de 5 reps completa fue la de 52 kg)

Hagamos el cálculo: 52 × 0,7 = 36,4 y redondeamos hacia arriba o hacia abajo para dejarlo en el peso más cercano que podamos usar en una máquina o barra, lo que en este caso da 36 kilos.

(3 min. de descanso)
36 kg × 8,4 hasta el fallo muscular (5/5)

---

19. «(r/2)» significa «rápido pero controlado» en la parte de levantamiento y un descenso de dos segundos.

El 8,4 significa que el fallo muscular se alcanzó en 8 + 4/10 de una repetición.

Haz un descanso de cinco minutos, luego repite este proceso con el press de hombros. Una vez acabes con esta primera sesión A, anota los pesos establecidos que utilizarás en la siguiente sesión A. Como has hecho esta sesión A un lunes, tus próximas sesiones se organizarán según este calendario:

(recién concluida: lunes — Sesión A)
Jueves — Sesión B
Domingo — Sesión A
Miércoles — Sesión B
Domingo — Sesión A (observa el aumento previsto a tres días de descanso
   anterior a esta sesión)

¿CÓMO AÑADO PESO?

Si completas el número de repeticiones mínimo requerido, añade 4 kilos o el 10 por ciento del peso total en la sesión siguiente, lo que sea mayor. En el ejemplo anterior, cruzamos nuestro umbral de las siete repeticiones con 36 kilos en el pull-down, así que aumentaremos el peso a 40 para la siguiente sesión, ya que un aumento del 10 por ciento sería 3,6 kilos, o sea, menos.

Para mantener este ritmo de progreso durante dos meses, tendrás que comer como si ése fuera tu trabajo. Añade batidos o leche si te resulta muy complicado comer alimentos sólidos.

¿Y SI ME SALTO UNA SESIÓN PORQUE ESTOY DE VIAJE?

Es preferible tomarse un descanso adicional de uno a tres días antes que estropear una sesión con un equipo distinto que no te permitirá establecer los progresos o el peso adecuado a tu regreso. Si el descanso adicional es de uno a tres días, no pierdes nada.

La otra solución es usar siempre pesos libres con la barra olímpica estándar, ya que son universales y comparables en todos los gimnasios. Las opciones con pesos libres se describen en el capítulo anterior.

¿QUÉ PASA SI NO ALCANZO EL NÚMERO ESTABLECIDO DE REPETICIONES?

Eso significa una de dos cosas: o bien no has estimulado los mecanismos de desarrollo (un fallo muscular insuficiente durante la última sesión), o bien no te has recuperado (descanso/alimentación insuficiente).

Si no alcanzas tu objetivo por más de una repetición en el primer ejercicio de una sesión dada, vete a casa, descansa al día siguiente, y luego repite la sesión.

Pongamos que has programado la sesión A un lunes. El primer ejercicio consiste en pull-downs con las manos juntas, y el número de repeticiones fijado es un mínimo de siete. Si haces seis buenas repeticiones o más, acaba la sesión. Si no consigues las seis repeticiones en los pull-downs, NO sigas con el press de hombros.

En lugar de eso, coge tu bolsa de deporte y vete a casa. Descansa el martes, asegúrate de que consumes la cantidad de nutrientes adecuada comiendo una tonelada, y vuelve el miércoles preparado para realizar los dos ejercicios y actuar según lo previsto.

Si no llegas al número necesario de repeticiones, no disminuyas el peso —como hace mucha gente— ni hagas otra serie (llamada serie «de bajada» o «reducción»). Sencillamente vete. Si no te has recuperado, no te has recuperado. Es fácil que, si continúas, te estanques durante dos semanas o más.

Interrumpir una sesión exige un enorme autocontrol y choca con la cultura de gimnasio.

Sé listo y opta por un reinicio de 48 horas en lugar de un reinicio de dos o tres semanas.

Por último y no menos importante, si dejas una sesión porque has fallado en una serie, añade otro día de recuperación entre todas las sesiones atrasándolas. De hecho, no haces más que acelerar la disminución de frecuencia prevista. Esto tiene muy pocos inconvenientes. Veinticuatro horas de tiempo añadido no te harán ningún daño, pero una recuperación insuficiente estropeará todo el proceso.

¿CUÁNTAS CALORÍAS DEBO CONSUMIR?

Si no consigues aumentar de peso después de añadir la leche y los batidos, existe la posibilidad de que tengas un problema médico. No debería ser necesario contar las calorías, y yo nunca lo he hecho.

Hay una excepción.

Si crees que estás haciéndolo todo bien y aun así no ganas kilos, confirma que no estás sobrevalorando en exceso tu ingestión de alimentos y, por consiguiente, comiendo poco. Cuenta las calorías y pesa la comida durante un período de 24 horas.

Para esto yo uso la báscula dietética Escali, que me permite introducir el código de cada alimento, proporcionado en un manual que viene incluido, para determinar el desglose de proteínas, carbohidratos y grasas.

Asegúrate de que comes 44 calorías por cada kilo de peso corporal magro contando 5 kilos más de lo que es tu peso corporal magro actual. Ten en cuenta que éste no es necesariamente tu peso objetivo final (suponiendo que quieras ganar más de 5 kilos). Ajusta este número objetivo semana a semana.

Pongamos que tu peso corporal magro es de 72 kilos (determinado mediante la comprobación de la composición corporal) y quieres tener una masa magra de 82 kilos. Te asegurarás de que en tu dieta consumes $77 \times 44 = 3.388$ calorías o, redondeando, 3.400. Éste es el mínimo absoluto y también es aplicable a los días sin sesión.

Dicho esto, recuerda que no deberías necesitar el recuento de calorías.

Hazlo sencillo y saldrás ganando. Si la cifra de la báscula no aumenta, come más.

PERO ¿QUÉ PASA CON EL CARDIO?

¿Crees que necesitas subirte a la bicicleta estática o correr para mantener o mejorar tu capacidad aeróbica? No siempre es así. El doctor Doug McGuff explica:

Si quieres mejorar tu capacidad aeróbica, es importante comprender que tu sistema aeróbico tiene un mayor rendimiento cuando se recupera de la acidosis láctica. Después de una sesión de ejercicio de alta intensidad, cuando tu metabolismo intenta reducir el nivel de piruvato en el organismo, lo hace por medio de la subyugación aeróbica del metabolismo... como la musculatura es el sistema mecánico básico al que sirve el sistema aeróbico, conforme mejora la fuerza muscular, los sistemas de apoyo necesarios (que incluyen el sistema aeróbico) deben acomodarse.

Si eres corredor de velocidad o de maratón, ¿puedes prepararte entrenando con pesas exclusivamente? Claro que no. Pero si eres un deportista que no compite y aspiras a prevenir las enfermedades cardiovasculares, ¿necesitas pasarte horas dando vueltas a la noria, literal y figuradamente? No. La separación artificial entre el metabolismo aeróbico y el anaeróbico (sin oxígeno) quizá sea útil para vender el aeróbic, un término del marketing popularizado por el doctor Kenneth Cooper en 1968, pero no refleja la realidad.

El protocolo de Occam desarrolla ambos sistemas, el anaeróbico y el aeróbico.

¿Y SI SOY DEPORTISTA?

Aunque depende del deporte, si eres un deportista en competición con frecuentes entrenamientos deportivos, te recomiendo un protocolo destinado al aumento máximo de la fuerza y el aumento mínimo del peso. Véase «Sobrehumano sin esfuerzo».

¿CON ESTA VELOCIDAD DE LEVANTAMIENTO NO ACABARÉ SIENDO MÁS LENTO?

Aunque este programa no se ha concebido para deportistas (repito: para eso véase «Sobrehumano sin esfuerzo»), no existen pruebas de que una cadena de levantamiento de 5/5 vaya a hacerte más lento. Veamos un ejemplo en sentido contrario en un deporte donde la velocidad es fundamental: la halterofilia olímpica.

En 1973 se formó un equipo de halterofilia olímpica sin experiencia previa en el Instituto DeLand de Florida. Su principal protocolo de entrenamiento era lento, basado sobre todo en el levantamiento excéntrico (el descenso). El equipo obtuvo más de cien victorias consecutivas en competición y permaneció invicto durante siete años.

Lo que vuelve más lentos a los deportistas es permitir que el entrenamiento con pesos desplace el entrenamiento de la destreza. Concentrarse en los músculos no debería impedir concentrarse en el deporte. Para los deportistas que compiten en otros campos, el levantamiento de pesas es el medio para conseguir un fin. No debería interferir con otras formas de entrenamiento específicas de otros deportes.

¿Y EL CALENTAMIENTO?

Quita el 60 por ciento de tu peso de trabajo en cada ejercicio en una sesión dada y realiza tres repeticiones con una cadencia de 1/2 (un segundo arriba, 2 segundos abajo). Esto sirve para detectar problemas articulares que podrían originar lesiones con pesos superiores, no para «calentar» por sí mismo. Deberías realizar series preparatorias para todos los ejercicios antes de tu primera serie real con una cadencia de 5/5.

Desde un punto de vista práctico, las primeras repeticiones de cada serie de trabajo actúan como calentamiento. Yo nunca he entrenado a nadie que acabe lesionado usando este protocolo.

¿CÓMO DEBO ENTRENAR CON UN COMPAÑERO?

Si entrenas con un compañero, asegúrate de que tus intervalos de descanso son regulares. Tres minutos no deberían alargarse a tres y medio porque tu compañero esté charlando o sea lento al cambiar los pesos. Esto no es negociable. Yo siempre he entrenado solo y utilizo ese tiempo como un tiempo propio cercano casi a la meditación, sensación que refuerza el conteo de la cadencia. Mucha gente obtiene enormes beneficios del entreno con compañeros, pero por lo visto no es mi caso.

Se han elegido ejercicios que pueden realizarse sin peligro en solitario. Aun si prefieres entrenar con compañeros, no permitas que ellos te ayuden. Eso llevará a que sean tus compañeros quienes levanten el peso a la vez que exclaman: «¡Todo tuyo!» Así es imposible saber cuánto peso levantas realmente.

Puedes entrenar con alguien, pero fracasa tú solo.

¿QUÉ HAY DE LAS SERIES ABANDONADAS, EL DESCANSO-PAUSA Y LA PROLONGACIÓN DEL FALLO MUSCULAR?

Esto no es necesario y echa a perder tu capacidad para controlar las variables. Hazlo sencillo y sigue las reglas.

La mayoría de los entrenadores avanzados que utilizan metodologías basadas en una serie hasta llegar al fallo muscular han observado mejores resultados sin prolongar el fallo. Si no puedes mover la resistencia, significa que hay fallo muscular. Prolongarlo no hace más que consumir recursos que podrían destinarse al desarrollo.

¿NO ES MEJOR X QUE Y? ¿PUEDO [INTRODUCIR ALGÚN CAMBIO EN EL PROTOCOLO]?

Si quieres dedicarte al levantamiento de potencia de competición, necesitarás otro programa.

Si quieres destacar en otros tipos de levantamiento, necesitarás otro programa.

Sin embargo, para el objetivo de ganar 5 kilos o más de masa magra en cuatro semanas, este programa no requiere ninguna modificación.

Si quieres otra cosa, busca otra cosa. De lo contrario, no lo cambies.

¿PUEDO ENTRENAR SÓLO CADA 12 O 24 DÍAS COMO SUGIERE TAL O CUAL GURÚ? AÚN SIGO FORTALECIÉNDOME

Hay algunos entrenadores que aconsejan entrenar con la menor frecuencia posible para producir aumentos de fuerza. Esto puede significar una sesión al mes en algunos casos.

Eso no es malo, pero hagamos una salvedad importante:

Hacer lo mínimo *posible* para *experimentar* aumentos de fuerza
frente a:
Hacer lo mínimo *necesario* para *maximizar* el aumento de tamaño

El objetivo del protocolo de Occam es esto último.

El crecimiento de los tejidos es nuestra mayor prioridad, aunque se producirán también notables aumentos de fuerza. Duplicar y triplicar el peso de tus levantamientos en uno o dos meses, como ha ocurrido con Neil y otros, no es nada raro.

Para mantener un alto índice de desarrollo libre de grasas, necesitamos sobrealimentarnos y canalizar ese exceso de calorías hacia los músculos. Esto se consigue estimulando la síntesis de proteínas e incrementando la sensibilidad a la insulina del propio tejido muscular por medio de la activación (traslocación) de los transportadores de glucosa GLUT-4. Recuerda que, como hemos dicho en «Control de daños», esto último se logra antes con el ejercicio, ya que no queremos una sobredosis de insulina.

Si sólo entrenas una vez al mes, puede que esto represente un acceso a todo el cuerpo del transportador GLUT-4 una sola vez al mes para la sobrealimentación real de todo el período. Eso para nosotros es inaceptable, y nos fijaremos una sesión semanal como mínimo.

¿QUÉ HACER SI SE RALENTIZAN LOS AUMENTOS CON UNA SESIÓN SEMANAL?

En lugar de hacer una sesión de cuerpo completo cada 10-14 días, por ejemplo, prueba una rutina dividida para facilitar los incrementos de fuerza al tiempo que se aumentan los accesos de GLUT-4 al menos dos veces por semana.

Así es como consigues desarrollarte más y muy rápido, sin engordar.

He empleado con éxito la siguiente división en tres sesiones, especialmente en 1997:

Sesión 1: ejercicios de empuje
Sesión 2: ejercicios de tracción
Sesión 3: ejercicios de piernas

Si tu condición física no es buena o la has perdido (atrofia), descansa un día entre sesiones (por ejemplo, empuje, un día de descanso, tracción, un día de descanso, piernas, un día de descanso, y así sucesivamente) durante las primeras dos semanas; dos días entre sesiones durante las siguientes tres semanas, y luego pasa a tres días entre sesiones.

Los ejercicios a los que recurrí, todos ejecutados con la cadencia de 5/5, fueron:

Empuje:
- Press en banco inclinado
- Fondos (añade lastre cuando sea posible)
- Press de hombros con las manos separadas a una distancia equivalente a la altura de los hombros (nunca por detrás del cuello)

Tracción:

- Pullover
- Remo inclinado
- Pull-down con agarre supinado y manos juntas (palmas hacia ti)
- Encogimientos lentos con mancuernas (haz una pausa de dos segundos en el punto alto del movimiento)

Piernas:

- Press de piernas con los pies separados a una distancia equivalente a la altura de los hombros (con éste haz más repeticiones; al menos 120 segundos hasta el fallo muscular)
- Máquina de aductores (juntando las piernas como si usaras el Thighmaster)
- Curl de isquiocrural
- Extensión de pierna
- Elevaciones de pantorrillas sentado

En retrospectiva, creo que este volumen de ejercicio es excesivo para la mayoría de la gente. Usar los primeros dos ejercicios incluidos en cada sesión producirá al menos el 80 por ciento de los beneficios deseados con un menor riesgo de estancamiento.

ENTENDER EL SARCOPLASMA: ¿NO ES SÓLO AGUA?

«Es sólo peso en agua.»

Este comentario despectivo es habitual en los mundos del levantamiento de pesas y la dieta.

Ahora bien, cargar con tanta agua subcutánea que tu cabeza parece una muñeca repollo es malo. Sin embargo introducir a propósito más líquidos y sustrato en partes específicas del tejido muscular puede ser extraordinariamente provechoso. Existen dos clases distintas de desarrollo muscular a las que puedes sacar rendimiento con un poco de conocimiento especializado.

Los nombres de ambas suenan a algo complicado —miofibrilar y sarcoplásmico—, pero la diferencia en realidad es muy simple.

Empecemos por una introducción básica sobre las fibras musculares.

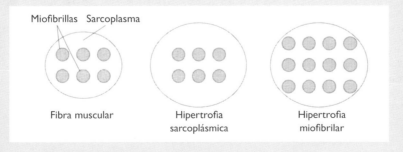

Toda fibra muscular se compone de dos partes principales: las miofibrillas, que son filamentos cilíndricos que se contraen para crear movimiento, y el sarcoplasma, que es fluido en torno a las miofibrillas y contiene las reservas de glucógeno y las mitocondrias para proporcionar la energía (ATP).

Puede considerarse que la hipertrofia miofibrilar[20] es un desarrollo para una fuerza máxima. Las miofibrillas de la fibra muscular aumentan en número, aportando básicamente fuerza y un poco de tamaño al músculo. Esta clase de desarrollo muscular se obtiene mediante una gran tensión: por ejemplo, hacer entre una y cinco repeticiones al 80-90 por ciento de tu máximo para una repetición. La fuerza resultante se limita a intervalos breves, ya que estás desarrollando fibras musculares de tipo 2 con fatiga rápida.

La hipertrofia sarcoplásmica puede considerarse el desarrollo para tamaño máximo o resistencia a la fatiga anaeróbica. El volumen de fluido en el sarcoplasma aumenta en lugar de incrementarse las miofibrillas, añadiendo básicamente tamaño y un poco de fuerza al músculo. Esta clase de desarrollo muscular se obtiene mediante adaptaciones metabólicas: por ejemplo, haciendo 8-12 repeticiones hasta el fallo muscular con un 60-80 por ciento submáximo de tu máximo para una repetición.

Pero ¿qué es mejor? ¿Es inútil la hipertrofia sarcoplásmica, no es nada más que agua?

Empecemos por el principio: la idea de que «no es nada más que agua» no se corresponde con los datos científicos. La deshidratación, aunque sólo sea de un 4 por ciento del peso corporal, puede disminuir la resistencia muscular en un 15-17 por ciento. Pero más pertinente para el crecimiento de tejido es el hecho de que, según creen investigadores como el doctor Clyde Wilson, de la Facultad de Medicina de UCSF, el agua actúa en realidad como factor de transcripción —en gran medida como la testosterona o la hormona del crecimiento— para la producción de proteínas. Existen pruebas de que los factores de crecimiento son desencadenados por los elementos reguladores del volumen de las células (ERVC) que, de hecho, indican al ADN que se replique cuando la hidratación intracelular es óptima. Por si eso no bastara, como ha señalado el doctor Doug McGuff, cuando el interior contenedor de agua de la célula está hidratado al máximo, los receptores de las hormonas, «situados como están en la superficie de la membrana celular, pasan a estar en conexión máxima con el entorno donde circulan las hormonas, permitiendo así la interacción hormonal máxima con los receptores».

Nada más que agua. Bah.

En segundo lugar, el aumento del volumen sarcoplásmico no es sólo un aumento de fluido (agua). También se corresponde con un mayor número de mitocondrias, más glucógeno y mayores reservas tanto de adenosín trifosfato (ATP, la moneda de cambio de las células en lo que se refiere a la energía) y la fosfocreatina (PC, una reserva de alta energía). Por no hablar del aumento de la capilarización derivado de tal entrenamiento, cuyo resultado es una distribución de nutrientes más eficaz por medio de vasos sanguíneos adicionales.

Gracias a esto, Neil ganó una media del 48,65 por ciento de fuerza en sus ejercicios (el ciento por ciento en uno de ellos) en cuatro semanas utilizando lo que se consideraría un protocolo de levantamiento de pesas sarcoplásmico. Estos incrementos de fuerza son impresionantes se midan cómo se midan, ya sea desde el punto de vista de las miofibrillas como desde cualquier otro.

¿Te proporcionará el protocolo de Occam más fuerza que un protocolo concebido específicamente para alcanzar una fuerza máxima? No, para eso está el capítulo «Sobrehumano sin esfuerzo». Pero ¿puede el protocolo de Occam hacerte mucho más fuerte y permitirte superar a la mayoría de la gente en el gimnasio? Sí.

Conclusión: para elegir el programa que más te conviene, tienes que conocer tu objetivo.

Como de costumbre, cuanto más concreta sea tu meta y más preciso tu entrenamiento, tanto mejores serán los resultados.

20. También llamada hipertrofia sarcomérica.

MEJORAR EL SEXO

EL ORGASMO FEMENINO DE 15 MINUTOS

Parte *un*

> El placer de vivir y el placer del orgasmo son idénticos. La extrema ansiedad del orgasmo constituye la base del miedo general a la vida.
>
> Wilhelm Reich, psicólogo austríaco (1897-1957)

> Con un orgasmo al día, al médico nadie iría.
>
> Mae West, actriz norteamericana y sex symbol (1892-1980)

21.00, RESTAURANTE OSHA THAI, SAN FRANCISCO

Un bocado de comida tailandesa se hallaba suspendido entre el plato y mi boca, un trozo de brócoli ensartado en el tenedor. De pronto se cayó. Estaba más atento a la conversación que a la comida.

—En casi todas las mujeres, la parte más sensible del clítoris es el cuadrante superior izquierdo desde su propia perspectiva, más o menos donde estaría la una en un reloj desde la perspectiva del hombre. —Tallulah Sulis, especialista en eyaculación femenina, se interrumpió para tomar un sorbo de agua y alzó la vista para mirarme a los ojos—. En algún momento deberías intentar reunirte con Nicole Daedone.

Tallulah era una vieja amiga, y se había convertido en mi primera asesora en materia de orgasmos. Apunté el nombre, y acabamos de ponernos al día en cuanto a nuestra vida amorosa para pasar a otros temas.

Al cabo de dos horas, pagamos la cuenta y la acompañé a su coche. Mientras cruzábamos el paso de cebra, me volví hacia ella y comenté en broma:

—Ahora lo único que necesito es encontrar a una chica soltera guapa que nunca haya tenido un orgasmo.

Fue un final divertido para una noche divertida.

Poco sabía yo cuán importante llegaría a ser la nota que llevaba en el bolsillo.

La búsqueda

Exactamente 24 horas después, el azar hizo acto de presencia.

Disfrutaba de una comida francesa y una botella de burdeos con una instructora de yoga de 25 años recién llegada a San Francisco del Medio Oeste. La conversación discurrió hacia el ambiente de los solteros y de ahí al shock cultural que sufrió ella en locales como el Castro, donde drag queens y transexuales cenaban al lado de millonarios del mundo del punto com. Nada es tabú, y ella empezaba a aclimatarse. San Francisco, al fin y al cabo, es la capital mundial de la exploración sexual.

Varias copas más tarde en esa misma velada, admitió con toda naturalidad que jamás había tenido un orgasmo. No recuerdo cómo llegamos a ese tema, pero miré alrededor para ver si Dios estaba jugando conmigo. Nunca he ganado a la lotería, pero en ese momento me sentí como si así fuera.

Mis ensoñaciones se interrumpieron cuando su posterior comentario me devolvió a la realidad igual que una bofetada:

—Pero da igual. Me he dado cuenta de que el sexo tampoco es tan importante. Tiempo muerto.

—¡¿Cómo?! —prorrumpí, levantando un poco demasiado la voz. (Gracias, vino.)

Esa espléndida mujer en la flor de la vida, llamémosla Giselle, había encasillado el sexo como una actividad intrascendente y sin el menor interés. A medida que corría el vino y seguíamos hablando, quedó claro que esa racionalización era resultado directo de su incapacidad para disfrutar plenamente del sexo.

Y fue así como le hice una promesa en estado de ebriedad: yo resolvería su incapacidad para el orgasmo. No esa noche, no necesariamente por mediación mía,[1] pero sí de alguna manera.

Volviendo la vista atrás, comprendo que fue una promesa estúpida y un exceso de confianza en mí mismo. Pero con el optimismo inducido por el alcohol de mi lado, lo consideré un momento crucial, una oportunidad para aprovechar mi trastorno obsesivo compulsivo para alcanzar un bien mayor.

La mayoría de los hombres dan por hecho que más o menos comprenden la anatomía femenina, pero… ¿el cuadrante superior izquierdo, más o menos la una en un reloj? Eso era nuevo para mí.

Tallulah me había permitido vislumbrar un mundo totalmente distinto.

Más tarde esa noche, en algún sitio entre Wikipedia y PornHub, descubrí que Giselle no estaba sola. La investigadora del sexo Shere Hite había llegado

---

1. Vamos, tíos, soy un profesional.

hacía mucho tiempo a la conclusión de que el 70 por ciento de las mujeres estadounidenses no experimentaban el orgasmo con el coito, y los datos de Alfred Kinsey inducían a pensar que el 50 por ciento de las mujeres estadounidenses eran incapaces de llegar al orgasmo de cualquier manera.

Mi búsqueda del esquivo «O» femenino se había iniciado.

El desenlace, al cabo de cuatro semanas, fue mejor de lo que habría imaginado.

Logré facilitar orgasmos (la palabra «facilitar» se aclarará más adelante) a todas las mujeres que se ofrecieron como sujetos de prueba.[2]

Los resultados: quienes no habían experimentado orgasmos sólo por estimulación manual lo consiguieron, y quienes no lo habían experimentado sólo con penetración también lo consiguieron. El porcentaje de éxito fue del ciento por ciento.

He aquí lo que descubrí.

El proceso

La mañana después del vino con Giselle, apunté una serie de preguntas que me parecieron buenos puntos de partida. Varias de ellas tenían que ver con la prolongación de la resistencia masculina, si es que eso resultaba ser un factor limitador. Pensé que tal vez tuviese que adiestrar a hombres para convertirse en conejitos de Duracell.

Algunos de los supuestos, reflejados en el texto, resultaron estar totalmente equivocados, pero he aquí mis preguntas originales:

1. ¿Cómo se modifican las posturas sexuales más corrientes para aumentar la probabilidad de que la mujer llegue al orgasmo?
2. ¿Cómo puede reducirse el período refractario (el período posterior a la eyaculación en que la erección es imposible) en los hombres? Esto permitiría más sesiones por noche.
3. ¿Es posible que los hombres tengan orgasmos múltiples sin eyaculación?[3]
4. ¿Cómo evitas que eso —o sea, el chichi— se dilate al cabo de un rato? Fue una amiga quien insistió en que incluyera ésta.[4]

---

2. ¿Cómo se consiguen legalmente sujetos de prueba muy deseosos de participar? Eso es tema para otro libro.
3. Respuesta corta: sí. Pero si no tienes un problema de resistencia, esto a menudo exaspera a la mujer y la priva de la compensación psíquica de llevarte al orgasmo. No soy un entusiasta. Si quieres prolongar tu resistencia, te recomiendo que recurras a la respiración y a una posición mejor.
4. Señoras, esto se contesta en el recuadro y la bibliografía del capítulo siguiente.

En cuanto tuve las preguntas, necesitaba las respuestas. Para eso me hacían falta dos cosas: expertos y mucha práctica.

En primer lugar, los expertos.

No hay escasez de información sexual práctica. Desde Chigong Pene (compite con la escuela de Kung-Fu Pene de Hierro, en serio) hasta el entrenamiento para el orgasmo en complejas máquinas con silla vibradora, como la Sybian, estamos ante el problema de la paradoja de la elección. Teniendo en cuenta las opciones, empecé a pensar que quizás estuviera representando *El leopardo de las nieves* de Peter Matthiessen.

En 1973, Peter se adentró 400 kilómetros en la tierra de nadie del Himalaya con el zoólogo George Schaller en busca del mítico leopardo de las nieves. No quiero ser aguafiestas, pero no encontró al condenado felino. Vio cabras montesas poco comunes, zorros y lobos —incluso rastros del mismísimo leopardo de las nieves—, pero al leopardo en sí no lo encontró.

Por suerte, esta experiencia llevó a Peter a una búsqueda budista del conocimiento y a escribir un clásico de los libros sobre la naturaleza. Yo dudaba que fuera capaz de extraer la misma belleza de Kung-Fu Pene de Hierro. Mi búsqueda era «a todo o nada», y necesitaba un final feliz en todos los sentidos.

No me quedaba otra opción que circunscribir el campo y encontrar a alguien que ya lo hubiese probado todo.

Sólo había un sitio adonde acudir.

Nina y las 400 noches de Hollywood

Nina Hartley se tituló como enfermera diplomada por la Universidad Estatal de San Francisco en 1985 con una calificación de *magna cum laude*.

Por otra parte, empezó a hacer striptease en su segundo año universitario, lo que la llevó a incursionar en el cine erótico. No fue sólo una etapa estudiantil. Desde entonces Nina ha protagonizado más de 650 películas porno y es uno de los nombres más reconocidos y respetados en el sector. Lexington Steele, la única persona que ha ganado el AVN (el Oscar del porno) al mejor actor masculino del año tres veces (¡tres veces!), ha declarado públicamente «sin vacilar» que la mejor experiencia sexual de su vida fue con Nina.

Más tarde mi amigo Sylvester Norwood[5] me dijo lo mismo.

Pero… ¿qué demonios?

---

5. No es su verdadero nombre. He inmortalizado el nombre de su gato conforme a la tradición de la creación de nombres en el porno: nombre del animal de compañía de la infancia + la calle donde te criaste.

Su confesión me desconcertó. No porque dudase de la pericia de Nina. Pero ¿cómo diantres accedió Sylvester a ella? ¿Ese chico judío modoso y demasiado tímido para dirigir la palabra a las chicas?

[Cambio de escena: primero un resplandor y luego un degradado para reproducir un episodio del pasado.] Salido directamente de *Ripley, ¡aunque usted no lo crea!*: la madre de Sylvester asistió a una cena de grupo en Berkeley, California, en la que casualmente estaba también Nina, y las dos acabaron sentadas una al lado de la otra. La señora Norwood llegó a casa y dijo a Sylvester, por entonces de 22 años:

—Adivina con quién he cenado. Con una famosa actriz porno: Nina Hartley. ¿Has oído hablar de ella?

Sylvester casi se atragantó. En su doble vida secreta, tenía una amplia colección de vídeos protagonizados por Nina, su leopardo de las nieves particular.

—Mamá, tengo que conocerla. Aunque no vuelva a hacer nada más en esta vida, necesito conocer a Nina Hartley.

Pasados tres días de insistentes súplicas y lamentos, la madre de Sylvester levantó una mano y descolgó el auricular del teléfono.

—Hola, Nina, soy la señora Norwood. Me lo pasé muy bien contigo en la cena. Oye, quiero preguntarte una cosa. ¿Alguna vez te acuestas con hombres más jóvenes?

Respuesta de Nina:

—Pues claro, me encanta estrenar a los jóvenes… pero sólo una vez.

Y así ocurrió.

Resumiendo: la mamá… más guay… del mundo.

Una década después Sylvester aún sigue siendo amigo de Nina, y nos presentó por correo electrónico. La posterior conversación telefónica de dos horas fue un máster en todo lo sexual, pero los elementos destacados más útiles tenían que ver con: (1) la condición previa más importante para el orgasmo femenino y (2) las modificaciones técnicas de las posturas.

LA CONDICIÓN PREVIA: LAS MUJERES NECESITAN ACERCARSE ANTES A LA LÍNEA DE SALIDA

«Ningún hombre puede provocarte un orgasmo. Sólo puede ayudarte a conseguirlo tú misma.»

Por eso he usado antes la palabra «facilitar». Ante todo, insistió Nina, una mujer tiene que sentirse cómoda masturbándose. «Si no se masturba regularmente, lo suyo será más complicado, y el lastre tanto mayor que no te valdrá la pena, a menos que te ponga cachondo ser el que resuelve el problema. Como mínimo tiene que acercarse a la línea de salida y sentirse cómoda hablando de sus propias posibilidades orgásmicas.» Durante años, a la propia Nina le daba vergüenza exhibir su cara «O» —su cara durante el orgasmo— a sus parejas, pensando que estaba fea o poco atractiva, sin darse cuenta de que a los hombres les chiflaba. «Una mujer necesita saber lo hermosa y excitante que está en ese estado.»

Qué gran verdad.

A las mujeres que no se masturban, Nina les recomienda que empiecen a pequeñas dosis, cinco minutos cada noche antes de acostarse o inmediatamente después de despertar, y que se escuchen a sí mismas. ¿Qué te dice la cabeza? ¿Culpabilidad y vergüenza injustificadas? Ambas pasarán con la práctica, y debes estar cómoda haciéndolo en solitario antes de que te sea posible en compañía.

Al cabo de media hora de entrevistar a Nina, telefoneé a Giselle.[6] El veredicto: nunca se había masturbado.

Era la primogénita de su familia, un inesperado tema recurrente que descubrí entre las mujeres anorgásmicas, y se había criado en la religión católica. Su madre empleó tácticas intimidatorias con matices religiosos, repitiendo frases como «espero que en tu decisión de abstenerte esté presente tu fe». Eso alimentó el sentimiento de obligación de ser un modelo para sus hermanas menores, y el resultado final fue el previsible: se privó del placer, considerándolo un peligro, e iba camino de la asexualidad.

Paso I: le di a Giselle, que se prestó a seguir el juego, el libro de Betty Dodson *Sexo para uno*,[7] junto con unos deberes: masturbarse cinco minutos cada noche antes de acostarse.

Crucé los dedos.

Las siguientes semanas revelarían si su incomodidad y desinterés podían resolverse mediante un simple acondicionamiento.

En el boxeo corre la expresión: «Todo el mundo tiene un plan hasta que le pegan.» Giselle y otras mujeres a las que entrevisté más adelante parecían tener una seguridad sexual propia de Rocky hasta que llegaba la hora del juego con una pareja, momento en que todas las inseguridades enterradas afloraban a la superficie a pesar de (o quizá debido a) sus enormes esfuerzos para reprimirlas. Lo que necesitaban era práctica para hacer frente a estos demonios, no escucharse mejor a sí mismas. La clave estaba en la masturbación.

Confié en que cinco minutos de deberes nocturnos bastaran.

6. De aquí en adelante Giselle es una combinación de varios sujetos.
7. Recomendado por Nina y otras docenas de educadores sexuales. Giselle encontró este libro un tanto excesivo debido a las ilustraciones ligeramente espeluznantes y a una descripción de sexo en grupo al principio. Prefirió *I Love female Orgasm: An Extraordinary Orgasm Guide* de Dorian Solot, que le regaló más tarde una amiga entusiastamente orgásmica.

LAS POSTURAS: PRECISIÓN Y PRESIÓN

Nina hizo hincapié en dos ligeras modificaciones en la mayoría de las posturas:

1. **Cambiar el ángulo** de penetración de modo que la cabeza del pene entre más en contacto con el punto G femenino, que es aproximadamente del tamaño de una moneda de cincuenta céntimos y está situado entre dos y cinco centímetros hacia el interior de la vagina en el lado superior. Si el hombre introduce el dedo índice hasta el segundo nudillo (con la palma hacia arriba) y realiza el gesto de llamada, debería tocar con la yema del dedo un tejido esponjoso o estar a menos de un par de centímetros de él. Eso es el punto G.
2. **Cambiar la presión** de la postura para que el hueso pélvico del hombre esté en contacto directo con el clítoris.

Las descripciones siguientes se basan en las recomendaciones de Nina, así como en mis investigaciones [carraspeo]. Las tres posturas descritas fueron elegidas porque la mujer no necesita estimularse a sí misma forzosamente, como sí sería el caso en la modalidad a cuatro patas.

Postura del misionero con el ángulo mejorado

En la página contigua, observa que la cadera de la mujer está en alto sobre una almohada para elevar la cadera hacia la cabeza. Nina recomienda almohadas de cáscara de trigo sarraceno, que son firmes y, a diferencia de las almohadas de gomaespuma o plumas, no se hunden. Yo me enamoré de dichas almohadas en Japón, ya que las cáscaras se adaptan a tu cabeza y cuello para ofrecerte una noche de sueño perfecto. Se adaptan igualmente bien a las nalgas femeninas, manteniéndolas a una altura perfecta de unos quince centímetros por encima de la cama.

El hombre acerca entonces sus propias caderas lo máximo posible a las de la mujer a la vez que mantiene los talones bajo sus propias nalgas. Debería quedar sentado al estilo japonés, sobre los talones con las rodillas tan separadas como le resulte cómodo. Cuanto más baja tenga la cadera, mejor será el ángulo para alcanzar el punto G.[8] Experimenta con penetraciones a distintas profundidades. Emplear un ritmo de nueve penetraciones más cortas, de media distancia, y después una larga es especialmente eficaz. Utiliza el punto inferior de la abertura de la vagina como fulcro para el pene, que actuará como palanca.

---

8. En la modalidad a cuatro patas, por si después quieres ampliar tu repertorio, la mujer tendría que mantener la cadera lo más baja posible.

MISIONERO CONVENCIONAL

MISIONERO CON EL ÁNGULO MEJORADO

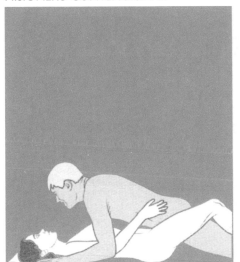
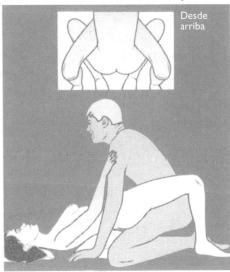

Desde arriba

Hombre
Mujer } Si esto no resulta claro, te recomiendo que des una bofetada a rus padres y veas más televisión.

La mujer debe probar (1) acercar las rodillas al pecho para inclinar la cadera hacia sí, y (2) apoyar las plantas de los pies en la cama para elevar la cadera. Normalmente lo primero dará una sensación magnífica, mientras que lo segundo producirá una sensación incómoda.

Respecto a las penetraciones profundas, una nota para los caballeros muy bien dotados: si tu pene puede alcanzar el cuello del útero en esta postura, cosa que no es agradable para las mujeres, «desvíate» hacia una cadera, como dicen en el sector del cine porno. Situando el ombligo de ella a las doce en un reloj, apunta el pene a las diez o las dos. Esto sirve para todas las posturas en que es posible la penetración profunda (cuatro patas, rodillas en los hombros, etcétera). El dolor no es placentero a menos que la mujer te diga que lo es.

Postura del misionero con la presión mejorada
Para llevar a cabo esta postura, el hombre debe desplazar su peso al frente unos centímetros. Primero debe estirar las piernas (si las junta le será más fácil) de modo que las rodillas no estén en contacto con la cama. Luego apoyará más peso en la pelvis de ella (el objetivo básico) y en sus propios brazos.

Esto cambia el ángulo de penetración, de manera que el punto básico de fricción ya no es el de la cabeza del pene contra la pared vaginal, sino más bien el del hueso pélvico del hombre contra el clítoris de la mujer. Así matamos dos

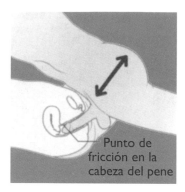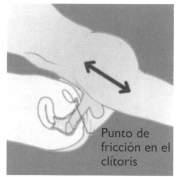

Postura del misionero con presión mejorada

pájaros de un tiro: el hombre puede aguantar mucho más, y la mujer recibe estimulación del clítoris durante más tiempo.

Esta modificación la recomendó Nina, pero no es la única.

Tallulah insistió mucho: «El movimiento número uno que recomendaría a los hombres es la fricción pélvica dirigida en esta posición, o bien moviendo la cadera en pequeños círculos o muy despacio de lado a lado.»

Más tarde descubrí que tensar los músculos abdominales, incluso estirándolos un poco, y balanceando la cadera hacia atrás y hacia delante en un breve movimiento de dos a cinco centímetros, es más eficaz. Imagina que, desde debajo del ombligo hasta la base del pene, estás unido a la mujer: nunca dejas de estar en contacto con el clítoris. Si lo haces bien, cuenta con que al día siguiente te sentirás como si hubieses hecho mil abdominales.

Como me dijo un amigo cuando cambiaba de marcha con un chirrido en una empinada cuesta de San Francisco: «Si no lo encuentras, fuérzalo aunque roce.»

Un mal consejo con los coches, un buen consejo con las chicas.

La postura tradicional con la chica montada frente a Esa misma postura con la presión mejorada

En esta postura, con la chica montada y la presión mejorada, la mujer se coloca encima y reproduce la misma posición del pene que en la postura del misionero con la presión mejorada.

El hombre no debe estar totalmente tendido sobre la espalda, ni sentado con el tronco del todo erguido. Debe estar reclinado unos veinte grados. Esto se consigue con almohadas en la cama o, lo que sería ideal, en una silla sin brazos con un respaldo al que pueda agarrarse la mujer. La ventaja de esta posición es evidente: la mujer puede controlar el movimiento.

CHICA MONTADA TRADICIONAL

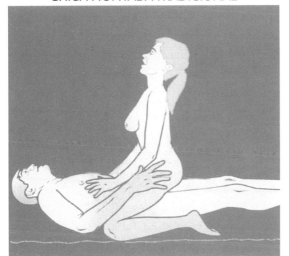

CHICA MONTADA CON PRESIÓN MEJORADA

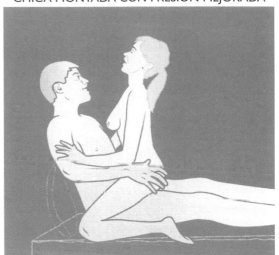

La profesora Nina ofrece el siguiente consejo para cualquier coito: «Ante la duda, tú aportas la presión y ella proporciona el movimiento.»

En esta postura el hombre puede aplicar un vibrador al clítoris, pero yo opté por no hacerlo por el riesgo de distracción para ambas partes. Como dice Nina-san: «Un vibrador puede ser el mejor amigo de una chica, o puede ser tan molesto como un mosquito.»

Siempre podía introducir la artillería pesada una vez consumado el hecho, pero yo quería estar preparado para encuentros a pelo. Quería deconstruir el orgasmo, y crearlo a voluntad, sin ninguna herramienta.

HERRAMIENTAS Y TRUCOS

Almohadas de cáscara de trigo sarraceno (www.fourbody.com/buckwheat): Bucky fabrica cómodas almohadas rellenas de cáscaras de trigo sarraceno natural. La cáscara de trigo sarraceno es ligera, duradera y se adapta a los contornos de tu cuerpo sin aplanarse como las almohadas normales. La cáscara es hipoalergénica y permite que circule el aire a través de la almohada, evitando el excesivo calor. Es perfecta para mejorar el sueño y el sexo.

Equipo para aventuras de dormitorio Liberator (www.liberator.com): Alegra tu dormitorio con todo el equipo para el sexo Liberator que puedas permitirte. La página web es explícita, y quiero contratar al fotógrafo (¿o quizá sólo sean las modelos femeninas? Como mínimo, la «cuña» es una compra obligatoria (www.fourhourbody.com/wedge). Con eso está todo dicho.

Beautiful Agony (www.beautifulagony.com): Beautiful Agony es un experimento extraño pero curiosamente hipnótico. La página muestra vídeos presentados por los usuarios de sus caras «O». Puede que sea lo más erótico que has visto en tu vida, y sin embargo la única desnudez que contiene es de cuello para arriba. Quizá sólo sea una manía mía, pero ojalá ofrecieran la opción «¿Te gustaría ver a hombres o mujeres?».

La sabiduría sexual con Nina Hartley (www.sexwise.me): Aquí es donde Nina lo explora y lo explica todo. Basándose en la convicción de que la mayoría de los «problemas» sexuales son conflictos entre la verdadera naturaleza sexual y lo que te han enseñado a considerar aceptable, no existe nada entre adultos, legal o consensuado, que sea tabú en esta web.

Tallulah Sulis (www.tallulahsulis.com): Tallulah es una experta en eyaculación femenina. Fue la primera en darme a conocer las coordenadas balísticas que constituyen la base del próximo capítulo.

I Love Female Orgasm: An Extraordinary Orgasm Guide (**www.fourhourbody.com/love orgasm**): Este libro, regalado a Giselle por una amiga, era tan bueno que me sugirió que lo convirtiera en mi lectura recomendada por defecto. Explica con ligereza y humor cómo tener un orgasmo durante el coito (y por qué la mayoría de las mujeres no lo tienen), ofrece detallados consejos sobre cómo tener tu primer orgasmo y sobre cómo mejorar el sexo oral, entre otras cosas. Las anécdotas de parejas reales crean un interés experimental en torno a temas que quizá de otro modo intimidarían. Es un gran libro.

EL ORGASMO FEMENINO DE 15 MINUTOS

Parte *deux*

> **Las revistas de hombres contienen muy pocos consejos, porque los hombres piensan: «Ya sé lo que me hago. Basta con que me enseñes a una mujer desnuda.»**
>
> Jerry Seinfeld

Animales estúpidos

A continuación presento una escena característica que se repite millones de veces cada noche en todo el mundo:

El hombre por fin llega al núcleo de la cuestión y torpemente intenta poner la mano allí donde importa.

El hombre inicia un movimiento circular o arriba y abajo al azar, encomendándose a Dios para dar en el clavo y no mostrarse sorprendido.

La mujer gime y el hombre piensa que va por buen camino.

La mujer deja de gemir.

El hombre cambia de técnica o pone la directa, y la mujer le pide que afloje la marcha un poco.

El hombre afloja la marcha, y exactamente cinco segundos después de una ligera respuesta positiva, nada.

El hombre se siente como un perro intentando abrir una puerta sin los pulgares.

Si lo que pretende es capturar al clítoris, vivo o muerto, como es el caso de la mayoría de los hombres, al cabo de diez minutos, la mujer interrumpe con delicadeza su ataque cada vez más errático.

En el mejor de los casos, pasan a algo que el hombre pueda entender, como el pene dentro de la vagina.

Es un animal estúpido, amigos. Apiadaos de él.

La confusión clitoriana

El clítoris viene a parecerse a un guardia imperial de *La guerra de las galaxias*.

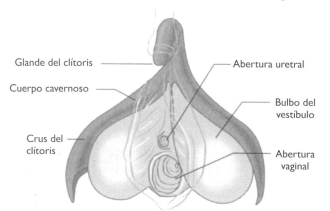

Glande del clítoris

Cuerpo cavernoso

Crus del clítoris

Abertura uretral

Bulbo del vestíbulo

Abertura vaginal

También es mucho más grande de lo que la gente cree. El glande clitoriano, lo que la gente llama «clítoris», se extiende hacia atrás y se divide en una V invertida. Esas patas, los cruces, se ocultan detrás de los labios menores. Algunos investigadores creen que la estimulación del «punto G» es en realidad la estimulación de las cruces y que todos los orgasmos se originan a partir de la estimulación del clítoris.

Otros investigadores, sobre todo varones, discrepan.

Esto no es nada nuevo. Los hombres llevan 2.500 años discutiendo sobre el clítoris.

Todo empezó (aparentemente) en 1559. Realdo Colombo, de la Universidad de Padua, Italia, anunció el descubrimiento del clítoris y plantó su bandera: «Como nadie ha detectado antes estas proyecciones y su funcionamiento, y si se me permite dar nombre a algo descubierto por mí, deberían llamarse "amor o dulzura de Venus".» Gabriele Falloppio, el sucesor de Realdo y más tarde conocido por la trompa de Falopio, rebatió su afirmación, al igual que los italianos, los daneses y todo cromosoma Y entre medias.

En realidad Hipócrates le había ganado la partida a Realdo más de 1.300 años antes, pero por lo visto el clítoris se esconde periódicamente, a menudo durante décadas. ¿Es real? ¿Es una ilusión óptica? ¿Está vivo? ¿Está muerto? Nadie lo sabía hasta que tuvo una repentina reaparición, como la de Osama bin Laden en la CNN.

No es difícil entender por qué los hombres hacen como si no existiera. Si no existe, o si es imprevisible, los hombres pueden prescindir de él y considerarlo un problema femenino. Si se trata de un problema puramente femenino, el ego de los hombres no puede verse aplastado como una uva entre las nalgas de Serena Williams.

La confianza clitoriana

Después de mi cena con Tallulah, me obsesioné con la idea de ese cuadrante superior izquierdo hipersensible en el clítoris. ¿De verdad podía ser así de sencillo?

Esa noche volví a casa a pie del restaurante y me abalancé sobre mi portátil para empezar a investigar el método que Tallulah había mencionado por su nombre: el Método Hacer.

Al cabo de 72 horas, puse a prueba la técnica del cuadrante superior en una voluntaria que nunca había experimentado un orgasmo sólo con estimulación digital. Después de dos fuertes orgasmos puntuales y un prolongado orgasmo continuo de 15 minutos, me quedé sin habla.

Funcionó al primer intento.

Pero seguían siendo simples conjeturas, y yo necesitaba que fuera una técnica infalible. Para eso, no sólo necesitaría conocer a una maestra, sino a la maestra.

Por suerte, tenía su nombre en un papelito: Nicole Daedone.

Orígenes: Universidad de More

Lafayette Morehouse fue fundada por el doctor Victor Baranco en 1968 en Purson Lane, en Lafayette, California.

Adoptando el nombre de Universidad de More entre 1977 y 1997, fue una comuna basada en el ideal del «hedonismo responsable». Los residentes pintaron los edificios y los automóviles de color morado, y su boletín explicaba las razones:

Decimos a la gente que aquí todas las casas son moradas para que no quepa duda de que uno ha cambiado de realidad en cuanto accede a nuestro recinto.

Por si a alguien se le pasaba por alto el color morado, había otros avisos para los paseantes.

En la década de 1960, Baranco y su mujer, Suzie, empezaron a investigar cómo mejorar su vida sexual. Los dos creían que la cantidad de placer sensual que tenía a su alcance un individuo era muy superior a las expectativas de la sociedad en general.

En 1976, después de más de una década de experimentación, abrieron las compuertas ofreciendo su primera demostración pública del orgasmo femenino. Duró tres horas. Eso equivale a un *Bailando con lobos* genital. La estudiante que demostró el orgasmo, Diana, recordó el efecto que tuvo en el público que abarrotaba la sala:

> *Cuando se acabó la demostración, la gente se fue apresuradamente a todos los rincones disponibles en el recinto para correrse... ¡para que se corrieran las mujeres! En realidad fueron las mujeres.*

Como no es de extrañar, los estudiantes acudieron en masa a Morehouse.

Dos de los estudiantes de los métodos de Morehouse para el orgasmo prolongado fueron los doctores Steve y Vera Bondansky, fundadores del Método Hacer que yo había elegido para poner a prueba.

Otro fue Ray Vetterlein, quien asistió a su primera clase en Morehouse en 1968, ocho años antes de la demostración pública. Obtuvo su más alta titulación particular en 1989 y desde entonces ha estado puliendo sus métodos... durante más de cuarenta años.

Ocho mil terminaciones nerviosas y dos hojas de papel

Menos de un mes después de la cena con Tallulah, presencié de primera mano algunos de los hallazgos de Ray.

—Tienes que aplicar una presión equivalente al peso de dos hojas de papel —explicó mi acompañante, Aiko,[9] quien había organizado la visita y estaba sentada a mi derecha.

Entendido.

—Guíate por las sensaciones, no por las impresiones.

Tomé apuntes mientras cuatro instructores de One Taste, dos sentados a mi lado y otros dos en el suelo, demostraban y explicaban la puesta a punto que yo necesitaba. One Taste fue fundada en 2001 por Nicole Daedone, alumna de Morehouse y Vetterlein, para proporcionar a las mujeres un lugar limpio y bien iluminado donde aprender sobre el orgasmo por medio de otra mujer. Yo había conocido a Nicole la tarde anterior, y nuestra conversación había comenzado por la neurociencia y terminado con la explicación de mi experiencia con el Método Hacer. Una cosa quedó clara: faltaba mucho por mejorar.

Ahora me hallaba en el centro de formación de One Taste en el distrito SoMa en San Francisco.

---

9. No es su nombre verdadero.

Su expansión tanto en Nueva York como en California había sido financiada en gran medida por Reese Jones, que vendió su empresa de software, Netopia, a Motorola, por 208 millones de dólares. Así nació el movimiento «sexo lento» y Nicole lo encabezó automáticamente.

En San Francisco, yo hacía el papel de Larry King:

—¿Puedo saber exactamente dónde estás tocando el clítoris ahora? ¿Es todavía un movimiento ascendente?

Yo estaba en una silla de oficina con los codos en las rodillas y la mirada fija en la vulva de la mujer, a un metro y medio de distancia de ella, donde yacía con su pareja, un hombre, sobre unas almohadas y mantas.

—Puedes acercarte —dijo Aiko.

—Claro. Acércate tanto como te haga falta —añadió la mujer a sus espaldas.

Eso hice. A una distancia de medio metro poco más o menos, a veces más cerca, mientras toda la fisiología de la mujer cambiaba en unos 15 minutos, observé haciendo preguntas y fijándome en la técnica del hombre.

Luego me tocó a mí.

—¿Estás listo? —preguntó Aiko.

—Esto… sí, claro.

Una clase particular de preparación clitoriana era lo último que esperaba hacer a las diez de la mañana de un día laborable, pero ya tenía cuatro hojas de detallados apuntes. Si no ponía la teoría en práctica, después nada de eso tendría sentido. Así que me calcé los guantes de látex.

Llegó mi pareja de investigación, y repetimos lo que yo acababa de ver. Los dos instructores a los que yo había visto sentados junto a mí antes ahora estaban sentados frente a mí, arrodillados a menos de un metro del clítoris de la mujer. Alargaban el brazo de vez en cuando para corregir la posición de mi mano y ofrecerme consejos intermitentes («procura que tu antebrazo quede paralelo a su cuerpo») o palabras de aliento («¡buena caricia!»).

Era como jugar con el equipo más guay de la Liga Menor: ¡adelante, Timmy, adelante!

Mi pareja experimentó todas las contracciones musculares involuntarias que yo esperaba, y esa lección en grupo, aunque un poco extraña, no me incomodó en absoluto.

Al final de la sesión, Aiko me preguntó si tenía algún comentario que hacer.

Sí lo tenía: «Esto debería ser una asignatura obligatoria para todos los hombres del planeta.»

UNA DEFINICIÓN MÁS ÚTIL DEL ORGASMO

El orgasmo, tal y como lo define la mayoría de las mujeres, no es gratificante. Es una presión a todo o nada que impide el mismísimo fenómeno que perseguimos. A fin de practicar lo que aparece en este capítulo, la siguiente definición del orgasmo es el compendio más útil que he encontrado:

El orgasmo es cuando no hay resistencia —ni bloqueo físico ni emocional— a un único punto de contacto entre un dedo y el clítoris.

Este estado conduce naturalmente a las contracciones involuntarias y la alteración que la mayoría relaciona con la palabra «orgasmo».

Diana, sujeto de la demostración original en Morehouse, coincide:

«Creo que, para los hombres y las mujeres, es verdad que cuando sientes que "esto va bien desde la primera caricia", va a mejor de ahí en adelante.»

La práctica y el procedimiento: el orgasmo de 15 minutos

Creo que las dos razones principales por las que el método One Taste da tan buenos resultados es que (1) se presenta como una práctica sin objetivo y (2) desliga el orgasmo del sexo.

Besar, acariciar, desnudar, susurrar y solicitar son partes divertidas y maravillosas del sexo. Lamentablemente, desplegarse en estas múltiples tareas a menudo divide la atención que una mujer necesita para llegar al orgasmo. Desarrollaremos la concentración a través de la práctica aislada, y después puede introducirse en el sexo.

La técnica exige 15 minutos de concentración al ciento por ciento en aproximadamente tres milímetros cuadrados de contacto. Nada más.

Pruébalo y practícalo. La recompensa alterará tus experiencias sexuales para siempre.

Lo explicaré desde el punto de vista de un hombre, porque eso soy, chaval.

1. EXPLICA A TU PAREJA QUE ES UNA PRÁCTICA SIN OBJETIVO

Esto es del todo esencial. No hay objetivo, sólo hay que centrarse en un único punto de contacto. La explicación debería hacer hincapié en esto y eliminar cualquier expectativa y presión: «Voy a tocarte durante 15 minutos. No tienes que hacer nada, ni tienes que hacer nada después. No hay que llegar a nada, ni conseguir que ocurra nada. Tú concéntrate en ese único punto de contacto. Es un ejercicio.»

En lo único en lo que hay que fijar la atención es en la caricia corta —una caricia, una caricia—, del mismo modo que el énfasis debe ponerse en la respiración —una inhalación, una inhalación— en la mayoría de las formas de meditación. Considéralo un ejercicio de toma de conciencia. No hay objetivo.

2. PONTE EN POSICIÓN

Primero la mujer se desnuda de la cintura para abajo y se tiende de espaldas apoyando la cabeza en una almohada. Tiene las piernas flexionadas y separadas, y los pies juntos en postura de mariposa. Si esto le crea incomodidad en la cadera, pueden colocarse almohadas bajo las rodillas.

Basándonos en la premisa de que es más fácil conseguir el ángulo adecuado de contacto con la mano izquierda, el hombre debería sentarse a su derecha encima de dos cojines por lo menos y colocar la pierna izquierda perpendicularmente por encima del torso de ella, con la planta del pie apoyada en el lado opuesto. Añade tantos cojines como sean necesarios para aliviar toda presión de la pierna izquierda sobre el abdomen de ella. Vale más pasarse por exceso que quedarse corto. La pierna derecha está recta o relajada en posición de mariposa.

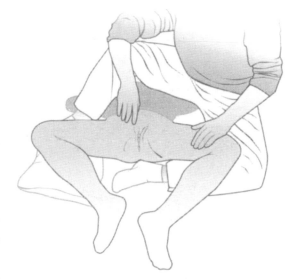

Pese a que la postura de zurdo es la ideal, yo soy diestro y me impaciento cuando tengo un control motor deficiente. Las cosas me salieron mejor sentándome en el lado izquierdo de la mujer y utilizando la mano derecha. Si prefieres hacer lo mismo, es importante que inclines la muñeca derecha un poco hacia ti, como si consultaras el reloj. Así se consigue un ángulo mejor del dedo.

Como a mí se me dio mejor con esta postura propia de diestro, y como casi todo el

Mi postura preferida porque soy diestro.

mundo es diestro, las ilustraciones son desde esta posición, con el hombre sentado a la izquierda de la mujer.

3. PON EL TEMPORIZADOR EN 15 MINUTOS, BUSCA EL PUNTO DE MAYOR SENSIBILIDAD EN EL CUADRANTE SUPERIOR Y ACARICIA

Restringe la sesión a 15 minutos exactamente. Yo usé un temporizador de cocina. Eso elimina la presión del resultado y crea un espacio seguro de principio a fin para la mujer. Considéralo un ejercicio de yoga o una secuencia de respiración profunda. Es un ejercicio de repetición concentrada, no un objetivo.

Para encontrar el cuadrante superior y mantenerlo localizado (ilustrado en la siguiente página con la mano derecha):

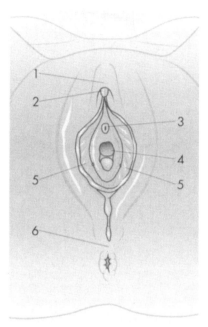

1. Capuchón clitoriano **2. Glande clitoriano (el punto de contacto)** 3. Orificio uretral 4. Abertura vaginal (introito) 5. Labios menores 6. Perineo

1. Separa los labios de la vulva.
2. Retrae el capuchón clitoriano hacia arriba con el pulpejo del pulgar.
3. Fija el clítoris con el pulgar derecho manteniendo el capuchón atrás.
4. Pon la mano izquierda debajo de las nalgas, con dos dedos en cada carrillo y el pulgar colocado encima (no dentro) de la base de la entrada de la vagina (el anillo del introito). Eso actuará a modo de ancla y ayudará a la mujer a relajarse.
5. Imagina que estás mirando directamente el clítoris situado entre sus piernas, imaginando la parte superior del clítoris en las doce de la esfera de un reloj. Busca la una en ese reloj imaginario —lo ideal es una pequeña hendidura o hueco entre el capuchón y el clítoris— con el índice de la mano derecha y empieza a acariciar mediante el contacto más leve posible, con un recorrido de poco más de un milímetro. Es mejor usar la punta del dedo que la yema, así que córtate antes las uñas.

Nicole insiste especialmente en el comienzo: «Si me permites que dé un consejo a los hombres: tomaos vuestro tiempo para localizar el punto. Cuando lo encontréis, la mujer no soportará más que un levísimo contacto, como el roce del satén en la piel.»

Acaricia como un metrónomo a una velocidad constante durante períodos de dos a tres minutos, pero puedes variar libremente la velocidad entre un período y otro.

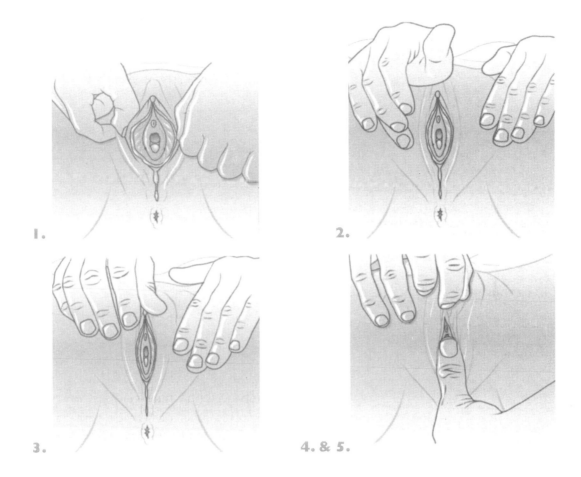

1.

2.

3.

4. & 5.

No es raro que el hombre note cierto cansancio en la zona lumbar. Moverse con nerviosismo lo echa todo a perder, así que yo empecé a probar una posición alternativa apoyado en el codo, como puede verse en la página siguiente.

Observarás que tengo el codo izquierdo apoyado en la espinilla izquierda. Como el ángulo ya no permite la colocación del pulgar en el introito, utilizo la mano izquierda para inmovilizar su pierna derecha. Dos de las mujeres con las que practiqué esta posición alternativa la prefirieron a la versión del manual.

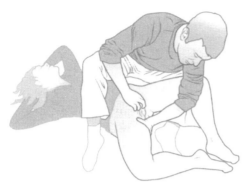

Variante con el codo apoyado.

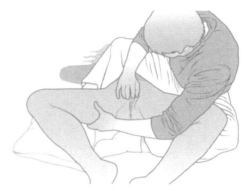

Visión frontal de la variante con el codo apoyado.

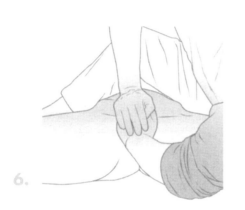

6.

6. «Tocar tierra» al final

Una vez transcurridos los 15 minutos, hay que «tocar tierra» para (teóricamente) ayudar a la mujer a dar por concluida la experiencia. Si bien hay opciones sofisticadas para esta parte de clausura, los hombres novatos pueden sencillamente aplicar una fuerte presión sobre el hueso púbico, dirigida hacia la cabeza de la mujer, empleando las manos superpuestas como se indica. Deja que sea ella quien elija la intensidad de la presión. La mayoría de las mujeres, según mi experiencia, consideran que la mayor presión posible es la forma más placentera de concluir la sesión.

Al principio, yo pensaba que esta parte de clausura era una pérdida de tiempo. ¿«Tomar tierra»? Me sonaba a bobada New Age.

Ahora creo que tomar tierra es importante, no como si se tratara de una especie de brujería energética, sino más bien como un punto de finalización. Consuma una experiencia completa, que tiene un inicio (colocación), una parte media (caricias) y un final (tocar tierra). Este formato da a ambas partes una sensación de plenitud que ayuda hábilmente a evitar la obsesión con el orgasmo como punto final. Recuerda que es la ausencia de objetivo de esta práctica lo que permite la relajación que origina el orgasmo. Este resultado garantizado (tomar tierra) es una manera inteligente de acabar y, como creo ahora, un elemento básico para incorporarlo.

Recomendaciones para una sesión de principiante con buenos resultados

Basándome en las sesiones preparatorias y la práctica, he aquí unas indicaciones útiles:

- Contacto ligero. Recuerda: la intensidad de la presión debe ser equivalente al peso de dos hojas de papel. No más. Hace falta mucha fuerza y concentración para acariciar tan suavemente.
- No se trata de avanzar hacia nada. Procura que la práctica carezca siempre de objetivos y recuerda el propósito: una repetición concentrada en un único punto durante 15 minutos.
- Contempla la posibilidad de utilizar una venda para los ojos o un antifaz para la mujer. He visto que ellas se sienten menos observadas y que aumenta la sensibilidad táctil.
- Procura que ella no «actúe». No necesita complacerte. Déjalo claro. No necesita gemir. Esto tiene que ver con sensaciones sutiles y nada más.
- Haz que sea divertido e incluso preséntalo como un «experimento». Seriedad = tensión. Trátalo con ligereza.
- En relación con lo anterior: nada de parloteo ocioso. Algunas mujeres hablan para distraerse e impedir el orgasmo, o para evitar expresiones faciales de placer. Éste es un ejercicio que consiste en superar la vergüenza, así que debería eliminarse el recurso de la charla. Emplear un antifaz contribuye a minimizar el impulso a hablar.
- Refuerza la relajación suavemente si percibes tensión o ansiedad en la mujer: «Te noto tensa. Intenta relajarte un poco.» Si ella experimenta fuertes contracciones que sin duda la agotarán antes de transcurrir los 15 minutos, indúcela a respirar y hacer un poco de fuerza ligeramente como si fuera a orinar. No orinará, y la ayudará a prolongar el estado de placidez y minimizar la fatiga.

Los errores más comunes:

- Plantearse un objetivo. Esto incluye a las mujeres que piden la inserción o la penetración. No las complazcas hasta pasados los 15 minutos. No hay inconveniente en que acabe en sexo, pero no antes de concluir la sesión. No cedas. En ese momento puede que te lo ruegue, pero luego te agradecerá que te hayas resistido. En cuanto hayas completado cinco sesiones de 15 minutos sin sucumbir, puedes romper las reglas con toda libertad y perder el control antes de concluir los 15 minutos. Pero no antes de haberte atenido a las reglas durante cinco sesiones.

• Hacer preguntas a la mujer que no llevan a nada tales como «¿Te gusta?» o «¿Disfrutas?» casi garantiza una mentira. Está bien hacer preguntas, pero que sean directas: «¿Prefieres una caricia más suave o más fuerte? ¿Más a la izquierda o a la derecha? ¿Más arriba o más abajo?»

• Repito: aplicar demasiada presión. Yo me concentré conscientemente en la levedad del contacto al practicar el Método Hacer por primera vez, y di por supuesto que era lo bastante leve. No lo era. Utilicé al menos el triple de la presión necesaria. Imagina que haces cosquillas en la nariz a un amigo dormido lo justo para inducirlo a rascarse, pero no tanto como para despertarlo.

En cuanto te sientas cómodo con la práctica básica (cinco sesiones sólo con caricias), pero no antes, intenta esto:

1. Inserta el dedo medio de la mano que no acaricia, con la palma hacia arriba, y utiliza el gesto de llamada para estimular el punto G. Al cabo de cinco minutos, añade el dedo índice para que sean dos dedos, y continúa realizando el mismo movimiento.

2. Coloca una almohada de trigo sarraceno[10] bajo su cadera para obtener el mismo ángulo que en la postura del misionero con el ángulo mejorado, y utiliza el pulgar de la mano izquierda para inmovilizar el clítoris mientras realizas el cunnilingus en el cuadrante superior del clítoris, en el punto equivalente a la una en la esfera de un reloj. Haz esto con la misma delicadeza con la que realizarías la caricia con el dedo durante al menos cinco minutos, sin inserción de dedo, y luego lleva a cabo lo indicado en (1), el apartado anterior, con la mano derecha. Necesitarás un cuello fuerte para que ella no te arranque la cabeza.

Epílogo: y viene el leopardo de las nieves

¿Consiguió, pues, Giselle llegar a la línea de meta? Sí. Y acabó consiguiendo mucho más.

Empezó con sus deberes masturbatorios.

«Me parezco a mis amigas más íntimas en muchos sentidos, así que había su-

---

10. O una almohada normal doblada por la mitad.

puesto que también lo sería en esto. No fue así. Era la única [que no se masturbaba].» En cuanto empezó a hablar con sus amigas al respecto, el tema pasó a ser menos tabú y se convirtió en algo «normal». De pronto el sexo no era algo que eludir. Ahora era un tema divertido del que hablar delante de una copa de vino.

También cayó en la cuenta de que había reprimido una parte esencial de sí misma, y de que sin una sexualidad desarrollada no era una persona plenamente desarrollada. Requirió disciplina superar los antiguos hábitos y el sabotaje inconsciente: «Era realmente tentador llegar a casa del trabajo y decir "Uf, qué cansada estoy" e irme a la cama sin hacerlo. Realmente tuve que verlo como un ejercicio práctico, igual que el yoga. Practicar es algo que haces incluso cuando no quieres.»

El redescubrimiento de su identidad sensual fue mucho más allá de su dormitorio. Giselle empezó a tomar clases de salsa y al final se sintió cómoda como persona sensual. Cómoda en su propia piel, al final se sintió libre para expresarse. No de una manera caprichosa, sino libre de culpabilidad o de vergüenza injustificadas. La mente puede racionalizar vacíos atroces, y no hay necesidad de ello.

La vida es corta y el sexo debería ser una parte maravillosa de ella. Es una parte fundamental de nuestro ser natural.

¿No es ya hora de soltarse la melena y divertirse de verdad? Sólo se necesitan 15 minutos.

VIOLET BLUE:
LAS ALEGRÍAS DE LA CAFEÍNA Y EL AUTODESCUBRIMIENTO

No es ningún secreto que me fascinan los fármacos.

Estaba bajo los efectos de uno de mis favoritos, la cafeína, mientras escuchaba a mi amiga, Violet Blue, ponerse poética sobre ciertas sustancias en la terraza de una cafetería.

«Con los antihistamínicos, luego te queda un sabor amargo, pero hay fácil solución. Basta con que añadas pepino, mango, piña, papaya o cítricos a tu dieta.» El Benadryl pasó automáticamente a mi lista negra. Los pepinos se añadieron a mi lista de la compra.

La semana anterior, Violet, uno de los «Rostros de la innovación» de la revista *Wired* y columnista de la sección de sexo del *San Francisco Chronicle* había mantenido a Oprah fascinada en el plató durante más de una hora. No me extrañó. Los autoproclamados educadores del sexo a menudo caen en extremos, ya sea en lo referente a las fiestas sexuales o la adoración de la diosa del sexo Ixchel. Violet era de otra especie. Entre dar charlas a médicos en la Universidad de California en San Francisco y hablar de sexo a los ejecutivos de Google en su sede mundial, tenía una sencilla misión de persona a persona: enseñar a la gente a obtener sin riesgo alguno lo que desea en el sexo.

«Con estimulantes como la cafeína también es más difícil correrse», añadió.

Miré mi café, y luego eché una ojeada a mi par de dos. Algo más con que experimentar. Habíamos quedado para comer y yo había acudido cargado con una lista de preguntas de respuesta obligatoria. Una tras otra, ella ya había devuelto la bola, como un jugador de primera división en un partido de infantiles.

Pero quedaba una pregunta, la gran pregunta: ¿qué recomendarías, paso a paso, a una mujer que quiere tener su primer orgasmo?

Violet se sobresaltó ligeramente en la silla y sonrió, y yo preparé la mano para tomar nota. Primero abordó las piedras angulares, el erotismo y la autoexploración, y luego añadió los detalles:

1. Primero, plantéate unas sencillas preguntas: ¿alguna vez has sentido algo que se le parezca? ¿Te interesaba antes el sexo pero ahora ya no? ¿Te interesa siquiera tener un orgasmo? En ese caso, tienes que ver la presentación en TED de Mary Roach titulada «10 Things You Didn't Know About Orgasm» [«10 cosas que no sabías sobre el orgasmo»].
2. Si te da vergüenza, consigue un ejemplar de *When the Earth Moves: Women and Orgasm*.
3. Conócete a ti misma. Averigua en la medida de lo posible qué te excita. Concédete permiso para explorar todas tus fantasías. Al fin y al cabo, sólo son fantasías. Lee un poco de literatura erótica de calidad editada por mujeres. Violet ha revisado cientos de relatos eróticos y sus dos libros preferidos son *The Best Women's Erotica 2009*, antología seleccionada por ella, y *60-Second Erotica*, de Alison Tyler.
4. Consigue un vibrador de velocidad variable. Violet recomienda un sencillo huevo vibrador con un cordón para principiantes, como por ejemplo los Smoothies o las balas vibradoras. Si el dinero no es problema, consigue un JimmyLane Little Chroma (125 dólares) o un Little Something (195-2.750 dólares [!]). Practica también la masturbación con las manos, insertando el vibrador justo antes del orgasmo o cuando está cerca. Sé juguetona y pruébalo todo. Su proveedor preferido para esta clase de objetos es Babeland, a cargo de mujeres.
5. Si quieres pasar al siguiente nivel, fortalece tu músculo pubocoxígeo (PC), que creará una vagina (y suelo pélvico) «activa», capaz de contraerse desde la entrada hasta el cuello del útero. Inserta o bien una «pesa vaginal» o bien las Luna Balls de LELO —Violet prefiere estas últimas— en la vagina y contráela intentando expulsarlas. Este ejercicio puede dar resultados incluso realizándolo sólo cinco minutos tres veces por semana. Las Luna Balls de LELO se presentan en dos juegos para que puedas utilizar resistencias progresivas a medida que te fortaleces. En el tira y afloja con el pubocoxígeo, todo el mundo gana. Tu hombre, en concreto, te lo agradecerá.

HERRAMIENTAS Y TRUCOS

Sobre el orgasmo, de Steve y Vera Bodansky (www.fourhourbody.com/doingmethod): Es un manual ilustrado exhaustivo del Método Hacer, que empleé para mi primera prueba de la técnica básica del cuadrante superior tratada en este capítulo. El libro también describe la técnica femenina para utilizarla con hombres.

OneTaste (http://onetaste.us): OneTaste fue fundada por Nicole Daedone para proporcionar a las mujeres un lugar donde aprender sobre el sexo y el orgasmo con la ayuda de otras mujeres. Además de actos y clases en sus locales de Nueva York y San Francisco, ofrece sesiones particulares de formación en persona y por teléfono.

Información sexual en San Francisco (http://sfsi.org/wiki/Main_Page): ¿Tienes alguna pregunta sobre cualquier cosa relacionada con el sexo? Puedes ponerte en contacto confidencial y anónimamente con SFSI, que proporciona información gratuita y sin prejuicios sobre el sexo y la salud reproductora. Hay una línea de atención telefónica para Estados Unidos (o accesible desde cualquier parte si utilizas Skype), y el servicio de correo electrónico «Ask Us» [«Pregúntanos»] está disponible en español e inglés.

«TED Talk-Mary Roach: Ten Things You Didn't Know About Orgasm» (www.fourhourbody.com/roach): La fisiología sexual viene estudiándose desde hace siglos, tras las puertas cerradas de laboratorios, burdeles, la buhardilla de Alfred Kinsey y, más recientemente, en los centros de resonancia magnética, las granjas porcinas y los laboratorios de I+D para juguetes sexuales. Mary Roach se ha pasado dos años usando sus artes para acceder al otro lado de esas puertas a fin de acercarte las respuestas a las preguntas que la doctora Ruth nunca planteó en su consultorio. En esta popular presentación en TED, escarba en complejas investigaciones científicas para presentar diez sorprendentes afirmaciones sobre el clímax sexual, que van desde lo anómalo hasta lo cómico.

Página web de Violet Blue (www.tinynibbles.com): Violet Blue es una educadora y experta en sexo cuyo público incluye desde doctores en medicina hasta los telespectadores del programa de Oprah Winfrey. También es considerada la mayor experta en el ámbito del sexo y la tecnología. Si quieres mejorar el tiempo que pasas entre las sábanas, su página ofrece docenas de artículos como puntos de partida.

LECTURAS RECOMENDADAS POR VIOLET BLUE

Got a Minute? 60-Second Erotica, de Alison Tyler y Thomas Roche (www.four hourbody.com/60second)

Best Women's Erotica 2009, de Violet Blue (www. fourhourbody.com/erotica)

When the Earth Moves: Women and Orgasm, de Mikaya Heart (www. fourhour body.com/earth)

HERRAMIENTAS RECOMENDADAS POR VIOLET BLUE

BabeLand (www.babeland.com): Babeland se abrió originariamente en respuesta a la ausencia de sex shops para mujeres en Seattle. En la actualidad es una tienda de ámbito nacional donde las mujeres que desean explorar su sexualidad encontrarán todo lo que necesitan.

Vibradores MVP
Balas vibradoras (www.fourhourbody.com/bullet)
Smoothie (www.fourhourbody.com/smoothie)
Jimmy Jane Little Chroma (www.fourhourbody.com/chroma)
Little Something (www.fourhourbody.com/something)

Sistema Luna Balls de LELO (www.fourhourbody.com/luna): Las Luna Balls de LELO son la respuesta a la pregunta «¿cómo evitar que se te afloje el chichi?». Utilizado durante cinco minutos tres veces por semana para fortalecer el músculo pelvicoxígeo, son también la respuesta a la pregunta «¿cómo conseguir un chichi más tenso?». Pueden utilizarse ejercicios normales de pilates para obtener un beneficio complementario. Aprieta con fuerza y ganarás. Créeme, vale la pena la inversión.

El Kegelmaster (www.kegelmasters.com): Si bien las Luna Balls reciben los comentarios más entusiastas, el Kegelmaster es una conocida pesa vaginal y una alternativa menos cara. Curiosamente, en la página web de Teri Hatcher aparece un comentario de apoyo. Miau.

LA MÁQUINA
DEL SEXO I

Las aventuras para triplicar la testosterona

> El sexo es una de las nueve razones para la reencarnación. Las otras ocho son intrascendentes.
>
> George Burns

ALREDEDOR DEL MEDIODÍA, UN HERMOSO SÁBADO, SAN FRANCISCO, EN LA PLANTA 21 DE UN EDIFICIO CON VISTAS A LOS MUELLES

—Da repelús. Ya han cicatrizado en un 75 por ciento. —Vesper acababa de salir de la ducha y me miraba los hombros.

—¿Lo dices en serio? ¡Es increíble! Me estoy convirtiendo en Lobezno. —Me refería, naturalmente, al superhéroe con poderes mutantes de curación. También tiene garras de adamantio, pero en eso Vesper se acercaba mucho más a él.

La noche anterior ella me había infligido heridas de alcoba en la espalda y los brazos que no eran simples «arañazos». La obra maestra: cuatro tajos de entre 10 y 18 centímetros en mi hombro derecho que sangraban de tal modo que casi me parecía a Bruce Lee en *Operación dragón*. Bruce con una acuciante necesidad de Neosporina. Ahora, menos de diez horas después, tres de los tajos habían desaparecido por completo, y el último y más profundo apenas se veía.

Extraño.

Lo extraño había empezado antes, mucho antes del dormitorio, en el restaurante The Americano.

Las ocho de la tarde del viernes trajo a la muchedumbre, y los banqueros de inversiones alfa pugnaban por la atención femenina con los abogados alfa en todos los rincones del hotel Vitale. Las camisas planchadas y los vestidos entraban sin cesar en el restaurante, donde tenían mesas reservadas, procedentes del patio exterior. Fue necesario que un acompañante, con placajes propios del fútbol, nos llevara a nuestro reservado en un aislado rincón de la parte de atrás.

La conversación de puesta al día con Vesper fue más o menos así:

ELLA: ¿Cómo estás?

YO: De maravilla. Pero en justicia tengo que hacerte una advertencia. Mi bioquímica ha cambiado mucho desde la última vez que nos vimos. Me siento… en fin, sobrehumano.

ELLA (CON LAS CEJAS ENARCADAS): ¿De verdad? Los detalles, por favor.

Sí, de verdad. La última vez que nos vimos, yo acababa de elevar mi testosterona total de 244,8 a 653,3 ng/dl (nanogramos por decilitro) al tiempo que había reducido a la mitad mi estradiol (estrógeno). El posterior revolcón había sido un encuentro físico de primera clase. En esa ocasión yo acababa de regresar de Nicaragua, donde comí ternera alimentada con pastos tres veces al día durante 21 días. Había acumulado proteínas durante los últimos tres días comiendo entre un kilo y kilo medio al día de ternera alimentada con pastos orgánicos, incluidos al menos 400 gramos poco antes de acostarme. (No te preocupes. No te aconsejaré que lo hagas.)

¿El resultado?

Quince minutos después de sentarnos, Vesper se había sumido en un estado de estupor sexualmente agresivo. Todavía no nos habían traído el pan y ella ya se me había echado encima. No lo digo por jactarme. Esto no es el foro de Penthouse. Es una declaración de absoluto desconcierto. Ella es una ejecutiva, y ése no es el comportamiento en público propio de una ejecutiva. Pensé que se había drogado. Intensa respiración por la nariz, interrumpida de vez en cuando por un «¿Qué pasa? No entiendo qué pasa…». El espectáculo entero era surrealista.

Estaba, literalmente, embriagada de feromonas.

En un momento dado me disculpé para ir al lavabo, y lo que sucedió después fue aún más absurdo. Vesper lo presenció más tarde cuando salimos. Tanto de camino al baño como de regreso a la mesa, fue como si yo tuviera un campo de impacto hormonal de tres metros a la redonda. Recibí al menos el triple del contacto visual normal por parte de las mujeres.

El reino animal estaba vivo y coleando en San Francisco.

La cena terminó inmediatamente después, y fuimos derechos a su apartamento en la vigésimo primera planta y a nuestra versión de *Operación dragón*, con destrucción de mobiliario y la mayoría de los mismos efectos sonoros incluidos.[11]

A la mañana siguiente, después de más de lo mismo, le pregunté: «¿Tienes un gong al otro lado del cabezal de la cama?»

Resultó ser una obra de arte metálica colgada en la pared de la habitación del vecino. Después de su segunda ducha, y de echarme otro vistazo al hombro, Vesper sólo tuvo una cosa que decir: «Sea lo que sea que estás haciendo, sigue haciéndolo.»

La muerte del metrosexual: reclamar la agresividad

Las cosas no siempre habían sido así. De hecho, durante varios años, las cosas fueron todo lo contrario.

En algún punto entre finales de 2007 y 2009, a los 30-32 años, me vi en una situación extraña: era capaz de rendir en la alcoba tan bien como cuando estaba en la universidad, pero sentía cada vez menos deseos de hacerlo.

Incluso con las chicas más guapas, después de una semana o dos de desenfreno, la frecuencia sexual se reducía a una vez al día. Luego se reducía a unas pocas veces por semana o a una sola vez por semana. Una vez en ello, disfrutaba del sexo como siempre, pero, por fatiga o desinterés, lo eludía a menudo. «Ya lo haré por la mañana» se convirtió en una autopromesa continua.

No tenía sentido.

Era un hombre joven, atlético, y me sentía totalmente sano. Luego, al echar un vistazo al motor, descubrí que me encontraba en la zona inferior de la franja de «normalidad» en cuanto a testosterona total en los análisis de sangre.

¿Cuál era el problema?

POSIBLES CORTOCIRCUITOS

La testosterona es una molécula que depende de muchas cosas.

El **hipotálamo** libera la hormona liberadora de gonadotropina (HLGn), que indica a la glándula **pituitaria** (pituitaria anterior) que libere la hormona luteinizante (HL) y la hormona folículo-estimulante (HFE). Luego la HL estimula las células Leydig en los testículos para producir —tatatatá— la **testosterona**.

---

11. Véase la versión original en www.fourhourbody.com/enter_dragon. Más tarde mi masajista me preguntó: «¿Has estado arrastrándote por alambre de espino?»

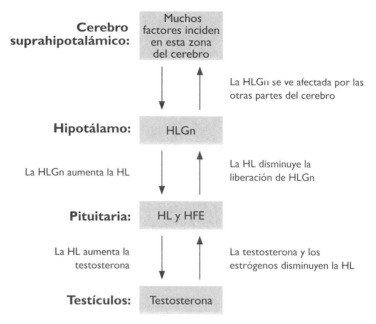

El Eje Hipotálamo-Pituitaria-Testosterona (EHPT)

Es un error garrafal pero muy extendido tratar el bajo índice de testosterona con testosterona externa en forma de gel o inyección[12] sin resolver antes los problemas de los elementos ascendentes del eje.

También es un error pensar que una libido escasa se debe estrictamente a un bajo nivel de testosterona.

En 2004, experimenté con una hormona, y fármaco, llamada gonadotropina coriónica humana, conocida comúnmente como «GCh», que a todos los efectos actúa como una especie de hormona luteinizante. Inyectada una vez por semana, tenía el efecto inmediato de triplicar el volumen seminal y exigir —exigir— eyacular tres o cuatro veces al día sólo para poder pensar con claridad. Si quieres eliminar la productividad, la GCh es lo que buscas. Este inconveniente se vio recompensado por el sexo con mi novia, que pasó de unas pocas veces semanales a unas pocas veces al día. Días felices.

Así que inyéctate GCh y problema resuelto, ¿no?

No del todo. He aquí la pega: el uso reiterado de GCh puede desensibilizar los testículos de cara a la auténtica hormona luteinizante.[13] Y entonces los testículos no pueden recibir la señal de producir testosterona de manera natural. Grave problema.

---

12. Llamada testosterona «exógena» (creada fuera del cuerpo), en oposición a la «endógena» (creada dentro del cuerpo). Piensa en «externo» para recordar la diferencia.
13. La GCh también puede inhibir la HLGn en el hipotálamo. Es un fármaco serio y no hay que tomárselo a la ligera.

Esto descarta la GCh como solución permanente, pero indica que el aumento de la hormona luteinizante (HL) aumenta el impulso sexual.

Pero tal vez te preguntes si el impulso sexual no podría deberse a una mayor cantidad de testosterona, dado que la hormona luteinizante (y por tanto la GCh) estimula su liberación en el diagrama de flujo. Eso es verdad, pero también recurrí a las inyecciones de testosterona en 2004 (como cuento detalladamente en «La última milla»), que duplicaron ampliamente mis niveles de testosterona pero no mejoraron mi libido en absoluto.

La HL parece hacer algo más.

La HL también está en correlación con el mayor impulso sexual experimentado por las mujeres poco antes de la ovulación.[14]

PPE

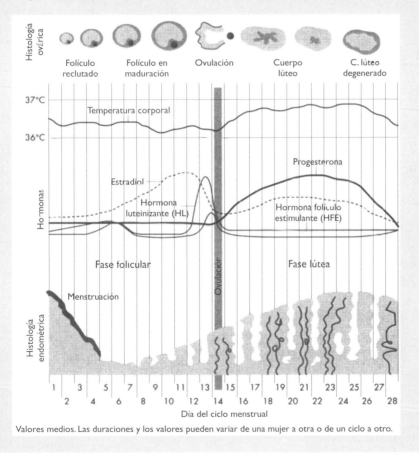

Valores medios. Las duraciones y los valores pueden variar de una mujer a otra o de un ciclo a otro.

14. Aunque otras hormonas como la HFE también están en correlación con un mayor impulso sexual, la HL indica el salto más acusado.

Mi solución: dos protocolos

No consumí mucha carne roja durante mi primer aumento de 244,8 a 353,3 ng/dl, y creo que esta clase de salto puede alcanzarse sin comer carne roja en absoluto. La maratón cárnica fue de hecho para observar los cambios en las alergias alimentarias.

Ahora empleo dos protocolos que, según creo, son eficaces para aumentar tanto la testosterona como la HL, basándome en los resultados de repetidos análisis de sangre. Ninguno de los dos requiere agujas ni medicamentos con receta.

El primero es para el mantenimiento a largo plazo y el bienestar general. El segundo es para un aumento explosivo a corto plazo del impulso sexual y la testosterona. En otras palabras, pura diversión. Los razonamientos detallados para cada uno pueden verse en los apéndices de «La máquina del sexo II», pero empecemos por la versión abreviada.

PROTOCOLO I: A LARGO PLAZO Y SOSTENIDO

Aceite de hígado de bacalao fermentado + mantequilla rica en vitaminas: 2 cápsulas al despertar y antes de acostarse.

Vitamina D3: 3.000-5.000 UI al despertar y antes de acostarse (6.000-10.000 UI al día) hasta alcanzar los niveles en sangre de 55ng/ml.

Baños cortos en hielo o duchas frías: Diez minutos al despertar y justo antes de acostarse.

Nueces de Brasil: 3 nueces al despertar, 3 nueces antes de acostarse (véase importante nota al pie).[15]

PROTOCOLO 2: AUMENTO EXPLOSIVO A CORTO PLAZO Y DIVERSIÓN

20-24 horas antes del sexo

Consume al menos 800 miligramos de colesterol (por ejemplo, cuatro o más huevos enteros grandes o yemas de huevo) tres horas antes de acostarte, la noche *antes* de la noche en que quieras una sesión de sexo increíble. El encabezamiento a lo Lobezno de este capítulo se debió en parte a los chuletones de 300 gramos de la noche anterior, pero es más fácil digerir huevos duros. ¿Por qué antes de acostarte? La testosterona se deriva del colesterol, que se produce básicamente de noche durante el sueño (entre las 12 y las 4-6 de la madrugada).

---

15. Esto es una cuestión personal, y no te sugiero que hagas lo mismo a menos que tengas una carencia de selenio, como es mi caso. Véase SpectraCell en los recursos, así como la explicación «Máquina del sexo II».

Cuatro horas antes del sexo
  4 nueces de Brasil
  20 almendras crudas
  2 cápsulas de la antedicha combinación de bacalao fermentado/mantequilla

LA GFHS: LA AGUAFIESTAS

La globulina fijadora de la hormona del sexo (GFHS) es la aguafiestas.

La GFHS se une a la testosterona[16] y la vuelve inerte para nuestros propósitos, y por lo tanto la «testosterona total» en los análisis de sangre puede inducir a error. Se ha demostrado que algunos veganos tienen niveles de testosterona más altos que los carnívoros y los vegetarianos, por ejemplo, pero unos niveles más altos de GFHS anulan esta ventaja. En otros estudios, se ha visto que el consumo de colesterol mantiene una correlación inversa con la GFHS. En otras palabras, cuanto más colesterol ingieres, menos GFHS tienes.

Veamos un fragmento de *Androgen Deficiency in the Adult Male: Causes, Diagnosis, and Treatment*, de Carruthers:

> Se ha demostrado que las dietas estrictas bajas en colesterol reducen los niveles de testosterona libre y total en un 14 por ciento. Las dietas vegetarianas, especialmente las pobres en proteínas, pueden aumentar la GFHS, disminuyendo aún más la TL [testosterona libre]. Sin embargo, hombres con una dieta vegetariana baja en grasas y rica en fibra presentan una reducción del 18 por ciento tanto en la testosterona total como en la TL, lo que se invierte cuando vuelven a una dieta normal... A la inversa, las dietas ricas en proteínas y bajas en carbohidratos, tales como la famosa dieta Atkins para la reducción de peso, pueden emplear parcialmente su acción adelgazante aumentando la testosterona total y disminuyendo la GFHS.

La GFHS no es mala, y no nos conviene eliminarla, pero un poco menos de GFHS equivale a un poco más de testosterona libre. Esto tampoco es malo. De hecho, hace la vida mucho más interesante. Ésa es la razón de nuestra carga de colesterol en el protocolo 2.

¿Hasta qué punto funciona?

He aquí una muestra de los resultados de la hormona del sexo antes y después de mi primer experimento (protocolo 1), excluyendo las nueces de Brasil, que añadí más adelante:

---

16. La albúmina hace lo mismo en menor medida.

DEL 3 DE ABRIL, 2009 (ANTES) AL 20 DE AGOSTO, 2009 (DESPUÉS)

Testosterona total: de 244,8 a 653,3 (normal: 170-780); después saltó a **835**, más del triple de mi valor inicial, con el añadido de las nueces de Brasil

Testosterona libre: de 56 a 118 (normal: 47-244)

Porcentaje de testosterona libre: de 2,3 % a 1,8 %

Testosterona biodisponible: 150 a 294 (normal: 128-430)

Albúmina: de 5 a 4,6 (normal: 3,5-4,8)

DHEA-S: de 170,5 a 201,8

HFE: de 6 a 8,5 (normal: 1,27-19,26)

Estradiol: de 39 a <20 (normal en hombres: <47)

¿Estás deseoso de probarlo?

Este capítulo basta para empezar, pero la verdadera magia se produce cuando depuramos los detalles. No dejes de leer «Máquina del sexo II: Detalles y peligros» en los apéndices si te propones en serio aumentar a tope la testosterona y el impulso sexual.

HERRAMIENTAS Y TRUCOS

Laboratorios SpectraCell (www.fourhourbody.com/spectra). SpectraCell es el laboratorio de análisis de micronutrientes supuestamente empleado por Lance Armstrong. Descubrí mi deficiencia de selenio a través de SpectraCell y empleé las nueces de Brasil, entre otras cosas, para corregirla. Para encontrar personal clínico de SpectraCell, mira en: www.fourhourbody.com/spectra. Véase más al respecto en «Máquina del sexo II».

Aceite de mantequilla/Mezcla de aceite de hígado de bacalao fermentado Blue Ice™ (www.fourhourbody.com/butterblend). Ésta es la combinación de bacalao/mantequilla que tomé. Blue Ice™ es de un pequeño fabricante y su producción es limitada.

Aceite de hígado de bacalao Carlson Super 1.000 mg (www.fourhourworkweek.com/cod). Un buen sustituto si el anterior se agota, pero consúmelo al mismo tiempo que el que viene a continuación.

Grasa de mantequilla rica en vitaminas: mantequilla irlandesa Kerrygold (www.kerrygold.com/usa/locator.php). Esta página te ayuda a localizar las tiendas donde puedes comprar la mantequilla irlandesa Kerrygold. Si prefieres pedirla *online*, consulta www.foodireland.com y marca «Deli Counter» en lo alto de la pantalla.

Kits de pruebas para la vitamina D ZRT At-Home (www.fourhourbody.com/testd). Si no pasas mucho tiempo al aire libre, es posible que tengas una carencia de vitamina D. No te limites a especular acerca de la cantidad de vitamina D que necesitas, ya que la sobredosis provoca efectos secundarios.

Spectra-Cell es un análisis de sangre más fiable, pero el kit ZRT para enviar por correo una muestra de saliva puede proporcionarte una estimación poco costosa de tus niveles de vitamina D. Una vez establecida tu línea de partida, puedes usar la luz del sol, los suplementos y las lámparas de rayos UVB para aumentar los niveles, y al cabo de ocho semanas puedes realizar un análisis de «después» para comprobar los cambios.

Vitamina D3

Vitamina Líquida D3 NOW, 5,6 cl (www.fourhourbody.com/vitamin-d).

Lámparas UVB/F

Sistemas Ultravioletas Sperti (www.sperti.com)

La lámpara fluorescente KBD D/UV-F se creó en 2010 para los individuos que no toleran la exposición directa al sol ni los suplementos orales de vitamina D.

21 DÍAS DE CARNE Y FRUTOS SECOS: ¿SE ME HA SECADO EL CEREBRO?

Veamos con atención qué me pasó en la sangre y el colesterol después de esos 21 días en Nicaragua, 21 días consumiendo al menos un 30 por ciento de mis calorías en forma de grasa de ternera y de 200-300 gramos de proteínas y 40-70 almendras al día. Me temía lo peor. He aquí el verdadero impacto respecto a dos preocupaciones habituales: niveles de colesterol y función renal.

ANTES (20 DE AGOSTO, 2009) / **DESPUÉS (25 DE SEPTIEMBRE, 2009)**

Colesterol

Colesterol total: 200 (ligeramente por encima del valor de referencia) / 190

HDL: 57 / **57**

LDL: 133 (por encima del valor de referencia) / **108**

VLDL: 10 / **25**

Proporción HDL / colesterol: 3,5 / **3.3**

Triglicéridos: 48 / **124** (normal: <150)

Función renal

BUN: 17 / **18** (normal: 7-25)

Creatinina: 1,0 / **1,1** (normal: 0,7-1,2)

Proporción BUN/Creatinina: 16,4-17 (normal: 10-20)

Hasta yo me quedé atónito.

No tomé ningún fármaco ni suplemento para bajar el colesterol (o aumentar el HDL), y una maratón de carne roja de 21 días mejoró de hecho mi proporción de colesterol y HDL, dato que la mayoría de los médicos consideran señal de buena salud cardíaca. También reduje el nivel de colesterol total y el colesterol LDL (el «malo»). Acabé en la franja de «bajo riesgo» respecto a los triglicéridos, según la Asociación Cardiológica de Estados Unidos, pero hubo un aumento. Esperaba dicho aumento por tres razones:

1. Los triglicéridos transportan la grasa de la dieta, y yo había estado consumiendo grandes cantidades de grasa.
2. La pérdida de grasa puede causar niveles altos de triglicéridos transitorios (como le sucedió a mi padre, que perdió más de 30 kilos de grasa), y yo había perdido una cantidad considerable de grasa corporal en los 21 días anteriores.
3. Había consumido medio litro de zumo de naranja sin pulpa por la mañana antes de la extracción de sangre —la primera vez que lo hacía en un año como mínimo— para medir mi reacción al azúcar en sangre. Se sabe que la fructosa, el azúcar de la fruta, incrementa rápidamente tanto los triglicéridos como el LDL.

Todos los indicadores cardíacos se hallaban dentro de la normalidad unas semanas después de poner fin al festín de carne animal. Cuando repetí los análisis el 16 de octubre (al cabo de 21 días), mis triglicéridos habían disminuido de 124 a 82, y mi VLDL había bajado de 25 a 16.

¿Qué hay del BUN y la creatinina, considerados indicadores de estrés renal? Los dos presentaban índices teóricamente altos pero todavía bastante dentro de la normalidad.

Me asombra que ninguno de los dos no estuvieran más altos, teniendo en cuenta que el daño muscular puede aumentar tanto el BUN como la creatinina, y yo había realizado ejercicios con sentadillas 48 horas antes de la extracción de sangre de «después», el 24 de septiembre.

Pero ¿el colesterol no es malo?

Esta idea se defiende conforme a la Hipótesis de los Lípidos de la salud cardíaca (colesterol = malo), cosa con la que discrepo basándome en el total de las pruebas disponibles o existentes. Entre 2006 y 2009, yo me había obsesionado con bajar mi colesterol total. ¿Cuál fue el resultado? Menor testosterona y mayor fatiga.

Gracias, pero seguiré tomando mis yemas de huevo.

RECETA PARA EL DESASTRE: EL ESPECIAL DE SALMONELLA

Según parece, repartir los 800 gramos de colesterol también sirve para el «aumento explosivo» del protocolo 2.

Si conoces a tus proveedores locales y puedes eludir los problemas de la salmonella y la leche sin pasteurizar, he comprobado que el siguiente batido tiene efectos increíbles cuando se mezcla con una batidora y se consume a las cuatro de la tarde y antes de acostarse. También me ayudó a conseguir el aumento de más de 40 kilos de fuerza como se explica pormenorizadamente en «Sobrehumano sin esfuerzo»:

34 cl de leche entera sin pasteurizar
4 cdas de mantequilla de almendras cruda
2 yemas de huevo crudas
3 cdas de semillas de chía
1 cdta de extracto de vainilla
1 cdta de canela

A esto sería más apropiado llamarlo «batido de grasa» que batido de proteínas, y aun así, reduje la grasa corporal mientras lo consumía. ¿Cómo? La pérdida de grasa se basó en seguir por lo demás una dieta de carbohidratos lentos y tomar los batidos sólo los días de ejercicio, no más de tres veces por semana. Si alguna vez te has preguntado cómo se siente uno con los anabolizantes, una semana con estos batidos te darán una buena idea.

He aquí los valores nutricionales, junto con los porcentajes de la USRDA (cantidades recomendadas al día):

Calorías totales = 966
Calorías de la grasa = 627
Gramos de grasa = 73 g (113%)
Gramos de grasa saturada = 15 g (76%)
Colesterol = 456 g (152%)
Proteínas = 34 g (69%)
Gramos de carbohidratos = 55 g (18%)
Fibra dietética: 20 g (81%)
Azúcares: 19 g
Calcio = 93%
Carga glucémica = 15 (de un máximo de 250)

Infórmate acerca de tus proveedores de alimentos y de las estadísticas sobre la intoxicación por salmonella, etcétera, antes de consumir esto. Si te da miedo tomar leche sin pasteurizar, y lo comprendo, toma leche entera orgánica.

FINALES FELICES Y EL DOBLE DE RECUENTO ESPERMÁTICO

Los dos canales, creados por los dioses, en los que reside el poder del hombre, tus testículos... los rompo de un garrotazo.

Atharva Veda, texto sagrado del hinduismo

«Cada hombre en esta sala es la mitad del hombre que fue su abuelo.»

Louis Guillette, un investigador de la Universidad de Florida, inició su exposición ante un comité del Congreso sin preámbulos. Nombrado uno de los veinte profesores del Instituto Médico Howard Hugues, Guillette no hablaba en sentido metafórico. Tenía los datos para demostrarlo.

El recuento espermático de los hombres en Estados Unidos y otros veinte países industrializados ha estado disminuyendo desde 1942 a un índice de poco o menos el uno por ciento anual en hombres sanos.

El recuento espermático medio en el norte de Europa en la década de 1940 era de más de cien millones de espermatozoides por mililitro (millón/ml) eyaculado. ¿Y en 2008? «El recuento espermático de la mayoría de los hombres europeos de veinte años es ahora tan bajo que podemos estar cerca del punto crítico de cuarenta millones de espermatozoides por mililitro... Debemos hacer frente a la posibilidad de un mayor número de parejas infértiles y un menor índice de fertilidad en el futuro.» En Dinamarca, más del 40 por ciento de los hombres están ya por debajo del umbral de los cuarenta millones/ml y han entrado en la franja de «subfertilidad».

Las investigaciones son, como siempre, polémicas.

Algunos estudios confirman la tendencia, mientras que otros contradicen los hallazgos, y todos acabamos más confundidos que antes.

Para sortear las discusiones, hice el seguimiento de mi recuento y calidad espermáticos a lo largo de 18 meses y observé las tendencias directamente. Desde un punto de vista darwiniano egoísta, me traían sin cuidado los huevos de un tal Heinrich en Copenhague. Me preocupaban los míos.

Todo empezó con una visita a un banco de semen en 2008 (véase el recuadro de este capítulo), cuando aún no tenía la menor intención de observar las tendencias de nada.

Había visto la muerte de cerca demasiadas veces, había presenciado el cáncer de testículo de un amigo de treinta y pico años, y decidí que no sería mala idea congelarme los espermatozoides cuando estaban en la plenitud de su salud. A diferencia del buen vino, el recuento espermático no mejora con la edad. Al fin y al cabo, ¿y si me casaba y luego tenía un accidente o necesitaba quimioterapia? Yo quería una póliza de seguro para la peor perspectiva posible.

Ni se me había pasado por la cabeza que obtener un recuento espermático preciso fuese importante. Mis análisis de sangre eran impecables. Era un robusto joven de 31 años. Mi dieta era tan pura como el desayuno de un mormón, y estaba alcanzando nuevos registros en el gimnasio. ¿Por qué habría de molestarme en planteármelo? Era obvio que no lo necesitaba.

Sorpresas desagradables

De pronto, el chasco: los resultados del laboratorio, que me entregaron la tarde después de mi sesión, revelaban que tenía un recuento espermático en la franja baja de la normalidad, rayano en lo problemático. Me costaba creerlo. Suponiendo que era un error del laboratorio, repetí la prueba tres semanas después y salió un recuento aún más bajo. Cuantos más análisis me hice en los siguientes 12 meses, peores fueron los resultados.

Dios bendito. Estaba aterrorizado.

Pero ¿cuáles eran las posibles causas?

¿Eran los ftalatos presentes en todo, desde el champú hasta el desodorante? ¿El bisfenol A presente en todo, desde los aparatos electrónicos domésticos hasta las botellas de plástico? ¿Los calzoncillos ajustados? No había consenso. Habría podido ser cualquiera entre un millón de sospechosos, o podrían haber sido todos ellos.

Fueran cuales fuesen las causas, la verdadera pregunta era: ¿podía hacer algo para corregirlo?

Para empezar, intenté eliminar los contaminantes ambientales de mi cuerpo por medio de inyecciones (DMPS por vía intravenosa) y modificaciones en la dieta, y los cambios en los análisis de sangre fueron casi imperceptibles.

¿Qué más podía hacer?

Aparte de evitar los plásticos y pasarme a lo ecológico, la triste respuesta parecía ser: no gran cosa. Visité a algunos de los urólogos más expertos e innovadores de Estados Unidos, incluido el doctor Dudley Danoff, fundador del Tower Urology Medical Group del Cedars-Sinai Medical Center, que fue profesor de la Facultad de Medicina de UCLA durante 25 años. Su comentario más sorprendente fue desalentador: «La fertilidad masculina es una campo relativamente "infértil". Es muy poco lo que puede hacerse».

Y llegó entonces el 31 de agosto de 2009.

Mientras preparaba una entrevista al margen de todo esto con el famoso entrenador de fuerza Charles Poliquin, había pedido a un amigo del sector del fitness su lista de preguntas ideales. Uno de los comentarios en su mensaje de correo electrónico decía así:

No emplea un móvil debido a la radiación; según él, existe una correlación altamente demostrada entre los niveles bajos de T en los deportistas y llevar un móvil en el bolsillo.

En este caso «T» significa testosterona.

La entrevista con Charles fue un fascinante recorrido por todo aquello relacionado con el rendimiento, desde el sistema endocrino hasta el tratamiento intravenoso de vitamina C y las pruebas genéticas. En medio de la conversación, en un momento en que cambiábamos de tema, pregunté a Charles si había observado una correlación entre los teléfonos móviles y los recuentos de testosterona bajos.

«No sólo la he observado yo. Échales una ojeada a los estudios.»

Eso hice.

Y mira por dónde, yendo de artículo en artículo en MedLine, descubrí no pocos estudios que revelaban disminuciones significativas de la testosterona en suero en las ratas tras una exposición incluso moderada (30 minutos al día, cinco días por semana, durante cuatro semanas) a campos electromagnéticos (CEM) de una radiofrecuencia (RF) de 900 megahercios (MHz), que es lo que produce la mayoría de móviles GSM.

Luego, la epifanía.

En el recuadro de «artículos relacionados» que acompañaba a uno de dichos estudios, advertí que había investigaciones centradas en los efectos de la radiación de los teléfonos móviles en los espermatozoides.

Con un clic del ratón se abrió la caja de Pandora, pero veamos los principios básicos antes de echar un vistazo a lo que averigüé. Existen principalmente tres elementos en los que se fija en primer lugar un médico al evaluar los espermatozoides.

1. **Recuento**: ¿Cuántos espermatozoides tenemos en total?
2. **Morfología**: ¿Cuántos tienen la debida forma de renacuajo?
3. **Motilidad**: ¿Cuántos son realmente capaces de nadar hacia delante, que es la dirección correcta?

Si el espermatozoide es deforme o no puede moverse, da igual cuántos tengas. Si dispones de excelentes nadadores pero no los suficientes para sobrevivir al recorrido kamikaze en una sola dirección, lo tienes igual de crudo.

Entre las docenas de estudios que encontré, en su mayoría realizados en Europa, más del 70 por ciento llegaban a la misma conclusión:[17] La radiación de los teléfonos móviles afecta a la función espermática. Las explicaciones de los motivos son diversas, pero el resultado nunca es bueno.

He aquí sólo dos destacados resúmenes de estudios de 2008 y 2009:

Los 361 hombres que se sometían a un estudio de fertilidad se dividieron en cuatro grupos según su uso activo del teléfono móvil: grupo A: no lo usaba; grupo B: <2 h/día [horas/día]; grupo C: 2-4 h/día; y grupo D: >4 h/día... Los valores de laboratorio de los cuatro parámetros de espermatozoides arriba mencionados [promedio de recuento, motilidad, viabilidad y morfología normal de los espermatozoides] disminuyeron en los cuatro grupos de usuarios de móviles conforme aumentaba la duración de la exposición diaria a los teléfonos móviles.

* * *

Ratas albinas Wistar macho (de 10-12 semanas de edad) estuvieron expuestas a los campos electromagnéticos de radio frecuencia (CEM-RF) de un teléfono móvil GSM (0,9/1,8 GHz) activo continuamente durante una hora a lo largo de 28 días. El grupo de control estuvo expuesto a un teléfono móvil sin batería durante el mismo período... Las ratas expuestas a los CEM-RF presentaron un porcentaje significativamente menor de espermatozoides mótiles. CONCLUSIÓN: Dados los resultados de este estudio, aventuramos que el CEM-RF de los teléfonos móviles incide negativamente en la calidad del semen y puede dañar la fertilidad masculina.

17. La mayoría de los estudios llevados a cabo en Estados Unidos que llegan a la conclusión de que no existen efectos negativos están financiados directa o indirectamente (al igual que muchos estudios del Instituto de Ingenieros Eléctricos y Electrónicos) por fabricantes de móviles y operadores de telefonía móvil. ¿Es esto prueba de malas prácticas? No, pero debería ponernos sobre alerta.

¡¿Los huevos de las ratas estuvieron expuestos durante una hora diaria a lo largo de 28 días?!

En California, donde yo vivo, el 30 por ciento de la población depende exclusivamente del móvil para las comunicaciones. Yo he llevado un móvil en el bolsillo al menos doce horas al día por término medio durante los últimos diez años.

Nada menos.

No me habría molestado llevarlo en otro sitio, y las pruebas eran lo bastante sólidas para requerir una comprobación.

Al cabo de once semanas, tuve mi primera ronda de resultados.

Finales felices

Durante once semanas, adopté una nueva norma: no llevaría el móvil acurrucado junto a los testículos.

Su nuevo lugar era un brazalete negro InCase iPod empleado para correr. Podía sujetármelo al lado exterior de la parte superior del brazo o a la pantorrilla, o —si iba a un sitio donde no se estilaba la moda del corredor— podía simplemente apagar el móvil antes de metérmelo en el bolsillo. En este último caso, o cuando hacía recados rápidos sin brazalete, comprobar mis mensajes cada 30 minutos me generaba un total de cero problemas. El bolsillo delantero de una mochila o un bolso también sirve.

Esperé once semanas para repetir la prueba por una razón concreta: la producción de espermatozoides (espermatogénesis) requiere, según estimaciones, unos 64 días en los humanos. Yo preferí esperar al menos ese tiempo y añadir dos semanas más para mayor seguridad.

Regresé al banco de semen para hacer mi depósito y la prueba el 19 de noviembre de 2009, hecho un manojo de nervios.

No había motivos para estar preocupado. Casi había triplicado el número de espermatozoides mótiles por eyaculación. La cifra era casi increíble:

Volumen eyaculado: aumento del 44 %
Espermatozoides mótiles: aumento del 100 %
Espermatozoides mótiles por eyaculación: aumento del 185 %

Dejé escapar uno de los suspiros más profundos de mi vida cuando aún tenía ante los ojos el fax con los resultados del laboratorio. La tendencia se había invertido.

¿Puedo atribuir estos aumentos al cambio de lugar del móvil y nada más? No es tan sencillo. También inicié tratamientos de frío y suplementos de selenio (nueces de Brasil), y ambos habrían podido contribuir, esto último probablemente más que lo primero. ¿Me preocupa la pureza académica? No. Me interesaba más aumentar el recuento espermático que aislar las variables. Incluso con dos variables para añadir confusión, el experimento es válido en cuanto a orientación.

¿Deberías esperar a que haya consenso científico? No lo creo. Éste es uno de esos casos en los que la bibliografía existente ya es bastante sólida, y los inconvenientes mínimos, como para no esperar las instrucciones del médico.

Daño no te hará, y quizá gracias a eso tu equipo de natación salga del banquillo y vuelva a la competición.

Por si algún día quieres tener hijos, considérate advertido.

ALMACENAR ESPERMATOZOIDES, POR SI ACASO

Nunca pensé que visitaría un banco de semen.

Quizá fuera por levantar la rueda delantera de una moto a 140 por hora en el circuito de Infineon.

Quizá fuera por romperme el tendón de Aquiles durante un entrenamiento de jiu-jitsu y verme después lanzado de cabeza.

Quizá fuera porque se me llenaron de sangre las gafas de buceo a cuarenta metros de profundidad en Belize.

Puede que fuera por eso.

O quizá fuera simplemente porque traspasé el umbral de los treinta años y tenía amigos que no llegaron. Suicidios, el 11-S, accidentes: a las buenas personas les pasan cosas malas.

Entonces caí en la cuenta: en realidad no es tan difícil morir. Y fue entonces cuando empecé a plantearme guardar mi material genético.

Sí, mis pequeños espermatozoides.

En este recuadro, hablaré del proceso, de cómo lo hice y de por qué es una póliza de seguro de bajo coste en un mundo imprevisible. También añadiré detalles curiosos (¡la hora de lo sexy!) sólo por diversión.

RAZONES PARA GUARDAR EL SEMEN

En mis investigaciones, las ventajas superan las desventajas:

1. **Los hombres son cada vez más infértiles.** Picotea soja frita para obtener un puñado de fitoestrógenos, o simplemente sigue con los preservativos. Cuesta evitar la

comida y las toxinas perjudiciales para los testículos. Habla con endocrinos que hagan análisis clínicos y analiza también el recuento espermático. Probablemente sea inferior al de tu padre. *Hijos de los hombres* (para hombres) está muy presente en el mundo real.

2. Muchos trastornos y procedimientos clínicos, por ejemplo el tratamiento contra el cáncer, pueden provocar esterilidad en los hombres.

3. La gente que «sabe» que no quiere hijos cambia de idea. Mucha gente. Basta con ver el número de procedimientos para invertir la vasectomía. Y no, estos procedimientos no dan buen resultado. Los índices de fracaso son altos.

4. **Por encima de todo, ¿por qué no hacerlo?** Si puedes pagarlo, es una medida muy sencilla para obtener a cambio paz de espíritu. El posible inconveniente de hacerlo (el coste) es recuperable; el posible inconveniente de no hacerlo es irreversible.

¿Crees que es fácil dejar embarazada a una mujer? A veces. En la mayoría de las ocasiones, después de consultar las cifras, por sorprendente que sea, parece un juego de azar.

Para ser claros, creo que la adopción es algo maravilloso. Lo que pasa es que también quiero tener hijos que se parezcan a mí, y no veo razón para no asegurarme de que puedan ocurrir las dos cosas. Quiero que mamá Ferriss sea la abuela Ferriss en algún momento, incluso si mis testículos fallan antes que yo. Ya puedes acusarme de anticuado.

¿Esto se debe al ego? Hasta cierto punto, claro que sí. Pero también se debe al ego ser dueño de una casa, o tener un coche aceptable, ponerse ropa no sólo para abrigarte y hacer cualquier cosa por encima de las necesidades básicas para la supervivencia. Los humanos están impulsados por el ego. Yo soy humano, luego me impulsa el ego.

ALMACENAMIENTO DE SEMEN: LOS PASOS EN POCAS PALABRAS

1. BUSCA UN BANCO DE SEMEN
Pon en Google «almacenamiento de semen», «banco de semen» o «donante de semen», junto con tu ciudad o región.

2. PIDE UNA PRIMERA CITA Y HAZTE LAS PRUEBAS DE ENFERMEDADES INFECCIOSAS
Los establecimientos más fiables exigen pruebas de las ETS antes de aceptar el depósito. A mí me hicieron las pruebas de:

VIH 1 y 2
HTLV I y II
RPR (para sífilis, la canción de despedida de Al Capone)

VHC (para hepatitis C)

HBsAG y HBcAB (para hepatitis B)

Coste de la primera visita: 100-150 dólares

Coste del informe de laboratorio de ETS: 150-200 dólares

Es una primera cita romántica. Y sí, pasé la prueba con honores.

3. CALIENTA LAS MUÑECAS Y PONTE MANOS A LA OBRA. SEIS SESIONES POR NIÑO

¿Te crees que es cosa de «aquí te pillo, aquí te mato», machito? Pues te equivocas. No eres Peter North, y aunque lo seas, más del 50 por ciento de tu recuento espermático queda aniquilado por el proceso de congelación.

Debes hacer seis depósitos de semen por cada hijo que quieras tener. Una mujer puede tardar ocho meses en quedar embarazada mediante la inseminación, aunque la fertilización in vitro (FIV) aumenta las probabilidades un poco a un coste mucho mayor. Generalmente entre 9.000-12.000 dólares por intento.

Ah, y, curiosamente, olvídate de abstenerte durante largos períodos de tiempo.

Para un almacenamiento mejor y la fertilización posterior, abstente de eyacular durante al menos 48 horas, pero no más de tres días (72 horas) antes de cada sesión. Es una franja estrecha. Más de cuatro días y empiezan a acumularse y a causar problemas las células espermáticas muertas, ya que necesitas cierta proporción de espermatozoides vivos/ espermatozoides muertos por centímetro cúbico (cc) de volumen. Yo programé un depósito cada cuatro mañanas: por ejemplo, lunes, 10.00; viernes, 10.00; martes, 10.00, etcétera.

Coste por muestra congelada: 150-200 dólares (x 6 = 900-1.200 por posible hijo)

4. GUARDA EN LUGAR SEGURO TODOS ESOS ESPERMATOZOIDES EN SUSPENSIÓN

De esto suele ocuparse el establecimiento que llevó a cabo la congelación inicial. También aquí interviene la tarjeta de crédito.

Coste anual: 300-600 dólares (casi siempre para todas las muestras)

DETALLES DE LA HORA SEXY

Tapa los oídos a los niños, pues. Voy a contarte algo asombroso y repugnante. Algo que probablemente prefieras no oír. A la mayoría de los hombres les gusta la pornografía. Y Papá Noel no existe.

Lo siento.

He aquí cómo vende el proceso de «donación» la página web del banco de semen:

Lo [al donante/almacenador] acompañan a una sala privada donde puede recoger su muestra en un vaso esterilizado que le suministran.

Casi tan sexy como una inyección letal, ¿no?

Bueno, nada más llegar, me esperaban sorpresas. Me condujeron por un recodo secreto hasta un lugar donde abundaban DVDs porno, justo enfrente de unas cuantas mujeres, técnicas de laboratorio, visiblemente incómodas. Había material para gusto de todos en medio de esa selección variopinta. ¿Fetichismo con malabaristas de ojos vendados? Allí lo encontrabas. No se escatimaban gastos para abarcar todas las opciones.

Cogí unos cuantos (te ahorraré los títulos) y me dirigí a una pequeña habitación blanca con una puerta corredera. Seguí a un callado auxiliar asiático con bata blanca de laboratorio. Se miró los pies y se marchó diciendo: «Por favor, lávese las manos cuando acabe.» No esperaba que me telefoneara al día siguiente.

El antro de pecado clínico tenía las dimensiones del cuarto de baño de un hotel, y había un camastro cubierto con una sábana de papel (¡sí, nena!), una silla metálica, un combo televisor/DVD de 13 pulgadas en un pequeño taburete, y una pila de revistas sospechosamente pegoteadas entre sí.

Me senté, pues, todavía bastante satisfecho y dispuesto a cumplir con mi deber. Por una vez, podía pensar en mi tiempo en solitario como una actividad productiva. Lleno de entusiasmo, puse el DVD, me senté para relajarme y de pronto... mi cerebro fue sodomizado.

Verás, yo vivo en San Francisco, y... bueno, hay muchas orientaciones sexuales «alternativas». Por otro lado, da la casualidad (mala suerte para Tim Ferriss) de que el señor «Lávese las manos» no era muy diestro a la hora de guardar los DVDs en sus correspondientes fundas.

Segundos después de sentarme, había tomado conciencia de que esa habitación, con su sábana de papel en todo su esplendor, había sido utilizada por otros cientos de donantes. Eso por sí solo me obligó a entrar en un estado de concentración reservado únicamente para los atletas olímpicos y los participantes en el concurso de cocineros *Iron Chef*. A continuación, encendí el DVD y vi a dos chicos peludos que hacían algo parecido a la lucha libre. Pero no era lucha libre.

Con el segundo DVD, más de lo mismo. A la tercera fue la vencida, pero yo ya estaba reprimiendo tantas imágenes y realidades que necesité el mismo esfuerzo que para doblar una cuchara con la mente sólo para conseguir algo que todo hombre domina desde los 12 años.

Ay, este señor Lávese las manos... Ya volveremos a vernos, y le haré una llave de judo.

Prepárate mentalmente. No será tan fácil como crees. Corren tiempos difíciles y peligrosos. Y buenos tiempos para guardar tus espermatozoides a modo de seguro a bajo coste.

Y no te olvides de lavarte las manos.

HERRAMIENTAS Y TRUCOS

Brazalete InCase Sports Pro (www.fourhourbody.com/armband): Éste es el brazalete de neopreno que usé para llevar mi móvil. Aunque diseñado para la iPod Touch, su tamaño permite llevar BlackBerries, iPhones y la mayoría de los demás microondas de bolsillo.

Funda Pong para iPhone (www.fourhourbody.com/pong): Ésta es la única funda analizada en laboratorios certificados por la Comisión Federal de Comunicaciones y de la que se ha demostrado que reduce la radiación de tu iPhone en un tercio de la que tendría sin la funda, sin perder la potencia de la señal. Si tienes que llevar el móvil en el bolsillo, esto contribuirá a minimizar los daños, pero aun así recomiendo apagarlo si lo llevas cerca del bolamen.

The Disappearing Male, documental de la CBC (www.fourhourbody.com/disappearing): Esta descarga gratuita de _The Disappearing Male_ [«El macho en extinción»] presenta uno de los problemas más importantes, y menos difundidos, a los que se enfrenta la especie humana: la amenaza tóxica al sistema de reproducción masculino. Es aterrador y obligatorio verlo.

Directorios de bancos de semen: Busca un banco o establecimiento de almacenaje usando las siguientes páginas web, o busca en Google «banco» o «almacenamiento» o «donante de semen» en combinación con tu ciudad o región.
www.spermbankdirectory.com
www.spermcenter.com/sperm_bank_listings

Directorios de clínicas de fertilidad:
Society for Assisted Reproductive Technology (www.sart.org/find_frm.html, página compatible con BlackBerries e iPhones)
«Local Doctors, Physicians, and Surgeons Directory» (www.healthgrades.com/local-doctors-directory)
Fertility Journey, «Fertility Clinic Locator» (www.fourhourbody.com/fertility)
Find a Fertility Clinic (www.findafertilityclinic.com)

«Semen Analysis», WebMD (www.fourhourbody.com/semen-analysis): Más lectura sobre el proceso de análisis de semen (por ejemplo, qué medicamentos y dolencias pueden afectar al semen).

PERFECCIONAR
EL SUEÑO

DISEÑAR UNA NOCHE DE SUEÑO PERFECTO

El insomnio es un glotón. Se alimenta de cualquier clase de pensamiento, incluso cuando piensas en no pensar.

Clifton Fadiman,
antiguo director de Simon
& Schuster

«Dios mío, qué playa tan hermosa. Tranquila. De aguas cristalinas color turquesa. Realmente debería volver a Tailandia. Me pregunto qué hora será en Tailandia. Pero… ¿por qué hay un pastor alemán sarnoso en mi playa? Con collar naranja. No tiene sentido. Se parece un poco al perro de John. La verdad es que debería llamar a John. Mierda. ¿Anoté la fiesta de cumpleaños en mi agenda? Los cumpleaños y los payasos. ¡Payasos! ¿¡Por qué demonios estoy pensando en payasos!?»

Y así continúa mi monólogo interno hasta las tres, las cuatro o incluso las seis de la madrugada, con una rotación de imágenes, ideas, compromisos y fantasías.

Este pase de diapositivas mental se combina con el perverso yoga del sueño: a veces la postura retorcida en forma de lazo, a veces tumbado boca arriba como Drácula en una falsa parálisis, y acabando siempre en la postura fetal con una almohada o un brazo entre las rodillas. La postura fetal nunca da resultado, pero yo sigo intentándolo, como un perro con la vejiga llena rascando una puerta que nunca se abre.

Yo tengo insomnio. Un espantoso insomnio «inicial».

A mi padre y mi hermano les pasa lo mismo. No se debe necesariamente al estrés, no es porque no estemos cansados. Es porque simplemente no nos podemos dormir.

Así pues, con el objetivo de conseguir por fin dormir bien toda la noche y de ayudar a otros insomnes, lo intenté todo, desde remedios caseros hasta fármacos sofisticados, desde una terapia ligera hasta atiborrarme de grasas.

Ahora puedo decir que tenía insomnio crónico.

El tercio oculto de la vida

¿Es dormir bien una simple cuestión de duración, de cuanto más mejor?

Si alguna vez has necesitado una siesta después de dormir demasiado, sabes que no es tan sencillo. Analicemos el problema por medio de una pregunta más básica: ¿qué es dormir mal?

- Tardar demasiado en dormirse (insomnio «inicial», mi principal problema)
- Despertarse demasiado a menudo a lo largo de la noche (insomnio «intermedio»)
- Despertarse demasiado temprano y no poder volver a conciliar el sueño (insomnio «terminal»)

El mayor desafío para una persona inclinada al autoseguimiento es medir algo cuando está babeando sobre una almohada. Yo podía tomar nota de la hora a la que me acostaba y me despertaba, pero no podía precisar cuándo conciliaba el sueño y mucho menos qué ocurría mientras dormía.

Inscribirme en cursos como «Biología del sueño» en la Universidad de Stanford no me resolvió el insomnio, pero las investigaciones académicas me ayudaron a formular preguntas más específicas, entre ellas:

- Para la consolidación de la memoria: ¿cuánto sueño en fase REM experimento?
- Para la reparación de tejidos, ¿cuánto sueño con ondas delta experimento?
- Para los dos casos antedichos: ¿experimento apnea del sueño?

El problema para someter esto a una prueba en un laboratorio del sueño como es debido (la prueba se llama polisomnograma) es que normalmente tienes al menos 22 cables acoplados a ti para medir la actividad cerebral (EEG), el movimiento ocular (EOG), la activación esqueleto-muscular (EMG), el ritmo cardiaco (ECG), la respiración y a veces la pulsioximetría periférica.

Y como imaginarás, nadie es capaz de dormir la primera noche en un laboratorio extraño con 22 cables acoplados al cuerpo. Así que los datos resultantes son espantosos. Pero supongamos que lo intentas. La segunda noche entras después de pasarte la noche anterior en vela y te quedas frito en cuestión de minutos como un niño con un colocón de azúcar. Ahora los datos son doblemente espantosos.

Para probar y modificar las cosas de verdad bajo unas condiciones de sueño realistas, iba a necesitar un laboratorio del sueño de bolsillo.

Eso no ocurrió hasta 2009.

Mi primer p… laboratorio del sueño

JULIO DE 2009

«Deberías probar lo que usó Brad Feld. Tiene un aparato para medir el sueño», propuso un amigo mío.

Eso me llamó la atención. Había estado quejándome de mi insomnio después de otra mala noche, y de hecho yo ya había pensado en ponerme en contacto con Brad.

Establecido en la bella localidad de Boulder, Colorado, Brad es inversor de capital riesgo e inversor ángel famoso por (1) su increíble historial y (2) por soltar tacos en reuniones de consejos de administración.[1] Prueba A: fue uno de los pocos que apoyaron inicialmente a Harmonix Music Systems, a la que ayudó a reunir 500.000 dólares en financiación. Perdieron dinero durante casi once años. ¡Como para mandarlos a paseo! De pronto, en 2005, tuvieron un pequeño éxito (sarcasmo) con el videojuego titulado «Guitar Hero». Se vendió en 2006 a Viacom/MTV por 175 millones de dólares.

Las decisiones a contracorriente de Brad a menudo se atienen a una elegante lógica que otros no captan hasta que ya es un hecho consumado.

Si él había descubierto una herramienta para el análisis del sueño, yo querría conocerla.

Acerca del movimiento y las ondas: las herramientas

Al final, resultó que la obsesión de Brad era el Zeo. Sería mi primer aparato del sueño auténtico y de última generación.

Luego añadí otros.

En los posteriores cuatro meses de pruebas, también usé monitores del ritmo cardíaco, termómetros, monitores de glucosa continuos, dos dispositivos

---

1. Para no dejarnos nada en el tintero, el inversor Dave McClure está a la altura de Brad.

de detección de movimiento (FitBit y WakeMate) y grabaciones en vídeo del movimiento durante el sueño. A menudo todo simultáneamente.

Parecía un Robocop comatoso.

Tanto WakeMate como FitBit, colocados en la muñeca durante el sueño, utilizan sensores del movimiento (acelerómetros), con una tecnología parecida a la de un mando de la Wii de Nintendo. Los datos se interpretan empleando algoritmos de actigrafía, usados para determinar si alguien está despierto o en una de las diversas fases del sueño. El WakeMate presenta un despertador que puede despertarte durante «puntos de agitación» específicos en el sueño REM (teóricamente para minimizar el posterior estado de aturdimiento) hasta 30 minutos antes de la hora elegida para despertarte.

El Zeo, en cambio, usa una cinta en la cabeza que mide las pautas eléctricas generadas por el cerebro. También incluye un despertador concebido para despertarte durante los períodos de máxima actividad cerebral a fin de minimizar el posterior aturdimiento.

Los primeros intentos para hacer un seguimiento y resolver mi problema no fueron muy alentadores.

Ninguno de los dos acelerómetros abordaba con precisión el momento de conciliar el sueño: el problema crítico del insomnio «inicial». Pese a afirmarse lo contrario, parecía que los acelerómetros no distinguían entre la simple ausencia de movimiento y el sueño. Yo lo comprobé viendo la televisión durante 30 minutos y permaneciendo tan inmóvil como me fue posible antes de intentar dormirme. Mi «sueño» empezó poco más o menos cuando me puse a ver la tele.

La primera buena noticia llegó una

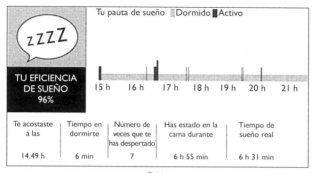

Fitbit

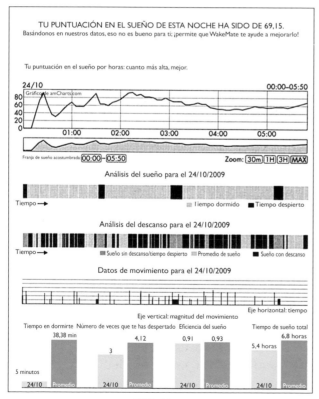

WakeMate

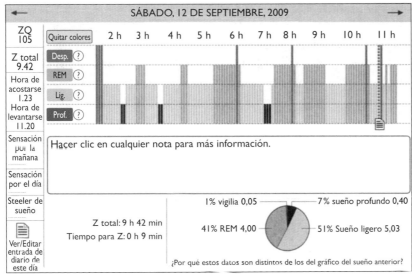

Zeo: ejemplo de una buena noche de sueño

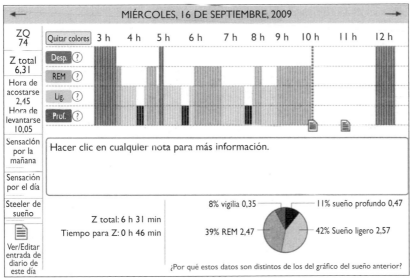

Zeo: ejemplo de una noche de sueño deficiente

semana después: las alarmas inteligentes, Zeo y WakeMate, parecían reducir el estado de aturdimiento. No estaba de tan mal humor por las mañanas y podía pensar sin dos tazas de café. Fuera un placebo o verdadera causa y efecto, las «alarmas inteligentes» parecían ayudar. Eso era una mejora, pero necesitaba dormir mejor, no sólo sentirme mejor en las horas de vigilia.

Es ahí donde el Zeo pasó a ser una herramienta verdaderamente valiosa.

Empecé con un período de prueba en el que debía responder a una pregunta subjetiva cada mañana asignando una puntuación: ¿estoy hecho polvo (1-3) o me siento increíblemente bien (8-10)? Las respuestas nebulosas entre 4 y 7 que distorsionarían la interpretación se registraban, pero no se tenían en cuenta. Después busqué pautas en los dos extremos. Gracias al control continuo de la glucosa, también disponía de registros sobre la alimentación.

He aquí algunos de los hallazgos iniciales:

1. **Una buena noche de sueño (8-10) dependía sobre todo de la proporción de sueño en fase REM/sueño total, no de la duración total de REM.** Cuanto mayor era el porcentaje de sueño en fase REM, más reparador era el sueño. Cuanto mayor era el porcentaje de REM, mejor era el recuerdo de las aptitudes o datos adquiridos durante las 24 horas anteriores. El mayor porcentaje de sueño en fase REM también guardaba correlación con el pulso y la temperatura medios menores al despertar.

2. **Pude incrementar el porcentaje de REM aumentando el tiempo de sueño total más allá de las nueve horas, o despertando durante aproximadamente cinco minutos a las cuatro horas y media de haber iniciado el sueño.** Despertar entre cinco y diez minutos, aproximadamente a las cuatro horas y media de haber iniciado el sueño, aumentaba espectacularmente el porcentaje de REM. Parece ser que despertarse una vez no es necesariamente malo, al menos cuando es intencionado.

3. **Tomar 200 miligramos de Huperzina-A 30 minutos antes de acostarse puede aumentar el REM total en un 20-30 por ciento.** La Huperzina-A, un extracto de *Huperzia serrata*, ralentiza la degradación del neurotransmisor acetilcolina.[2] Es un nootrópico (droga inteligente) muy conocido, y yo la he utilizado en otras ocasiones para acelerar el aprendizaje e incrementar la incidencia de los sueños lúcidos. Ahora sólo uso la Huperzina-A durante las primeras semanas de adquisición de un idioma, y no más de tres días por semana para evitar los efectos secundarios. Irónicamente, uno de los efectos secundarios documentados por exceso de consumo es el insomnio. El cerebro es un instrumento sensible, y aunque por lo general se tolera bien, este fármaco está contraindicado en combinación con ciertas clases de medicamentos. Consulta con tu médico antes de tomarlo.

4. **Cuanto mayor es el porcentaje de sueño de ondas profundas, tanto mejor el posterior rendimiento físico.**

---

2. Se la considera por tanto inhibidora de la acetilcolinesterasa. La terminación «-asa» de «acetilcolinesterasa» indica que degrada la molécula precedente.

5. **Más de dos copas de vino en las cuatro horas anteriores al sueño disminuye el sueño de ondas profundas en un 20-50 por ciento.** Ni siquiera cuatro copas seis horas antes parecía tener este efecto, así que el tiempo es crucial. Contrariamente, tomar más de 15 gotas de extracto de amapola de California parecía aumentar el sueño de ondas profundas hasta en un 20 por ciento.

6. **Tomar dos cucharadas de mantequilla de almendras ecológica con tallos de apio antes de acostarse eliminaba al menos en un 50 por ciento la impresión de estar hecho polvo por la mañana (1-3).** ¿Alguna vez te has preguntado cómo puedes dormir entre 8 y 10 horas, y sentirte cansado? El presunto culpable: el bajo nivel de azúcar en sangre. Incluye en tu programa nutricional un tentempié antes de acostarte. Puedes utilizar una o dos cucharadas de aceite de linaza (120-240 calorías) en combinación con la mantequilla de almendra y el apio para aumentar la reparación celular durante el sueño y así disminuir la fatiga. El aceite de linaza sabe a una mezcla de orina de mapache y espárrago, así que —si decides incluirlo—, te aconsejo que te tapes la nariz al tomarlo, en palabras del doctor Seth Roberts, a quien conoceremos más adelante.

Desconectar la mente de mono

Acto seguido, pasé a abordar el mayor problema: conseguir dormirme ya de entrada. Por reparador que tuviera que ser en teoría mi sueño basándome en los resultados del Zeo, más de 30 minutos de insomnio inicial lo desmentían todo.

A continuación incluyo los cambios y herramientas que tuvieron mayor incidencia en el tiempo que tardaba en dormirme. Algunos son más cómodos que otros. Excluí de la prueba los fármacos,[3] y si una mejora determinada no podía repetirse al menos tres veces en tres noches seguidas, la omitía.

PRUEBA UNA TEMPERATURA DE 19-21° EN TU HABITACIÓN

Ésta fue la variable con la que más experimenté mientras estaba en Nicaragua para mis aventuras de turismo médico (de las que hablaré más adelante) y fue también la variable que tuvo los efectos más constantes. En concreto, taparme con una sola sábana en una habitación a una temperatura entre 19 y 21 grados me permitía dormirme más deprisa. Las temperaturas superiores no me beneficiaban; en cambio, a 18 grados sí me iba bien si me ponía calcetines para que no se me enfriaran los pies. Si no puedes controlar la temperatura ambiente,

---

3. Salvo la melatonina en un caso.

probar con calcetines de distintos grosores es la variable que puede modificarse más fácilmente para minimizar la pérdida de calor.

La temperatura ideal es algo muy personal, y todos tenemos una franja estrecha, así que experimenta para averiguar la tuya.

TOMA UNA COMIDA ABUNDANTE CON PREDOMINIO DE GRASA Y PROTEÍNAS EN ALGÚN MOMENTO DE LAS TRES HORAS PREVIAS A ACOSTARTE

Esto lo descubrí sin proponérmelo mientras hacía el seguimiento de los cambios en la testosterona. Consumida en algún momento de las tres horas previas a meterme entre las sábanas, una comida con al menos 800 miligramos de colesterol (cuatro o más huevos enteros grandes) y 40 gramos de proteínas producía resultados espectacularmente más rápidos en el tiempo necesario para dormirme que las comidas con menos grasas y proteínas. Comer dos chuletones, cada uno de 300 gramos, tenía un mayor efecto sedante.

USA LÁMPARAS DE LUMINOTERAPIA: LA GOLITE DE PHILIPS

Compré este emisor de luz azul de gama alta para un amigo que padece trastorno afectivo estacional (TAE); es decir, una depresión entre leve y severa durante los meses de invierno.

Él ya tenía ese aparato, así que empecé a utilizarlo como sustituto del café a primera hora de la mañana. Coloqué la lámpara junto a mi ordenador portátil, orientada hacia mí, durante 15 minutos, en un ángulo de treinta grados (si mi ordenador es las doce, la lámpara me señalaba desde las diez o las dos). Esa noche tardé en dormirme menos de diez minutos por primera vez en muchas semanas. Conseguí reproducir ese efecto cuatro de cinco noches.

Si bien se usan más habitualmente para el jetlag o la depresión invernal, la goLITE me ha sido de gran utilidad como instrumento para corregir el sueño, incluso si me levanto tarde y necesito acostarme a una hora normal. La duración de la batería es larga y, con un tamaño de un pequeño libro cuadrado, la goLITE es tan portátil que incluso puede llevarse en una bolsa de viaje.

CANSA EL SISTEMA NERVIOSO CON MOVIMIENTOS ISOLATERALES

Normalmente se recomienda el ejercicio físico para mejorar los problemas de sueño.

En mi caso lo malo fue que los resultados eran imprevisibles. Podía hacer ejercicio durante 20 minutos y tardaba 10 minutos en dormirme, o podía hacer ejercicio durante dos horas y tardaba dos horas en dormirme. No se daba una relación causa-efecto repetible. Era como echar una moneda al aire.

Esto cambió cuando empecé a incorporar ejercicios de resistencia isolaterales (de un brazo y una pierna). Registré menores tiempos para dormirme después de ocho sesiones de ejercicio de un total de diez. Cuanto más compleja era la estabilización requerida, menos tardaba en dormirme. Para experimentar tú mismo este efecto, haz una única sesión de la prueba de prehabilitación del capítulo «Prehabilitación».

DATE UN BAÑO FRÍO UNA HORA ANTES DE ACOSTARTE

Los japoneses tienen una media de vida superior a la mayoría de otras nacionalidades, incluidos los estadounidenses, a quienes superan en más de cuatro años. Una de las explicaciones propuestas por los investigadores es que el habitual *ofuro*, o baño caliente antes de acostarse, aumenta la liberación de melatonina, que está relacionada con los mecanismos para la prolongación de la vida. Paradójicamente, según uno de los profesores de Stanford que daba la clase de biología del sueño a la que yo asistí allá por 2002, el frío es un avisador (también llamado *zeitgeber*, o «fijador del tiempo») más eficaz para iniciar el sueño.

¿Tal vez el efecto *ofuro* tuviera que ver con el posterior enfriamiento rápido? Como no me entusiasmaba matar mis espermatozoides con baños de agua caliente, opté por el frío directo.

Probé el efecto de combinar baños de hielo más cortos de los habituales diez minutos con una pequeña dosis de melatonina (1,5-3 miligramos) una hora antes de acostarme. El baño de hielo es sencillo. Echa dos o tres bolsas de hielo (3-6 dólares en una tienda) en una bañera medio llena hasta que el hielo se haya fundido en un 80 por ciento. Los principiantes deberían empezar hundiendo sólo la mitad inferior del cuerpo y luego pasar a permanecer los siguientes cinco minutos con el torso también sumergido, manteniendo las manos fuera del agua. (Véase «La edad del hielo» para otros enfoques y beneficios.)

Era como recibir una dosis de tranquilizante para elefantes. Lo mejor de todo es que esto servía incluso omitiendo la melatonina.

USA UN HUMIDIFICADOR ULTRASÓNICO

El humidificador de vapor frío ultrasónico de viaje Air-O-Swiss es increíble. Cabe en el bolsillo de la chaqueta (590 gramos), y su suministro de agua puede comprarse en cualquier tienda: una botella de agua vuelta del revés. La tecnología ultrasónica utiliza vibraciones de alta frecuencia para generar una neblina fría muy sutil, que es propagada por la habitación, donde se evapora en el aire. Este aparato, unido a la goLITE, constituye mi combinación infalible, sobre todo después de comprobar lo bien que elimina los problemas de sinusitis durante los viajes. A la vez reduce espectacularmente las arrugas faciales, lo que es un efecto secundario inesperado pero agradable.

El humidificador Air-O-Swiss viene con un adaptador de corriente para viajes transcontinentales y enchufes intercambiables que pueden utilizarse tanto en Estados Unidos como en Europa. Mi única queja: emite un resplandor azul elegante (pero molesto), así que necesitarás un antifaz si, como yo, eres sensible a la luz.

USA UNA LÁMPARA DE PULSOS NIGHTWAVE

Un buen amigo llamado Michael, que también padecía un grave insomnio inicial, me dio a conocer la NightWave.

Mientras yo realizaba mis pruebas, Michael se dedicó a poner por las nubes este pequeño aparato, una lámpara de pulsos lentos del tamaño de un paquete de tabaco que lo ayudaba a dormirse en menos de siete minutos. El doctor James B. Maas, galardonado con el título de Weiss Presidential Fellow y profesor de psicología de la Universidad de Cornell, es uno de los numerosos investigadores que la han apoyado.

He aquí un texto de la página web de NightWave:

> *NightWave proyecta una suave luz azul en tu habitación a oscuras. La luminosidad de la luz aumenta y disminuye lentamente. Quédate tendido con los ojos abiertos y sincroniza la respiración con las ondas azules a medida que su movimiento se hace cada vez más lento. Al cabo de un breve rato [el ciclo que Michael utilizaba era de cinco minutos de duración], NightWave se apaga y tú te das la vuelta y te quedas dormido… a diferencia de las máquinas de sonido, la suave luz no molesta a los demás.*

Funciona de verdad, pero en mi caso el resultado fue menos constante que en el de Michael (para él fue casi del ciento por ciento). Yo ahora viajo con la NightWave, pero la utilizo como complemento de la goLITE cuando es necesario.

RECURRE A LA POSTURA MILITAR DE SEMIARRASTRE

Túmbate boca abajo con la cabeza apoyada en una almohada y mirando hacia la derecha. Los dos brazos deben estar rectos a los lados, con las palmas hacia arriba. Luego sube el brazo derecho hasta que tengas el codo en un ángulo de 90 grados y la mano cerca de la cabeza. Otra posibilidad es colocar la mano derecha bajo la almohada y bajo tu cabeza. Luego dobla la rodilla derecha a ese lado hasta que quede flexionada en un ángulo de aproximadamente 90 grados.

Esto es un último recurso que da resultado por una sencilla razón: no puedes moverte.

Es como un *papoose* autoimpuesto, uno de esos portabebés empleados por los inuits y otras culturas para calmar a los bebés inmovilizándolos. Para darte la vuelta y abandonar la postura militar de semiarrastre, primero tienes que levantar todo el cuerpo de la cama. Cuanto menos te muevas, antes te duermes.

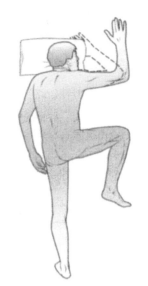

HERRAMIENTAS Y TRUCOS

F.lux (http://stereopsis.com/flux/): Es posible que sea la pantalla de tu ordenador lo que te mantiene despierto. F.lux es una aplicación informática gratuita que reduce el brillo de la pantalla del ordenador cuando se pone el sol. Por la mañana, la pantalla recupera los parámetros por defecto para la luz solar.

Extracto de amapola de California (www.fourhourbody.com/poppy): Este extracto de amapola de California actúa como un suave sedante, y descubrí que aumentaba mi porcentaje de sueño de ondas profundas.

El entrenador personal del sueño Zeo (www.fourhourbody.com/zeo): El aparato para dormir preferido de Brad Feld. El Zeo utiliza una cinta sujeta a la cabeza que mide las pautas eléctricas generadas en el cerebro y puede despertarte en un momento de elevada actividad cerebral. Fue el único instrumento medidor que ofrecía datos utilizables y reducía el aturdimiento de manera sistemática.

goLITE de Philips (www.fourhourbody.com/golite): Esta lámpara es la principal responsable de que haya conseguido dormirme en menos de diez minutos después de décadas de esfuerzos inútiles. Normalmente la coloco a un lado de mi portátil durante 15 minutos al día. La batería dura mucho. La lámpara, por su tamaño, puede llevarse en una bolsa y también puede sustituir tu café de la mañana si te concedes dos o tres días de adaptación.

NightWave (www.fourhourbody.com/nightwave): Mi amigo Michael descubrió que Night-Wave (una lámpara de pulsos lentos del tamaño de un paquete de tabaco) era un remedio permanente para sus problemas de insomnio. Yo viajo con la NightWave y la uso como complemento de la goLITE.

Humidificador de vapor frío ultrasónico de viaje Air-O-Swiss (www.fourhourbody.com/humidifier): Uso este aparato preferiblemente en combinación con la goLITE. Reduce el tiempo que tardo en dormirme y a la vez aumenta la profundidad del sueño, por no hablar de sus efectos beneficiosos para la piel y los senos nasales.

Aplicación para el Ciclo del Sueño de iPhone (www.lexwarelabs.com/sleepcycle): El despertador Sleep Cycle analiza tus pautas de sueño y utiliza el acelerómetro incorporado al iPhone para despertarte cuando estás en la fase del sueño más ligera. Ésta ha sido la aplicación de pago (0,99 dólares) número uno en muchos países, incluidos Alemania, Japón y Rusia.

«Lucid Dreaming: A Beginner's Guide» (www.fourhourbody.com/lucid): Soñar con lucidez, como ha demostrado clínicamente Stephen LaBerge de la Universidad de Stanford, quiere decir ser consciente durante la fase REM e incidir en el contenido de los sueños. Para facilitar los sueños lúcidos, he tomado huperzina-A a fin de aumentar el porcentaje de REM.

Los sueños lúcidos pueden ayudar a acelerar la adquisición de aptitudes, mejorar el rendimiento deportivo y reactivar idiomas «olvidados». Este artículo es una guía concisa, paso a paso, para principiantes.

CÓMO LLEGAR A UBERMAN

Dormir menos con un sueño polifásico

La muerte, así llamada, es algo que hace llorar a los hombres, y sin embargo, pasamos una tercera parte de la vida durmiendo.

Lord Byron

Dicen que sólo duerme una hora cada noche. ¿Sabes quién es? ¿Tyler Durden?

El club de la lucha

Por desgracia, los científicos saben poco sobre por qué pasamos alrededor de un tercio de nuestra vida dormidos.

No puede ser por algo tan elemental como la reparación de tejidos. Las jirafas adultas, por ejemplo, pesan aproximadamente 800 kilos pero duermen por término medio sólo 1,9 horas cada ciclo de 24.

Las ocho horas por noche no se aplican de manera generalizada a todo el reino animal. ¿Existe alguna razón por la que los humanos no puedan emular a las jirafas?

¿Es posible reducir a la mitad el tiempo total de sueño y sin embargo sentirse plenamente reparado?

La respuesta, en pocas palabras, es sí.

En 1996 casi estuve cinco días sin dormir para comprobar (1) si conseguía llegar a una semana (no lo conseguí), y (2) cuáles serían los efectos secundarios. Las alucinaciones pusieron fin a ese pequeño experimento, pero he seguido tanteando distintas pautas en los ciclos del sueño.

Uno de los enfoques más fascinantes es el del sueño «polifásico»: dividir el sueño en segmentos múltiples para que tengas un buen rendimiento durmiendo sólo dos horas al día. Las ventajas potenciales de este horario para padres recientes —o cualquiera que no pueda dormir lo suficiente— son extraordinarias. Aparte de eso, piensa en la de libros que podrías leer, la de cosas que podrías aprender, la de aventuras que podrías vivir con seis horas más al día. Te abriría todo un mundo nuevo de posibilidades.

Existen centenares de personas, si no miles, que tienen una fe ciega en el método del sueño minimalista de Thomas Edison, que no se parece en nada al «sueño» tal como lo conocemos.

He utilizado tanto el «Everyman» como el «Siesta», explicados detalladamente en este capítulo, con gran éxito. Reservo cualquier cosa parecida al «Uberman» sólo para plazos de entrega de emergencia. Para explicar las opciones y los escollos de todos ellos, dejaré que un durmiente polifásico más experimentado, Dustin Curtis, te cuente su historia.

Entra Dustin Curtis

Mi cuerpo es incompatible con la tierra.

Tiene un ciclo de vigilia-sueño que dura unas 28 horas en lugar de 24, lo que significa que cada día permanezco despierto unas cuatro horas más que la mayoría de la gente. Entre semana, a veces me despierto a las 23 horas y me acuesto a primera hora de la tarde del día siguiente. Cuando era joven, la gente me tomaba por loco. Lo único que recuerdo de la escuela primaria es que estaba cansado.

Con el tiempo, descubrí que si me ceñía a un horario de 28 horas, mi cuerpo estaba a gusto. Me despertaba descansado, me acostaba cansado, y todo iba de maravilla. Sólo que, bueno, mi vida era incompatible con la del resto del mundo. Vivir con un horario normal era difícil, así que debía encontrar una solución.

Después de algunas investigaciones, averigüé que mi problema era lo que se llama «síndrome del sueño-vigilia distinto de 24 horas». La solución es el sueño polifásico, que cualquiera puede utilizar para reducir en seis horas su tiempo de sueño normal (con una pega, claro está).

HOLA, SUEÑO POLIFÁSICO…

La premisa básica del sueño polifásico es que la etapa más beneficiosa del sueño es la fase REM. Los durmientes normales experimentan la fase REM durante 1-2 horas por noche. Para recoger los beneficios del sueño polifásico, necesitaremos organizar las cosas para que la fase REM ocupe un porcentaje mucho mayor del sueño total.

Una de las formas de obligar a tu cerebro a entrar en sueño REM y saltarse las otras fases es inducirlo a sentirse agotado. Si estás 24 horas sin dormir, posiblemente luego adviertas que pasas a los sueños directamente desde el estado de vigilia. Eso es porque tu cuerpo entra de inmediato en sueño REM a modo de mecanismo de protección. La manera de obligarte a entrar en fase REM sin estar agotado es engañar a tu cuerpo para que piense que vas a dormir muy poco. Puedes adiestrarlo para que entre en fase REM durante períodos cortos de tiempo a lo largo del día con siestas de 20 minutos en lugar de dormir de un tirón por la noche. Así es como funciona el sueño polifásico.

Existen en realidad seis buenos métodos para elegir. El primero, el sueño monofásico, es probablemente como has dormido durante toda tu vida. Los otros cinco son bastante más interesantes.

Con el sueño monofásico, duermes durante **ocho horas** y obtienes unas **dos horas de buen sueño REM**. Éste es el horario normal para la mayoría de la gente, e implica que se pierden (por lo que sabemos) cinco horas de la noche en un estado de inconsciencia innecesario.

Existen cinco métodos de sueño polifásico que se centran todos en las siestas de 20 minutos a lo largo del día, y en algunos casos un par de horas de sueño básico por la noche. El más sencillo es el **método «Siesta»,** que incluye sólo una siesta durante el día y luego una considerable porción de sueño durante la noche. Curiosamente, añadir una siesta durante el día **recorta en una hora y 40 minutos la necesidad total de sueño.**

El método «Everyman» no es más que una gradación que ofrece distintas combinaciones de siestas y sueño básico. La cantidad total de sueño al día se ve reducida drásticamente por cada siesta que añades.

El **método «Uberman»,** acuñado por PureDoxyk, incluye seis siestas y nada de sueño básico. Asombrosamente, uno puede vivir con normalidad durante el día con un **total de dos horas de sueño** utilizando el método Uberman.

LA PEGA

¿No sería maravilloso dormir un total de dos horas al día y sentirse descansado? Sí, sería maravilloso, claro, pero hay una pega. Cuantas más siestas hagas (y por tanto menos duermas en total), más riguroso tienes que ser respecto a la duración de las siestas. No puedes saltarte una siesta durante más de dos o tres horas en los métodos Everyman 2 y Everyman 3, y la hora de iniciar la siesta debe estar dentro de una franja de 30 minutos en cuanto a la hora prevista. Si te saltas una siesta, se desbarajusta todo el programa, y te sentirás cansado durante días.

El rigor de mantener el horario convierte estos métodos en algo poco realista para personas con una jornada de trabajo de nueve a cinco. Pero si tienes

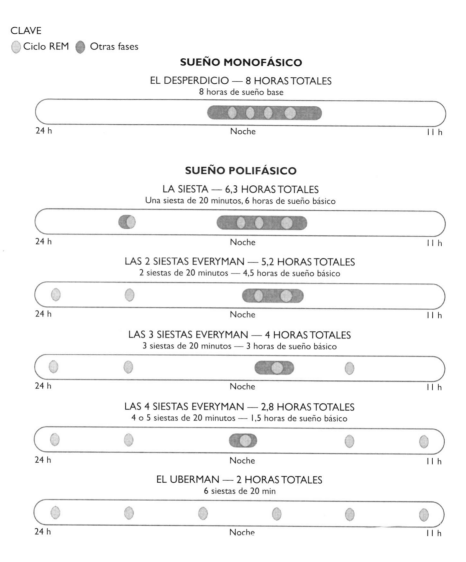

CLAVE

Ciclo REM ● Otras fases

SUEÑO MONOFÁSICO

EL DESPERDICIO — 8 HORAS TOTALES

8 horas de sueño base

24 h   Noche   11 h

SUEÑO POLIFÁSICO

LA SIESTA — 6,3 HORAS TOTALES

Una siesta de 20 minutos, 6 horas de sueño básico

24 h   Noche   11 h

LAS 2 SIESTAS EVERYMAN — 5,2 HORAS TOTALES

2 siestas de 20 minutos — 4,5 horas de sueño básico

24 h   Noche   11 h

LAS 3 SIESTAS EVERYMAN — 4 HORAS TOTALES

3 siestas de 20 minutos — 3 horas de sueño básico

24 h   Noche   11 h

LAS 4 SIESTAS EVERYMAN — 2,8 HORAS TOTALES

4 o 5 siestas de 20 minutos — 1,5 horas de sueño básico

24 h   Noche   11 h

EL UBERMAN — 2 HORAS TOTALES

6 siestas de 20 min

24 h   Noche   11 h

un horario flexible y puedes organizarte para elegir un método y ceñirte a él durante varios meses, descubrirás que te sientes increíblemente bien y tienes un tiempo en apariencia ilimitado durante el día para hacer las cosas.

Esto, a mi modo de ver, es lo último en control de la mente.

UBERMAN 101

Paso 1: Establece tu horario de sueño. Harás siestas de 20 minutos cada cuatro horas, día y noche. Eso equivale a seis siestas, espaciadas regularmente en el transcurso de 24 horas (por ejemplo, 2.00 h, 6.00 h, 10.00 h, 14.00 h, 18.00 h y 22.00 h). Este ciclo será siempre el mismo durante todo el período de sueño polifásico.

Paso 2: No duermas más. Si duermes más, aunque sólo sea una vez, alterarás el ciclo y, a consecuencia de ello, te sentirás agotado (hasta 24 horas después). Bajo ninguna circunstancia debes dormir más de 20 minutos, ya que en último extremo te llevará a abandonar el horario polifásico por fatiga. Consigue un buen despertador. Si tienes la tentación de pulsar el botón de repetición de la alarma, pon el reloj lejos de donde duermes.

Paso 3: No te saltes ninguna siesta. Respeta tu horario y síguelo a rajatabla. Saltarte las siestas tiene un efecto negativo multiplicado. No hacer una siesta tiene como resultado una pérdida de energía que requiere dos siestas más para devolverte la agudeza mental normal.

Paso 4: Supera la fase de iniciación. La primera semana y media es la más dura. Si sigues el horario que te has fijado, no duermes más de la cuenta y no te saltas siestas, deberías adaptarte bien a tu nuevo régimen de sueño en sólo dos semanas, aunque algunos necesitan hasta tres.

HERRAMIENTAS Y TRUCOS

Dustin Curtis (http://blog.dustincurtis.com/): Es el blog del autor de este capítulo, Dustin Curtis, diseñador de interfaces, asesor para la creación de empresas y aficionado a la neurociencia.

Diario del sueño de Steve Pavlina (www.fourhourbody.com/pavlina): Fue Steve Pavlina quien me dio a conocer el Uberman cuando él mismo probó el sueño polifásico. Éste es el diario del sueño polifásico más pormenorizado que encontrarás en la web.

Relatos de éxitos con el programa Uberman (www.poly-phasers.com, www.fourhourbody.com/kuro5hin): El kuro5hin es lo que introdujo a Matt Mullenberg, el principal desarrollador del popular software para la creación de blogs, WordPress, en el método Uberman, que empleó durante un año. Explica su experiencia: «Fue probablemente el año más productivo de mi vida. Las primeras tres o cuatro semanas eres un zombi, pero cuando te acostumbras a ese ritmo, ni siquiera necesitas despertador para poner fin a las siestas. Probablemente escribí la mayor parte de mis aportaciones de código a Wordpress.org durante esa época. Hasta que me eché una novia. Ése fue el final de Uberman, y el principio de una etapa notablemente menos productiva pero más romántica. Es agradable pasar una noche normal con alguien en lugar de dormir sólo 20 minutos.»

Try Polyphasic (http://forums.trypolyphasic.com): Este foro resuelve las dudas más habituales y ofrece sugerencias prácticas de personas de todo el mundo que intentan el sueño polifásico.

«How the Everyman Sleep Schedule Was Born» [Cómo surgió el horario de sueño Everyman] (www.fourhourbody.com/everyman): Lee sobre cómo se ha modificado el Uberman para dotarlo de mayor flexibilidad de cara a los horarios de la gente.

«Polyphasic Sleep: Facts and Myths» [Sueño polifásico: verdades y mitos] (www.supermemo.com/articles/polyphasic.htm): Este artículo compara el sueño polifásico con el sueño monofásico corriente, con el sueño bifásico y con el concepto de «sueño libre».

CÓMO MANTENER EL HORARIO

KukuKlok (www.kukuklok.com): Una vez descargado, este despertador *online* funcionará incluso si se pierde la conexión a Internet.

Reloj despertador movedizo Clocky (www.fourhourbody.com/clocky): Este despertador patentado salta a un metro de tu mesilla de noche y echa a correr a la vez que suena para despertarte. Sólo se puede pulsar el botón de repetición de alarma una vez.

Wakerupper (www.wakerupper.com): Wakerupper es una herramienta telefónica *online* de recordatorios. Programa llamadas para que te avisen en tu teléfono móvil a horas concretas.

INVERTIR LAS LESIONES

INVERTIR LAS LESIONES «PERMANENTES»

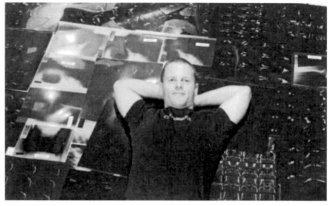

Menos de la mitad de mis resonancias y radiografías de 2004 a 2009.

La piratería es algo mucho más que fragmentos de código astutos en un ordenador: es la manera en que creamos el futuro.

Paul Buchheit,
creador de Gmail

Hace poco fui a un médico nuevo y observé que estaba en un sitio llamado Edificio Profesional. Me sentí mejor de inmediato.

George Carlin

En una ocasión el explorador y biólogo marino francés Jacques Cousteau, ante la pregunta «¿Qué es un científico?», contestó:

Es un hombre curioso que mira a través del ojo de una cerradura, la cerradura de la naturaleza, para saber qué pasa.

Yo, de puro dolor y desesperación, me convertí en un hombre muy curioso en junio de 2009. La pregunta que tenía en la cabeza era radical: ¿qué ocurriría si intentase invertir las lesiones y malos tratos físicos de toda una vida en catorce días?

Si no hubiese impedimentos económicos, si tuviese acceso a los médicos y los fármacos de los atletas olímpicos y profesionales, ¿lo conseguiría?

¿O quizá, más probablemente, acabaría en la quiebra o me mataría?

Al final, estuve a punto de matarme (por suerte, cosa fácil de eludir), pero invertí casi todas mis lesiones «permanentes». Tardé prácticamente seis meses, pero visto el resultado final, los tropiezos del camino bien merecieron la pena.

Empecemos por un cuento con moraleja, y luego pasaremos a cómo recoger los beneficios sin los inconvenientes.

La lección de 10.000 dólares

Estaba sentado en una camilla de un médico en Tempe, Arizona, sobrellevando el gélido aire acondicionado mientras miraba, no a través del ojo de la cerradura de Jacques, sino un protuberante colon transverso.

Era magnífico.

Ese órgano bulboso aparecía justo en medio de un póster anatómico colgado en la pared, y por alguna razón, el artista lo había representado con tan vívido realismo que dominaba todo el gráfico. A falta de otros elementos decorativos, acabé fijando la mirada en el colon como si se tratase de la llama de una vela mientras tenía agujas de ocho centímetros clavadas en el cuello, los hombros y los tobillos.

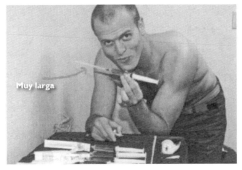

Estableciendo el récord clínico de la inyección.

La primera aguja me rozaba las cervicales, y empecé a sudar. Eso fue sólo el calentamiento. Al cabo de dos horas, batí el récord clínico de inyecciones en una sola visita.

Hubo otras dos sesiones en los siguientes ocho días, y recorrí el espectro completo de las emociones, incluido el vil terror. Los roces de la aguja en la columna, realizados para provocar una liberación adicional del factor del crecimiento, sonaban como arañazos en una pizarra. Al cabo de menos de una hora, observé con perverso humor (también contribuyó el efecto anestésico acumulado de más de diez inyecciones) cómo una jeringuilla introducida a un lado de mi tobillo izquierdo empezaba a moverse bajo la piel en el lado opuesto como el feto que sale del pecho en *Alien*. Finalmente asomó a través de la piel, y eso ya me hizo menos gracia. No es un truco para mostrar a los pacientes en una fiesta.

Probamos todo lo habido y por haber.

El cóctel farmacológico más potente fue un híbrido. Combinaba los ingredientes utilizados en las rodillas de un esquiador olímpico con los ingredientes usados en un corredor de velocidad que se había desgarrado el tendón de

Aquiles ocho veces antes del campeonato del mundo. Éste acabó ganando la medalla de oro.

El último elixir a lo Frankenstein fue cosa seria. Incluía:

Plasma rico en plaquetas (PRP). El PRP es un tratamiento reciente empleado básicamente con atletas de elite. Recibió atención nacional en 2009 cuando se utilizó con éxito para tratar a dos jugadores de los Steelers de Pittsburgh pocas semanas antes de su victoria en la Super Bowl. El PRP contiene la porción de plasma de tu sangre con plaquetas concentradas. Las plaquetas rebosan factores de crecimiento y curación y forman parte del sistema de reparación de tejidos normal del organismo. El PRP se prepara usando un centrifugador especial después de extraerte sangre del brazo, proceso similar a una extracción de sangre para un análisis de laboratorio.

El PRP constituyó la base a la que se añadió lo siguiente:

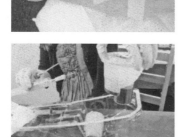

Factor de células madre (FCM), traído en avión de Israel, que interviene en la producción de células sanguíneas.

Proteína morfogénica del hueso 7 (PMH-7), que ayuda a las células madre adultas (mesenquimales) a convertirse en hueso y cartílago. En retrospectiva, creo que ésta fue la sustancia más peligrosa de los cócteles que probé.

Factor de crecimiento tipo insulina 1 (FCI-1). El FCI-1 tiene efectos anabolizantes (generación de tejidos) en los adultos y se produce en el hígado después de estimular la hormona del crecimiento. Es uno de los activadores naturales más potentes del crecimiento y la multiplicación celular. Es también un fármaco caro utilizado a los niveles más altos del culturismo profesional.

Preparando el plasma rico en plaquetas.

¿Y qué pasó?

El resultado final, cuatro meses después, según el especialista en columna formado en Harvard y de talla mundial que examinó las resonancias magnéticas de antes y después, fue: «No he podido apreciar ninguna diferencia entre antes y después.»

Ahora bien, cabe la posibilidad de que se hubieran producido cambios microscópicos (las citocinas, etcétera), pero las resonancias reflejaban mi dolor: ningún cambio.

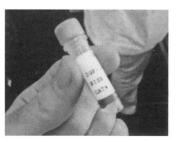

Factor de crecimiento tipo insulina (FCI-1).

Las tres sesiones me habían costado más de 7.000 dólares, y la experiencia, además de cara, acabó siendo un desastre.

Una de las inyecciones en el codo derecho me provocó una infección de estafilococos, que dio lugar a una intervención quirúrgica de urgencia en el centro médico de la Universidad de California-San Francisco, además de casi dos meses de uso limitado del brazo y unos 10.000 dólares en gastos hospitalarios.

Cuando me puse en contacto con los científicos deportivos responsables de las inyecciones para solicitarles 1.500 dólares a fin de ayudar a sufragar los costes, la respuesta por correo electrónico fue tan poco ortodoxa como el tratamiento:

> ¿Por qué pierde el tiempo pidiéndome esto cuando puede ir y ganar mucho más dinero?

Vaya, vaya.

En argot científico, todo aquello fue una chapuza descomunal.

No porque el PRP, por ejemplo, no funcionara (creo que revolucionará por completo la medicina regenerativa), sino porque no encontré a la persona adecuada para administrarlo.

Hay muchos escollos cuando buscas lo más puntero: los curalotodo y los timadores que se aprovechan de los desesperados, entre otras cosas. ¿Cómo puedes tú, lector, que no tienes el menor deseo de derrochar entre 7.000 y 20.000 dólares, descartar la ciencia basura y dejar de lado a los charlatanes?

La opción menos dolorosa es permitir que un conejillo de Indias humano lo pruebe todo por ti.

Ésa es mi función.

Las razones

Ante todo, ¿por qué demonios estoy dispuesto a hacerme esto?

Muy sencillo. Tanto forzar la máquina durante más de quince años ha tenido un precio. A saber, más de veinte fracturas y veinte dislocaciones, dos operaciones en articulaciones (el hombro y, ahora, el codo), y suficientes desgarros y esguinces para toda una vida. Décadas de excesos en el *full contact* y demasiada seguridad en mí mismo en toda clase de deportes acabados en «board» me han convertido, como dijo cierto cirujano ortopédico, en «un hombre de treinta años en un cuerpo de sesenta».

Aunque fue un diagnóstico deprimente y fatalista, no parecía nada del otro mundo. Mis amigos varones más cercanos, también ex deportistas de competición, habían empezado todos a chirriar y gemir pasados los treinta. Los dolores daban paso a intervenciones quirúrgicas, las pequeñas lesiones producidas por el entrenamiento se habían convertido en dolor crónico, y todos nos dábamos cuenta de lo evidente: la cosa iría a peor. Mucho peor.

Para mí, la gota que colmó el vaso fue una serie de recetas de prednisona a dosis altas e inyecciones epidurales en 2009. Empezó con un inocuo pinzamiento de hombro. La resonancia magnética no reveló ningún problema en el hombro, pero sí degeneración cervical en cinco discos.

«Con esto sencillamente tendrá usted que vivir», fue el comentario final, pronunciado con una sonrisa poco oportuna por un cirujano de la columna que trata a equipos de la NHL y la NFL. Ninguno de los fármacos ni las inyecciones que me recetó resolvieron el problema. No eran más que tiritas destinadas a enmascarar los síntomas, a adormecer los sentidos. Yo había pasado al nivel de tratamiento del dolor terminal.

El segundo día de prednisona, un potente fármaco inmunosupresor, me pasé toda la tarde dando tumbos por el barrio Mission de San Francisco, aturdido, buscando un coche que había aparcado hacía una hora. Me rendí después de tres horas y me marché en taxi a una cena.

A la mañana siguiente me desperté con cara de doguillo y no recordaba con quién había cenado. Con eso ya tenía más que suficiente. Si la medicina convencional no conseguía arreglar el problema, era hora de adoptar medidas más drásticas.

Si iba a resolver una cosa, quería resolverlas todas.

El menú

En vista de los resultados finales (lo que funcionó y lo que no), habría podido ahorrarme mucho dinero mediante un método en cuatro etapas. Sólo cuando las opciones de la primera etapa fallen, pasa a la segunda, y así sucesivamente hasta la etapa final y último recurso: la reparación quirúrgica.

Primera etapa. Movimiento: Corregir la postura y la biomecánica por medio de movimientos específicos.

Segunda etapa. Manipulación: Corregir los daños o las adherencias en los tejidos blandos empleando herramientas o la presión de las manos.

Etapa 3. Medicación: El consumo, la inyección o la aplicación de fármacos.

Etapa 4. Reconstrucción mecánica: La reparación quirúrgica.

A continuación presento una pequeña muestra de los métodos que probé para este libro durante un período de cinco meses en 2009, además de someterme a la reconstrucción del hombro en 2004 (lo que explica la mayor parte de las inyecciones intramusculares). Las inyecciones se administraron junto con análisis de sangre cada 2-4 semanas.

Parte del impulso de experimentar se vio alimentado por la experiencia positiva: sabía lo que era posible. Después de la intervención quirúrgica de 2004, empleé una cuidada combinación de terapias que produjeron unos resultados increíbles: mi hombro reparado por medio de cirugía acabó siendo superior a mi hombro «sano» ileso.

A veces no sólo es posible restaurar, sino aumentar las capacidades previas, quedando «mejor que nuevo». Eso puede cambiarte la vida.

He añadido asteriscos al lado de lo que tuvo efectos más inmediatos y duraderos, y las partes del cuerpo entre paréntesis. Lo más eficaz se explicará detalladamente más adelante.

MOVIMIENTO
Feldenkrais
Pilates
Estiramientos asistidos
Tai Chi Chuan
Yoga (Ashtanga, Bikram)
*Caminar descalzo/con Vibram (región lumbar)
*Egoscue (cervicales/cuello y región media de la espalda)

MANIPULACIÓN
Masaje (desde el sueco hasta Rolfing)
Acupuntura y acupresión
*Técnica de liberación activa (TLA) (hombros)
*Terapia avanzada de integración muscular (TAIM) (pectorales, glúteos y pantorrillas)
Técnica Graston

MEDICACIÓN
Tópica
Androgel ® (testosterona cristalizada)
DMSO (un disolvente popular entre corredores de velocidad y caballos de carreras) combinado con MSM (metil-sulfonil-metano)
Árnica

Oral

 Cytomel ® (liotironina de sodio = hormona de la tiroides T3)

 Dosis altas de L-glutamina (50-80 gramos al día)

 Dosis altas de colágeno de bovino y de pollo (tipos 1, 2 y 3)

Inyecciones intraarticulares (en la articulación)

 PRP

 Cortisona

 *Proloterapia (rodilla izquierda, muñeca derecha)

Inyección intramuscular

 Deca-Durabolin® (decanoato de nandrolona) (hombro izquierdo)

 Delatestryl® (enantato de testosterona)

 Depo®-Testosterona (cipionato de testosterona)

 Susranon® 259 (mezcla de testosterona)

 GCH (gonadotropina coriónica humana)

 *Protocolo de biopuntura usando microdosis de Traumeel y linfomiosot (tendón de Aquiles, infraespinoso)

Inyección subcutánea (bajo la piel)

 HCH (hormona del crecimiento humano)

 *Protocolo de biopuntura (el mismo que antes)

Toda una lista de la compra.

Los elegidos

Todos ellos me ayudaron en mayor o menor medida, pero sólo unos cuantos produjeron un alivio que duró más de 48 horas, y era imposible realizar algunos de los ejercicios solo.

Únicamente cinco tratamientos invirtieron las lesiones «permanentes», bien con 1-3 sesiones o realizando ejercicios yo solo. Helos aquí:

I. ELIMINACIÓN DEL TACÓN DEL ZAPATO Y ENTRENAMIENTO CON VIBRAM. ÁREA CORREGIDA: REGIÓN LUMBAR

Una compensación postural desagradable, y en último extremo dolorosa, resulta inevitable cuando se calzan zapatos que elevan los talones. Esta sencilla observación por algún motivo se me pasó por alto durante treinta años, hasta que Rudy Tapalla, instructor de CrossFit de Chicago, me dio a conocer los zapatos Vibram Five Finger, que parecen guantes para los pies.

El uso continuado de zapatos de tacón provoca por lo general cierto grado de cifosis-lordosis y dolores afines en la región lumbar y la zona media de la espalda. La cifosis-lordosis, que aparece en la segunda ilustración a la derecha, es una postura caracterizada por la «curvatura convexa de la espina torácica y una curva hacia dentro en la región lumbar, cuyo resultado es la inclinación hacia delante de la pelvis». Esto es la manera académica de decir que uno tiene joroba y la cadera echada hacia delante al mismo tiempo.

Por eso tanto hombres como mujeres con menos del 10 por ciento de grasa corporal a veces dan la impresión de tener barriga. Es un gran arqueo de la región lumbar, y no el exceso de grasa corporal, lo que causa esta desafortunada ilusión óptica.

La solución es sencilla: ponte la mayor parte del día zapatos sin tacón o con poca diferencia en el grosor de la suela desde el talón hasta la puntera. Cuando pasé a calzar los zapatos Vibram Five Fingers® y los Terra Plana Barefoot Vivo, me desapareció por completo el dolor lumbar que padecía desde hacía más de diez años. En la medida de lo posible, los Vibram me ayudaron también a devolver mis pies a su estado natural, el estado que se ilustra abajo, en el primer par de fotos, publicadas en el *American Journal of Orthopedic Surgery* de 1905.

No me malinterpretes. Empleados ocasionalmente, un bonito par de zapatos de tacón pueden acentuar la figura femenina y dar a los hombres cierto estilo y estatura.

Pero usa la elevación moderadamente.

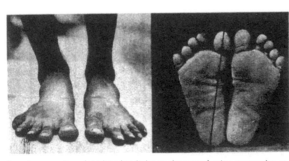

En quienes caminan descalzos, los dedos se abren en abanico, proporcionando una base estable para andar. Obsérvese la línea natural hacia el exterior desde el centro del talón hasta el pulgar, lo que impide una pronación excesiva (echar los pies hacia dentro) y los problemas relacionados en las rodillas y la región lumbar.

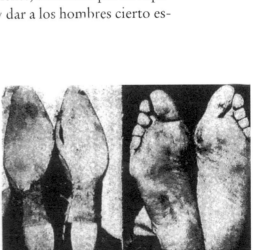

En la misma línea que en la tradición china de las ligaduras de pies, los pies de este hombre moderno se han adaptado a la forma de sus zapatos. La línea exterior del talón al pulgar es inexistente.

2. EL MÉTODO EGOSCUE.
ZONAS CORREGIDAS: CERVICALES/CUELLO Y REGIÓN MEDIA DE LA ESPALDA

Peter Egoscue es el fundador del método Egoscue, un programa de terapia postural con 24 clínicas en todo el mundo. Peter es ex infante de marina y fisioterapeuta autodidacto, y llegó a la fama por medio de la experimentación consigo mismo y con deportistas. Una de sus primeras experiencias forma parte de la tradición oral entre los entrenadores a su cargo:

Pete se encontraba en el vestuario de un luchador profesional después de que éste se torciera el tobillo. Pete, presente en el combate sólo porque el promotor era amigo suyo, pidió al luchador que se tendiera en el suelo y le colocó la pierna lesionada extendida con el pie apoyado en la puerta de una taquilla. Sin saber muy bien qué hacer, optó por la elevación. Pete a continuación recibió una llamada telefónica y salió del vestuario, para regresar 15 minutos después. El luchador afirmó en términos inequívocos que la elevación había sido una absoluta pérdida de tiempo. Se notaba el tobillo igual que antes.

Pero, por la razón que fuera, había mejorado de su dolor de espalda crónico.

Pete se formuló una sencilla pregunta: «¿por qué?». Repitió y depuró ese inusual estiramiento en el vestuario hasta que su índice de éxito para el dolor de espalda fue tal que le garantizó un nombre formal. Recibió el nombre un tanto obsceno de «progresivo de entrepierna supina», del que acabé enamorándome. Décadas más tarde, sigue haciendo hincapié en la importancia capital de formularse preguntas elementales en la Universidad Egoscue: «Alumnos, en mi mundo, como no sé nada, todo es posible.»

Para mí, el método Egoscue no fue amor a primera vista.

Había tenido noticia del método Egoscue en seis o siete ocasiones por mediación de deportistas antes de probarlo yo mismo en 2009. Me había abstenido durante tanto tiempo porque los primeros contactos me dejaron cierta sensación de secta.

Los testigos afirmaban haber experimentado toda clase de curaciones, la desaparición tanto de alergias como de trastornos digestivos, y me enseñaron vídeos de personas que entrenaban con él, personas que tenían espasmos involuntarios en todo el cuerpo como ataques epilépticos durante ciertos ejercicios.

Decidí que podía prescindir de una variante sectaria del Pilates. Si quería contraer el suelo pélvico mientras balanceaba un gato muerto por encima de la cabeza, podía hacerlo por mi cuenta. Así que pasé del método Egoscue, a pesar de las recomendaciones de una leyenda del golf como Jack Nicklaus y jugadores ganadores de la Super Bowl como John Lynch.

Hasta que en junio de 2009 me encontré en Tempe, Arizona, comiendo con un amigo que tenía prevista una sesión de Egoscue esa misma tarde con John Cattermole, un seguidor respetado y fogueado con 25 años de experiencia en fisioterapia. Accedí a acompañarlo y someterme a una evaluación, plenamente preparado para una buena dosis de vudú.

En lugar de eso, salí de allí 90 minutos después sin dolor en la región media de la espalda por primera vez en seis meses. No me lo podía creer.

Sería una de las muchas veces que me abofeteé por dejarme llevar por los prejuicios. Esta experiencia confirmó asimismo dos verdades obvias: (1) algunos de quienes practican cualquier método entienden mal el mensaje y lo difunden peor, creando confusión en su papel de representantes, y (2) es esencial, como recalcó Bruce Lee, «absorber lo que es útil, desechar lo que es inútil, y añadir lo que es exclusivamente tuyo».

Basándome en varios meses de pruebas realizadas conmigo mismo y con otras personas que viven encorvadas sobre un ordenador portátil, puedo recomendar seis ejercicios de 80/20 para desequilibrios posturales de usuarios de escritorio. Para los minimalistas que trabajan en casa (o que tienen compañeros de trabajo comprensivos, sugiero realizar los ejercicios 1, 2 y 3 después de cada dos o tres horas sentado ante un escritorio o realizar los cinco movimientos al menos una vez por semana.

El progresivo de entrepierna supina, el más incómodo, anómalo y el que más tiempo exige de los cinco, es el instrumento más eficaz que he encontrado para eliminar la tensión en el psoas y el flexor de la cadera a fin de destrabar la pelvis y aliviar la tensión de los isquiocrurales

1. Espalda estática
Series 1 / **Reps** 1 / **Duración** 00.05.00

Descripción
1. Túmbate boca arriba con las piernas apoyadas en un bloque o silla.
2. Extiende los brazos a los lados a unos 45 grados del cuerpo aproximadamente con las palmas de las manos hacia arriba. Deja los pulgares en contacto con el suelo.
3. Relaja la zona superior de la espalda y asegúrate de que la región lumbar se aplana contra el suelo de manera uniforme de izquierda a derecha.
4. Permanece en esta posición durante cinco minutos.

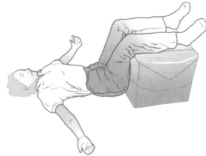

2. Posición de extensión estática sobre los codos
Series 1 / Reps 1 / Duración 00.01.00

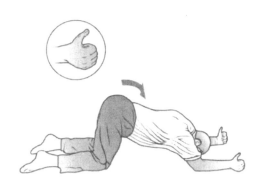

Descripción

1. Primero ponte en el suelo apoyado en manos y rodillas, asegúrate de que tienes las articulaciones superiores alineadas (es decir, hombros, codos y muñecas en línea recta; las caderas justo por encima de las rodillas).
2. Adelanta las manos unos quince centímetros, y entonces, fijándote en la colocación de las manos, pon los codos donde antes tenías las manos.
3. Cierra el puño de ambas manos sin tensarlo y sepáralas, pivotando sobre los codos y levantando los pulgares hacia arriba.
4. Empuja las caderas hacia atrás en dirección a los talones para arquear la zona lumbar.
5. Baja la cabeza.
6. Mantén la posición 60 segundos.

3. Puente de hombros con cojín
Series 1 / Reps 1 / Duración 00.01.00

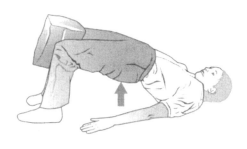

Descripción

1. Túmbate boca arriba con las rodillas flexionadas y los pies apuntando al frente.
2. Ponte un cojín entre las rodillas y aplica una presión constante hacia dentro mientras realizas el ejercicio.
3. Relaja el tronco y levanta las caderas y la espalda separándolos del suelo.
4. Permanece en la posición superior durante un minuto.

4. Puentes activos con cojín
Series 3/ **Reps** 15

Descripción

1. Sigue las instrucciones para el ejercicio anterior, pero en lugar de permanecer en lo alto del movimiento, eleva las caderas lo máximo posible y vuelve a bajarlas lentamente. Procura que sea un movimiento fluido y continuo.
2. Repítelo 15 veces para un total de tres series.

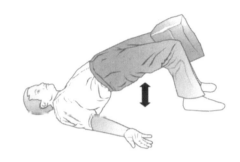

5A. Progresivo de entrepierna supina en torre
Duración 25 minutos por lado

Descripción

1. Túmbate en el suelo con una pierna en alto sobre un bloque o silla, flexionada en un ángulo de 90 grados (en la ilustración, la pierna derecha). Debes dejar los brazos a los lados a 45 grados, con las palmas hacia arriba.
2. Pon el otro pie en la bota utilizada con la torre.
3. Coloca el pie calzado en la torre, empezando por el nivel más bajo y desplazándolo hacia arriba hasta que empiece a formarse un arco en tu región lumbar. Éste es el nivel en el que completarás los primeros cinco minutos.

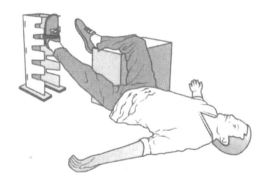

4. Aguanta hasta que tengas la espalda totalmente plana en el suelo. Presta más atención a mantener la espalda plana que al tiempo especificado.
5. Pasados cinco minutos, baja el pie un nivel en la torre y vuelve a mantener la posición en ese punto.
6. Continúa así hasta que la pierna esté extendida en el nivel más bajo y recta.
7. Cambia de pierna y repite la secuencia entera.

5B. Alternativa: Entrepierna supina en silla

Ésta es una versión muy inferior del progresivo de entrepierna supina, ya que no es progresivo, pero es más fácil:

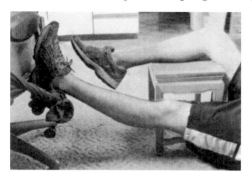

1. Ata una camiseta o un pantalón de chándal en torno a una silla o al tirador de una puerta.
2. Coloca una pequeña silla o mesa, aproximadamente a la altura de las rodillas, al lado del montaje del paso 1.
3. Cuelga un talón de la camiseta o el pantalón de chándal, y apoya la otra pierna en la silla o mesa. Aguanta durante 10 minutos.
4. Repite con el lado opuesto.

6. Banco en aire
Series 1/ **Reps** 1/ **Duración** 00.02.00

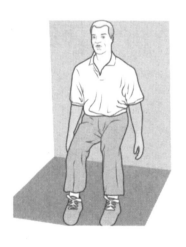

Descripción

1. Estando de pie, apoya la espalda en la pared con los pies y las rodillas a una anchura equivalente a la de la cadera. Los pies deben apuntar al frente.
2. Avanza los pies apartándolos de la pared a la vez que deslizas el cuerpo hacia abajo, hasta tener las rodillas flexionadas en un ángulo de noventa grados. Asegúrate de que los tobillos te quedan un poco por delante de las rodillas. Tu región lumbar debería estar totalmente plana contra la pared. Puedes dejar los brazos colgando a los lados o puedes descansar las manos suavemente en el regazo. Aguanta el peso en los talones y no hagas presión adelante sobre los dedos de los pies.
3. Permanece así durante dos minutos.

3. TERAPIA AVANZADA DE INTEGRACIÓN MUSCULAR (TAIM). ÁREAS CORREGIDAS: PECTORALES, GLÚTEOS, PANTORRILLAS

Me repartí las tareas de conejillo de Indias para la inversión de lesiones con un deportista semiprofesional al que llamaremos «Seabiscuit». Se había roto un isquiocrural entrenándose para velocidad. Yo cargué con el mochuelo de los experimentos bioquímicos e inyecciones, y él probó las terapias inusuales y las correcciones mecánicas dolorosas. Desde México hasta Miami, ya habíamos visto mucho y gastado más de 100.000 dólares. Pocas cosas valieron la pena.

El «doctor Dos Dedos» fue el mejor hallazgo de Seabiscuit, y recibí un mensaje de texto a tal efecto, que concluía así: «Tío, tienes que romperte algo para que el doctor Dos Dedos te lo arregle. Créeme.»

Yo ya me había ocupado de romperme cosas, así que reservé un vuelo a Salt Lake City y viajé en coche durante casi una hora hasta la pequeña localidad de Kaysville, dominada por los mormones, donde se encuentra la oficina de ChiroMAT de Craig Buhler, el «doctor Dos Dedos».

Las paredes de su sala de espera están cubiertas de cartas de agradecimiento y camisetas firmadas de la flor y nata de los distintos deportes: el *linebacker* y estrella de la Super Bowl Bill Romanowski, los jugadores de la NBA John Stockton y Karl Malone, y la estrella del esquí alpino Picabo Street, entre otros.

Buhler aborda las lesiones de una manera distinta de los demás.

A diferencia de la mayoría de los fisioterapeutas, que tratan los propios músculos y articulaciones tensos o doloridos (es decir, ¿dolor lumbar? —> trabajemos la región lumbar; ¿molestias en el talón de Aquiles? --> hagamos rehabilitación del talón de Aquiles), Buhler se proponía pelar la cebolla de la «propriocepción»: la manera en que el sistema nervioso, en este caso, activa y desactiva los músculos.

Seabiscuit había apodado a Buhler «doctor Dos Dedos» por su inusual manera de aislar y reactivar los músculos individuales que habían sido lesionados o desactivados. Para sus atletas de alto nivel, esto podía llevarse a cabo hasta con setecientos músculos. Con un dedo apretando fuerte el extremo de un músculo dado (un punto de inserción en el tendón) y otro dedo de la otra mano presionado contra el extremo opuesto, realizaba sucesivas pruebas para devolver el músculo adormecido a su función anterior.

De un folleto en su clínica:

Hemos descubierto que cuando una parte del cuerpo se sobrecarga o se estresa más allá de su capacidad de manejar la carga, se produce un resultado previsible. O se lesiona el músculo o se lesiona el tejido conectivo, o el sistema proprioceptivo desactiva partes del tejido, en gran medida como un magnetotérmico en un circuito eléctrico.

El cuerpo se adapta, recurriendo a otros músculos para que asuman la carga. Con la repetición, la adaptación progresa. Los tejidos a los que se ha recurrido se fortalecen, las áreas dañadas se atrofian.

En la práctica esta «reactivación» no tardó mucho en verse. El doctor Dos Dedos probó primero la fuerza de mi supraespinoso (el manguito rotador que se lesiona más habitualmente) utilizando un sensor de fuerza FET, comprobó que yo tenía la fuerza de Dakota Fanning, y de ahí pasó a reactivarlo, cuadruplicando ampliamente mi fuerza.

Pasé de levantar dos kilos y medio a 12 en menos de cinco minutos.

«¿Le duele en la base del tendón de Aquiles derecho?», preguntó Buhler. Ni siquiera me había mirado esa zona, y había detectado uno de mis puntos más problemáticos. Al advertir mi confusión, me explicó: «Su gastrocnemio [pantorrilla] no se dispara debidamente —está apagado—, así que es lógico que tenga dolores en el tendón de Aquiles y la rodilla, y muy probablemente tenga dolor reflejo en el isquiocrural.»

Y así siguió, demostrando una y otra vez que lo que yo había considerado el problema no era el problema. Era un músculo que había asumido las funciones de otro músculo, que a su vez había asumido las funciones de otro músculo. La desactivación muscular original podía hallarse en el lado opuesto del cuerpo, en absoluto cerca del foco de dolor.

Su habilidad para la detección era increíble. Un levantador de pesas de talla mundial que había visitado a Buhler contó una anécdota de su primera visita: «Apenas me había tocado y anunció que tenía los cuádriceps débiles. Repliqué: "¿Los cuádriceps débiles? ¡Pero si yo levanto 450 kilos en peso muerto!", ante lo que Craig se encogió de hombros y se puso manos a la obra.» El levantador de pesas vio después las imágenes a cámara lenta de su técnica de tracción en competición y observó que, sin duda, su técnica revelaba claramente que enderezaba las piernas enseguida para compensar la debilidad de los cuádriceps.

El tiempo que pasé con el doctor Dos Dedos me compensó. Cincuenta dólares por músculo reactivado significa que la función muscular no es barata. En un total de cuatro sesiones cubrí más de cincuenta músculos.

No podía aceptar todos sus programas suplementarios, pero sabía que para explorar los límites era necesario echar una red muy amplia. Para encontrar las pocas cosas que surtían efecto, a veces había que morderse la lengua y soportar cosas que sabías que no darían resultado, incluso en las mismas consultas.

Al final, puse a prueba sus tratamientos con el único jurado que contaba de verdad: los pesos objetivos.

Los cambios no fueron sutiles.

Veamos los pectorales, por ejemplo. Desde que me fracturé las dos clavículas en la adolescencia, había experimentado unas complicaciones desproporcionadas para hacer intervenir el pecho, por lo que el press en banco y otros movimientos similares eran mis ejercicios más flojos.

Veinticuatro horas antes de mi segunda sesión con Buhler, realicé aperturas en banco declinado con mancuernas de 18 kilos para un máximo de cinco repeticiones.

Veinticuatro horas después de la sesión, realicé aperturas en banco declinado lentas con mancuernas de 22 kilos (un aumento del 20 por ciento) para 14 repeticiones (un aumento del 180 por ciento).

Increíble.

Antes de proponerte mejorar el rendimiento de un músculo (el peso o las repeticiones realizadas) aumentando el tamaño, es importante asegurarse de que la orden recibida (el sistema neural) funciona debidamente. ¿De verdad necesitas «músculos más fuertes» o simplemente el cableado no conduce la señal como debe?

Si no puedes viajar hasta donde está el doctor Dos Dedos, consulta los recursos de MAT al final de este capítulo para encontrar una opción local.

4. TÉCNICA DE LIBERACIÓN ACTIVA (TLA).
ÁREA CORREGIDA: ROTADORES INTERNOS DEL HOMBRO

La formación en ingeniería del doctor P. Michael Leahy empezó por la aeronáutica en las Fuerzas Aéreas. Su fascinación por la mecánica estructural no se manifestó plenamente hasta mucho después, en 1985. Ése fue el año en que la TLA se formalizó y patentó, y el año en que él aplicó sus conocimientos de ingeniería a las lesiones de los tejidos blandos humanos. Leahy, veterano de 25 triatlones Ironman, ha sido desde entonces médico de, entre otros, el velocista y medalla de oro olímpico Donovan Bailey, el jugador de hockey de la NHL Gary Roberts de los Maple Leaf de Toronto, y Milos Sarcev, Mister Universo.

La premisa básica del método es sencilla: acortar los tejidos, aplicar tensión manual y luego alargar los tejidos o deslizarlos respecto a los tejidos adyacentes. «Sencillo» no significa fácil; como Leahy explica: «Es tan sencillo como tocar el piano e igual de difícil.»

¿Cómo es esto en la práctica? Si los músculos se adhieren entre sí o al hueso, es como si desprendieras un músculo de un tirón. Véase la foto de la derecha.

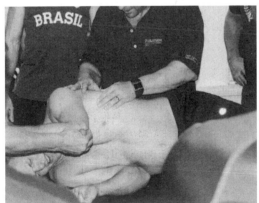

Conocí la TLA en 2001 por mediación de Frank Shamrock, campeón en cinco ocasiones de la Ultimate Fighting Championship (UFC) en la categoría de pesos medios.

Frank recibió en julio de 2001 su primer tratamiento basado en la TLA por una grave lesión sufrida en la región lumbar durante un entrenamiento. Era incapaz de andar y no tenía grandes expectativas.

Durante la manipulación.

Yo había visitado a más de treinta quiroprácticos de todo el mundo a lo largo de 16 años por un dolor en la zona lumbar e insensibilidad en la pierna. A causa de la lesión sufrida en un entrenamiento que me llevó a realizar esa visita, no podía levantar la cabeza por encima de la cintura, y dormía en el suelo de la sala de estar en posición fetal. Los ortopedas y distintos médicos me habían dicho siempre una de dos cosas: tendría que fusionarme las vértebras, o simplemente tolerar el dolor de una lesión que era irreversible. Basándome en experiencias pasadas, estaba convencido de que tendría que cancelar mi participación en el combate de kickboxing de K-1 que tenía programado para el mes siguiente.

En cuatro sesiones de 10 minutos cada una aproximadamente, los médicos del centro médico deportivo Janzen & Janzen de San José, California, eliminaron el tejido cicatricial acumulado y las adherencias que habían creado el dolor en la región lumbar de Frank. Salió del gimnasio a hombros de su entrenador un jueves, y ya estaba entrenando a tope el martes siguiente.

Al cabo de tres semanas, Frank ganaba su combate de K-1 por KO en el primer asalto. Frank recomendó entonces la TLA a B. J. Penn, campeón mundial de jiu-jitsu brasileño, que recurrió a la TLA para recuperar el alcance de movimiento completo de su hombro izquierdo (evitando así la cirugía), su hombro derecho, y su isquiocrural, entre otras zonas. Dos semanas antes del 2 de noviembre de 2001, fecha en que se celebraba el campeonato de la UFC, B. J. Penn fue tratado con éxito de su dolor en la región lumbar en dos sesiones de 15 minutos. Posteriormente B. J. noqueó al gran favorito, Caol Uno, a los 11 segundos de iniciarse el primer asalto.

Experimentar con la TLA

Saltamos a una tarde gris y encapotada de diciembre de 2009 en Nueva York.

Caía una lluvia intensa y fría frente al gimnasio Peak Performance, donde unos veinte preparadores físicos, entrenadores y yo habíamos pasado todo el día en un seminario sobre la TFMIP (Técnica para el Fortalecimiento Muscular Instantáneo Poliquin), desarrollada por el entrenador profesional y olímpico Charles Poliquin. Para cada diagnóstico y ejercicio, nos emparejábamos con un compañero y poníamos a prueba el correspondiente alcance de movimiento. Para el primer ejercicio, examinamos la rotación del hombro tanto interna como externa (para esta última, imagina el movimiento de un brazo luchando o lanzando una pelota de béisbol). En mi caso, la rotación externa era excelente, pero la rotación interna se acercaba tanto a la inmovilidad que mi compañero pensó que bromeaba: «Venga, ¿me tomas el pelo o qué?»

Por desgracia, no era broma. No recordaba la última vez que había sido capaz de tocarme la mayor parte de la espalda. Ante la renovada evidencia de esta limitación, un poco desmoralizado, abordé a Charles en un descanso para pedirle recomendaciones. Guardó silencio por un instante y me miró:

—¿Quieres que te lo arregle?

No supe muy bien cómo responder.

—Eso sería increíble —fue lo único que fui capaz de articular.

Charles me llevó a una camilla de masaje a un lado del gimnasio y me pidió que me tumbara. Reunió a todos los alumnos para una demostración de cómo se eliminaban las adherencias y las restricciones.

Y fue toda una demostración.

Aunque yo era el hombre más débil del grupo, 20 minutos después los grandullones y los levantadores de pesas estilo Westside me respetaban más. Saltaba a la vista que era lo más doloroso que veían desde hacía mucho tiempo. Poliquin, que había empleado la TLA con sus deportistas bajo la supervisión de Mike Leahy durante cuatro años, tuvo que utilizar las dos manos: «Sabrás que es mala señal cuando tengo que usar las dos manos. Nunca tengo que usar las dos manos.»

Dos ayudantes de unos cien kilos cada uno guiaban mis brazos en los movimientos mientras él aplicaba presión suficiente para colocar los dedos separados más de dos centímetros entre músculos que se habían fusionado al hueso, o bien se habían fusionado a músculos antagonistas adyacentes. Me sentía como un pavo el día de Acción de Gracias.

Las fotografías de antes y después que aparecen en la página siguiente ofrecen una versión más completa de la historia.

Charles calculó que necesitaría tres o cuatro sesiones más para corregir totalmente la restricción de los dos hombros. No sería la primera vez que ayudase a resucitar hombros:

«Hace unos años, mi buen amigo y culturista profesional de la IFBB Milos Sarcev me llamó inesperadamente. Comentó que tenía concertada para la semana siguiente una intervención de cirugía artroscópica en los dos hombros. Como es comprensible, estaba preocupado. Para empezar, la operación le costaría alrededor de 18.000 dólares. Además, tendría que realizar un programa de rehabilitación extensivo, y eso le impediría competir y ganar dinero durante mucho tiempo. Le dije que moviera el culo y viniera a mi consulta de inmediato para ver [al doctor Mike Leahy] antes de permitir que un cirujano se acercara siquiera a sus hombros.

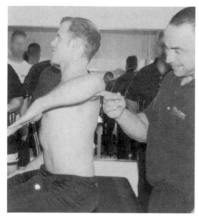

Antes del tratamiento: tenía el alcance de movimiento de una piñata. Obsérvese cómo se ríe Charles.

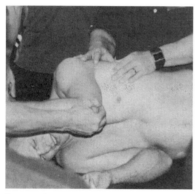

Durante el tratamiento.

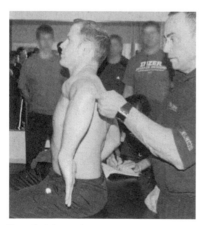

Después del tratamiento.

»Cuando Milos llegó a mi consulta, llevaba más de cuatro meses sin entrenar a causa del intenso dolor. Sólo de bajar una barra olímpica sin carga (20 kilos) se retorcía de dolor. Pero después de trabajar con él [en las adherencias en torno al músculo subescapular] durante sólo 45 minutos, el doctor Leahy dijo a Milos que fuera al gimnasio e hiciera una sesión de prueba para los hombros. No muy convencido, Milos me permitió llevarlo al World Gym local. Incrédulo, realizó dos repeticiones de press en banco con 140 kilos. ¡Cinco días después hacía seis repeticiones con 140 kilos sin sentir el menor dolor!»

Las sesiones de la TLA duran por lo general entre 5-15 minutos y cuestan entre 45 y 100 dólares cada una. La mayor parte de las lesiones requieren entre una y seis sesiones. Las lesiones de tejidos blandos candidatas a ser tratadas con la TLA incluyen el pinzamiento del manguito rotador, la tendinitis, el esguince lumbar, las torceduras de tobillo y muñeca, el estrés medial de la tibia, el pinzamiento del flexor de la cadera y el síndrome del túnel carpiano.

Pero la TLA no es perfecta.

Como observó Charles: «La TLA es eficaz al ciento por ciento en un 70 por ciento de los pacientes.»

Corregir dolores crónicos a menudo requiere una combinación de terapias. A veces eso implica inyecciones, lo que nos lleva a la siguiente etapa: la medicación.

5. PROLOTERAPIA.
ÁREAS CORREGIDAS: RODILLA IZQUIERDA, MUÑECA DERECHA

En la proloterapia (así llamada por la «proliferación» de fibras de colágeno que teóricamente produce), se inyecta una mezcla de irritantes en los tendones, los ligamentos y el interior de las propias articulaciones. El objetivo es crear una suave reacción inflamatoria que estimule la reparación de los tejidos.

El cóctel de proloterapia más sencillo, y el que tiene un historial más largo, fue desarrollado por el fundador de la técnica, el doctor George Hackett. Su mezcla es, en realidad, «agua azucarada»: dextrosa combinada con un anestésico local (lidocaína) y solución salina (agua salada).

El doctor C. Everett Koop, el décimo tercer director general de la Salud Pública de Estados Unidos, abrió las puertas a una investigación más amplia de la proloterapia al darle apoyo público:

> *La proloterapia, a menos que uno la haya probado y visto su valía, puede llegar a parecer una solución demasiado fácil para ciertos problemas complicados que afectan al cuerpo humano y que han sido especialmente difíciles de tratar con cualquier otro método...*
>
> *Cuando yo tenía cuarenta años, me diagnosticaron en dos clínicas neurológicas independientes un dolor intratable (incurable). Mi respuesta fue que era demasiado joven para tener un dolor intratable. Por casualidad, me enteré de que Gustav A. Hemwall, un médico que ejerce en las afueras de Chicago, era experto en proloterapia... Para abreviar, diré que mi dolor intratable no era intratable, y mejoré notablemente, hasta el punto de que el dolor dejó de ser un problema.*
>
> *Lo bueno de la proloterapia, si se hace bien, es que no puede hacer daño. ¿Cómo podría ser perjudicial para un paciente aplicar un poco de agua azucarada en la unión de un ligamento con un hueso?*

En 2005, los médicos de la Clínica Mayo empezaron a hacer pruebas con la proloterapia e identificaron los puntos con mejor respuesta, como las rodillas, los codos, los tobillos y la articulación sacroilíaca de la zona lumbar. En su boletín llegaron a la conclusión de que «a diferencia de las inyecciones corticoesteroides —que pueden proporcionar un alivio pasajero—, la proloterapia implica la mejora de los tejidos inyectados mediante la estimulación del crecimiento de tejidos».

El cóctel de proloterapia que usé en la clínica mencionada al principio de este capítulo tenía algunos ingredientes más:

Dextrosa
Marcaína (anestésico)
B-12
Prolina
Lisina
Sulfato de glucosamina

En mi primera sesión me administraron 12 inyecciones. No fue coser y cantar. Durante 45 minutos después de la primera sesión, tuve vértigos y frío, además de insensibilidad de la mano derecha.

El lado positivo fue que un dolor en la muñeca derecha que arrastraba desde hacía diez años (a causa de un impacto haciendo gimnasia) y otro en la rodilla izquierda (una lesión en lucha) desaparecieron aproximadamente 21 días después de la última sesión.

Los riesgos derivados de los ingredientes son mínimos, en especial cuando se usa una versión simple con base de dextrosa, pero siempre existe peligro, por pequeño que sea, de infección. Si una aguja traspasa la piel, puede transportar bacterias desde la piel hasta la zona tratada. Eso es muy grave cuando la infección se produce dentro de una articulación y pasa a ser séptica, proceso que puede dar lugar al deterioro del cartílago articular en sólo 72 horas.

Un estudio en Francia informó de que el riesgo total de infección es de 13 por un millón de inyecciones, con una incidencia mucho menor si se utilizan jeringuillas preenvasadas.

Dicho esto, después de haber sufrido ya una infección por estafilococos, yo prefería explorar inyecciones menos invasivas, que me llevaron a la siguiente terapia: la biopuntura.

6. BIOPUNTURA.
ÁREAS CORREGIDAS: INFRAESPINOSO, TENDÓN DE AQUILES

—¿Ha oído eso?

Lo oía, y era repugnante. La doctora Lee Wolfer estaba administrándome entre 40 y 60 inyecciones[1] con agujas pequeñas utilizadas normalmente para las pruebas de tuberculosis. Las inyecciones no penetraban más de un centímetro y medio bajo la piel, pero el ruido procedente de mi infraespinoso, uno de los manguitos rotadores de los hombros, sonaba como los pasos de alguien al caminar sobre nieve dura: unos crujidos audibles.

—Eso es calcio depositado donde no debe.

Lee, una de las más destacadas especialistas en columna vertebral y espalda de Estados Unidos, reanudó su trabajo. Las inyecciones no se habían acabado ni mucho menos. Yo le había dado una lista —cuello, parte superior de la espalda, hombros, tobillos— y teníamos mucho terreno que recorrer.

Lee es ahora una «fascista» a ultranza, o lo que es lo mismo, alguien que trata las fascias largamente descuidadas como algo más que simple pegamento anatómico. Los resultados han sido, hasta la fecha, impresionantes: «Finalmente estoy satisfecha como médico. Ayudo a los cuerpos de mis pacientes a curarse solos.»

Las «fascias» se componen de una red tridimensional de tejido conectivo fibroso que mantiene la estructura del cuerpo. Imagina las fascias como las

---

1. Similar al innovador protocolo Hackett-Hemwall de proloterapia, descrito a menudo como el método de la «maquina de coser».

cuerdas que mantienen la forma de una tienda de campaña. Cuerdas que, entre otras cosas, ayudan a mantener unidos los músculos y suspendidos los órganos internos. ¿Has oído alguna vez a un corredor quejarse de fascitis plantar? Es un problema fascial, y doloroso. La fascia plantar del pie es una gruesa cinta de tejido conectivo que se extiende desde el talón hasta los cinco dedos. Sostiene el puente del pie y cuando se inflama e incide en el puente, el resultado es un dolor crónico.

No es sólo una cuestión que afecta al pie. Las fascias existen por todo el cuerpo y poseen también funciones bioquímicas.

El recorrido de Lee empezó con un artículo de investigación sobre el dolor en la región lumbar, donde reparó en que los investigadores habían observado algo anómalo: las fascias de los pacientes se parecían a las de los diabéticos. Había depósitos de calcio inusuales por todo el tejido, que más tarde ella vio en sus propios pacientes.

La zona más preocupante era la Estación Central de toda la espalda: la fascia toracodorsal. Esta envoltura fascial conecta músculos de gran movilidad como los dorsales y los glúteos en la región lumbar, y los problemas en la Estación Central pueden ocasionar dolor en cualquier sitio. Las fascias son expertas en desorientar. Las bandas fasciales pueden conectar zonas como el hombro derecho y la parte izquierda de la región lumbar, y localizar el verdadero problema exige la habilidad de un Sherlock Holmes para relacionar puntos aparentemente inconexos, a menudo fuera del cuerpo.

Sólo un ejemplo relativo a la dieta: Lee había descubierto la importancia de comer alimentos animales densos en nutrientes con suficientes vitaminas solubles en grasa (A, D, E y K) para devolver su función a tejidos inflamados crónicamente con depósitos de calcio anormales.

Volviendo al tema: Lee me usaba a mí para poner a prueba su última y más destacada técnica: la biopuntura.

La «biopuntura», término acuñado en 1991 por el médico belga Jan Kersschot, consiste en administrar inyecciones superficiales de distintas sustan-

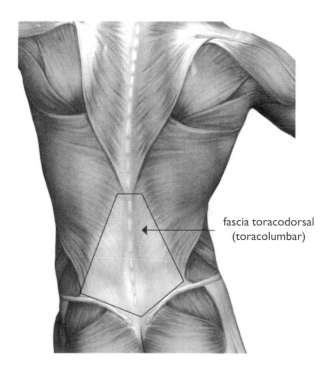

fascia toracodorsal
(toracolumbar)

cias, incluidas Traumeel, zdeel y linfomiosot. El Traumeel suele emplearse para inflamaciones agudas de lesiones deportivas, y el linfomiosot se utiliza para el drenaje linfático en tejidos crónicamente hinchados o congestionados. Se ha demostrado en algunas publicaciones especializadas que el Traumeel reduce el tiempo de recuperación de lesiones deportivas agudas e inhibe la secreción de mediadores inmunes (IL-1B y TNF-alfa) que se asocian al deterioro de los tejidos y el aumento de la inflamación.

Aunque las soluciones en biopuntura no se diluyen hasta el punto de no contener productos activos (como casi toda la medicina homeopática), sí están diluidas y se las denomina «microdosis». Lee empleó tanto Traumeel como linfomiosot en mis tratamientos.

Además de los tratamientos farmacológicos, probamos también una solución salina con el 20 por ciento de dextrosa. Era como la proloterapia pero con inyecciones menos profundas.

Los resultados de docenas de «minipinchazos» con una pequeña aguja de calibre 30 fueron increíbles.

Doce horas después del primer tratamiento de los dos músculos infraespinosos, no sentía el menor dolor en la parte de atrás de ningún hombro. Había padecido dolor y molestias persistentes en la parte de atrás de ambos hombros durante más de seis años, y una sesión de 15 minutos me curó los dos. Hasta la fecha, ninguno de los dolores ha vuelto.

Repetimos la biopuntura con el tendón de Aquiles derecho, y los resultados fueron similares.

Creo que los mecanismos de acción, aunque no está claro, podrían ser distintos para distintas zonas. En el caso del infraespinoso, pareció ser un problema mecánico: la eliminación de los depósitos de calcio con una aguja, comparable en gran medida al proceso de retirar el hielo con un pico del parabrisas. Para el tendón de Aquiles, Lee formuló la hipótesis de que se trataba de alguna forma de reacción cutáneo-muscular o cutáneo-neural.

Dados sus orígenes homeopáticos, sigo siendo escéptico respecto al linfomiosot y, en menor medida, al Traumeel. Pero, en vista de los mínimos inconvenientes de la biopuntura y los resultados que he experimentado, recomendaría probar esta técnica antes que la proloterapia y el PRP. Para la mayoría de los problemas músculo-esqueléticos, se aconseja una serie de entre cuatro y ocho sesiones de inyecciones.

HERRAMIENTAS Y TRUCOS

Este capítulo inducirá a un montón de timadores a presentarse como expertos. Por eso, aunque quizá pases por alto algunos buenos profesionales, recomiendo centrarte en aquellos que ya ejercían antes de publicarse este libro en diciembre de 2010.

Zapatos Vibram Five Finger y Terra Plana
(www.fourhourbody.com/vibram, www.fourhourbody.com/terra): Éstas son las dos marcas de zapatos que usé para eliminar el dolor lumbar. Los Vibram Five Fingers son ideales, pero parecen pies de geco. Los zapatos Terra Plana Vivo Barefoot, por otra parte, pueden hacer las veces de calzado de vestir sin que nadie se dé cuenta de que prácticamente no tienen suela.

Extensores de los dedos de los pies Healthytoes (www.fourhourbody.com/toe-stretch): Estos extensores para los dedos de los pies son como nudilleras blandas. Ayudan a devolver a los dedos de los pies la separación natural y aliviar el dolor causado por la superposición de los dedos y su desviación. Empieza poniéndotelos cinco minutos cada noche.

Base de datos de especialistas en Técnica de Liberación Activa (TLA) (www.activerelease. com): En esta página encontrarás a los especialistas locales en TLA.

Cómo encontrar a un especialista en proloterapia. He aquí las tres organizaciones recomendadas por aquellos en quienes confío en este campo:

Hackett-Hemwall Foundation (HHF) (www.hacketthemwall.org)
American Academy of Orthopedic Medicina (AAOM) (www.aaomed.org)
American College of Osteopathic Sclerotherapeutic Pain Management (el nombre antiguo de la «proloterapia») (www.acopms.com)

ChiroMAT (www.chiromat.com). Fundador de la técnica TAIM, Craig Buhler (alias «doctor Dos Dedos») ha ayudado a deportistas de élite de la NBA, la NFL y la PGA a maximizar su rendimiento.

Especialistas en Técnicas de Activación Muscular (TAM) (www.fourhourbody.com/mat). Si no puedes ir a Utah para visitarte con el doctor Craig Buhler, utiliza esta página web para localizar a alguien que aplique esta técnica en tu zona. Si bien existen ciertas diferencias entre los distintos grupos acerca de la mejor técnica, esta organización proporciona la certificación más amplia y por lo tanto es la más accesible.

Instituto Ortopédico del Sur de California (www.scoi.com): El doctor Stephen Snyder de este centro ha desarrollado muchas técnicas y tecnologías nuevas para la cirugía artroscópica del hombro. Me dio la referencia un paciente suyo y amigo mío, Scott Mendelson, que levanta más de 450 kilos en press en banco.

Vídeo de mi intervención quirúrgica de reconstrucción del hombro a cargo del doctor Snyder (www.fourhourbody.com/surgery): La dislocación de hombro previa a la operación mientras estoy sedado es repugnante. Es divertido verlo si te gustan los vídeos en YouTube de gente cayéndose de bruces con una pelota suiza, etcétera.

Biopuntura: Preguntas habituales y respuestas (www.chiromedicalgroup.com/bio puncture)

Visión general de la Biotensegridad (www.fourhourbody.com/biotensegrity): Aquí se explican las fascinantes funciones de las fascias. Steven Levin, un cirujano ortopédico, nos cuenta que los principios de la tensegridad presentes en las cúpulas geodésicas de R. Buckminster son aplicables al cuerpo humano, donde los huesos actúan como elementos de compresión y los tejidos blandos como elementos de tensión. Si lo tuyo es empollar, lee «La importancia de los tejidos blandos para el soporte estructural del cuerpo». Es excelente.

Egoscue (www.egoscue.com): Egoscue es un programa de terapia postural con 24 clínicas en todo el mundo. El programa está concebido para tratar el dolor músculo-esquelético sin fármacos, cirugía, ni manipulación. Fue fundamental para ayudarme a reducir y eliminar mi dolor de espalda.

Atlas of Human Anatomy, de Frank H. Netter (www.fourhourbody.com/netter): Éste es el libro de anatomía más hermoso y (en su mayor parte) exhaustivo de anatomía que he visto. Me lo recomendaron varios médicos, incluida la doctora Lee Wolfer, que lo describió así: «Netter es él solo responsable de los conocimientos anatómicos de la mayoría de los médicos. Sólo pasó por alto las fascias y la complejidad de los ligamentos.» También tengo las fichas ilustradas basadas en el libro, diseñadas para los estudiantes de medicina.

CÓMO PAGAR UNAS VACACIONES EN LA PLAYA CON UNA VISITA AL HOSPITAL

> Ojalá fuéramos
> desnudos todo
> el tiempo. Siempre
> he pensado que lo
> que cuenta es lo que
> hay debajo.
>
> Céline Dion

A Edwin le encantaba Céline Dion y se lo decía gustosamente a quien quisiera oírlo.

Durante su etapa de formación como radiólogo en Iowa, había visto a Steve Austin, alias *Stone Cold*, en la WWE, un sueño hecho realidad, pero Céline Dion seguía en su lista de cosas pendientes de ver.

«¡Tenemos mucho que hacer! No te muevas, por favor. Allá vamos…» Edwin fue también mi técnico en resonancias magnéticas y compañero durante las siguientes cuatro horas. Era mucho tiempo para permanecer en posición horizontal, pero el sitio era precioso. El Hospital Metropolitano Vivian Pellas, un hospital privado inmaculado en el centro de Managua, Nicaragua, no habría podido ser más agradable.

Yo había llegado a Nicaragua casi tres semanas antes para dedicarme a escribir y a practicar el surf en un entorno de talla mundial. El Kiwi, famoso por el Posterior Perfecto, y yo habíamos alquilado una villa en una colina con una piscina desde la que se veía el mar. A fin de eludir a la muchedumbre de las playas, alquilamos un barco con capitán para ir a los mejores puntos aislados en la costa donde practicar el surf. En el camino de vuelta, el capitán también nos ayudaba a capturar y limpiar el pescado que nos prepararía nuestro cocinero particular en la cena.

Ahora faltaban 12 horas para mi vuelo de regreso a San Francisco y yo iba a pagar por todo ello con una visita al hospital.

Una introducción al turismo médico

Examinemos los cálculos para ver cómo es posible esto. Primero, los gastos por persona en Nicaragua:

GASTOS

Pasaje aéreo de ida y vuelta con Orbitz a Nicaragua desde San Francisco (escala en Houston): 385 dólares + impuestos

Alquiler del barco (por viaje por persona): 20 dólares

Alquiler de la casa la primera semana (2.000 dólares por semana para nueve personas en una villa con 14 camas propiedad de un ex jugador de la NBA): 222 dólares por semana.

Alquiler de la casa a partir de la segunda semana (una fantástica villa para dos personas más cerca del centro [www.palermohotelandresort.com]): 129 dólares por noche

Alquiler de Land Rover (por persona): 140 dólares por semana

Total por dos semanas y media, excluyendo la comida: 1.812 dólares

No he incluido la comida porque quiero presentar los costes excluyendo lo que habría gastado igualmente en Estados Unidos, ya que en San Francisco como fuera al menos dos veces al día. Éste es el gasto real total:

Total para dos semanas y media, incluyendo la comida y el vino (+600 dólares): 2.412 dólares.

Así que ¿cómo hacer para compensar los gastos y conseguir que el viaje salga en efecto gratis?

AHORROS MÉDICOS

Me sometí a siete resonancias magnéticas a un precio negociado de 400 dólares cada una. Por comparar, unas resonancias magnéticas equivalentes en San Francisco me habrían costado aproximadamente 750 dólares cada una, así que 7×350 dólares de ahorro = 2.450 dólares de ahorro total.

También ahorré 640 dólares en exhaustivos análisis de sangre y orina por hacérmelos en Nicaragua en lugar de en Estados Unidos. Así pues, el ahorro total en gastos médicos ascendió a **3.090** dólares.

Disfruté de unas vacaciones con surf a todo tren, escribí un montón y además realicé los análisis y las pruebas de resonancia que quería hacer de todos modos. Ese ahorro total de 3.090 dólares superó el coste total en 687 dólares (en esencia, pues, el viaje generó una ganancia).

«Pero —quizá señales, y con razón— ¿y si yo no fuese un chiflado que quiere someterse a siete resonancias magnéticas?»

En primer lugar, pese al mito urbano que dice lo contrario, no existe riesgo de radiación con la resonancia magnética, y por tanto yo recomendaría a todo el mundo hacerse una o dos para los dolores o lesiones pertinaces. Por no hablar del valor preventivo: pregunta a cualquier superviviente de un cáncer si no hubiese querido hacerse una resonancia antes.

Pero, resonancias aparte, lo bueno de este arbitraje geográfico es la oferta de opciones.

Nunca me había planteado seriamente el turismo médico antes de 2009, porque no tenía intervenciones quirúrgicas pendientes que no pudiera permitirme, ni deseaba procedimientos cosméticos (¿alguien quiere un implante de culo?), popularizados por las agencias de turismo médico.

Sin embargo, las pruebas clínicas y la prevención me abrían la posibilidad de combinar viajes de talla mundial con medicina de talla mundial.

¿Tienes que hacerte una limpieza dental y un chequeo? ¿Quizá quieres hacerte un análisis de sangre exhaustivo, cosa que recomiendo no menos de una vez cada seis meses? Plantéate un viaje relámpago con ese fin. El mismo viaje exótico de ensueño, algo que de lo contrario podrías aplazar eternamente por el gasto, quizá te salga gratis.

Tal vez la atracción del viaje sea precisamente el incentivo que necesitas para vigilar más de cerca tu salud.

Para que veas claramente lo fácil que fue, y hasta qué punto mi experiencia contrastó con lo que uno conoce de la mayoría de los hospitales estadounidenses, permíteme relatar el proceso.

Tan fácil como contar hasta tres

Me presenté en la sala de urgencias del hospital privado a las 22.30 horas de un domingo por la noche sin previo aviso. El Kiwi tenía una otitis externa y era necesario drenarla antes del vuelo de regreso, y al mismo tiempo yo quería cubrir los gastos del viaje. La opción más sencilla: someterme a resonancias de todas las articulaciones con dolor residual a causa de lesiones deportivas.

Pregunté a la médico del Kiwi si podía hacerme las resonancias, y ella me informó de que debía hablar con una supervisora, y la llamó. El precio marcado de una resonancia era de 600 dólares. Le pregunté qué descuento me haría por cinco resonancias; ella me contestó que me costaría 2.400. Le dije que le pagaría en el acto (con tarjeta de crédito) en lugar de hacerlo por medio de una mutua si me hacía siete resonancias por 2.800 dólares; o sea, 400 dólares por resonancia. Ella accedió. La transacción fue cordial y agradable.

La supervisora autorizó las resonancias en cinco minutos y mandó un coche a buscar a Edwin, el técnico, que estaba en su casa, para traerlo al hospital. Eso no me lo cobrarían. Los médicos, conscientes de que tendríamos que esperar un rato, me invitaron a sentarme con ellos y compartir su fruta autóctona preferida, llamada jocote, que nunca había probado.

Luego les pregunté qué más podía hacer para llenar los 60 minutos restantes. ¿Análisis de orina? ¿Análisis de sangre? Dos médicos sacaron una lista de todas las pruebas que podía encargar y las repasamos juntos, marcando las 25 casillas que quería, así como algunas que me sugirieron los médicos, a menudo olvidadas pero importantes. Me dieron el precio de cada una, me hicieron la extracción de sangre 10 minutos después y me prometieron los resultados del laboratorio al cabo de tres horas. ¡Tres horas! Eso me asombró, ya que normalmente espero entre siete y diez días los resultados de unos análisis de sangre en Estados Unidos.

De pronto me acordé: estaba en la sala de urgencias. Distaba mucho del equivalente de la UCSF en el distrito de Parnassus, donde en cierta ocasión un médico me reprendió por mirar mi propio historial después de esperar tres horas en una sala vacía: «Eso es propiedad de la UCSF. No se permite a los pacientes consultar los historiales. Démelo.»

Aquel entorno inmaculado y cordial de Nicaragua se parecía tanto a un club privado que me había olvidado de que estaba en una sala de urgencias. Yo era allí la única persona.

Llegó Edwin, hicimos las resonancias y, por insistencia suya, me sometí a varias radiografías para obtener imágenes de referencia, por las que no me cobraron. Me entregó todas las imágenes y me acompañó al mostrador de la entrada, donde me esperaban los resultados de mis análisis de sangre y orina, además de un vaso de agua. La supervisora explicó que había pocos taxis a esa hora —alrededor de las tres de la madrugada—, así que llamó a un servicio de coches con chófer, a cargo del hospital, para llevarme al hotel.

Me dio un abrazo y me deseó buen viaje.

De vuelta en Estados Unidos, cuando empecé a invertir más lesiones con la ayuda de médicos (véase el anterior capítulo), las resonancias de Nicaragua tuvieron un valor inestimable. Me ahorraron carísimas solicitudes de pruebas de imagen, así como conjeturas que habrían conducido a semanas de terapias inadecuadas. Por desgracia, la visita médica de Estados Unidos, con una duración media de 11 minutos, genera muchos errores, pero la mayoría de los médicos no encargan imágenes para prevenirlos por si acaso. ¿Por qué? Porque, ya sea una clínica o un médico, encargar muchas imágenes fomenta la probabilidad de ser auditado por compañías de seguros. En mi caso, si se producía un diagnóstico precipitado en 11 minutos, ahora podía sacar mis resonancias y decir: «Asegurémonos, ¿vale?»

Esta medida, creo, es muy prudente.

¿Por qué aplazar esas playas de arenas blancas que te fascinan? Plantéate obsequiarte con un poco de relax y sufragar el coste con una visita a una clínica o dos.

Puede que incluso tengas ocasión de degustar un delicioso jocote.

HERRAMIENTAS Y TRUCOS

Patients Beyond Borders, de Josef Woodman (www.fourhourbody.com/woodman): La guía más exhaustiva de turismo médico. Este libro de más con 400 páginas contiene 40 de los principales destinos de turismo médico, enumera cientos de hospitales de todo el mundo e incluye un índice que correlaciona tu estado de salud con las mejores clínicas.

Guía de turismo médico *International Medical Travel Journal* (www.imtjonline.com/resources/patient-guide): La guía en diez pasos IMTJP para el turismo médico es un marco de partida útil para aquellos que se plantean un viaje al extranjero divertido pero provechoso. El sinfín de opciones puede ser desalentador, y esta lista minimizará la paradoja de la elección.

Hospital Bumrungrad (www.bumrungrad.com): Este hospital tailandés de talla mundial se ha incluido en los «Diez principales destinos de viajes médicos del mundo» (*Newsweek*) y es uno de los «Cuatro primeros pioneros en turismo médico» (*Wall Street Journal*). En comparación con las fotos en su página web, tu hospital estadounidense probablemente parezca un tugurio tercermundista.

Med Retreat (www.medretreat.com): Med Retreat puede acompañarte a través del proceso de toma de decisiones y ayudarte a encontrar la mejor clínica internacional para tus necesidades. Los destinos más populares incluyen Argentina, Costa Rica y Turquía.

MedTrava (www.medtrava.com): Parecido a Med Retreat y con sede en Austin, Texas, Med-Trava puede darte a conocer selectos centros en todo el mundo y ahorrarte hasta un 70 por ciento en procedimientos corrientes.

PREHABILITACIÓN

Un cuerpo a prueba de lesiones

> Nunca tuve
> problemas con las
> lesiones, gracias
> a mi preparación.
> En concreto, a los
> estiramientos.
>
> Edwin Moses, oro olímpico
> dos veces en la categoría
> de 400 metros vallas;
> ganador de 122 carreras
> consecutivas

Prefacio: Éste es el capítulo más largo y difícil del libro, y para un alto porcentaje de lectores, será el más importante.

Aspirar a rápidas mejoras en el rendimiento sin hacer «prehabilitación» para la prevención de lesiones es como subirse a un coche de Fórmula 1 sin comprobar el estado de los neumáticos. La pequeña inversión inicial de tiempo (aunque sea entre dos a cuatro semanas) te permitirá avances mucho más rápidos a la vez que eludes los contratiempos graves.

Échale una ojeada ahora o vuelve más tarde, pero no olvides leer este capítulo si vas a incorporar entrenamiento de fuerza o velocidad.

13.30 H, CIUDAD DEL CABO, SURÁFRICA

El guardia de seguridad del centro de fitness Virgin Active no estaba alarmado. En un país con el 25 por ciento de paro reconocido oficialmente, la violencia era menos corriente de lo que cabría esperar; aun así, convenía estar alerta.

Volví a explicar mi idea, que implicaba entrar un grueso tubo de metal de un metro en el gimnasio. La intención era serrar el pie de una sombrilla y hacer un agujero de un centímetro en un extremo con un taladro.

—No, en serio. Es para mí, para entrenar. No para pegar a los recepcionistas.

Esto último no pareció favorecer mi argumentación.

—¡Pero si fue Gray Cook quien me dijo que lo hiciera! —deseé añadir con un mohín—. ¡¿No conoce a Gray Cook?!

Seguro que no lo conocía.

La verdadera lástima es que la mayoría de la gente no lo conoce, pese a que él conseguiría dotarlos de cuerpos indestructibles.

Anatomía de Gray: desde la NFL hasta Operaciones Especiales

Durante varios meses Michelle Wie fue, posiblemente, la deportista lesionada más famosa del planeta.

En una breve etapa en 2008 las lesiones le impidieron realizar un solo fondo o mantenerse en equilibrio sobre un pie durante diez segundos. No precisamente lo que cabría esperar de la mujer más joven en clasificarse para un torneo de golf de la LPGA. Patrocinada por Nike y presentada como «una de las cien personas que dan forma al mundo» por la revista *Time*, aparentemente ya había pasado su mejor momento. Ni siquiera había cumplido los veinte años.

«Antes de [entrenar], Michelle podía hacer un drive de 320 metros con el viento a favor. Ahora, un año después, todavía puede hacer el mismo drive de 320 metros. La diferencia está en que ahora puede hacerlo 300 veces al día.»

Gray Cook, el artífice de la rápida recuperación de Michelle, me aleccionaba desde su tranquila base de Danville, Virginia.

Él supo ver lo que el público en general pasaba por alto. Incluso lesionada, Michelle era capaz de machacar la bola. La mayoría daba por supuesto que si conservaba la fuerza, no habría problema. Pero su rendimiento no era constante. La fuerza sólo era una pieza del rompecabezas.

Reparando a deportistas profesionales en su fábrica humana de durabilidad, Gray se ha convertido quizás en el especialista mundial más solicitado en prevención de lesiones. En 2007, tanto los Bears de Chicago como los Colts de Indiana recurrieron a él como arma secreta para mantener a sus jugadores en el terreno de juego, y los dos acabaron disputándose la edición número XLI de la Super Bowl.

Gray no trabajaba exclusivamente para la NFL, la MLB, la NHL o la NBA. También las fuerzas especiales apostaron por este sureño de hablar suave. Según explica Gray: «El Pentágono destina tantos millones a un miembro de Operaciones Especiales como un equipo de la NFL a un jugador, pero una carrera en la NFL podía durar tres años, en tanto que una carrera en la Delta Force debería durar más de diez.»

Millones. Eso es mucho dinero.

¿Cómo demonios consigues un cuerpo a prueba de lesiones si no tienes acceso a alguien como Gray?

Volvamos una vez más a mi caballo de batalla: el principio del 80/20.

Chequeo funcional 80/20

Según Gray, la causa más probable de lesión no es ni la debilidad ni la tensión, sino el desequilibrio. ¿Piensas que hacer crunches o el trabajo aislado de abdominales basta para desarrollar tus músculos básicos? Te equivocas. «Los músculos básicos, por poner un ejemplo, a menudo trabajan bien mientras uno no mueve las caderas. Es cuando las caderas se mueven —una situación más realista— cuando los músculos básicos empiezan a compensar las diferencias entre la izquierda y la derecha.» Es entonces cuando te lesionas.

La herramienta fundamental de Gray para identificar los desequilibrios es creación suya: el Chequeo del Movimiento Funcional (CMF). Consiste en una serie de siete pruebas de movimiento administradas por un profesional titulado. Cada prueba se puntúa sobre una escala de tres puntos.

Para la autoevaluación, su CMF profesional puede resumirse en cinco movimientos con una simple evaluación de aprobado-suspenso:

1. Sentadilla profunda
2. Paso de valla
3. Lunge en línea
4. Elevación de pierna recta activa
5. Rotación sentado

Este auto-CMF ha sido concebido para identificar dos cosas: desequilibrios izquierda-derecha (asimetría) y problemas de control motor (tambaleo y desplazamiento).

Aunque puedas levantar 270 kilos en un press en banco, no significa que no vayas a dislocarte un hombro a los cinco minutos de empezar un partido. Más peso con más repeticiones no es igual a estabilidad.

«La mayoría de la gente puede levantar más peso por encima de la cabeza en una serie del que puede cargar encima de la cabeza caminando durante el mismo período de tiempo. La fuerza (el primer caso) nunca debería superar la estabilidad (el segundo caso) —explica Gray Cook—. Eso es una receta para el desastre. El mayor error es que puedes fortalecer sólo los estabilizadores (como el manguito rotador del hombro) para impedir las lesiones. Incluso si son un 10 por ciento más fuertes, eso no sería más que una gota de agua en el mar.»

Trabajar los músculos por separado cambia los músculos, pero difícilmente servirá para que el movimiento sea más seguro. En contraste, trabajar con pautas de movimiento básicas fortalecerá los músculos y servirá también para que el movimiento (ya sea echar una carrera de 40 metros o acarrear equipaje) resulte más seguro. Por usar una analogía de Paul Chek, las pautas del movimiento básico son como las teclas del 0 al 9 en una calculadora. Todos los demás números, en este caso los movimientos complejos, son combinaciones de los básicos.

¿Funciona el CMF?

Los Falcons de Atlanta, un equipo de fútbol profesional, padecieron en 2007 siete lesiones que pusieron fin a su temporada. En 2008 se produjo una sola intervención quirúrgica menor ya a finales de la temporada. La diferencia: su nuevo director de rendimiento deportivo, Jeff Fich, declaró obligatorio el CMF. Una vez los jugadores son «diagnosticados» mediante el CMF, reciben programas personalizados para rectificar los desequilibrios y mejorar el alcance del movimiento.

Por otro lado están los Colts. Los Colts de Indianápolis han tenido la plantilla menos numerosa de la NFL durante los últimos nueve años. También han sido quienes menos lesiones han sufrido entre todos los equipos de la NFL y los que han alcanzado el mayor número de victorias en los últimos nueve años. Ésta es una combinación poco habitual. Jon Torine, su principal preparador de fuerza física, ha empleado el CMF durante todo ese período.

Los cuatro ejercicios determinantes

En un principio iba a dedicar este capítulo al CMF. Eso fue hasta que comprendí que aislar los problemas con el CMF era sólo el primer paso. El segundo era recomendar las acciones correctoras para cada uno de los principales errores en los cinco movimientos, y eso requeriría fácilmente cincuenta páginas densas.

Así que pedí a Gray en un mensaje de correo electrónico que redujese lo aparentemente irreducible:

> Suponiendo que la gente se haga el chequeo, ¿cuáles son los 2-4 ejercicios correctores que propondrías para corregir mejor los desequilibrios/debilidades más frecuentes? Si te apuntaran con una pistola en la cabeza y tuvieras que elegir 2-4 ejercicios para una corrección general, ¿qué elegirías?

Gray, sin vacilar, eligió los siguientes cuatro ejercicios determinantes:

Chop y elevación (C&E)
Levantamiento turco (LT)
Peso muerto a dos brazos sobre una sola pierna (PM2B1P)
Peso muerto cruzado a un solo brazo sobre una sola pierna (PM1B1P)

He puesto los ejercicios en el orden en que debes aprenderlos, ya que se requiere una mayor coordinación a medida que avanzas en la lista. No tienes por qué avergonzarte si te quedas atascado en el C&E durante 2-4 semanas porque al principio te cuesta incorporar los otros tres.

Ahora, en el apartado «Programa de los Cuatro Ejercicios Determinantes», explicaré el proceso exacto que seguí para detectar y resolver mis desequilibrios. Así se verá el marco general antes de ahondar en los detalles, y debería servir después como una referencia fácil de encontrar. A continuación describiré los ejercicios, empleando esencialmente las palabras de Gray.

No son ejercicios complicados, pero empleando texto en lugar de vídeos puede dar la impresión contraria. Utiliza los vídeos citados en «Herramientas y trucos» para familiarizarte con los Cuatro Ejercicios Determinantes, y vuelve a este resumen si te sientes desbordado.

El programa de los Cuatro Ejercicios Determinantes: detectar y corregir

He aquí un programa potencial para ponerlo todo en su sitio.

PRIMERA SEMANA: MARTES, 30-45 MINUTOS

COORDINACIÓN

Esto no es una tabla de ejercicios. Esta sesión consiste en practicar los movimientos, como un protocolo de baile o de karate. Con este fin, se emplean pesas ligeras, incluso para movimientos en los que se levantan cargas más pesadas en los entrenamientos (como el peso muerto).

El desarrollo de un nivel básico de coordinación con estas pautas te servirá para asegurarte de que no basas todo un programa de entrenamiento en grandes desequilibrios que podrían haberse corregido con unos minutos de práctica y adaptación neural.

Practica tanto el LT como las dos variantes del PM1P sin peso hasta que puedas llevar a cabo el movimiento de los dos lados, luego añade un poco de peso. En todos los ejercicios, usa el peso mínimo necesario para ayudarte a estabilizar el cuerpo.

PRIMERA SEMANA: JUEVES Y SÁBADO, 45-60 MINUTOS POR SESIÓN

PRUEBAS

Ahora haremos una prueba para detectar tu cuadrante más débil y tus lados más débiles en cada movimiento. Realiza el LT y el PM1P sólo si puedes llevarlos a cabo perfectamente sin peso:

C&E (como mi ejemplo de la página 340)
Chop a rodilla izquierda × 6-12 reps
Chop a rodilla derecha × 6-12 reps
Elevación desde rodilla izquierda × 6-12 reps
Elevación desde rodilla derecha × 6-12 reps

LT
5 LT por cada lado (pesa rusa 16 kg)
5 LT por cada lado (pesa rusa 24 kg)
Éstos son los pesos que usé en el LT. Lee la descripción del LT que viene a continuación para encontrar los pesos iniciales sugeridos en hombres y mujeres. Pueden utilizarse mancuernas en lugar de pesas rusas.

PM2BIP
5 reps por pierna

PM1BIP
5 reps por pierna

SENTADILLA DE ALCANCE COMPLETO
10 reps
He añadido la sentadilla de alcance completo porque es importante al menos mantener (o tener) la capacidad de realizar este movimiento, aunque centremos nuestro interés en el peso muerto.

Repite estas pruebas el jueves y el sábado para asegurarte de que no has diagnosticado mal tus desequilibrios. El sábado utiliza los mismos pesos, pero no te fijes en el número de repeticiones realizadas el jueves. La sesión del sábado, repito, es para confirmar que los desequilibrios no se deben a algún error.

SEMANAS 2-6: LUNES Y VIERNES, 30-45 MINUTOS POR SESIÓN

CORREGIR

Una vez identificados tus desequilibrios, los ejercicios para las semanas 2-6 están destinados a corregirlos.

1. C&E semiarrodillado
2. LT
3. PM1B1P

Si no puedes realizar diez sentadillas de alcance completo, haz esto otro:

1. C&E semiarrodillado
2. C&E arrodillado (esto es un añadido simétrico, con las dos rodillas en el suelo, que te ayudará a desarrollar el movimiento de sentadilla adecuado)
3. LT
4. PM1B1P

SERIES Y REPETICIONES: Para todos los ejercicios de las semanas 2-6, utiliza una proporción 2/5 en las series para los lados fuerte/débil y un número de repeticiones de 3-5. Esto significa que realizas un total de siete series, dos para el lado más fuerte y cinco para el más débil, tal como sigue:

Lado fuerte × 3-5 reps (yo procuro hacer 5 en todas)
Lado débil × 3-5 reps
Lado fuerte × 3-5 reps
Lado débil × 3-5 reps
Lado débil × 3-5 reps
Lado débil × 3-5 reps
Lado débil × 3-5 reps

Descansa un minuto entre series. Si no puedes completar cinco repeticiones en las últimas series, disminuye las repeticiones en lugar de aumentar el peso. Anótalo todo.

Yo recomiendo una velocidad concéntrica (ascenso) de uno o dos segundos y una velocidad excéntrica (descenso) de cuatro segundos. Al margen de la velocidad que uses, ésta debe ser sistemática.

SEMANAS OPCIONALES DE 7 EN ADELANTE: LUNES Y VIERNES, 30-45 MINUTOS POR SESIÓN. PREHABILITACIÓN Y FORTALECIMIENTO MANTENIDOS

A partir de la séptima semana, puedes incorporar el C&E arrodillado y el PM-2B1P para las correcciones simétricas y la pura fuerza. Haz esta secuencia dos veces por semana si quieres seguir reduciendo el riesgo de lesiones. Yo simplemente vuelvo a someterme a la prueba cada 4-6 semanas y corrijo en consonancia.

Pero siguiendo con el programa, una vez rectificadas las diferencias de fuerza del 10 por ciento o superiores, utiliza dos series de 3-5 reps (yo prefiero 5) por lado para cada ejercicio.

LT
C&E arrodillado
PM2B1P
C&E semiarrodillado
PM1B1P

El PM2B1P se hace exactamente igual que el PM1B1P pero en lugar de levantar con un brazo, agarras la barra con las dos manos o, como yo prefiero, sostienes sendas mancuernas/pesas rusas con ambas manos.

Dedicar 30-45 minutos por semana a estos ejercicios lleva menos tiempo, y sacrifica menos los avances, que 6-24 meses de recuperación después de una lesión importante.

Cuatro ejercicios pueden mantenerte estable y fuerte. ¿Estás demasiado ocupado? Haz lo que puedas, ya que incluso un poco ayuda.

Concéntrate en la prehabilitación para no tener que hacer nunca rehabilitación.

Detalles de los ejercicios

EJERCICIO 1: CHOP Y ELEVACIÓN (C&E)

El chop es un movimiento descendente en diagonal de un lado a otro del cuerpo desde una posición elevada a una posición baja, y la elevación es el movimiento ascendente en diagonal desde una posición baja a una posición alta. Son esencialmente imágenes simétricas.

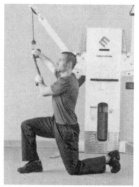
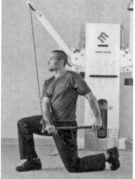
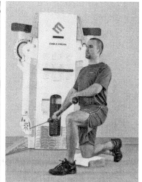
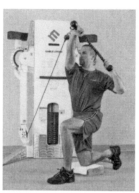

Las posiciones inicial y final del chop.

Las posiciones inicial y final de la elevación. El bloque colocado bajo la rodilla, que yo no utilicé, es opcional y aquí se emplea para obtener un ángulo ascendente más agudo.

Existen dos posturas utilizadas habitualmente cuando se realiza el C&E, véase arriba.

Nos centraremos en el C&E semiarrodillado por dos razones.

En primer lugar, es importante afrontar los problemas asimétricos (izquierda-derecha) antes de que se presenten complicaciones en ambos lados, y la postura de semiarrodillado corrige tanto las asimetrías inferiores como las superiores. En segundo lugar, de las seis personas a quienes realicé una evaluación de flexibilidad a una sola pierna (véase recuadro), todas presentaban diferencias importantes entre izquierda y derecha.

Descripción de la postura de semiarrodillado

Una rodilla está en el suelo y la otra queda en alto, con los muslos y las pantorrillas formando un ángulo de noventa grados entre sí.

Siempre se realizará el chop hacia la rodilla en el suelo y se elevará hacia la rodilla en alto. Cada uno es un movimiento que incluye tirar y empujar, y hay que mantener las manos cerca del pecho en la transición.

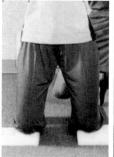
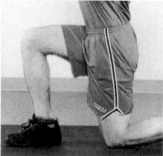

Las posiciones arrodillado y semiarrodillado.

En el chop, por ejemplo, tiras de la barra hacia el esternón y la empujas hacia el suelo. El cable debe trazar una línea recta.

Lo ideal es que tanto el pie adelantado como la rodilla en el suelo se coloquen en línea recta, y se puede poner cinta adhesiva (o cualquier línea) en el suelo para asegurarse de ello.

Si esta postura tan cerrada resulta demasiado difícil de mantener, emplea una base más abierta. Aleja el pie delantero diez centímetros de la línea de la rodilla y ve acercándolo en las siguientes sesiones. Sólo debes asegurarte de que la distancia es la misma para los lados derecho e izquierdo en cada sesión individual, lo cual es fundamental para que las comparaciones sean correctas.

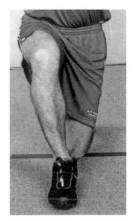

Colocación ideal sobre una línea.

El programa de chop y elevación 80/20

Indicaciones generales

1. **Usa una «barra» durante el primer mes o dos.** Tanto el chop semiarrodillado como la elevación semiarrodillado se realizarán con cables que empleen o bien una barra acoplable o, como en la fotografía, el accesorio más común para «extensión de tríceps» con la cuerda totalmente deslizada hacia un lado para imitar una barra. Es lo que yo usé.

Este método de la barra o la falsa barra te obliga a usar tus músculos básicos para contrarrestar la desventaja mecánica, en lugar de hacer trampa por medio del movimiento con la fuerza del brazo.

Si quieres realizar el C&E en casa o en los viajes, puedes usar las gomas elásticas.[2] Si usas gomas, el movimiento pasa a ser más bien un press al frente, no por delante del cuerpo.

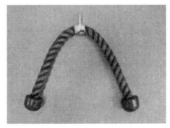
Cuerda de tríceps (normal).

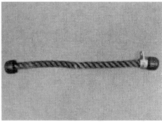
Cuerda de tríceps convertida en «barra».

2. **Descarga el peso entre repeticiones si es posible (o sea, deja la columna de pesas en posición de reposo).** Esto es algo que pasé por alto en mis primeras sesiones, ya que estaba en el extranjero e incomunicado. Aun así, dupliqué mi fuerza y corregí mi desequilibrio en cuatro sesiones sin descargar, pero progresé más rápido una vez que lo tuve en cuenta. Si te resulta demasiado difícil coordinar, al principio puedes omitirlo.

2. Véase «Herramientas y trucos» al final de este capítulo.

EVALUACIÓN DE FLEXIBILIDAD DE UNA SOLA PIERNA

Pruébalo tú mismo.

1. Con los pies juntos y las rodillas inmovilizadas, intenta tocarte los dedos de los pies con los dos pies en tierra. Si te resulta demasiado fácil, intenta tocarte los dedos de los pies con las palmas de las manos.

2. Ahora prueba el mismo estiramiento por cada lado independientemente. Coloca un pie en un taburete o bloque, y recuerda que debes mantener las rodillas inmovilizadas para no hacer trampa. Hazlo a ambos lados.

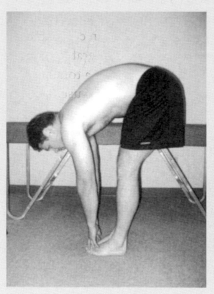
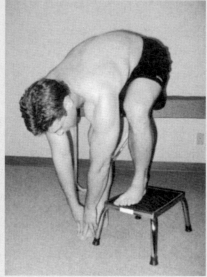

Paso 1   Paso 2

¿Cómo te ha ido? Con el lado derecho me quedaba ocho centímetros más arriba.

Gray explica el concepto: «El desequilibrio no es sólo un problema de fuerza. Es un problema de control motor. La clave está en pasar de estar descargado a cargado y viceversa. Lo importante es el momento del reinicio, es ahí donde se estimulan más neuronas.»

Pero ¿cómo ponerse en la posición adecuada, que exige tener la cuerda en la mano a cierta distancia de la máquina sin levantar automáticamente la columna de pesas? En otras palabras, ¿cómo apoyar las pesas sin caerse? Debes alargar el cable. La mejor opción es utilizar mosquetones, las argollas metálicas empleadas en escalada.

Primera opción: usa un eslabón de cadena de una ferretería y dos mosquetones para alargar el cable. Un extremo de la cadena irá unido al cable, y el otro extremo se unirá a la cuerda para tríceps. Esto da resultado. **La segunda opción**, y la que prefiero, es usar una banda de nailon (o una «daisy chain de bolsillo») diseñada para escalada en lugar del eslabón. La banda de nailon es una cinta plana con lazadas. Esta banda es muy ligera y puede plegarse y guardarse en el bolsillo, pero a la vez es lo bastante resistente para soportar el peso en los movimientos de chop y elevación. Yo viajo con ella.

Si no deseas molestarte en alargar el cable, puedes entrenar con un compañero que te descargue el peso durante un segundo después de cada repetición, o simplemente puedes entrenar sin descargar, como hice yo durante cuatro sesiones, que bastaron para corregir mi mayor desequilibrio.

3. **No contengas la respiración.** En cuanto pasé a pesos mayores, acabé conteniendo la respiración en la parte de ascenso y exhalando lentamente en el descenso. A esto se llama técnica Valsalva, y aunque puede ser útil para los levantamientos máximos, es una trampa en el C&E. Esfuérzate en respirar de la manera siguiente y mantén la cara relajada:

a. Inhala una gran cantidad de aire al principio del movimiento y presuriza el abdomen tensando todos los músculos de las caderas y el torso. Pon rígido el cuerpo y apaláncalo, pero permanece lo más erguido posible.

b. Inicia la parte de jalado de cada movimiento y expulsa el aire con los dientes apretados para producir un silbido. Prosigue con este silbido continuo en la transición hacia el movimiento de empuje y hasta alcanzar la extensión completa. En la extensión completa, debería quedarte aún más del 50 por ciento del aire en los pulmones. Continúa con el silbido en el movimiento de regreso, empleando el aire restante, hasta que la columna de pesas descanse en su soporte.

c. Respira normal dos veces, con las pesas en descanso, e inicia la siguiente repetición.

4. Debes mantener exactamente la misma posición de una sesión a otra.

Colocación de los pies: Para fijar la posición de una sesión a otra, Gray propone usar una colchoneta de estiramientos o yoga, con el extremo junto a la máquina, y luego apoyar la rodilla aproximadamente a un tercio del otro extremo de la colchoneta.

Si la colchoneta es tuya (las colchonetas de yoga pueden enrollarse y son una inversión inteligente), utiliza algo como un rotulador para marcar el punto de colocación de la rodilla para ambos movimientos. Si la colchoneta no es tuya, usa cinta adhesiva.

He aquí un diagrama en el que se muestra la colocación ideal de Gray y lo que yo acabé haciendo:

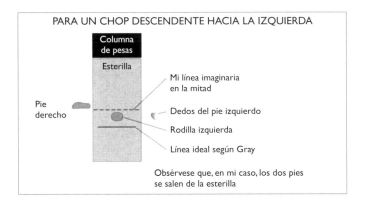

Yo empecé utilizando una colchoneta de estiramientos corriente, más para evitar las peladuras en las rodillas que por la posición. Pero luego me di cuenta, como no es de extrañar, de que usando una colchoneta me era mucho más fácil repetir las posiciones exactas. La rodilla en el suelo la apoyaba en la mitad de la colchoneta desde la columna de pesas, ya que no tenía cinta y la mitad era un punto más fácil de establecer visualmente. Después me aseguraba de que la cadera me quedara aproximadamente ante el centro de la columna de pesas. Si bien no era exactamente lo que Gray recomendaba, permitía recordar las posiciones para ambos lados y movimientos.

Para la alineación del pie y la rodilla en el suelo, como se ve en el diagrama, pongo la rodilla en el suelo a un lado de la línea imaginaria en la mitad de la colchoneta, y el pie al otro lado.

No es necesario que la cadera quede en un ángulo de 90 grados exactamente respecto a la columna de pesas, pero me pareció que así era más fácil de recordar y reproducir.

Posición de las manos: Para la posición de las manos tanto en el chop como en la elevación, colocaba la mano más alejada de la máquina justo a tres anchos de mano del extremo colgante de la «barra»/cuerda. La mano más cercana a la máquina agarraba la cuerda lo más cerca posible del cable.

Rotación de la cabeza y el hombro: La cabeza no debería rotar independientemente de los hombros. Si imaginamos las caderas y los hombros alineados entre sí en la posición inicial, no deberías girar los hombros más de 15-20 grados respecto a las caderas. Una rotación mayor no conseguirá más activación de los abdominales y podría inducirte a perder la posición correcta de la zona lumbar y la posición erguida de la columna.

Demos inicio a las pruebas

Para detectar desequilibrios con el C&E se ponen a prueba los cuatro cuadrantes: inferior izquierdo, inferior derecho, superior izquierdo, superior derecho. El objetivo es identificar tu cuadrante más débil. Siempre se realiza el chop antes que la elevación, ya que para el primero emplearás pesos mayores.

PRUEBAS
Chop a rodilla izquierda × 6-12 reps
Chop a rodilla derecha × 6-12 reps
Elevación desde rodilla izquierda × 6-12 reps (asegúrate de que te mueves
    despacio en la parte de descenso de la elevación o el peso te arrastrará)
Elevación desde rodilla derecha × 6-12 reps

Es mejor realizar la prueba al principio de una sesión. Para las elevaciones, resta la mitad o incluso dos tercios del peso utilizado para el chop. Para los dos movimientos elige un peso que, a tu juicio, no puedas mover en más de 6-12 repeticiones, y luego busca las discrepancias de calidad y tu capacidad para llegar a las repeticiones máximas por cada lado.

No debería costarte demasiado. Te interesa completar las 6-12 repeticiones, de modo que **pones a prueba el punto en que pierdes la postura adecuada y/o la fluidez de movimiento, o el punto donde se pone de manifiesto que el esfuerzo pone en peligro la técnica.**

Por lo tanto, estás levantando hasta el «fallo» de la postura o la técnica, no hasta el fallo muscular.

Mantén la espalda recta, las caderas en posición neutra y la cabeza lo más erguida posible. La «pérdida de la postura» se produce cuando no puedes mantener esta posición erguida y la cabeza se te cae o se ladea. Deja de contar las repeticiones cuando ya no puedas corregir esto. Aunque no es imprescindible, es útil tener a alguien que te observe o grabe la prueba en vídeo.[3] Para los dos lados, cuenta el máximo número de repeticiones hasta que el movimiento deje de ser suave y fluido.

Si por casualidad te equivocas con el peso y superas las 12 repeticiones, sigue adelante y deja constancia de la repetición en que falla la postura. En todo caso, usa el mismo peso en ambos lados.

Una vez completada la prueba, deberías hacer una evaluación de los cuatro cuadrantes: el chop a derecha e izquierda y la elevación a derecha e izquierda. Se considera desequilibrio una diferencia mayor del 10 por ciento en peso (a igual número de repeticiones) o en número de repeticiones (a igual peso) entre los lados izquierdo y derecho.

Detecta el cuadrante más débil y trabaja en él hasta recuperar la simetría. He aquí los resultados de mi primer día de pruebas:

Chop a rodilla izquierda:	8 kg × 7,5 reps
Chop a rodilla derecha:	8 kg × 15 reps(!), y habría podido hacer otras 3-4
Elevación desde rodilla izquierda:	4 kg × 13 reps
Elevación desde rodilla derecha:	4 kg × 14 reps

Repetí la prueba al cabo de dos días, ya que quería confirmar mi desequilibrio antes de planificar un programa entero. Lo confirmé, pero ya se advierte una increíble mejora en el control motor, que se refleja en los aumentos de fuerza:

Chop a rodilla izquierda:	8 kg × 16 reps
Chop a rodilla derecha:	8 kg × 20 reps, y podría haber hecho otras 7-8 (paré, ya que el resultado de la primera prueba había quedado confirmado)
Elevación desde rodilla izquierda:	6 kg × 6-7 reps (debido al mayor peso se puso más de manifiesto la debilidad de este lado que en la primera prueba)
Elevación desde rodilla derecha:	6 kg × 11 reps

---

3. Yo utilicé una Flip Cam montada en una máquina cercana con un trípode ajustable Joby Gorillapad.

Al cabo de dos sesiones, estaba usando veinte kilos para los dos lados en el chop. El mayor desequilibrio se había rectificado, y las molestias en la espalda que experimentaba después de muchas horas escribiendo prácticamente habían desaparecido.

Te sorprendería la cantidad de problemas básicos que se resuelven con sólo detectar el cuadrante más débil y corregirlo.

EJERCICIO 2: EL LEVANTAMIENTO TURCO (LT)

Si Gray pudiese elegir un solo movimiento de los Cuatro Ejercicios Determinantes, elegiría el Levantamiento Turco.

El LT puede ser un movimiento complejo, y debería considerarse una inversión a largo plazo. Si acaba siendo frustrante, se puede ver como un calentamiento con poco peso que se ejercita durante unos minutos antes de cada sesión, fijando la atención en aumentar la resistencia con los otros movimientos hasta sentirse uno del todo cómodo.

Éste es el movimiento que Gray más utilizó con Michelle Wie, junto con el balanceo básico.[4] El LT es una solución elegante que incluye nueve movimientos distintos que, en combinación, inciden en todos los grupos musculares principales y los planos de movimiento. Gray recalca la razón por la que en general no se ve así: «El levantamiento turco y el balanceo simplemente no son lo bastante vistosos para las revistas glamurosas. ¿Acaso estoy diciendo que se puede ser un deportista de talla mundial y hacer sólo el LT y el balanceo para la prevención de lesiones? Sí, en gran medida.»[5]

En cuanto Michelle pudo hacer un LT completo con una pesa rusa de 16 kilos, supervisado por el doctor Mark Cheng, un fenómeno del LT, los avances que había conseguido con la rehabilitación, los chops y las elevaciones, y los pesos muertos sobre una sola pierna se integraron y engranaron. El LT puede considerarse equivalente a la función «Guardar documento» en un ordenador. En otras palabras, el C&E mueve la parte superior del cuerpo a la vez que inmoviliza la inferior; el PM1P (que trataremos a continuación) mueve la parte inferior del cuerpo a la vez que inmoviliza la parte superior; y una vez fortalecidas las dos mitades, el LT es lo que las coordina. Si no se «guarda el documento» al final de una sesión con el LT, los avances de las partes inferior y superior del cuerpo no se incorporan para un movimiento de todo el cuerpo.

El LT también es asombrosamente eficaz como ejercicio independiente.

4. El balanceo no es uno de los Cuatro Ejercicios Determinantes, sino una preferencia personal. Se describe detalladamente en «Crear el posterior perfecto».

5. ¿Se necesita un entrenamiento de aptitudes deportivas concretas? Naturalmente. Pero si no se poseen estas pautas motrices básicas, no deberían realizarse otros ejercicios hasta resolver ese problema. Éste es el fundamento.

Jon Torine, preparador de fuerza física de los Colts de Indianápolis, afirma inequívocamente: «Mi trabajo consiste en el ejercicio, la prevención de lesiones y el aumento del rendimiento. Empiezo con el LT. Acabo con el LT. Compruebo los progresos con el LT.»

La cantidad de peso que debe emplearse depende de la experiencia con el LT de cada cual, no de la fuerza en otros ejercicios. Para mancuernas o pesas rusas:

MUJERES
Principiante: 4-6 kg
Intermedio: 6-8 kg
Avanzado: 8-12 kg o superior

HOMBRES
Principiante: 8-12 kg
Intermedio: 12-16 kg
Avanzado: 16-24 kg o superior

Si bien existen muchas versiones del LT, en la página 343 hay uno diseñado como un ejercicio corrector sistémico. Proporciona el feedback más detallado. Otras formas —las que omiten ciertas pausas, por ejemplo— permiten más la compensación y es más fácil pasar por alto puntos débiles.

En la secuencia fotográfica de la página siguiente, Brett Jones nos muestra los pasos 1-9, que después deben invertirse exactamente en el mismo orden para volver a dejar la pesa rusa en el suelo.

Las fotos pueden emplearse como referencia y comprobación punto a punto, pero véase por favor un vídeo de la ejecución correcta antes de intentarlo (www.fourhourbody.com/tgu).

Si el LT entero es demasiado difícil, puedes interrumpirlo en la posición de apoyo en brazo (paso 5) e identificar las discrepancias izquierda-derecha hasta este punto. Este «medio LT» es excelente para la rehabilitación de hombro, y hoy día algunos centros de fisioterapia de alto nivel lo recomiendan con este fin.

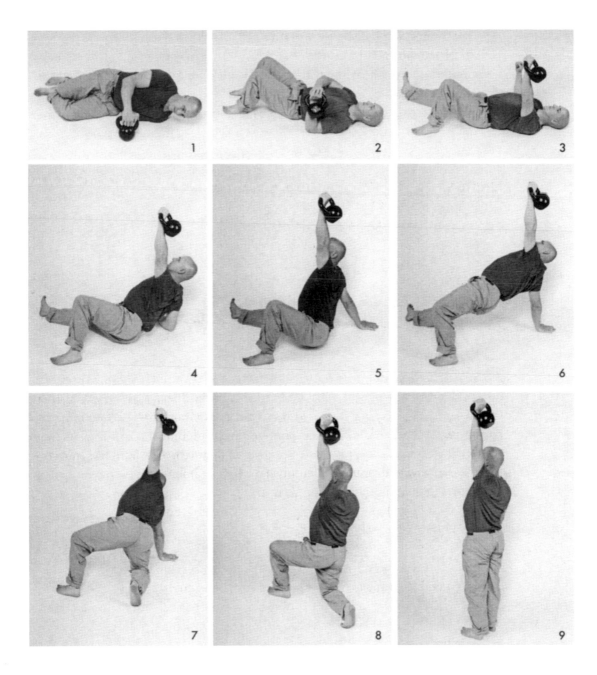

EJERCICIO 3 Y 4: EL PESO MUERTO CRUZADO A UN SOLO BRAZO SOBRE UNA SOLA PIERNA (PM1B1P)

El peso muerto corriente es sencillo: sostén una barra por delante de las rodillas y enderézate hasta quedar totalmente erguido.

El peso muerto sobre una sola pierna, como su propio nombre indica, es este movimiento ejecutado sobre una sola pierna.

Los músculos profundos de la cadera tienen la función tanto de estabilizadores como de motores, y el peso muerto sobre una sola pierna les permite

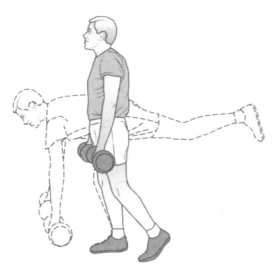

desempeñar esta función, poniendo de manifiesto a la vez los desequilibrios izquierda-derecha. La variante en la que nos centraremos —el **peso muerto cruzado a un solo brazo sobre una sola pierna (PM1B1P)**— implica el uso de una mancuerna o pesa rusa en lugar de una barra de pesas.

Antes de emplear un solo brazo, sin embargo, tienes que sentirte cómodo sosteniéndote sobre una sola pierna.

Principio y final del PM2B1P. Obsérvese que los dedos del pie situado detrás deben apuntar al suelo, no hacia fuera.

Aprender el peso muerto a dos brazos sobre una sola pierna (PM2B1P)

Aunque emplearemos el PM1B1P en el entrenamiento, es aconsejable sentirse primero cómodo con el peso muerto sobre una sola pierna empleando los dos brazos. Dos brazos cargados favorecen el equilibrio, lo que te permite concentrarte en el elemento más importante del peso muerto: la cadera.

Para aprender este movimiento con dos brazos se tarda menos de 15 minutos. He aquí el procedimiento:

Con un juego de mancuernas ligeras (de 4-14 kg), haz 3-5 series de 3-5 repeticiones del PM2B1P para acostumbrarte a la estabilización básica y al equilibrio sobre un solo pie. Las indicaciones son idénticas a las presentadas más adelante para el PM1B1P, pero aquí intervienen dos manos y dos mancuernas.

Tendrás una sensación extraña. Prevé molestias en las plantas de los pies. Este breve rato con el PM2B1P te ayudará a prevenir una frustración innecesaria cuando pases al PM1B1P, en el que intervienen muchas más fuerzas, como por ejemplo la contrarrotación y la contrainclinación lateral.

Emplea las siguientes directrices para practicar primero el PM2B1P, con las dos manos y dos pesas.

Realizar el peso muerto a un solo brazo sobre una sola pierna

- Apoyado en un solo pie, con una flexión de rodilla de unos 20 grados, y con la mancuerna o pesa rusa colocada junto al interior del pie de apoyo (elevada si es necesario para acomodarse al grado de flexibilidad). La otra pierna se haya en extensión completa por detrás del cuerpo y no se le permite la rotación externa ni interna. En otras palabras, la puntera del pie situado por detrás debería apuntar al suelo en todo momento. La rotación externa de la pierna permitiría a la cadera abrirse hacia arriba y se echaría a perder la mecánica.
- Articulando la cadera, imita un movimiento de sentarse y echa atrás el trasero. Alarga el brazo opuesto a la pierna de apoyo hacia abajo y coge la pesa. Utiliza el brazo libre para equilibrarte. Imagínate levantando la pesa en un movimiento de balancín.[6] Se genera una considerable cantidad de torsión rotacional cuando te sostienes sobre una pierna y levantas un peso con el brazo opuesto. Evitar esta rotación exige una estabilidad básica, que es precisamente lo que intentamos desarrollar.
- Deja la pesa antes de cada repetición. Gray trabaja con deportistas de elite, y su índice de lesiones con peso muerto es cero. La razón es esta regla (series de una).

Si aspiras a una serie de cinco repeticiones, por ejemplo, lo que en realidad estás realizando son nueve repeticiones, cinco con carga y cuatro sin carga intercaladas. He aquí el proceso: alarga el brazo hacia abajo, levanta el peso hasta quedar erguido, vuelve a bajarlo de manera controlada, vuelve a erguirte sin la carga, recupera la compostura y la postura, respira hondo, luego vuelve a inclinarte y repite. Aprende a articular la cadera y a afirmar el pie en el suelo antes de volver a agarrar la pesa: preparar la repetición es tan importante como la propia repetición. Al igual que en el chop y la elevación, la clave está en el paso del movimiento sin carga al movimiento con carga.

Indicaciones de Gray para el peso muerto

1. El peso muerto es un **movimiento de inclinación hacia delante sólo en apariencia. En realidad es un movimiento semejante a sentarse que sitúa el trasero por detrás de los talones.** Tanto si se levantan pesos muertos con una o dos piernas apoyadas, la tibia (hueso de la espinilla) debería permanecer lo más vertical posible.

---

6. Como un pájaro en movimiento perpetuo. Si no has visto uno, míralo en www.fourhourbody.com/bird.

2. **Agarra el peso con fuerza, ya que así evitarás riesgos de lesiones en los hombros.** La retracción (echar atrás) del hombro no es necesaria. Utilizar un peso mayor, y por tanto un agarre más firme, permite la contracción refleja correcta de los manguitos rotadores.

3. **Extiende plenamente la pierna en posición posterior y mantenla recta. Debería parecer una extensión de la columna.** Si bajas el pecho cinco centímetros, levanta el talón posterior cinco centímetros. Si levantas el pecho cinco centímetros, baja ese talón posterior cinco centímetros. Deberían estar perfectamente coordinados.

4. **Levanta una cantidad de peso considerable, aunque para ello debas reducir el alcance del movimiento.**

A Gray le sorprende constantemente que algunos entrenadores personales utilicen mancuernas cromadas de dos kilos con individuos que por norma acarrean a niños o maletas que pesan entre 15-20 kilos. En movimientos de inclinación y levantamiento como el peso muerto, un peso ligero inducirá a la flexión del codo y el encogimiento del hombro, lo cual no conviene.

El objetivo del peso muerto es hacer pocas repeticiones, provocar reacciones neuromusculares y crear una estabilidad básica en un impulso de cadera. Las repeticiones deberían mantenerse entre una y cinco, a semejanza de los ejercicios de fuerza. Esto no se hace para favorecer la hipertrofia (crecimiento muscular); se hace para crear una base estable desde la que trabajar.

Es posible restringir el alcance del movimiento del peso muerto mientras trabajas para conseguir el alcance total del movimiento. Puedes, por ejemplo, levantar en peso muerto una pesa rusa de una caja o levantar una mancuerna de un taburete bajo o plataforma. Si el peso es considerable y articulas la cadera correctamente, te beneficiarás, incluso si el peso recorre una distancia corta. En lugar de saltarte el ejercicio, eleva la pesa hasta conseguir mejor control del movimiento. Conforme vayas progresando, bájala de altura poco a poco y al final levántala del suelo.

¿Cómo lo organizarás todo? Vuelve a la sinopsis de la página 330.

HERRAMIENTAS Y TRUCOS

Encuentra un experto en Control del Movimiento Funcional (CMF) (www.fourhourbody.com/fms): El CMF es la principal herramienta de Gray Cook para identificar los desequilibrios. Utiliza esta página web para encontrar a expertos locales en CMF que puedan someterte a una evaluación completa. Puntuaciones de 14 o menos —la «zona de peligro»— se corresponden con un índice de más del 35 por ciento de lesiones. Mi primera puntuación en CMF fue de 17 y la calculó Eric d'Agati en el One Human Performance Center de Nueva Jersey, que es el centro de CMF al que acude el equipo de los Giants de la NFL.

Auto CMF (www.fourhourbody.com/fms-self): ¿Quieres hacerte tú las pruebas sin un profesional? Utiliza esta versión abreviada como punto de partida.

Vídeo de chop y elevación (www.fourhourbody.com/cl)

Levantamiento turco (www.fourhourbody.com/tgu): Zach Even-Esh muestra el levantamiento turco. Obsérvense los tiempos en la secuencia. No es un movimiento continuo, sino más bien una serie concreta de movimientos con pausas breves. Cuanto más despacio puedas hacerlo, mejor será tu técnica. No corras.

Peso muerto cruzado a un solo brazo sobre una sola pierna (www.fourhourbody.com/1SDL): Este vídeo muestra la realización correcta del PM1B1P.

Sentadilla (www.fourhourbody.com/squat): Ésta es una excelente lección de cómo rectificar el habitual redondeo de la zona lumbar en el tramo inferior de la sentadilla.

Bolsas impermeables para kayak (www.fourhourbody.com/kayak): Una bolsa impermeable para kayak está concebida para evitar que entre el agua. También puede utilizarse para evitar que salga el agua, y es una buena manera de hacer tu LT cuando viajas. Yo utilizo la bolsa impermeable SealLine Baja 30, que contiene hasta treinta litros. Un litro = 1 kilo. Treinta litros te da treinta kilos.

Gomas para C&E móvil, las gomas de Gray Cook (www.fourhourbody.com/cl-band): Para quienes desean hacer el C&E cuando están de viaje o en casa, estas gomas elásticas son un sustituto eficaz y económico de las máquinas de gimnasio.

Daisy chain de nailon de Metolius para el C&E (www.fourhourbody.com/chain)

Mosquetón Black Diamond Hot Wire para el C&E (www.fourhourbody.com/carabiner): Mosquetón en extremo ligero calificado como el «mejor accesorio del año» por la revista *Rock and Ice*.

CORRER MÁS RÁPIDO
Y MÁS LEJOS

COLARSE EN LA COMBINE DE LA NFL I

Preliminares: saltar más alto

> Cuanta más técnica tienes, menos tienes que preocuparte por ella.
>
> Pablo Picasso

—¿Eso qué es? —pregunté.

Tom, con unos brazos más grandes que mis piernas, se frotaba algo en los codos entre series de pull-downs.

—Es linimento para caballos.

Ya, claro. Ja ja.

Los efluvios eran tan intensos que me despejaron la nariz a tres metros. Zigzagueé entre los que entrenaban para llegar al estante donde él había dejado el frasco boca abajo.

«McTarnahan's Absorbent Blue Lotion»
Metilsalicilato 3 %
Mentol 1,7 %
Alcanfor 1,7 %

En la etiqueta aparecía una enorme cabeza de caballo con la crin al viento. Era, en efecto, linimento para caballos de carreras.

En el gimnasio de Joe DeFranco, encajonado y casi oculto al fondo de un polígono industrial al lado de un concesionario de Chevrolet, las herramientas no se eligen por su popularidad. Si dan resultado y son legales, es juego limpio.

La ciencia y el negocio de correr más deprisa

La Scouting Combine de la NFL, donde se selecciona a los futuros jugadores de fútbol profesionales, es lo máximo en entrevistas de trabajo.

Una vez al año, en febrero, los 330 mejores jugadores de fútbol universitario son invitados al Lucas Oil Stadium de Indiana, y los principales entrenadores y buscadores de talentos de la NFL dedican una semana a establecer su valía. Las pruebas más importantes de la lista son las «medibles»: pruebas físicas que permiten medir contrastadamente a los 330 jugadores. Estas pruebas incluyen el salto en vertical, la carrera de 40 metros, un ejercicio de agilidad con tres conos y varias repeticiones del press en banco con 100 kilos de peso.

El *draft* de la NFL, celebrado después en el Radio City Music Hall, es la primera vez que los equipos pueden hacer ofertas y negociar contratos con los jugadores potenciales. Los jugadores son elegidos a lo largo de siete rondas, y con raras excepciones, cuanto antes te eligen, más cobras.

¿En qué medida los resultados de la Combine inciden en la paga final? En gran medida. En un par de centímetros o una quinta parte de un segundo puede estar la diferencia entre millones de dólares y nada.

Casi todos los jugadores acuden a la Combine representados por agentes deportivos, cuyo trabajo consiste en asegurarse de que sus clientes alcanzan el mayor valor posible. Los discursos comerciales de muchos agentes de primera línea, cuya intención es entresacar a la flor y nata, incluyen un nombre: «Si te represento yo, puedo conseguir que entrenes con DeFranco.»

Joe DeFranco, el Yoda de la Combine, es famoso por crear monstruos que saltan más alto y corren más rápido de lo que deberían. La NFL ha tenido que cambiar la normativa para no quedarse atrás respecto a él. A saber: el ejercicio de los tres conos.

Las reglas del ejercicio de los tres conos son claras. Primero, el deportista debe ponerse en una posición de tres puntos (con los dos pies y una mano en el suelo) detrás de la línea, al igual que en la salida de una carrera de 40 metros. En segundo lugar, el deportista debe correr cinco metros, tocar la línea del otro lado con la mano derecha (no la izquierda), e inmediatamente después correr de vuelta y tocar la línea de salida con la mano derecha, tras lo cual esprinta hacia la línea opuesta.

Uno de los deportistas de Joe, Mike Richardson de Notre Dame, corrió el ejercicio de los tres conos a una velocidad jamás registrada en una Combine oficial o Pro Day[1] de la NFL: 6,2 segundos. Joe explica cómo lo consiguió:

---

1. Los Pro Days, organizados por los principales equipos universitarios de fútbol, permiten a los scouts de la NFL observar a los jugadores mientras realizan las diversas pruebas establecidas por la Combine en los recintos de las universidades antes de la propia Combine. Los entrenadores suponen, con razón, que a menudo los jugadores rinden mejor en su propio terreno.

Dado que según las normas de la prueba debes tocar las dos líneas con la mano DERECHA, descubrí que sería mucho más eficaz colocarse en una postura «zurda» menos habitual al realizar la prueba… Dicho en términos sencillos, la posición zurda permite al deportista cubrir los primeros diez metros con dos zancadas menos; cuando se habla de DÉCIMAS de segundo, dos zancadas representan una gran diferencia. Dar dos zancadas menos puede recortar hasta cuatro décimas de segundo en el total de la prueba. Y cuando hablamos de las pruebas de la Combine de la NFL, cuatro décimas de segundo son una eternidad que para un deportista puede representar millones de dólares.

Ahora algunos scouts de la NFL no permiten las salidas zurdas en la Combine. Esto es curioso ya que algunos deportistas son, en fin, zurdos. Impertérrito, DeFranco sigue produciendo deportistas que baten récords, yendo siempre un paso por delante. Profesionales de los 32 equipos han pasado por su máquina.

Pero ¿de verdad era DeFranco tan bueno? ¿O estaba utilizando el truco preferido de los entrenadores con grandes dotes de relaciones públicas: cuidar de fenómenos genéticos durante un año y luego deleitarse con su rendimiento?

Entre neumáticos y cadenas de 300 kilos, yo había acudido a su almacén para averiguarlo.

Al cabo de 48 horas, había:

- Aumentado el salto vertical en ocho centímetros (igualando el récord de mejora del gimnasio en una sola sesión)
- Mejorado la carrera de 40 metros en 0,33 segundos (batiendo el anterior récord en una sola sesión por dos décimas de segundo)

Este capítulo y el siguiente explicarán cómo puedes imitar lo que hice, empezando por mi enemigo personal (hay una razón por la que me decanté por la lucha libre en lugar del baloncesto):

El salto vertical.

El salto vertical

DeFranco me hizo empezar con un calentamiento abreviado, cuyos vídeos pueden verse en www.fourhourbody.com/defranco:

Saltos normales separando piernas y levantando brazos × 10
Saltos separando piernas y con aperturas de brazos ante el pecho × 10

Lunge inverso × 5 (cada lado)

Lunge lateral × 5 (cada lado)

Balanceo de pierna adelante y atrás × 10 (cada lado)

Saltos con pies juntos × 20 seg (saltos de puntillas con las piernas rectas lo más rápido posible)

A continuación nos acercamos al altar del aire: el Vertec.

Se trata de, y que me perdone el departamento de marketing de Vertec, una pértiga con palos que giran cuando los golpeas. El palo más alto que golpeas determina tu salto vertical.[2]

«A ver qué sabes hacer.»

Y eso hice. cincuenta y dos centímetros. En mi segundo y tercer intento alcancé la poco impresionante altura de 55 centímetros.

PUNTO DE PARTIDA: 55 CENTÍMETROS

Mientras me preparaba para recibir la primera serie de instrucciones, entró el capullo. Rectifico: El Capullo.

—¡Hola, Capullo! —saludó DeFranco en voz alta por encima del hombro.

—¿Qué hay? —respondió El Capullo.

DeFranco me miró y explicó:

—No es en absoluto despectivo. Es sencillamente lo que es. Es su nombre.

Fuera del gimnasio, se conoce a El Capullo como Mike Guadango. Su historia es la habitual entre los acólitos de DeFranco. El equipo de béisbol de la Universidad de Delaware había prescindido de él en su primer año. Él reaccionó trasladándose a la Universidad de William Paterson y entregando su cuerpo en sacrificio a DeFranco. Al cabo de 12 meses, formaba parte de la selección ideal de Estados Unidos. El Capullo ahora podía hacer 50 dominadas seguidas y, con su 1,73 de estatura, se había convertido en una celebridad en YouTube por un salto sin carrerilla sobre una plataforma de una altura de 1,40 m.[3] No estaba mal para alguien conocido en el clan de DeFranco por sus pocas dotes naturales.

El Capullo se sentó cómodamente a disfrutar del espectáculo.

La primera ronda del entrenamiento de DeFranco empezó por las correcciones.

---

2. La altura inicial (0 cm) es la altura de la yema de tus dedos estirados por encima de la cabeza cuando estás con los pies planos en el suelo. Así, los scouts pueden comparar a un jugador de 1,75 m con un jugador de 1,90 m de estatura.

3. www.fourhourbody.com/asshole.

Defecto 1: poco impulso de hombros

«Los hombros son el principal motor en el salto y aportan hasta el 20 por ciento de la altura de salto. Intenta hacer la carrera de 40 metros con los brazos pegados a los costados y te harás una idea. Para el salto vertical, la velocidad de tu descenso en una semisentadilla estará en relación directa con la altura máxima. Utiliza de verdad la fuerza de la parte superior de tu cuerpo y baja los brazos tan deprisa como puedas, encogiéndote con la misma velocidad.»

DeFranco me animó a empezar con los brazos por encima de la cabeza como un saltador de trampolín olímpico, utilizando la distancia adicional para aumentar la velocidad de descenso. Esto maximizaría la contracción elástica. Luego tocaría los palos de la pértiga únicamente con el brazo derecho, el dominante, extendido por encima de la cabeza.

Defecto 2: Echar atrás el brazo extendido en el punto máximo del salto

En el punto más alto replegaba el brazo, como para un mate en balonvolea, y golpeaba los palos al descender. Debía replegarlo en el ascenso.

Defecto 3: Pies demasiado separados en la postura de sentadilla

Mi postura de sentadilla, con los pies a una distancia mayor que el ancho de la cadera, era demasiado abierta y reducía mi altura en posición erguida en cinco centímetros. Tenía que acercar los pies hasta que quedaran a una distancia un poco inferior al ancho de la cadera y mantener la espalda recta al hacer la sentadilla.

Debía mantener la mirada fija en los palos en todo momento, salvo en el punto más bajo de la sentadilla.

Sacudiendo brazos y piernas, repasé la lista y respiré hondo unas cuantas veces.

Finalmente volví a saltar.

TERCER INTENTO: 60 CENTÍMETROS

Acababa de ganar cinco centímetros en el salto vertical.

«¿Quién te enseñó a saltar con los pies juntos?», preguntó El Capullo a mis espaldas.

Por lo visto, en el esfuerzo de empezar con los brazos por encima de la cabeza como un saltador de trampolín olímpico, también me había plantado de pies como un saltador olímpico, juntándolos totalmente. Ni siquiera me había dado cuenta. ¿Cómo había conseguido hacer una sentadilla así?

Cuatro o cinco correcciones quizá no parezcan gran cosa, pero sí lo son para mantenerlas en la cabeza y conseguir un movimiento a máxima velocidad.

DeFranco sacó una colchoneta de estiramientos. Era el momento de añadir nuevas correcciones.

Defecto 4: Flexores de cadera tensos

«Normalmente no practicamos el estiramiento estático. Los flexores de cadera son la única excepción. El objetivo es anularlos, ya que pueden restringir la extensión de pierna máxima.»

El estiramiento estático es lo que la mayoría de la gente considera estiramiento: adoptar un estiramiento y mantenerlo durante diez segundos o más. Resulta que este sistema de facto puede disminuir temporalmente la fuerza de los músculos y el tejido conectivo que se estira, aumentando la probabilidad de lesión. En esta excepción inusual, deseábamos alargar y debilitar temporalmente una zona y sólo una zona: los flexores de cadera.

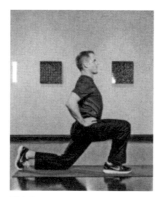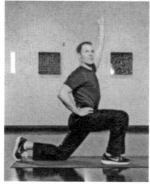

Mantén esta postura.

Los estiramientos de flexor de cadera se realizan entre 30 segundos y 2 minutos antes de un salto, y el lado no dominante se estira primero. En mi caso, era el izquierdo. Cada lado se mantiene durante 30 segundos.

CUARTO INTENTO: 63 CENTÍMETROS

Me sentí satisfecho con nuestros progresos, y DeFranco también: «Eso habría valido un millón de dólares si jugaras al fútbol y estuvieras en la NFL. La media para los jugadores de instituto en este gimnasio está entre 50 y 60 centímetros. Pasar de 73 a 75 centímetros en la Combine te da acceso a una franja totalmente distinta. También a una nueva franja fiscal.»

Uno de sus protegidos, Miles Austin, hacía un salto vertical de 106 centímetros con 100 kilos. Brian Cushing, que entonces tenía el mejor registro en placajes en la AFC, pesaba 120 kilos y tenía un salto vertical de 90 centímetros. «Cush» había empezado con DeFranco a los 17 años y fue elegido en la primera ronda del *draft*. Cush ahora era capaz de levantar 100 kilos en press en banco con 35 repeticiones. También podía ponerse un chaleco lastrado de ocho kilos, sentarse en una silla y subir de un salto a una plataforma de 125 centímetros directamente desde la posición de sentado. En efecto, todo un mutante.

En comparación, mi rendimiento era pobre, pero había mejorado mi salto vertical en ocho centímetros en sólo 20 minutos y obtenido el mejor registro de mejora en el gimnasio para una sola sesión.

Sin embargo a la mañana siguiente me esperaba un desafío mucho mayor: la carrera de velocidad.

HERRAMIENTAS Y TRUCOS

Colchoneta Probotics Just Jump (www.fourhourbody.com/jump-mat): Esta colchoneta portátil mide el salto vertical basándose en el tiempo en el aire. La utiliza Rich Tuten, el preparador de fuerza y acondicionamiento de los Broncos de Denver durante sus pruebas anuales, y cabe debajo de una cama.

Mastering the Combine Tests, **DVD (www. fourhourbody.com/combine-dvd):** En este DVD, DeFranco disecciona cada uno de los aspectos de las pruebas de la Combine de la NFL, incluidos la carrera de 20 metros ida y vuelta, el ejercicio de los tres conos, la prueba del press en banco y el salto horizontal.

McTarnahan's Absorbent Blue Lotion (http://store.allvet.org/abblloga.html): Alivio del dolor y rigidez para caballos… y deportistas de elite. A su lado la crema Ben-Gay parece agua.

Vídeos de mutantes:

Adrian Wilson saltando 167 centímetros (www.fourhourbody.com/wilson): Mira el salto con carrerilla por encima de los 165 cm.
Keith Eloi salta a la caja de una furgoneta (www.fourhourbody.com/flatbed): Sin carrerilla, sin expresión de esfuerzo, y con unas miserables chancletas.
Keith Eloi sale de una piscina con un salto hacia atrás (www.fourhourbody.com/pool-eloi)

COLARSE EN LA COMBINE DE LA NFL II

Correr más deprisa

Eran las ocho de la mañana hora del este (las cinco de la mañana hora del Pacífico en mi reloj fisiológico), y Joe y yo estábamos ya en pie y tomando un desayuno clásico de cafetería en Nueva Jersey: tortillas e interminables tazas de café amargo y fuerte. Saqué un cuaderno y empecé a hacer preguntas.

—¿Quién es el mejor preparador de fuerza que nadie conoce?

Respuesta: Buddy Morris, de la Universidad de Pittsburgh.

—¿El preparador preferido para fuerza funcional?

Respuesta: Louis Simmons, del Westside Barbell.[4]

—¿Tu experto en estiramientos preferido?

Respuesta: Anne Frederick, cuya clínica, Stretch to Win [Estira para ganar], yo había visitado en Tempe, Arizona, hacía sólo seis meses. Había salido de una sesión a cargo de su marido con más movilidad de cadera de la que había tenido en una década.

—¿Tu preparador preferido para sprint o velocidad?

Respuesta: Charlie Francis.

Ah, Charlie. Charlie Francis también es mi preparador preferido para velocidad. Por desgracia, es más famoso por entrenar al medallista de oro de los cien

En África cada mañana despierta una gacela. Sabe que debe correr más deprisa que el león o no sobrevivirá. Cada mañana un león despierta, y sabe que debe correr más deprisa que la gacela o se morirá de hambre. Da igual que seas el león o la gacela. Cuando sale el sol, más te vale estar en movimiento.

Maurice Greene,
cinco veces campeón del mundo
de los cien metros lisos

---

4. Una respuesta habitual entre los entrevistados para este libro.

metros Ben Johnson, que dio positivo en el consumo de esteroides (estanozo-lol) en los Juegos Olímpicos de 1988. Pocos conocen la complejidad de las técnicas de entrenamiento de Charlie.[5] Era un auténtico genio.

Francis era ante todo un experto en biomecánica y entrenamiento, no un químico. Una de sus innovaciones consistía en usar distancias sumamente cortas y entrenar al 95 por ciento o más del esfuerzo máximo, nunca entre el 75 y el 95 por ciento. Menos del 95 por ciento era demasiado lento para considerarse trabajo de velocidad, y era difícil recuperarse del mayor volumen que acompañaba las velocidades menores en un plazo de 24 horas.

Joe DeFranco adaptó estos conceptos, entre otros, y prosperó. He aquí un ejemplo:

En lugar de correr 400 metros o más a fin de desarrollar una base para el sprint y luego ir reduciendo, como es lo habitual, DeFranco indicó a uno de sus jugadores de fútbol de la tercera división, el antes mencionado Miles Austin, que dedicara más del 80 por ciento de su entrenamiento de velocidad a carreras de diez metros. Miles se concentró en perfeccionar la postura de salida, el número exacto de pasos para una velocidad óptima y la postura precisa para una aceleración continua. Pese al hecho de que Miles corrió sólo tres carreras de 40 metros entre más de cien carreras de diez metros, tardó 4,67 segundos en la carrera de 40 metros de la Combine y luego le asignaron un crono oficial de 4,47 segundos.

Si Joe era un especialista en la Combine, lo sabía todo sobre la carrera de los 40 metros: «En cuanto a mejora, el salto vertical lo consiguen 9 de cada 10 personas. En los 40 metros, mil de cada mil.»

Eso es mucho decir.

Yo fantaseaba con la idea de batir el récord de Ben Johnson sin mucho más que una tortilla griega y varios litros de café malo. Iba a ser un buen día.

El calentamiento

Lo primero es lo primero: ejercicios de calentamiento. Llevaba zapatillas de fútbol sin tacos, y Joe subrayó la importancia de reproducir los hábitos de un

---

5. Pocos saben todavía que cuando se le retiró la medalla de oro a Ben y se le concedió a nuestro gran héroe estadounidense Carl Lewis, éste dio positivo en tres estimulantes prohibidos (seudoefedrina, efedrina y fenilpropanolamina) en los mismos Juegos Olímpicos. Lewis fue descalificado inicialmente, pero esta decisión fue revocada tras una apelación por «uso involuntario». En otras palabras, había consumido un suplemento de hierbas pero no sabía que contenía esos estimulantes. Sin insinuar que un atleta de talla mundial sabía lo que consumía, quiero aclarar que la efedrina más la testosterona fue una de las combinaciones preferidas de los corredores de velocidad durante los años ochenta, década llamada a menudo la «edad de oro» del consumo de esteroides en el deporte. De hecho, cuatro de los cinco primeros finalistas olímpicos de los 100 metros en 1988 (junto con Ben Johnson) habían dado positivo por sustancias prohibidas en algún punto de sus carreras

buen sprint en los propios ejercicios de calentamiento:[6] usar el impulso de los brazos, etcétera.

PREPARACIÓN DEL MOVIMIENTO GENERAL

    20 metros de saltos × 2
    Lunge inverso × 6 reps a cada lado
    Pedaleo hacia atrás[7] (para cuádriceps y flexores de la cadera) 20 metros × 2
    Desplazamiento lateral en semisentadilla[8] 20 metros × 2

DEMOSTRACIÓN DEL LUNGE INVERSO

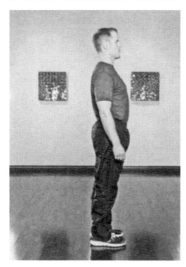
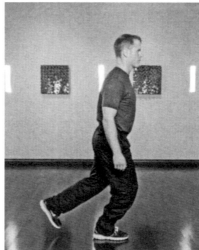
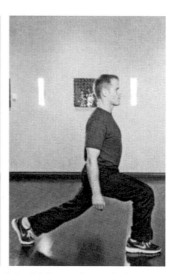

Fíjate en que primero flexiono la rodilla de la pierna de apoyo, colocando la rodilla por delante de los dedos del pie antes de extender hacia atrás la otra pierna.

6. Ni mil palabras pueden reproducir con exactitud los movimientos, pero encontrarás un vídeo gratuito de cada uno en www.fourhourbody.com/defranco.

7. Imagina que intentas dar una patada de talón a alguien situado a un metro o metro y medio por detrás de ti, apuntando a la altura de la cadera y alternando las piernas.

8. Para el desplazamiento lateral, adopta una posición de semisentadilla e impúlsate con el pulgar del pie que arrastra. No balancees la cabeza arriba y abajo, y asegúrate de que haces 20 metros a la derecha y a la izquierda.

ESTIRAMIENTO DINÁMICO Y ACTIVACIÓN MUSCULAR EN SUELO[9]

10 × roll-overs con extensión de piernas en V

10 × rotación de piernas hacia fuera a cuatro patas (por cada lado)

10 × pasos de escalada a cuatro patas[10]

EJERCICIOS DE FRECUENCIA PARA PREPARAR EL SISTEMA NERVIOSO

Realiza tantas repeticiones como te sea posible en el tiempo asignado:

Saltos con pies juntos × 20 seg

Separación de piernas en semisentadilla profunda × 2 series de 5 seg (descanso de 10 seg entremedias)[11]

Joe abrevió el calentamiento y me dio tiempo para recobrarme. Uno de los trucos más viejos en el mundo del entrenamiento, explicó, es cansar al deportista antes de las pruebas del «antes» con un calentamiento intensivo, luego volver a hacerlas con un calentamiento mínimo. He ahí la mejora medible inmediata.

Estos entrenadores y sus trucos.

La preparación

Mis tiempos no dependerían de la visión o la opinión de DeFranco. Emplearíamos el sistema Brower, la misma tecnología usada en el «gran espectáculo» de la Combine.

Mi tiempo final se cronometraría automáticamente cuando pasara entre un par de detectores láser emparejados en la línea de 40 metros, ambos sincronizados con su receptor de mano.

Como línea base, corrí dos carreras de 10 metros sin indicaciones del preparador:

Carrera 1: 2,12 seg

Carrera 2: 2,07 seg

Luego impresioné a Joe con una vertiginosa carrera inicial de 40 metros en... 5,94 segundos.

---

9. Véase esto en movimiento en www.fourhourbody.com/mobility.

10. Para los pasos de escalada, no apoyes el talón del pie adelantado. Permanece de puntillas y mantén las rodillas por delante de los pies en todo momento. Si apoyas el talón, fomentas una zancada muy larga al correr, lo que lleva a correr con apoyo en talón y a desgarrones en los isquiocrurales.

11. Véase la demostración en www.fourhourbody.com/wideouts.

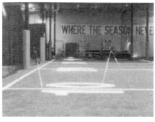

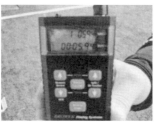

El sistema Brower

«La buena noticia es que has corrido en menos de seis segundos», anunció Joe mientras señalaba la pantalla de su receptor. «Para presentarlo de manera optimista, no es malo si eres un defensa de 150 kilos por debajo de la media.»

Paseándose con un contoneo, me miró con una sonrisa de oreja a oreja: «A ver por dónde empezamos… Hoy vas a hacerme quedar bien. ¡Hoy es un gran día para Joe!»

Había llegado el momento de dejar que Joe obrara su magia. El «por dónde empezar» era sencillo: la posición de salida.

Lo importante está en los detalles

Con el primer paso no había llegado a ninguna parte. Literalmente. Mi pierna había pasado de detrás de la línea de salida a la línea de salida, un récord de cero metros. Puede que perder un paso no tenga la menor trascendencia en una maratón, pero es una pérdida enorme en una carrera de 40 metros.

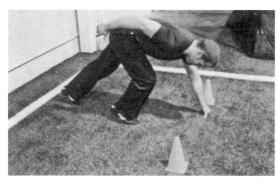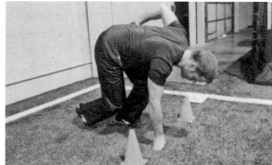

Mi posición de salida antes de las indicaciones del preparador en comparación con la posición de salida después de las indicaciones.

LA PRIMERA RONDA DE CORRECCIONES POSICIONALES

1. Si eres diestro, apoya la mano derecha en el suelo y adelanta la pierna izquierda. Los zurdos deben hacer lo contrario. Esto será óptimo el 90 por ciento de las veces.

2. Para prepararte como un diestro: ponte de pie con la punta del pie izquierdo poco más o menos a 30 centímetros por detrás de la línea, luego pon la punta del pie derecho justo detrás del talón izquierdo. A conti-

nuación, separa el pie derecho de modo que los dos pies queden a una distancia equivalente a la anchura de la cadera y no más. Apóyate en las dos manos, colocadas por delante de la línea (para echar el peso hacia delante), luego sitúa la mano derecha en la línea.

3. Pon tres dedos de la mano derecha en la línea: índice y medio, juntos más el pulgar. Esto me provocaba tal dolor en el pulgar que apoyé los nudillos de los dedos índice y medio más el pulgar.

4. Justo antes de la salida, el brazo izquierdo, flexionado en un ángulo de 90 grados, se elevará de modo que la mano te quede junto a la cadera (véase foto de la página anterior).

5. Impulsa y dirige el primer paso con la pierna atrasada para tocar el suelo con ella un metro por delante de la puntera del pie adelantado.

Resultado: mi primer intento en 10 metros con indicaciones del preparador dio un crono de 1,99 en comparación con el tiempo original de 2,07 segundos, o sea una mejora de 0,08 segundos.

CORREGIR LA POSTURA DEL BRAZO Y LOS MOVIMIENTOS

Había apoyado casi todo el peso de mi cuerpo en las piernas, dando lugar a un ángulo negativo del brazo. En otras palabras, la línea desde las puntas de mis dedos hasta el hombro apuntaba hacia arriba y hacia atrás. Eso es malo. Significaba que debía detenerme y levantar el brazo antes de dar el primer paso.

Para corregirlo, intenté situar el hombro un poco por delante de los dedos y volver a recolocar los brazos. En palabras de Joe, debía «dejar atrás el brazo adelantado» e impulsarlo hacia atrás en lugar de levantarlo. Naturalmente me caería hacia delante al retirar la tercera pata del trípode, e impulsar el brazo derecho hacia atrás me ayudaría a impulsar la pierna derecha hacia delante.

Sin embargo más peso hacia delante implicaba menos contacto de la planta del pie con el suelo, y el pie trasero me resbaló las dos veces que lo intenté. La solución que Joe me propuso fueron unas Nike Vapors, que, a diferencia de las zapatillas de fútbol corrientes, tienen unos pequeños dientes en la puntera. Como no tenía más que las clásicas zapatillas de fútbol, esperé que la nueva postura hacia delante compensara la menor tracción.

Así fue: en el siguiente intento de 10 metros di un tiempo de 1,91, respecto a los 2,07 iniciales: una mejora total de 0,16.

CENTRARSE EN UNA POSICIÓN DE CARRERA SOSTENIDA Y EN UN MENOR NÚMERO DE PASOS

Joe puso una cuerda aproximadamente a un metro de mi pie adelantado y me aconsejó lo siguiente:

1. Desde la posición de salida, mantén la cabeza agachada pero los ojos en la cuerda, donde quieres que llegue tu primer paso.
2. Asegúrate de que tienes la rodilla por delante de la puntera cuando concluyas ese primer paso.
3. Durante los 10 metros, mantén la barbilla encogida y la parte superior del cuerpo por delante de la parte inferior.
4. Da el menor número de pasos posible (siete pasos o menos para mi longitud de extremidades), que paradójicamente dejará una sensación de mayor lentitud debido a un mayor contacto con el suelo.

Respiré hondo. La lista de indicaciones crecía y por consiguiente la preparación se alargaba cada vez más. Cuando rebasé la línea de los 10 metros, me pareció que iba mucho más despacio.

No era así: en este quinto intento conseguí un tiempo de 1,85 respecto a los 2,07 iniciales: una mejora total de 0,22.

Había llegado el momento de volver a probar la carrera de 40 metros.

«Tú sólo corre tus 10»

«En la transición a los 40, la gente olvida todo lo que ha aprendido en los 10. Tú sólo corre los 10. Corre los mejores 10 que puedas. No te preocupes por lo demás, pero acaba en la línea de 40. Pero… corre esos 10 como si fuera para el oro olímpico.»

¿Sólo era eso? ¿Cinco carreras de 10 metros y menos de 15 minutos de preparación?

Hice una carrera de calentamiento a un 60 por ciento de esfuerzo máximo para sacudirme las telarañas.

—¿Estás listo? —preguntó Joe.

—Listo.

Me quedé inmóvil en la postura de salida durante lo que se me antojó una eternidad, realizando pequeños ajustes, intentando tener en cuenta la docena de indicaciones.

Y arranqué.

Por primera vez en mucho tiempo, me sentí rápido. Mantuve la cabeza agachada y el cuerpo delante al pasar a toda velocidad por la línea de 10 metros. Sentí que me acercaba a la línea de 40 y alcé la vista, momento en el cual sentí un agudo tirón. Antes de poder parpadear, había pasado los 40 y reducía la marcha hasta quedar en un trote.

Me notaba raro el isquiocrural derecho.

—¡Muy bien! —exclamó Joe desde la línea de salida, y yo fui hacia él—. 5,61 segundos —Me enseñó la lectura en el receptor de mano y sonrió—. Has batido el récord del gimnasio de mejora en una sola sesión. Estaba en dos décimas de segundo, y ahora han sido más de tres décimas de segundo.

—Me noto el isquiocrural un poco tenso —comenté mientras me acercaba a la línea de salida.

Joe se detuvo y me miró.

—En ese caso, ya hemos acabado por hoy —dijo, y añadió—. Sé por experiencia… tengo más años y más sabiduría que en otros tiempos… que hay que parar cuando notas tenso el isquiocrural. Es señal de desgarrón inminente.

—Pero lo noto muy tenso. ¿No debería estirarlo un poco?

—No, ése es el error mayor y más frecuente. Da la sensación de que se contrae, así que la gente lo estira, pero ya está demasiado estirado. Lo que necesitas es hielo y Hannah Montana.

¿Hannah Montana?

—¿Cómo dices?

—Hielo y árnica montana.

Lo había entendido mal, claro. La árnica montana, no Hannah Montana, también se conoce por el nombre de «tabaco de montaña». Es una planta floral europea que contiene un flavonoide llamado helenalina, que la ha popularizado entre los deportistas profesionales por sus cualidades antiinflamatorias.

En opinión de DeFranco, si no hubiese tenido el tirón del isquiocrural habría hecho un tiempo entre 5,51 y 5,53 en esa sesión y luego habría reducido una o dos décimas más después de una semana de entrenamiento.

Lección aprendida: mantén la barbilla pegada al pecho y no levantes la vista. Eso obliga a erguir el torso y lleva a correr cayendo sobre el talón, lo que puede provocar desgarrones en los isquiocrurales. La cantidad de fuerza generada en la carrera de 40 metros es descomunal. Ten en cuenta que DeFranco entrena a deportistas capaces de levantar en peso muerto 250 kilos con repeticiones, y su consejo a los culturistas que quieren desarrollar los isquiocrurales es sencillo:

El sprint.

Ya volvería a esprintar, pero ahora la prioridad era hielo y Hannah Montana. Tenía que curarme.

El siguiente tramo de mi viaje exigiría mucho más que 40 metros.

ELEVACIONES DE CADERA (PUENTES) EN LA CAFETERÍA: LA PREVENCIÓN DEL DESGARRO DE LOS ISQUIOCRURALES

¿Habría podido prevenir el tirón del isquiocrural?

Si existe una lesión que Joe conoce, ésa es el tirón del isquiocrural. Su recomendación para la prehabilitación era triple:

1. **Entrena la elevación natural de tronco para trabajo de glúteo y muslo posterior.** No hay nada en la sala de máquinas que pueda imitar las exigencias del sprint. Lo más parecido, no obstante, es la elevación natural de tronco para trabajo de glúteo y muslo posterior, que desarrolla una extraordinaria base de fuerza excéntrica en los isquiocrurales. Esto ayuda a prevenir los tirones y desgarros en el momento de apoyo del pie en el sprint, cuando la carga es mayor. El Capullo demuestra aquí el procedimiento correcto: www.fourhourbody.com/asshole-demo.

Según Joe, los atletas que pueden realizar rigurosamente las elevaciones del tronco para trabajo de glúteo y muslo posterior rara vez tienen tirones de isquiocrurales. Si no dispones del equipo, un compañero puede sujetarte los tobillos para este movimiento, que es mucho más difícil de lo que parece. Empieza despacio y mantén las manos ante la cara para no hacerte daño en el suelo. Puedes ver la máquina Sorinex, que yo tengo en casa, en «Herramientas y trucos».

2. **Céntrate en la fuerza de la extensión de caderas.** Olvídate de los curls de pierna y la flexión de rodilla, con la excepción de la elevación de tronco para trabajo de glúteo y muslo posterior. Por lo demás, debes concentrarte en la extensión de cadera fuerte. Para prevenir los tirones y aumentar la velocidad en el sprint, concéntrate en estos movimientos:

Hiperextensiones inversas
Hiperextensiones normales
Balanceo con pesa rusa o mancuerna
Arrastre de peso (entrena tanto en la postura erguida como la «aceleración» con inclinación de 45 grados)
Puentes en posición supina (véase www.fourhourbody.com/hip)

Si no puedes hacer hiperextensiones inversas o una elevación natural de tronco con trabajo de glúteo y muslo posterior, o si no dispones del equipo, DeFranco y sus acólitos recomiendan los puentes en posición supina (véase el vídeo de demostración ya mencionado), que también pueden hacerse con barra de levantamiento para mayor resistencia (véase mi vídeo con 190 kilos: www.fourhourbody.com/hipthrusts).

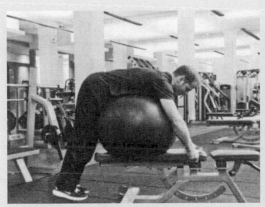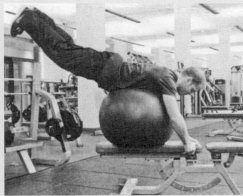

Hiperextensión inversa sobre banco y pelota suiza. Es más fácil de lo que parece.

Este ejercicio me encanta. Es además la mejor inversión para aliviar rápidamente el dolor lumbar debido a demasiado tiempo sentado ante el ordenador. Una digresión sacada de la manga: mientras escribo esto a la 1.45 de la madrugada en la cafetería de un hotel de Suráfrica, acabo de completar una buena serie de puentes en posición supina entre un sofá y una mesita de centro. Aquí soy el único noctámbulo.

Una mujer de la limpieza amaxosa[12] se detuvo y me miró como si me salieran langostas de las orejas, así que le dije que la camarera me había prometido agua gratis, pero sólo si le bailaba el sexy booty dance.

No la impresioné.

3. **Mantén flexibles los flexores de cadera.** La manera más infravalorada de mejorar la extensión de la zancada y prevenir los tirones de isquiocrurales es (y esto debería sonarte) mantener flexibles los flexores de cadera. Véanse los estiramientos de flexor de cadera del capítulo anterior.

Cuando los flexores de cadera están tensos, se crean una tensión y un tirón constantes en los isquiocrurales, lo que es una receta para los desgarros.

Los flexores de cadera tensos te impiden también alargar al máximo la zancada. Al extender la pierna hacia atrás todavía en contacto con el suelo, el estiramiento reflejo de tus flexores de cadera los obliga a contraerse prematuramente, y tira hacia atrás y hacia arriba de la pierna. La gente con flexores de cadera tensos da pasos cortos y entrecortados cuando corre. A veces parece que van deprisa debido a un ritmo de zancada rápido, pero Joe considera que «eso no es ir rápido ni mucho menos» porque no recorren verdadera distancia.

Estira esos cabrones.

12. Hablante de xosa, la lengua de los chasquidos.

HOMEOPATÍA:
EL PROBLEMA Y LA PARADOJA DE LA ÁRNICA MONTANA 30C

¿Y qué pasó con Hannah Montana?

Yo ya había empleado árnica de uso tópico, y me había ido bien.

Esta vez estaba tomando bolitas de Boiron Arnica Montana 30C, una versión para consumo oral que era la única opción en la tienda de la cadena GNC más cercana. Empecé por cinco bolitas, seis veces al día: el doble de la dosis recomendada. ¿Riesgo de sobredosis? Poco probable.

«30C», que consulté esa noche, te dice todo lo que necesitas saber.

Esta versión consumible de árnica, a diferencia de las cremas que había usado en su día, era un remedio homeopático. Samuel Hahnemann, un médico alemán, fue el pionero de la homeopatía en 1796, si el término «pionero» puede aplicarse a la «medicina» alternativa basada en conceptos como la dilución de masa y la trituración con utensilios de pelo de caballo:

Los homeópatas usan un proceso llamado «dinamización» o «potenciación» por el cual se diluye una sustancia con alcohol o agua destilada y luego se agita vigorosamente mediante diez fuertes golpes contra un cuerpo elástico en un proceso llamado «sucusión»... Hahnemann creía que el proceso de sucusión activaba la energía vital de la sustancia diluida.

Yaaa.

Volvamos a 30C. 30C indica una dilución 10^{-60}, la dilución más recomendada por Hahnemann. 30C exigiría administrar 2.000 millones de dosis por segundo a 6.000 millones de personas durante 4.000 millones de años para proporcionar una única molécula de la materia original que administrar a una sola persona. Dicho de otro modo, si yo diluyo un tercio de una gota de líquido en toda el agua del mundo, produciría un remedio con una concentración de unos 13C, más del doble de la «fuerza» de nuestra árnica 30C.

La mayoría de los remedios homeopáticos en líquido no se distinguen del agua y no contienen ni una sola molécula del principio activo.

Esto me resultó especialmente molesto. Molesto porque me daba la impresión de que me curaba más deprisa usando árnica oral 30C.

Existen unas cuantas explicaciones posibles:

LOS REMEDIOS HOMEOPÁTICOS TIENEN LOS EFECTOS ANUNCIADOS

El agua de verdad conserva alguna «propiedad esencial» de la sustancia original gracias a la trituración y las sacudidas. A esto le otorgo un cero por ciento de probabilidades. Incumple las leyes más básicas de la ciencia y me provoca dolores de cabeza.

EL EFECTO PLACEBO

No caí en la cuenta de que era un remedio homeopático hasta después de cuatro o cinco dosis, y me habían dicho que podía reducir el dolor hasta en un 50 por ciento en 24 horas. Los placebos son una sustancia potente. La gente puede llegar a embriagarse con placebos de alcohol, e intervenciones quirúrgicas «placebo» de la rodilla para la osteoartritis, donde se practican incisiones pero no se repara nada, pueden producir resultados que compiten con una operación verdadera. Voto por esta explicación. Ahora bien, si pudiese olvidar lo que leí en la etiqueta, la próxima vez repetiría.

REGRESIÓN HACIA LA MEDIA

Imagina que te resfrías o contraes la gripe. Te pondrás cada vez peor y luego mejorarás y mejorarás, hasta que vuelvas a la normalidad. La gravedad de los síntomas, como ocurre con muchas lesiones, parecerá una especie de campana de Gauss.

La línea plana inferior, que representa la normalidad, es la media. ¿Cuándo es más probable que tomes el primer remedio de curandero al que puedas echarle mano? ¿Ese extracto de pato milagroso sobre el que jura la tía Susie cuando no habla de cristales? Naturalmente, cuando tus síntomas estén en el punto peor y ninguna solución parezca ayudarte. Ése es el punto más alto de la campana, la cúspide de la montaña rusa antes de que empieces a caer otra vez. Naturalmente volver a caer es la regresión hacia la media.

Si eres un humano falible, como lo somos todos, podrías atribuir por error la mejoría al extracto de pato, pero no ha sido más que una coincidencia en el tiempo. El cuerpo se ha curado solo, como podría haberse predicho a partir de la línea en el tiempo en forma de campana de los síntomas. Éste es un error muy habitual, incluso entre personas inteligentes.

ALGÚN MECANISMO DESCONOCIDO

Es posible que haya algún mecanismo hasta ahora no explicado a través del cual la homeopatía funcione. Un mecanismo que algún día explicará la ciencia. Pero hasta que surja algo remotamente verosímil, haré todo lo posible por rascarme mi *psora* (un «miasma» que cursa con picores y que, según Hahnemann, era la causa de la epilepsia, el cáncer y la sordera) con al menos una molécula de sustancia activa.

HERRAMIENTAS Y TRUCOS

Vídeo de entrenamiento con DeFranco (www.fourhourbody.com/defranco): Éstos son los vídeos que grabé durante nuestro entrenamiento, en el que DeFranco aborda algunos de los ejercicios de calentamiento y estiramientos dinámicos más importantes, además de la postura de salida para velocidad.

Carrera de 40 metros: Ciudadano medio frente al atleta profesional (www.fourhourbody. com/40yard): Esto es un vídeo de Rich Eisen, uno de los locutores de informativos de ESPN y representante del «hombre corriente», realizando la carrera de 40 metros contra deportistas profesionales en la Combine de la NFL. Uno no se da cuenta de lo rápidos que son los jugadores de la NFL hasta que ve este vídeo.

Escuela de velocidad Parisi (www.parisischool.com): Fundada por Bill Parisi, lanzador de jabalina estadounidense de primer nivel, esta escuela ha preparado a centenares de deportistas profesionales para ayudarlos a aumentar su velocidad. El programa de Parisi para la Combine de la NFL ha producido más de 120 jugadores contratados.

Máquina de elevación de tronco para trabajo de glúteo y muslo posterior para pobres marca Sorinex (www.fourhourbody.com/ghr): Descubrí esta máquina GHR (relativamente) barata a través de los que practican el parkour. Cuesta mucho menos que las otras alternativas, por su tamaño puede guardarse en un armario, y es perfecta para el ejercicio preferido de DeFranco destinado al desarrollo de los isquiocrurales.

ULTRA-RRESISTENCIA I

Pasar de 5 km a 50 km en 12 semanas. Primera fase

> Superado el límite de la fatiga y la angustia, podemos encontrar niveles de bienestar y fuerza que nunca soñamos poseer; fuentes de fuerza jamás puestas a prueba porque nunca empujamos contra el obstáculo.
>
> William James
> (cita incluida en la firma de correo electrónico de Scott Jurek, campeón siete veces consecutivas de las 100 millas del Oeste)

A LA SOMBRA DE UN GRAN PUENTE ESTADOUNIDENSE

«Deja caer las bolas hasta la barra.»

Los testículos y el acero son como el aceite y el vinagre: normalmente no se mezclan bien.

Pero no me lo estaban pidiendo, sino ordenando, así que dejé caer las bolas.

Kelly Starrett, fundador del San Francisco Cross-Fit, asintió en señal de aprobación mientras yo me preparaba para el levantamiento de peso muerto a lo «sumo». Kelly, apodado «KStarr», repetía el consejo del icono de la halterofilia Dave Tate: mantén la cadera lo más cerca posible de la barra en el descenso, como si te dispusieras a poner los cataplines entre tus manos. Muy romántico, ¿verdad? Esta postura de parturienta exige un semisplit lateral y es casi tan cómoda como parece.

El escenario, el paseo marítimo Presidio de San Francisco Bay, era más agradable. Casas rojas y blancas, antiguas viviendas de oficiales, salpicaban las colinas alrededor. Por encima de los campos verdes de Crissy Field, el sol disipaba la niebla que envolvía el puente Golden Gate. El siguiente cliente de Kelly llegaba tarde, y nuestra conversación pasó del acondicionamiento metabólico a cómo define Kelly la «preparación deportiva».

Antes de abordar esto último, se detuvo para plantear una pregunta:

—¿Qué hiciste para la prueba de arrancada del CPR?

La «arrancada» es una maniobra de halterofilia olímpica en la que llevas el peso desde el suelo hasta encima de la cabeza con un solo movimiento, sin pressing. La prueba de arrancada formaba parte de un certificado de pesas rusas (CPR) que yo había obtenido, y debíamos completar un número X de arrancadas (siendo X tu peso en kilos) con una pesa rusa de 25 kilos. El tiempo límite eran cinco minutos, y no se nos permitía dejar la pesa en el suelo.

—Yo pesaba setenta y siete kilos e hice setenta y siete repeticiones en tres minutos y treinta segundos —contesté.

—Vale. Aquí hacemos las cosas así, pero al final de una sesión.

No sabía muy bien hacia dónde iba la conversación, pero daba la impresión de que estaba llamándome nenaza.

Continuó:

—Acabo de cumplir los 36, pero aún puedo levantar en cargada 140 kilos, hacer una voltereta hacia atrás de pie, y acabo de correr la Ultramaratón Quad Dipsea, que son 45 kilómetros en ascenso con un desnivel de 5.600 metros. En lugar de quedarme tirado durante cuatro semanas como la mayoría de los corredores, la semana siguiente fui capaz de levantar pesos considerables y entrenar duro.

Tal vez no le faltaba razón con lo de nenaza. Y entonces dejó caer la bomba:

—Y nunca corrí más de cinco kilómetros para prepararme.

En ese momento se me cortocircuitó el cerebro.

—A ver… un momento. Y entonces, ¿cómo demonios entrenas?

—Con muchas repeticiones de 400 metros.

De pronto captó toda mi atención.

Al igual que mucha gente, yo había tenido la fantasía de correr una maratón antes de morir. No correr y caminar, sino correr.

No porque crea que es bueno para uno. No lo es. Completar unos agotadores 42 kilómetros —¡una condenada maratón!— era una de esas cosas en la lista de deseos a las que no renunciaba, junto con saltar en paracaídas (hecho), bucear con esnórkel en la Gran Barrera de Coral (pronto lo haré) y salir con Natalie Portman (llámame).

Por desgracia, si hago footing más de un kilómetro y medio parezco un orangután borracho y me siento como tal. Hace mucho tiempo que he dado por supuesto que la maratón no estaba a mi alcance.

Pero ¿400 metros? Incluso yo era capaz de eso.

Kelly sonrió, guardó silencio por un momento para disfrutar de mi cara de perplejidad y me entregó el Santo Grial:

—Tú tienes que hablar con Brian McKenzie.

Dos semanas y media más tarde

Yo ya sabía que Louisville, Colorado, no me trataría bien.

Mi primera copa de vino sólo estaba medio vacía, y debido a los 1.600 metros de altitud me sentía como si fuera ya por la tercera.

El reloj marcaba las diez de la noche, y el vestíbulo del hotel Aloft estaba abarrotado de adolescentes góticos y juerguistas preparándose para el multitudinario Caffeine Music Festival de la noche siguiente. Zapatos de plataforma y prendas de cuero de colores rondaban por el bar y el salón, llenando las horas de espera con el Facebook y mensajes de texto, entre los que se intercalaba la palabra «¡Colega!» a gritos y «¿Tienes un éxtasis?» en susurros.

Estaba admirando los piercings faciales cuando un punki de 1,85 metros y 90 kilos se sentó en la mullida butaca roja frente a mí. Parecía un cruce entre Henry Rollins, Keanu Reeves y un miembro de los SEAL de la Armada.

Brian MacKenzie.

Me estrechó la mano con una sonrisa y me fijé en que llevaba tatuadas en las dos manos las palabras «SIN MIEDO», con una letra en cada uno de los ocho dedos excluyendo los pulgares. En pocos minutos quedó claro que los dos compartíamos el mismo entusiasmo extremo, ese tipo de entusiasmo absurdo que a veces se impone al instinto de conservación.

En los primeros tiempos de sus experimentos en resistencia, se había propuesto probar los efectos de los sprints de 20 segundos con intervalos de reposo de diez segundos, el famoso protocolo Tabata.[13]

Por alguna razón Brian decidió que era una buena idea empezar en la cinta de andar a unos tremendos 16 kilómetros por hora con una inclinación de 15 grados. Se vio obligado a bajar a 14 kilómetros por hora con una pendiente de 10 grados después de un minuto y medio. De pronto saltó de la parte de atrás de la cinta de andar todavía en ademán de correr, como una galleta de jengibre con forma humana. Cayó al suelo con las piernas inmovilizadas, donde permaneció durante más de cinco minutos al borde de la fibrilación. Sus dos compañeros de entrenamiento, en lugar de ayudarlo a levantarse, se quedaron a su lado riéndose y señalándole la cara, repitiendo una y otra vez:

—¡Tío, qué pasada! ¡Juajuajua!

Era de los míos.

Apuré el último tercio de Merlot y fui al grano.

---

13. Debe su nombre al doctor Izumi Tabata, que demostró que estos sprints cortos generaban una mejora espectacular tanto en el rendimiento anaeróbico (sin oxígeno) de corta duración, como, sorprendentemente, en el rendimiento aeróbico de mayor duración.

—¿Y bien? ¿Qué crees que podrías hacer conmigo en un plazo de ocho a doce semanas?

Le expliqué mis evidentes limitaciones, y él, inclinándose hacia delante, se apoyó en los codos.

—Todo eso da igual. Podría conseguir que corras media maratón en ocho semanas. Eso suponiendo que tienes una base y puedes correr cinco kilómetros en menos de 24 minutos.

—¿Y si nunca he corrido cinco kilómetros?

—No pasa nada. Empezarías a intervalos e irías subiendo. No tienes dolor en las espinillas ni fascitis plantar, ¿verdad?

—Verdad.

—¿Y disponemos de doce semanas?

—Sí.

—Bueno, entonces podemos hacer milagros.

Brian había llevado a uno de sus pupilos, apodado «Rookie», a una ultramaratón montañosa de 50 kilómetros en sólo 11 semanas. Antes de eso, Rookie nunca había corrido más de 7 kilómetros seguidos.

Otra de sus pupilas, una corredora de maratón de 43 años con un ritmo en millas de 8:30, no podía siquiera completar tres sprints de 400 metros al principio del entrenamiento. No tenía «cambio de marchas», como lo expresó Brian: era incapaz de mantener un ritmo de 7:30 en millas ni siquiera durante tres minutos.

Dos meses antes de la maratón de Nueva York, Brian le mandó hacer 16 minutos de entrenamiento con sprints por semana, además de cuatro sesiones de acondicionamiento por semana usando pesas y calistenia. El volumen total de trabajo era inferior a las tres horas semanales. Ella lo llamó todos los días de la semana anterior a la maratón, a menudo llorando, señalando lo obvio: «Esto no servirá.»

Sirvió.

Acabó la maratón en 3 horas y 32 minutos —a un ritmo de 8 minutos 30 segundos menos por milla que en su tiempo anterior—, y habría acabado mucho antes si no se hubiese parado para ayudar a otra corredora al final.

Si no se hubiese parado, calculó Brian, su tiempo final habría sido de 3:30, un ritmo en millas de 7:28,8.

Brian la había dotado de cambio de marchas con 16 minutos por semana.

El viaje del alto volumen al bajo volumen

Brian se inició en el deporte como nadador de distancias cortas. Su entrenador no conseguía hacerlo nadar más de 100 metros sin romperse.

A finales de 2000, un amigo suyo de 47 años, que completó 13 veces el Ironman, lo convenció para que participara en un triatlón de «sprint» con distancias cortas. Fue dulce pero breve: una carrera a nado de 500 metros, una en bicicleta de 20 kilómetros y otra corriendo de 5 kilómetros.

Esta vez no se vino abajo, en parte porque no competía contra especialistas en natación. Para su gran sorpresa, le gustó tanto que se inscribió en el Ironman al día siguiente. Le había picado el gusanillo.

Brian ascendió en los peldaños del mundo del triatlón con una carrera de distancia olímpica, un medio Ironman y luego el Ironman canadiense. Entrenaba entre 24 y 30 horas por semana, al igual que sus competidores, lo que incluía poco más o menos 12 kilómetros de natación, más de 300 kilómetros en bicicleta y más de 80 kilómetros corriendo. Era lo normal para competir en el mundo de la resistencia, pero no era bueno para el cuerpo, sus relaciones personales, ni para nada. Entrenaba en exceso, su mujer estaba descontenta, y él no tenía vida.

En 2001, le presentaron al controvertido doctor Nicolas S. Romanov, un personaje del que volveremos a hablar, y eso marcó el punto de inflexión. Brian empezó a poner en duda la lógica del entrenamiento aeróbico de alto volumen y baja velocidad, y empezó a cometer sacrilegios en el mundo del castigo prolongado. Decidió concentrarse en una menor cantidad.

En junio de 2006 disputó la carrera de resistencia de las 100 millas del Oeste, donde se asciende a una altitud de 5.000 metros verticales y más de 6.700 de descenso destructor para la rodilla. Acabó en poco más de 26 horas. Contrariamente a lo que hacía al prepararse para un simple Ironman de 11 horas, había reducido su entrenamiento de 30 horas por semana a 10,5 horas por semana.

Pero esas 10,5 horas semanales eran aún demasiado, y su cuerpo seguía sufriendo, como también su matrimonio.

El 15 de septiembre de 2007, tras pulir aún más el método, Brian completó la que se considera la cuarta carrera de 100 millas más difícil del mundo: la Angeles Crest 100.[14] Esta vez entrenó una media de 6,5 horas por semana, que incluyeron entrenamiento de fuerza (casi tres horas), CrossFit, intervalos y trabajo de ritmo. Su cuerpo había aprendido a ser aeróbico a ritmos más altos, incluso durante el entrenamiento de velocidad. Poco antes de adoptar esta mezcla de entrenamiento, su peso máximo en sentadilla a una sola repetición

---

14. La 100 millas del Oeste ni siquiera figura entre las diez primeras.

era de 114 kilos.[15] Tres semanas antes de la carrera, podía levantar en sentadilla fácilmente 108 kilos por seis repeticiones consecutivas y no había aumentado ni un solo kilo de peso corporal.

Ahora era más rápido en todas las distancias, fueran 100 metros o 100 millas.

¿Conque quieres ser corredor?
Probemos las repeticiones de 400 metros

De vuelta en Louisville, Colorado, 14 horas después de mi lamentable decisión de beber vino, experimentaba una lucidez única.

Era la lucidez que sólo se da después de tener repetidas veces la misma sensación que si fueran a estallarte los pulmones y la cabeza.

Primero corrí 400 metros × 4, a un 95 por ciento de esfuerzo máximo, con un minuto y medio de descanso entremedias.

A continuación corrí (o intenté correr) repeticiones de 100 metros durante 10 minutos con 10 segundos de descanso entre carreras.

No tuve la menor posibilidad en ninguna de las dos pruebas.

A mitad de la segunda repetición de 400 metros, respiraba totalmente por la boca como un pastor alemán asmático, y después de la última tuve que sentarme en cuclillas como Golum y abrazarme las rodillas para no vomitar.

Para las repeticiones de 100 metros, tuve que parar después de la sexta y agarrarme a una mesa de picnic para no caer, y aunque volví a hacer el ejercicio, tuve que hacer cuatro repeticiones menos de un total de alrededor de veinte.

En ese momento me di cuenta de varias cosas.

A saber, para correr cualquier cosa que se asemejara a una ultramaratón sin causarme daños permanentes, tendría que superarme en tres áreas: preparación, biomecánica y entrenamiento. Además en el entrenamiento necesitaría redefinir la incomodidad.

Por suerte, gracias a Brian, sería breve.

Preparación: el tren de aterrizaje

CUATRO SEMANAS

No son tus pulmones ni las fibras musculares de contracción lenta lo primero que fallará en una carrera de fondo. Es tu suspensión.

---

15. Compárese esto con el máximo que lo llevó a su primer Ironman, en que el entrenamiento lo debilitó en lugar de fortalecerlo: 34 kilos x 4 reps.

Para soportar el impacto repetido de una simple carrera de cinco kilómetros, entre 2.000 y 2.500 pisadas para la mayoría de los corredores, debes asegurarte de que tienes los ligamentos y los tendones lo bastante gruesos y también elásticos para semejante maltrato; y debes asegurarte de que los grupos musculares correctos actúan en la secuencia adecuada.

Yo padecí un tirón leve de isquiocrurales después de una carrera de 400 (en la misma pierna que con DeFranco) y experimenté un intenso dolor lumbar durante las siguientes tres horas, al igual que otros varios aspirantes a corredores de fondo.

¿Por qué?

Mis flexores de cadera y cuádriceps estaban demasiado tensos, cosa habitual entre quienes trabajan en un escritorio, lo que me inducía a inclinarme hacia delante a la altura de la cadera en los sprints. Eso obligaba a mis isquiocrurales a sustituir la función de los glúteos, mucho mayores y más fuertes, que quedaban inhibidos. Y ya lo tienes: una sobrecarga y un tirón del isquiocrural. Los flexores de cadera tensos tiraron de la parte inferior de la columna lumbar, lo que explica el dolor de espalda.

También me dolía el interior de las dos rodillas después de practicar el tirón de pie (que enseguida explicaremos), causado al parecer por dos problemas: cuádriceps tensos y vastos mediales oblicuos débiles (VMO), el músculo en forma de lágrima en la parte anterior interna de las piernas.[16]

Por último pero no menos importante, sentía dolores agudos en los dos pies y tobillos. Tenía infradesarrollados los ligamentos, los tendones y los músculos pequeños de los pies y los tobillos.

En otras palabras, no estaba preparado para correr.

Antes de plantearme un entrenamiento en serio, necesitaba una buena suspensión. De lo contrario, estaría buscándome lesiones que me atormentarían durante meses o incluso años.

---

16. Para ser más exactos, el VMO se usa para referirse a un grupo de fibras orientadas horizontalmente en el vasto medial que debería estabilizar la rótula y alinearla debidamente. Algunos fisiólogos opinan que se exagera la importancia de estas fibras horizontales.

DE MONJES MARATONIANOS Y ANTÍLOPES: LA ECUACIÓN ENZIMÁTICA

Los «monjes maratonianos» del Monte Hiei en Japón caminan y corren el equivalente a una ultramaratón cada día durante seis años, algunos recorriendo una media de 84 kilómetros al día durante los últimos cien días de entrenamiento.

Yo no prometía mucho como monje.

«¿Estoy preparado para la Olimpiada, entrenador?», pregunté en broma a Tertius Kohn cuando me senté en su despacho del Instituto de Ciencias Deportivas de Suráfrica. Cinco días antes, tenía un tubo de biopsia del tamaño de un lápiz metido a un lado del muslo[17] para saltarnos la teoría y examinar directamente los límites de mi músculo. Tras mucho rechinar de dientes, tres muestras de tejido muscular y una miografía, por fin tuve respuestas. Tertius me miró muy serio.

—Soy médico, así que me gusta hablar claro. Quizá no te guste lo que voy a decirte, pero te lo diré de todos modos.

—Hummm… Vale.

—Tendrías problemas para acabar los diez mil.

Asentí.

—De hecho, creo que tendrías problemas para acabar los cinco mil.

Eso no era exactamente lo que deseaba oír, pero tres meses obsesionándome con la ultrarresistencia me habían llevado a muchos sitios, y ése era uno de ellos: las enzimas.

C3, 3HAD, LDH y PFK son todas enzimas que limitan la producción de energía por distintas vías.

Los corredores xosa surafricanos de fondo y medio fondo, por ejemplo, poseen altos índices de lactato deshidrogenasa (LDH), lo que les permite reciclar el lactato a índices superiores a lo normal. Por lo visto, más LDH significa menos acumulación de lactato plasmático (llamado más habitualmente «ácido láctico»), lo que equivale a un menor dolor muscular debilitante. En los corredores keniatas, los niveles más altos de otra enzima, 3-HAD, implican una mayor capacidad para utilizar grasas en lugar de carbohidratos durante el ejercicio submáximo.

¿Cuáles fueron mis resultados? En el siguiente gráfico yo soy el que está por debajo de la línea. Óyeme rugir:

---

17. Vasto lateral. Véase el vídeo correspondiente en www.fourhourbody.com/biopsy.

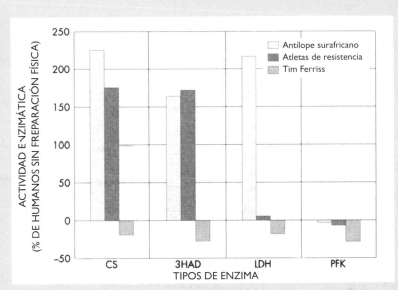

Las cifras reflejan el porcentaje en comparación con sujetos humanos sin preparación física. Se han añadido los antílopes africanos y los atletas de resistencia con preparación para ver el contraste. (Datos de Tertius A. Kohn, doctor de la Unidad de Investigación UCT/MRC para la Medicina del Deporte y la Ciencia del Ejercicio. Mi especial agradecimiento también al profesor Tim Noakes y al personal de MDCE.)

Cuando Tertius me enseñó las cifras no pude evitar soltar una sonora carcajada. ¿Cómo era posible que tuviera cifras negativas? A pesar de todo mi entrenamiento y todos mis esfuerzos, mis niveles enzimáticos eran inferiores a los de un apoltronado Homer Simpson.

Con eso está todo dicho acerca de la conclusión de las pruebas genéticas: predisposición a los «deportes de resistencia».[18] Basándome en mi materia prima, parecía incapacitado tanto para la resistencia como la fuerza. Mentalmente, repasé los deportes para los que era apto: ¿competiciones de comilonas? ¿Bajar por toboganes?

—Estás… muy, muy en la media —repetiría Tertius varias veces durante los siguientes 30 minutos de conversación—. Espero que esto no te represente un disgusto. Soy científico y me gusta plantear los hechos con claridad.

Para entonces aquello ya no era un disgusto.

De hecho, estaba eufórico a cierto retorcido nivel. Estaba por debajo de la media. Eso significaba que cualquier logro futuro podía atribuirse casi por completo al entrenamiento. Quitaba del medio en gran medida toda una variable: la genética.

Si yo lo conseguía, otros tendrían muchas posibilidades —en realidad, más posibilidades— de hacer lo mismo.

Eso nos lleva otra vez a nuestra historia.

18. Véase «De menudo a forzudo».

EL CUERPO PERFECTO EN CUATRO HORAS

Destiné cuatro semanas a la preparación previa al entrenamiento, además de usar la TLA[19] para los cuádriceps, los isquiocrurales y los flexores de cadera.

Me centré en los siguientes cinco movimientos y preparación para correr. Realizaba los estiramientos durante al menos 90 segundos a cada lado.

1. FLEXIBILIDAD DE FLEXOR DE CADERA (ILIOSOAS) Y CUÁDRICEPS

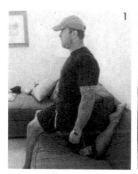
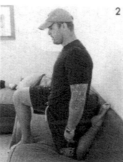
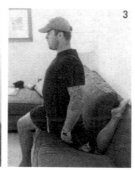

Aquí Kelly muestra el estiramiento en sofá «super-cuádriceps». La foto 1 es la variación A, que es más fácil, y la foto 2 es la variación B. Yo prefiero hacer B en el suelo delante del sofá, con el pie posterior (con el tobillo flexionado) encima del asiento.

Es fundamental mantener la columna en posición neutra. Contraer un poco los abdominales, como se ve en la foto 2, ayuda. Kelly ilustra una **mala postura en la foto 3**: la espalda arqueada y los abdominales al frente.

2. SIMETRÍA PÉLVICA Y FLEXIBILIDAD DE GLÚTEOS

Esto se parece a la «postura de la paloma» del yoga, pero si se emplea una mesa es más fácil realizarlo y más difícil hacer trampa. Coloca la pierna como muestra la foto 1 sobre la superficie de la mesa con la rodilla doblada 90 grados. In-

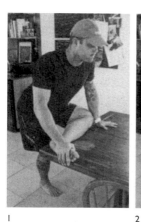
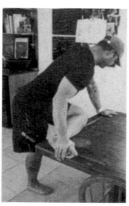
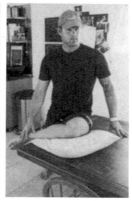

clínate al frente (las 12 h en el reloj) durante 90 segundos; luego hacia las 10 h (foto 2) y hacia las 2 h durante 90 segundos en cada caso. Observa que se coloca una mano en el propio pie para obtener apoyo.

Si te molesta la rodilla, puedes rotar y dejar el tobillo fuera de la mesa (foto3), que es lo que yo hago. En este caso, colocas una mano en el tobillo para apoyarte. Si trabajas ante un ordenador durante largos períodos de tiempo, esta versión con tobillo fuera de la mesa puede utilizarse incluso en una cafetería sin llamar mucho la atención. Utiliza un cojín o libros para elevar la rodilla si aún la notas tensada.

Una vez has concluido la «postura de la paloma» en mesa a ambos lados, pon el pie encima de la mesa (lo que ya no está tan bien visto en una cafetería)

e inclínate al frente durante 90 segundos (foto 4). Luego coloca la mano en el lado interior de la rodilla (foto 5) y extiende el brazo a la vez que te alejas de tu pierna (foto 6) durante 90 segundos. El pie apoyado en la mesa se girará de manera natural hacia el borde externo. Repítelo al otro lado.

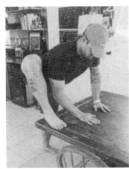 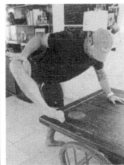 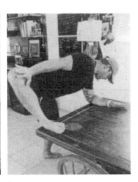

4   5   6

3. REPOSICIONAR LA PELVIS

Con este estiramiento se pretende situar la cabeza del fémur (el hueso del muslo) al fondo de la cápsula de la cadera. Los períodos prolongados sentado pueden desplazar esta bola hacia la parte delantera de la cuenca, provocando toda clase de alteraciones mecánicas y dolor.

Ponte a cuatro patas, con las rodillas bajo las caderas y retira todo el peso de una rodilla entre 90 segundos y 2 minutos. A continuación desplaza el peso unos 10 centímetros hacia el exterior de tu rodilla de apoyo (foto 2) y rota el

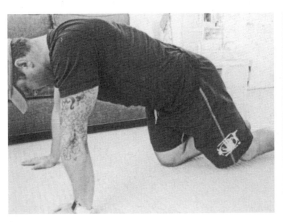 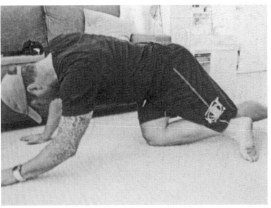

1   2

pie ligeramente como se muestra. En la foto 2, el pie izquierdo no carga peso. Permanece otra vez en esa postura entre 90 segundos y 2 minutos.

Repítelo con el lado contrario.

4. ACTIVACIÓN DE GLÚTEO PREVIA A LA SESIÓN (PESAS Y DEMÁS)

Empieza por diez repeticiones de la activación de glúteos con las dos piernas apoyadas que se explica en «Posterior perfecto». Asegúrate de que tienes los pies aproximadamente 30 centímetros por delante de los glúteos, y toma nota de a qué altura eres capaz de levantar la cadera.

Luego haz 15 repeticiones de la variante con una sola pierna (mostrada aquí) para cada lado, deteniéndote durante un segundo en lo alto de cada repetición. Es importante mantener el muslo de la pierna no apoyada lo más cerca posible del pecho con los dedos entrelazados alrededor, a la vez que empujas con fuerza contra tus manos con la espinilla. Esta pierna debería mantener una fuerte contracción isométrica (inmóvil) durante toda la serie. Asegúrate de que tienes los dedos del pie de apoyo en el aire, e impúlsate con el talón.

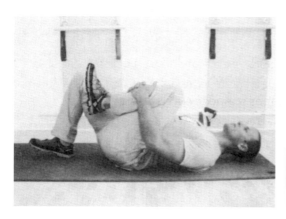 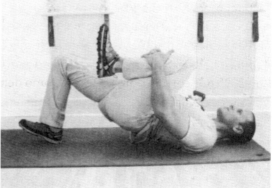

Cuando hayas acabado, prueba otra vez el levantamiento con dos piernas. Debería haber un claro aumento en la altura de cadera. Si no lo hay, repite la variante con una sola pierna pero contrae más en lo alto del movimiento.

5. FORTALECER LOS PIES Y LOS TOBILLOS

Corre descalzo sobre hierba durante 30 minutos, tres veces por semana.

Eso es lo que aconseja Gerard Hartmann, un fisioterapeuta irlandés en quien han depositado su confianza muchos de los principales corredores de fondo del mundo, incluido Haile Gebrselassie, que ha batido 27 récords mundiales.[20] El

---

20. Nacido para correr.

legendario entrenador de corredores de Stanford Vin Lananna, cuyo equipo ganó cinco campeonatos por equipos de la NCAA en pista y campo a través, también exigía a sus pupilos realizar parte de las sesiones de entrenamiento descalzos en el césped delimitado por la pista.

Pero ¿cómo se corre debidamente, ya para empezar?

Ahí es donde interviene el médico ruso.

Técnica para llegar a ser biomecánicamente eficiente (forma y ritmo)

El movimiento se crea mediante la destrucción del equilibrio.
Leonardo da Vinci

Sí existe una manera adecuada de correr.

Eso, al menos, es lo que afirma no sólo Brian MacKenzie, sino también el siete veces campeón de la carrera 100 millas del Oeste y tres veces «ultramaratoniano del año», Scott Jurek.

Para Brian, la manera adecuada es una: Pose.

Nicolas S. Romanov, creador del Método Pose, nació en 1951 en el crudo clima de Siberia. Tiene sentido en cierto modo que saltara a la fama en Internet en 2005 por correr sobre hielo.[21] ¿Cómo demonios se puede correr sobre hielo?

Según Romanov, aplicando los mismos principios que se usarían en tierra seca:

1. **Usa la gravedad (por medio de una inclinación al frente) para el movimiento hacia delante** en lugar de impulsarte y hacer esfuerzo muscular.
2. **Al pisar apoya la base de los dedos del pie** y procura que los pies pisen bajo tu centro de gravedad y no por delante de ti.
3. **Nunca estires del todo las piernas.** Mantén una ligera flexión de piernas en todo momento para no impulsarte.
4. **Levanta cada pie del suelo y súbelo hacia las nalgas** (en lugar de impulsarte) empleando los isquiocrurales en cuanto el pie pasa por debajo de tu centro de gravedad.
5. **Mantén al menos un ritmo de 180 pasos por minuto,** lo que significa al menos 90 pasos por minuto por cada pierna. Así aprovecharás la elasticidad de los músculos. Michael Johnson, que ostentó el récord del

---

21.   www.fourhourbody.com/ice-run

mundo de 200 metros durante un asombroso período de 12 años, y también ganó cuatro medallas de oro olímpicas en distintas distancias, era conocido por evitar un levantamiento alto de rodilla en favor de los pasos cortos. ¿Su media de pasos por minuto? Alrededor de 300.

Brian recomienda entrenar el ritmo utilizando un cronómetro Seiko DM50L, y a mí me resultó más fácil usar 90 pulsaciones por minuto para una pierna y contar cuando el talón estaba en su punto más alto (cerca de las nalgas) y no al entrar en contacto con el suelo.

CORRER COMO ES DEBIDO:
UTILIZAR EL VÍDEO PARA CAPTURAR TRES INSTANTÁNEAS

Brian explica el acto de correr como un proceso en cuatro etapas: inclinarse, caer, coger y tirar.

Olvídate de impulsarte: «La fase de apoyo, cuando el pie toca el suelo, debería verse como el momento de cogerte para que no te caigas, no como el de impulsarte.» Brian graba en vídeo a todos sus pupilos a 30 fotogramas por segundo con una cámara de alta velocidad Casio Exilim EX-FC100. Cree, como yo, que se puede aprender más con una hora de análisis de vídeo que en un año de autocorrección sin vídeo.

Viendo mi tercera repetición de los 400 metros para formarse una idea exacta de mi forma de correr en estado de semifatiga, Brian repasó los números siguientes.

1. Fotogramas desde el contacto con el suelo hasta debajo del Centro General de Masa (CGM)
2. Fotogramas en el suelo
3. Fotogramas en el aire

La «Figura 4» o «Fig. 4» indica la posición de Pose, en la que la pierna flexionada forma una cruz con respecto a la pierna de apoyo y parece un número 4.

Ten paciencia conmigo. Esto se complica (pero es interesante).

Prueba 1: Sin corregir

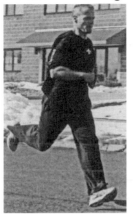
½ fotograma antes del impacto

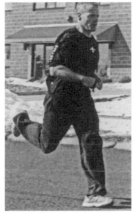
½ fotograma

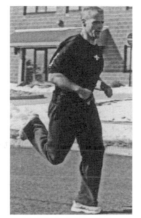
1½ fotogramas

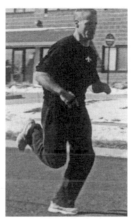
2½ fotogramas

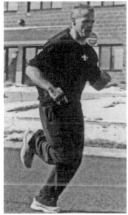
3½ fotogramas (figura 4)

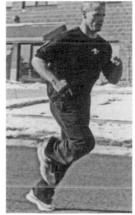
4½ fotogramas

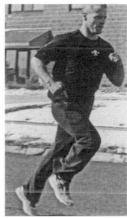
5½ fotogramas

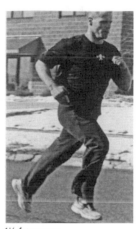
6½ fotogramas

Fotogramas desde el contacto en tierra hasta debajo del Centro General de Masa (CGM): **3,5** objetivo: ¾ de un fotograma).

Fotogramas en el suelo: **6** (objetivo: menos de 3).

Fotogramas en el aire: **3** (objetivo: 5).

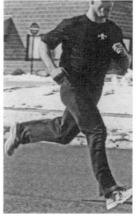
1½ fotogramas en el aire

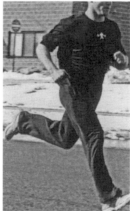
2½ fotogramas en el aire (lo que significa que en el fotograma ½-½ vuelvo a entrar en impacto)

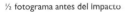
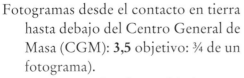

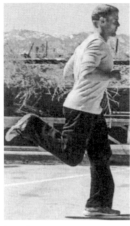
Impacto

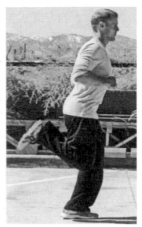
1 fotograma

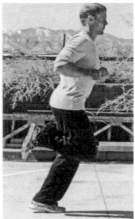
2 fotogramas (fig. 4) CGM

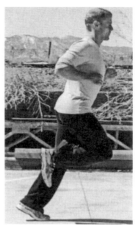
3 fotogramas

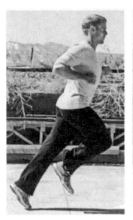
4 fotogramas

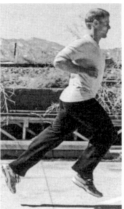
1 fotograma en el aire

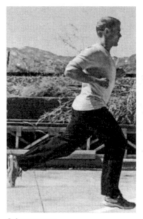
2 fotogramas

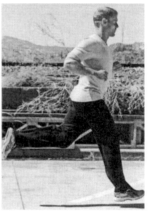
3 fotogramas

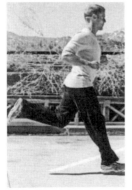
4 fotogramas

PRUEBA 2: 24 HORAS MÁS TARDE

Fotogramas desde el contacto en tierra hasta debajo del Centro General de Masa (CGM): **2** (objetivo: ¾ de fotograma).

Fotogramas en el suelo: **4** (objetivo: menos de 3).

Fotogramas en el aire: **4** (objetivo: 5).

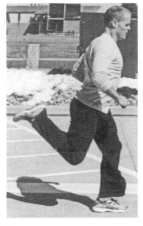
Impacto

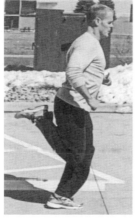
1 fotograma: casi CGM

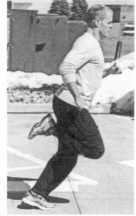
2 fotogramas

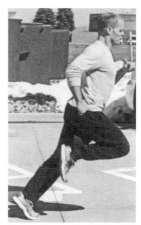
3 fotogramas

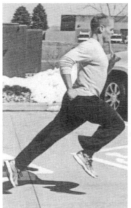
1 fotograma en el aire

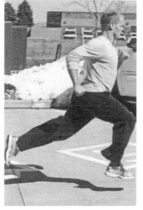
2 fotogramas

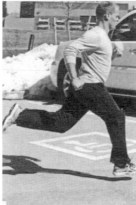
3 fotogramas

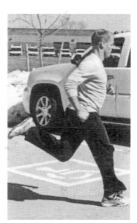
4 fotogramas

PRUEBA 3: 2 HORAS DESPUÉS DE LA PRUEBA 2

Fotogramas desde el contacto en tierra hasta debajo del Centro General de Masa (CGM): **1,5** (objetivo: ¾ de fotograma).

Fotogramas en el suelo: **3** (objetivo: menos de 3).

Fotogramas en el aire: **4** (objetivo: 5).

En menos de 36 horas, basándome en la métrica utilizada, mejoré mi economía de carrera[22] en un ciento por ciento en las primeras dos fases (3—>1,5; 6 —>3) y logré una mejora del tiempo en el aire del 33 por ciento.

Durante los dos días enteros del curso, cubrimos más de seis horas de mecánica y cientos de detalles en pizarra. En la práctica, fueron cuatro cosas las que más me ayudaron:

1. **Céntrate en al menos 90 pasos por minuto con cada pierna.** Sobre todo si estás cansado, concéntrate en este ritmo de zancada, que produce automáticamente las otras características de una buena mecánica en el correr (apoyar la base delantera de los pies, un tirón rápido, etcétera). Scott Jurek recalcó lo siguiente: «Si te concentras en un ritmo de zancada más alto, casi todo lo demás se corrige por sí solo.»

Esto, para mí, es la idea fundamental. Ken Mierke, campeón del mundo de triatlón y fisiólogo del ejercicio, estudió a los corredores kenianos fotograma a fotograma y ahora entrena a sus atletas a imagen de esta táctica de pasos más cortos y cadencia más larga, como «correr sobre brasas». ¿El resultado? Algunos —como Alan Melvin, que era un triatleta de talla mundial ya de buen comienzo— hacen lo aparentemente imposible, como se ha descrito en el libro *Nacido para correr*. Después de cinco meses de entrenamiento a más de 180 pasos por minuto, Melvin corrió cuatro repeticiones de una milla, y en los 400 metros mejoró el tiempo en cada vuelta.

2. **Inclínate, pero cae como un árbol en lugar de flexionar la cadera.** No debes echar el trasero hacia atrás. Piensa que es como si te cayeras desde la pelvis, no desde la cabeza.
3. **Para el momento de separar el pie del suelo (véanse los tres primeros fotogramas de la prueba 3), imagina que levantas el talón hacia las nalgas en un ángulo hacia delante de 45 grados en lugar de levantarlo recto desde el suelo.** Esta visualización es lo que me permitió pasar de la Prueba 2 a la Prueba 3 en dos horas. Si pensaba en levantar la pierna en un ascenso recto desde el suelo, inconscientemente me inclinaba menos, lo que era contraproducente. Inclínate en un ángulo, e imagina que levantas el talón en ángulo.
4. **Reduce al mínimo el movimiento de brazos y plantéate mantener las muñecas cerca de los pezones todo el tiempo.** Durante las repeticiones

---

22.   No definida aquí como l O$_2$/min.

de 100 metros iniciales, corrí a propósito justo detrás del mejor corredor de ultrafondo de nuestro grupo, imitando su ritmo y su manera de correr. Entre todos, era él quien corría con el movimiento de brazos más corto y contenido. Advertí que de ese modo era mucho más fácil mantener un ritmo de pasos alto. Reflexionando después, tenía sentido: en movimiento, somos contralaterales. Si una pierna avanza, el brazo del lado opuesto debe moverse hacia atrás, lo que significa que tienes que mantener el mismo ritmo de «pasos» con los brazos y las piernas. Si tu movimiento de brazos es demasiado amplio, el ritmo de pasos de la mitad inferior de tu cuerpo tiene que reducirse para equipararse al de los brazos. Solución: flexiona los brazos al menos en 90 grados y haz movimientos cortos.

POSE COMO PANACEA: CUIDADO CON LOS TOBILLOS

El método Pose no es coser y cantar. Es muy útil, pero no reescribe la física, pese a las confusas afirmaciones que corren por ahí. Es difícil hacer desaparecer las fuerzas.

La maquinaria de marketing de Pose señala un estudio en concreto como prueba de la capacidad del método para reducir las fuerzas del impacto en tierra sobre la rodilla: «La reducción de la carga excéntrica en la rodilla con el método para correr Pose», publicado en 2004.

El problema no es ése. El problema es que no señalan otro hallazgo del estudio: dos semanas entrenando con el método Pose aumentaba además el trabajo excéntrico de los tobillos. Esto, en teoría, incrementa el riesgo de lesiones del tendón de Aquiles y problemas musculares en la pantorrilla. Ross Tucker, amigo mío e instructor titulado del método Pose nivel I, que participó en ese estudio, colaboró en la supervisión de un intento de un segundo estudio de seguimiento. Se dividió a los corredores en grupos supervisados y no supervisados, y el objetivo era observar la retención de la técnica Pose. El estudio no pudo concluirse porque casi todos los corredores del grupo no observado (todos ellos entrenados con el método Pose) y alrededor de la mitad de los corredores supervisados (que también habían sido entrenados por el propio Romanov) desarrollaron problemas en el tendón de Aquiles y en los músculos de la pantorrilla.

En un mensaje de correo electrónico que me mandó, Ross expresó la siguiente conclusión: «En algunos, la técnica puede cuajar y dar resultado. Pero en muchos otros, la técnica cuajará y les destrozara las pantorrillas, los tobillos y los tendones.» ¿Moraleja? Tómatelo con calma. Cambia la manera de correr de forma gradual y para si te duele.

El método Pose tiene seguidores de un fanatismo religioso por una razón: puede dar unos resultados espectaculares. Pero eso no significa que sea un curalotodo. Para algunos, los ejercicios ayudarán más que la estricta adhesión al evangelio del método a la hora de correr. Para otros, como es mi caso, concentrarse en un ritmo de pasos mayor convertirá Pose en un método muy valioso, aun cuando no siga las demás «reglas» al pie de la letra.

Encuentra tu propio camino. Lo de un mismo traje para todos, llevado al extremo, tiene como consecuencia el dolor.

ULTRA-RRESISTENCIA II

Pasar de 5 km a 50 km en 12 semanas. Segunda fase

Para llegar a los 50 km en 12 semanas, primero tienes que conocer ciertas limitaciones normales del cuerpo humano. Sólo entonces podrás superarlas.

El hígado y los músculos sólo pueden almacenar en forma de glucógeno 1.800-2.200 calorías procedentes de los carbohidratos. Dicho de manera más sencilla, si para ti correr se convierte en un proceso anaeróbico (literalmente, sin oxígeno), tienes que recurrir a esas reservas limitadas. ¿Recuerdas lo que le pasaba a la corredora de 43 años de Brian al iniciar el entrenamiento? «No tenía cambio de marchas», porque pasaba a un ejercicio anaeróbico tan pronto como intentaba aumentar su velocidad por kilómetro.

Incluso si reabasteces entre 200 y 600 calorías por hora, todo lo que el estómago puede procesar, es probable que te quedes sin glucógeno antes de la línea de meta de una ultramaratón. Esto se llama «pájara» y a menudo significa que se acabó el juego.

Obligarse a comer durante la carrera es una opción, pero vale la pena probar otra posibilidad.

Cuatrocientos gramos de grasa, usados durante un ejercicio aeróbico prolongado, contienen aproximadamente 4.000 calorías alimentarias, la misma densidad energética que la gasolina. Incluso si eres una persona delgada de 70 kilos con una grasa corporal del 5 por ciento, tus 3,5 kilos de grasa disponibles pueden mantenerte en marcha durante cientos de kilómetros.

El truco está, por supuesto, en que debes permanecer en un estado aeróbico a velocidades superiores, lo que es el objetivo fundamental del entrenamiento de Brian. Increíblemente, algunos de sus deportistas son capaces de mantener un estado aeróbico durante ocho rondas de sprints con una pendiente ascendente del 12 por ciento y sólo diez segundos de descanso.

Sus atletas usan un suministro casi inagotable de calorías en grasa, mientras que tú o yo estaríamos asfixiándonos con los gases de escape de los carbohidratos.

El entrenamiento empleado para llevarlos a ese punto se basa en dos supuestos:

1. El dolor muscular que experimentan los corredores después de largas distancias se debe en esencia a una pobre bomba de sodio potasio. El entrenamiento de fuerza es lo que mejora la bomba de sodio potasio, y lo que permite a los atletas de Brian hacer vida normal después de una ultramaratón en lugar de quedar postrados en la cama: «Si consigo subir el peso con el que un corredor hace las sentadillas con barra en hombros, compruebo que su tiempo en maratón baja. No parece tener lógica, pero funciona.» El entrenamiento para fuerza máxima mejorará la recuperación en las pruebas de resistencia.

2. Si puedes correr aceptablemente los diez mil, tienes ya una buena base aeróbica para correr 50 kilómetros. El entrenamiento debería centrarse, pues, en proporcionarte velocidades mayores sin dejar de ser aeróbico.

A este punto 2 se lo llama «subir el listón aeróbico». Suena más agradable de lo que en realidad es.

Subir el listón aeróbico

Brian produce corredores de 100 millas que se recuperan rápidamente corriendo menos de 30 millas por semana en total, incluidos los intervalos y los sprints.

Su receta es de una simplicidad engañosa: hay que concentrarse en mejorar todos los canales energéticos, sin correr nunca más de 22 kilómetros y rara vez más de diez.

El sistema del ácido láctico es una de las diversas vías que Brian se propone dominar. Según él, un corredor de bajo calibre tarda entre seis y ocho semanas en llegar a ser «competente» en todos estos sistemas:[23]

---

23.   Este método de entrenamiento basado en el sustrato no se acepta de manera universal. Los defensores de la teoría del Control Central, por ejemplo, plantean que el metabolismo alterado es el efecto, no la causa, de la mejora en el rendimiento del ejercicio, que está regulado por el cerebro. Para saber más sobre dicha teoría, son buenas fuentes *The Lore of Running* y *Brain Training for Runners*.

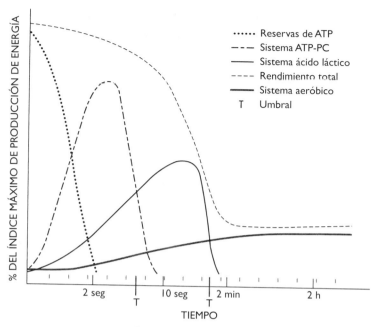

Diagrama de sistemas energéticos

Dicho en términos sencillos, un programa energéticamente amplio podría tener la siguiente forma, con al menos tres horas entre los ejercicios de 00-12 horas y los de 12-24 horas:

	Lun	Mar	Miér	Jue	Vier	Sáb	Dom
00-12 h	Int	Descanso	Descanso	Int	Descanso	Descanso	Descanso
12-24 h	CF	CF	CF	CF	CF	Descanso	PT

Int = El entrenamiento en «intervalos» a menudo asciende a un total de 1.600 metros, como por ejemplo en este orden: 8 × 200 m (90 seg de descanso entre carreras), 4 × 400 (90 seg de descanso) o 2 × 800 (2-3 min de descanso).[24]

CF = «CrossFit» (2-10 min de acondicionamiento metabólico; los ejemplos aparecen más adelante en mi calendario de 12 semanas).

PT = «Prueba de tiempo», utilizada para comprobar los avances en distancias tales como una milla, 5.000 metros o 10.000 metros.

24.   En una sesión de intervalos dada, la duración de la «repetición» no debería desviarse más de 2-3 segundos. Por ejemplo, si en la serie 4 x 400 los tiempos son 1:27, 1:29, 1:30, 1:28 sería mejor resultado que 1:20, 1:25, 1:30, 1:33. Aprender el ritmo de pasos correcto forma parte del entrenamiento.

Otra posibilidad es usar el popular calendario «tres sí, uno no» para CrossFit, asegurándote de que incluyes dos o tres intervalos y una prueba de tiempo por semana:

Día	1	2	3	4	5	6	7	8	9	10	11
00-12 h	Desc	INT	Desc	Desc	Desc	Desc	INT	Desc	Desc	INT	Desc
12-24 h	CF	CF	CF	PT	CF	CF	CF	PT	CF	CF	CF

Si no dispones de una pista cerca para medir las distancias, usa GMaps Pedometer en Internet[25] o un Keson RR112 Roadrunner 1 Measuring Wheel de Home Depot o Amazon.

Cuenta con que tus tiempos al correr (Pruebas de Tiempo) empeoren durante las primeras tres semanas de entrenamiento. Eso es normal, y tu cuerpo volverá rápidamente al punto de partida y luego superarás tus mejores marcas anteriores.

En cada intervalo, cuesta o sesión Tabata, si no puedes recuperarte a un ritmo cardíaco de 120 pulsaciones en menos de 2 minutos, la sesión ha terminado. No te has recuperado y añadir más estrés sencillamente impediría el avance. Da el día por concluido si es necesario y empieza más fuerte en la sesión siguiente. Durante las primeras cuatro semanas, si no estás acondicionado, este período de descanso puede aumentarse a 3 minutos.[26]

25. Mira en http://www.gmap-pedometer.com y haz doble clic para marcar los puntos de partida y llegada.
26. Para los corredores con trastorno obsesivo compulsivo: otra posibilidad, que es la preferida de Brian, es reducir la velocidad ligeramente. En intervalos, como un ejemplo hipotético, esto podría hacerse aspirando a hacer repeticiones de 200 metros en 40 segundos cada una, en lugar de mantenerse en el objetivo original de 37 segundos.

En términos genéricos, durante la semana previa a la competición el «huso» —una reducción en el volumen— podría ofrecer el aspecto que presentamos en la siguiente tabla.

La clave para los sprints Tabata de este calendario es mantener un ritmo muy alto de zancada (más de 110 zancadas por pie). Si usas una cinta de andar y no estás muy seguro de la velocidad, pon el tiempo por kilómetro a 20 segundos por debajo de tu media por kilómetro en los 5.000.

Calendario del huso

12 h	Lun	Mar	Miér	Jue	Vier	Sáb	Dom
	10 series × 2 reps (10 × 2) o 7 × 3 sentadillas con barra en hombros «por minuto» (el 50-60 % del peso de 1 rep. máx.) u 8 × 1 peso muerto por minuto (el 70-90 % de 1 rep. máx.)	8 × 200 m (90 seg de recuperación) usando el tiempo original del principio del programa de 12 semanas	DESCANSO	Tabata × 6-8 (sprint de 20 seg, 10 seg de descanso) al 80-90 % de la mejor marca previa	DESCANSO	¡Día de la carrera!	45-60 min de carrera/ paseo recreativo
24 h	CF (sin pasarse; algo así como la sesión «Cindy» en 10 minutos	DESCANSO	DESCANSO	DESCANSO	DESCANSO	Come pizza y disfruta con la cerveza, si has acabado	DESCANSO

A 12 SEMANAS DE LOS 50 KM

En las páginas 394-399 se incluye el programa exacto de 12 semanas que Brian diseñó para llevarme desde los 5 kilómetros hasta los 50. También quería conseguir un tiempo de 24 minutos en los 5.000, que me aproximaría (si lograba mantenerlo) a una maratón en 3 horas 50 minutos.[27]

El programa de 12 semanas se basa en mis siguientes datos, que Brian me solicitó:

27. Si después quería ponerme agresivo, podía aspirar a 19:29 en 5.000, que extrapolado equivaldría a 3:10 en la maratón, con lo que podría entrar en la Maratón de Boston. Para determinar cómo se traducen tus tiempos de una distancia a otra, busca en Google «McMillan Running Calculator».

Tiempos en los 400 m, con 90 segundos de descanso entre carreras: 1:20, 1:30, 1:34, 1:39

Press militar con barra: 65 kilos × 4 reps

1 repetición máx en peso muerto (PM): 200 kg

Rutinas de CrossFit (CF) para comparar: No disponía de este dato, así que indiqué que podía hacer 50 balanceos a la altura del hombro con una pesa rusa de 40 kg.

Tiempo en 5.000 m y pesos en sentadilla con barra al hombro: No tenía ninguna de las dos referencias, la segunda debido a la intervención quirúrgica en el hombro de 2004. Le pedí que incluyera sentadillas con barra al frente si las sentadillas eran imprescindibles.

Unas notas adicionales sobre el programa de tres meses:

Si sólo aparece una sesión establecida para un día, es posible hacer la sesión correspondiente a 00-12 h en la franja 12-24 h o viceversa.

A menos que se indique lo contrario, da por sentado que no hay descansos entre ejercicios. «TRCSP» significa «tantas repeticiones (o rondas) como sea posible» dentro de un tiempo dado. Si se trata de un solo ejercicio, son repeticiones; si es un circuito de ejercicios, son rondas. Hacer algo «por un tiempo» (por ejemplo, «siete rondas ABC por un tiempo») significa concluir la sesión indicada lo más rápido posible y apuntar el tiempo total.

«10 × 2» significaría 10 series de 2 repeticiones, por ejemplo (series × reps).

Vuelve a leer la nota a pie de página sobre «por minuto» en la página 392.

PM = peso muerto y SBH = sentadilla con barra en hombros.

Pueden verse tutoriales y vídeos de casi todos los ejercicios de CrossFit, rutinas (que a menudo llevan el nombre de una persona, como por ejemplo «Cindy») y ejercicios poco conocidos en **www.fourhourbody.com/crossfit**. Los instrumentos habituales incluyen las máquinas de remo, las barras de dominadas y las mancuernas. Si te preguntas «¿Y eso qué demonios es?» en el calendario, es probablemente un ejercicio de CrossFit.

SEMANAS 1-2

	Lun	Mar	Miér	Juev	Vier	Sáb	Dom
Semana 1 00-12 h	Buenos días: 2 × 8 p/ desc. 160 seg	8 × 200 m «por 2 min» sin bajar el tiempo más de 2-3 seg	Remo 1500' (sprint) + levantar en cargada 75 % máx para 30 reps		2 × 800m en 3 min sin bajar el tiempo más de 4-5 seg	Press en banco/press en suelo (50-60% de 1RM) 8 series de 3 por min. Descanso 10 min. Remo Tabata 20:10 × 8	15, 12, 9 Thrusters 52 kg alternados con (por ej. 15 thrusters, 30 saltos sobre caja, 12 thrusters): 30, 20, 10 saltos sobre caja 24
Semana 1 12-24 h	Double Unders[2] + abdominales «situps» (superserie): 50 reps de cada, 40, 30, 20, 10 (sin descanso entre uno y otro)	Pasadas más de 3 h... 21,15, 9 reps por el tiempo del Push Press (75 % del press máx) + kipping pull ups		5000 m. TP	Pasadas más de 3 h... 3 rondas de reps Máx (sin límite de tiempo para ninguna) fondos, descanso 1 min, dominadas, descanso 1 min, sentadillas (sin peso), descanso 1 min		
Semana 2 00-12 h	Día libre	SBH Box 10 × 2 por min p/80% de 1RM. Descanso 10 min. Peso muerto 8 × 1 al minuto con el 90 % 1RM		«Kelly»: 5 rondas por el tiempo de una carrera de 400 m 9 kg «wall ball» + 30 saltos sobre caja 20"	10.000 m al 80% del ritmo de zancada de 5.000 m en PT[4]	Press: 5, 5, 5. Push Press (descenso de no más de 10 cm.) 3, 3, 3. Push Jerk: 1, 1, 1. Indicaciones generales: Aumenta el peso en un 30 % de un ejercicio al siguiente. 2-3 min entre series	3 × 800 m en 2:30, manteniendo el paso de la semana pasada o mejorándolo
Semana 2 12-24 h			Pasadas más de 3 horas... 10 × 200 m en 2 min, sin que el tiempo final baje más de 2-3 seg			Pasadas más de 3 horas... dominadas estrictas: 5, 5, 3, 3, 1, 1. Descanso 2-3 min entre series. Ir al máximo: apuntar los pesos utilizados si se usa lastre	Pasadas más de 3 horas... «The Bear»: 5 rondas de 7 series, descansa tanto como te sea necesario entre rondas, aumenta el peso en cada ronda... 1 cargada, 1 sentadilla con barra al frente, 1 press, 1 sentadilla con barra al hombro, 1 press = 1 serie. Descanso de 3-5 min entre series día libre

1. A menos que se indique lo contrario, todas las distancias son sprints «a tope».
2. «Double unders» = saltar a la cuerda pero con la cuerda pasando por debajo dos veces (como un boxeador). Si no puedes hacerlo, haz tres saltos normales con cuerda por cada double under.

SEMANA 3

	Lun	Mar	Miér	Juev	Vier	Sáb	Dom
00-12 h	Fuerza y acondicionamiento Recuperación... (20 min) Éste puede y debe hacerse el día de la carrera, después de largas distancias o los domingos después del trabajo con intervalos. Abdominales con desarrollo de glúteos y parte posterior del muslo (asegúrate de que estiras las rodillas al máximo en el movimiento ascendente... también deberían dolerte los cuádriceps) 3 × 15, extensiones de cadera con desarrollo de glúteos y parte posterior del muslo (deben doler los isquiocrurales y el trasero), balanceos con pesa rusa/mancuerna 3 × 15, press en banco, dominadas agarre prono. Todos los ejercicios con peso ligero-medio. ¡3 series! Las repeticiones se harán hasta sentir arder la zona delimitada o hasta la cantidad recomendada. Ésta no es una sesión cronometrada. Realiza una serie de cada a modo de circuito. Descansa 1 min entre series. No debería ser una sesión demasiado delimitadora. Si no has hecho nunca abdominales con desarrollo de glúteos y parte posterior del muslo, empieza con 5-10 repeticiones. Si no dispones de la máquina correspondiente, puedes usar la pelota suiza o de fisio o BOSU y ancla las piernas. Relaja un poco las rodillas (ligera flexión) en el movimiento descendente, extiéndelas por completo en el camino ascendente	10 × 200 m cor. descanso de 90 seg, sin bajar el tiempo en más de 2 seg por 200	Remo: 45 ejercicio/45 descanso + 1:30 ejercicio/1:30 descanso/3:00 ejercicio/3:00 descanso (repetir secuencia total 3 ×)	Remo: 3 rondas de :45 ejercicio/45 descanso + 1:30 ejercicio/+1:30 ejercicio + 3:00 descanso + 3:00 descanso/3:00 descanso	Diane: 21, 15, 9 repeticiones por tiempo con 100 kg de peso muerto – fondos haciendo el pino (sin descanso entre series)	4 × 800 m en 2:00, manteniéndose en una franja de tiempo sin diferencias mayores de 4 seg en los tiempos entre carreras	
12-24 h		2 Buenos días por minuto durante 10 min Peso 50 % de 1RM para peso de SBH	«Cindy» 10 min: TRCSP en 10 min de 5 dominadas con agarre prono, 10 fondos, 15 sentadillas en 10 min			Grace: 30 levantamientos con barra en 2 tiempos con 60 kg cada vez	

3. Si no puedes realizar las arrancadas sin peligro, puedes sustituirlas por cargadas con 70 kg.

4. Coge el tiempo por kilómetro para 5.000 metros y multiplícalo por 1,2, lo que será igual al tiempo por kilómetro objetivo en 10.000 metros; luego utiliza los marcadores de los kilómetros o un GPS (como Garmin) para determinar si necesitas aflojar o apretar el paso.

SEMANAS 4-6

		Lun	Mar	Miér	Juev	Vier	Sáb	Dom
Semana 4	00-12 h	5 × 400 m con 2 min de descanso, con un tiempo final de carrera sin más de 3 seg de diferencia		8 km 85 % de IEP (índice de esfuerzo percibido)[5]	Entrena con press, peso de una repetición máximo, durante 15 min (más bien es un día de prueba)	2 × 1 milla a tope con 10 min de recuperación entre millas	Peso muerto 1,5 veces el peso corporal, press en banco peso corporal, cargada ¾ del peso corporal en repeticiones de 10, 9, 8, 7... hasta llegar a 1 rep	
	12-24 h	5 sentadillas con barra al frente peso 75% de 1RM, 1 sentadilla por minuto durante 5 min. Descanso 10 min... PM 8 × 1 por min al 90%	7 rondas por tiempo: 7 cargadas partiendo de posición de peso muerto completas[6] peso más de 40 kg + 7 fondos haciendo el pino completos		Carrera Tabata en cinta de andar con pendiente del 12 % y actual ritmo de zancada para los 5.000 m	6 rondas: arrancada 60 kg 5 reps + 200 m remo		Helen; 3 × carrera 400 m + 21 balanceos con pesas rusas peso 25 kg (1,5 pood) + 12 dominadas con agarre prono
Semana 5	00-12 h	Sentadilla con barra al hombro 3 × 5, descanso 3 min entre series... Sentadilla barra al frente con 85 kg 21/15/9 dominadas con agarre prono y pecho hasta la barra (PHB)	5 rondas de 100 double unders, 25 burpees. Descansa 3 min después de cada ronda		5 rondas por tiempo: 10 arrancadas partiendo de peso muerto peso 50 kg 30 saltos sobre caja a 60 cm	6, 5, 4... 1 reps de cada: Peso muerto con 140, muscle-ups, fondos haciendo el pino (sin descanso entre ciclos)	7 rondas: thrusters 30 seg máx peso 40 kg, descanso de 30 seg, 60 seg al máx de carrera de 10 m hasta tocar línea, descanso 60 seg	
	12-24 h	10 × 200 m El tiempo de descanso es 3 × tu tiempo de carrera		10.000 PT		Tabata 20:10 × 8		
Semana 6	00-12 h	Press en banco 3 × 5, descanso 180 seg entre series, luego 15 min TRCSP de: 10 fondos con palmada, 20 abdominales con desarrollo de glúteo y parte posterior del muslo, 30 balanceos con pesa rusa 25 kg	Sentadilla con barra al hombro 3 × 5, descanso 3 min entre series y aumento de peso respecto a la semana anterior. 21/15/9 de: cargada de 70 kg, burpees (por ej., 21 cargadas, 21 burpees, 15 cargadas, 15 burpees, etc.)	10 × 100 m Descanso 1:30 entre series y no te desvíes más de 2 seg del tiempo ni arriba ni abajo		Jerk con pies en tijera 3 × 3, descanso 180 seg entre series. 5 rondas de: 40 wall balls, 30 dominadas con agarre prono	Peso muerto[7] 3 × 3 (3RM), descanso 4 min entre series. Peso muerto estilo sumo con tirón alto: 5 series de 10 reps completas con carga máxima. Descanso de 3 min entre series	
	12-24 h	1 min en 3 min × 5			3 × 5.000 en sendero. Descanso de 10 min entre series		Tabata-esque 30:20 × 8	

5. Véase aquí la escala del IEP para los porcentajes: http://su.pr/2jIHro.
6. «Completas» significa que si no puedes terminar siete repeticiones una detrás de otra, descansa todo el tiempo necesario pero no abandones el ejercicio. En las cargadas partiendo de posición de peso muerto, descansa en el punto más alto de la posición de peso muerto, y para los fondos haciendo el pino, descansa con los brazos totalmente extendidos.
7. Estilo sumo o convencional.

SEMANAS 7-8

		Lun	Mar	Mié	Juev	Vier	Sáb	Dom
Semana 7	00-12 h	Cargada 3 × 1, descanso 2 min entre series. 16 min TRCSP: todos los minutos haz 6 balanceos con pesa rusa con 30 kg, luego 4 levantamientos a 2 tiempos al 60% por ciento de tu cargada en 1RM	6 × 800 m con 3 min de descanso entre series con un tiempo final por carrera en la franja en torno a los 4 seg respecto a los 800 más lentos	Press en banco 3x3, aumento de 4 kg respecto a la semana anterior. Luego 7 rondas de 7 fondos haciendo el pino (FHP), 12 reps peso muerto con 100 kg		Press de hombros 3x3, al 85% de tu 1RM. Push press 3x3, descanso de 180 seg entre series	Peso muerto 3x3, aumenta 2 kg desde la semana anterior. Descanso de 4 min entre series. 4 rondas de: 7 sentadillas con barra al frente con 85 kg, carrera de 100m, 21 dominadas con agarre prono. Descanso de 2 min después de cada ronda	
	12-24 h		1 milla PT luego 3x400 a tu ritmo de zancada para 1 milla. Descanso 90 seg entre series		Correr 90 min en sendero al 85% de IEP		Tabata	
Semana 8	00-12 h	20 min TRCSP: 1 cargada con 100 kg, 3 dominadas con agarre prono y lastre de 20 kg, 5 FHP en paralelas, remo para 7 calorías	Sentadilla con barra al hombro 3 × 1, descanso 3 min (95-97% de 1RM). 4 rondas de 50 double unders completos, 30 wall balls completos	3 rondas de: 12 arrancadas con 60 kg, 20 fondos en anillas		5 rondas de: 30 seg TRCSP press en banco con equivalente a peso corporal, descanso 30 seg; 45 seg TRCSP balanceo con pesa rusa 35 kg, descanso 15 seg	7 rondas. Pon la cuenta atrás del cronómetro en 2:30. Corre 400 m, luego haz TRCSP de dominadas con agarre prono. Cuando suena la alarma de los 2:30, descansa 60 seg y repítelo	
	12-24 h	5 × 800, descansa 2:30 y mantente en la misma franja de tiempos de la semana anterior			3 × 1 milla. Descansa 5 min entre series		10 × 200 con 2 min de descanso	

8. Fondos haciendo el pino. Puedes emplear barras para flexiones en suelo o tubos de PVC montados para reducir la tensión en la muñeca.

SEMANAS 9-10

		Lun	Mar	Miér	Juev	Vier	Sáb	Dom
Semana 9	00-12 h	«Equilibrio en arrancada 7 min de preparación para acabar con una serie pesada de 1. 4 series de 12 arrancadas desde posición de peso muerto con 50 kg, 5 muscle-ups, carrera de 250 m	Press de hombros 3,3,1,1 (95% del máx para cada uno), descanso de 120 seg después de cada serie. Luego: 5 rondas de 20 dominadas con agarre prono, 30 fondos, 40 abdominales, 50 sentadillas. Descansa 3 min después de cada ronda.	Peso muerto 3 × 1, descanso de 3 min entre series. Luego: remo 30 seg para máx de calorías (mostrado en máquina) × 10 series. Descanso: 1:30 después de cada serie.		Sentadilla con barra al hombro 3 × 3. Luego 5 rondas de 7 reps con 70 kg de cargada desde la posición de peso muerto, 7 repeticiones con 70 kg de push press, 7 repeticiones con 70 kg de sentadilla con barra al frente.	20 min TRCSP de 12 fondos haciendo el pino, 20 peso muerto sumo con tirón alto (PMSTA) 34 kg, 20 Knees to elbows.	
	12-24 h		Sprint (en pista o fuera), el objetivo es recorrer la máxima distancia posible: 1 min de ejercicio, 60 seg de descanso, 1 min de ejercicio, 50 seg de descanso, 1 min de ejercicio, 40 seg de descanso... bajando hasta 1 min de ejercicio, 10 seg de descanso, y luego volver a empezar con 1 min de ejercicio, 50 seg de descanso.		4 × 2 km. Descansa 3 min entre series. Corre por camino en cuesta.		8 × 100m en sendero en pendiente (busca un 6% de inclinación). Descansa 2 min entre series.	
Semana 10	00-12 h	5 × 3 cargadas con contacto en suelo entre repeticiones. Descansa 3 min entre series.		7 series de 10 push press con 60, 15 saltos sobre caja a 75 cm	10 series de 10 thrusters a 45 kg, 10 dominadas con agarre prono PHB. Descansa 60 seg después de cada serie.	Press en banca 3 × 1, descansa 120 seg entre series. A tope cada minuto, durante 3 min, corre 400 m y luego máx número de sentadillas con barra por encima de la cabeza 45 kg durante 5 rondas	60 min de carrera en sendero al 95% del IEP	
	12-24 h	5 series de 1 min TRCSP de burpees. Descansa 3 min entre series.		Sendero o terreno llano: 10 × 30 seg	Cargada partiendo de la posición de peso muerto 3 × 1, descanso 120 seg Fondos en anillas TRCSP × 3 (3 min de descanso entre series)			

SEMANAS 11-12

	Lun	Mar	Mié	Juev	Vier	Sáb	Dom
Semana 11 — 00-12 h	Sentadilla con barra al hombro 5,5,5, descanso de 3 min «Cindy» 5 dominadas con agarre prono, 10 fondos, 15 sentadillas. TRCSP en 20 min, sin descanso en medio.	5 rondas de 50 double unders, 15 fondos en anillas, 7 cargadas con 80 kg. Descanso 2 min después de cada ronda.	Push jerk con 85% de tu 1RM. 1 rep cada 45 seg por 12 rondas. Luego 3 rondas de carrera de 800 m, 5 muscle-ups con barra, 15 push press con 45 kg.			60 min de trote suave	
Semana 11 — 12-24 h		Intervalos de 4 × 5 min con 3 min de recuperación en sendero. Objetivo: recorrer tanta distancia como sea posible. Acuérdate de medir con Google Maps o GPS.		6 × 800 m, con 1:30 de descanso y un tiempo por carrera dentro de la franja de los 6 seg	Arrancada, 20 min para determinar un nuevo 1RM. Cargada, 20 min para determinar un nuevo 1RM		
Semana 12 — 00-12 h	Sentadillas con barra al hombro 5x5	5 rondas de 5 reps de peso muerto (65% de 1RM), 20 fondos en anillas. Descansa 45 seg después de cada serie.		Tabata 20:10 × 8, reduciendo gradualmente hasta el 75% de la última velocidad en k/h de Tabata.		¡¡Día de la carrera!	Fuerza y recuperación
Semana 12 — 12-24 h		8 × 200s con 90% y 2 min. descanso					

PREGUNTAS MÁS FRECUENTES A BRIAN

¿Qué clase de calzado debo usar?

Para correr por senderos, recomiendo Inov-8 X Talon 212 o Inov-8 F-Lite 230. Para el asfalto y otras superficies duras, recomiendo Inov-8 F-Lite 220, pero también puede emplearse F-Lite 230.

Lo que no debe usarse: he visto más problemas con las zapatillas Newton que con cualquier otra. Evítalas.

Y no caigas en el mito del pie descalzo. Existe la creencia equivocada de que puedes ir descalzo y resolver todos tus problemas. Si llevas años usando zapatos con tacón y empiezas a ir descalzo sin transición, prevé problemas en los tendones de Aquiles. Un año de estiramientos podría proporcionarte un alcance de movimiento adicional en los pies de seis milímetros, así que si quitas un tacón de 12 milímetros y te vas a patear asfalto, estás pidiendo a gritos serios problemas. Retirar el tacón no rectificará automáticamente tu forma de correr. La mayoría de los abuelos de la carrera a pie descalzo todavía corre con sus flexores de cadera.

Pongamos, por ejemplo, la Ultramaratón de Copper Canyon. Se celebra en el patio trasero mexicano de los semimíticos indios tarahumara, que son famosos en todo el mundo por correr con unas sandalias llamadas «huaraches». Las suelas consisten en poco más que una capa de caucho de neumático viejo.

Suena romántico, pero los tres principales corredores de 2010 iban todos calzados. Sólo por correr descalzo no eres mejor corredor.

Me duele a rabiar la parte delantera de las espinillas. ¿Cómo puedo evitarlo?

No «dorsiflexiones», o sea, no levantes las punteras hacia las rodillas cuando corres.

Imagina que levantas cada puntera 21.600 veces cuando estás sentado. Eso es lo que pasa si corres a un ritmo de 180 zancadas totales por minuto durante una maratón de cuatro horas y dorsiflexionas todo el tiempo.

Si eso es una costumbre, fatiga previamente el músculo implicado (el tibial anterior) antes de entrenar presionando la puntera hacia abajo con las manos y dorsiflexionando lentamente al mismo tiempo 30 veces con cada pie.

¿Existe algún indicador sencillo de que mi forma de correr es mala para poder supervisarme mientras corro?

Si oyes una pisada muy sonora, lo que se percibe claramente durante el análisis en vídeo, estás obligando a intervenir excesivamente los cuádriceps y, por tanto, los flexores de cadera. Procura correr lo más silenciosamente posible.

Si ves el final de una prueba de 10.000 metros y escuchas el sonido de las pisadas, descubrirás que los primeros en llegar son los más silenciosos, luego vienen los ruidosos, seguidos de los más ruidosos, seguidos de los que llegan caminando. Cuanto mejor corredor, más silencioso.

¿Qué debo hacer si me agoto a intervalos y mi forma de correr empieza a fallar?

Si adviertes que tu forma de correr se deteriora, concéntrate en mantener alto el ritmo de zancada.

¿Qué clase de dieta se sigue cuando se entrena?

El mayor problema en los deportes de resistencia es, sin lugar a dudas, la nutrición. He visto acabar la Badwater Ultra de 135 millas entre los diez primeros a algunos que en principio no tenían por qué estar entre los diez primeros. Uno de mis corredores estableció un récord personal de nueve horas sólo gracias a la nutrición. La mayoría de los corredores subsisten ingiriendo Gatorade y geles. La dieta a base de carbohidratos rápidos es mala. Hay que reabastecer del glucógeno, pero eso no significa que tengas que comer pizza y pasta, o cereales y pan, durante el entrenamiento.

Yo personalmente sigo una dieta paleolítica o «paleo», que omite almidones, grano y judías, y es la que aconsejo a mis deportistas. Consiste en proteínas magras, verduras, un poco de fruta, un montón de grasa, y nada más. Lo más importante para un corredor o atleta es crearse un diario de alimentación de tres días, lo que incluye pesar la comida. Esto te da una clara idea de tu línea de partida.

¿Tomas algo en particular después de una sesión de entrenamiento?

Este espacio de tiempo es una excepción a la paleodieta.

Consumo GENr8 Vitargo S2, un suplemento de carbohidratos, que me permite reabastecer del glucógeno más deprisa que cualquier otro producto que haya tomado. Algunos atletas pueden consumir hasta 1.100 calorías por hora de Vitargo, si es necesario, en contraste con las 200-600 calorías de carbohidratos procedentes de los alimentos normales.

Si consigo consumir Vitargo a los 10 minutos de terminar mi sesión, suelo ingerir 70 gramos. Si han pasado más de 10 minutos, 35 gramos. También consumo Vitargo durante las primeras 3-4 horas de una carrera, tras lo cual paso a los alimentos propiamente dichos.

EVOLUCIÓN FORZADA

El protocolo de Brian, 12 semanas de intensidad criminal (pero no gran volumen de trabajo), ha dado resultado en casi todos los que lo han seguido al pie de la letra.

¿Me sirvió a mí? A pesar de las enzimas, ¿pude crear un ultracorredor de 50 km a partir de una cafetera resollante?

ALIMENTACIÓN DURANTE LA CARRERA. CONSEJOS DE SCOTT JUREK

«Es importante adiestrar el cuerpo para que, en movimiento, procese la comida, y esto debes ejercitarlo durante las carreras más largas. Procura consumir un gramo de carbohidratos (CHO) por hora, por kilo de peso corporal. Por ejemplo, si pesas 50 kilos, procura ingerir 50 gramos de CHO por hora… La mayoría de los plátanos contienen aproximadamente 25 gramos de CHO, así que, según este ejemplo, podrías comer dos plátanos por hora. Pero no te comas todos los carbohidratos de golpe. Consume 25 gramos, para el ejemplo con este peso corporal, cada 20-30 minutos y bebe agua a grandes tragos al mismo tiempo. ¿Por qué a grandes tragos? Beber a tragos, y la consiguiente presión general en el estómago, es un importante desencadenante de vaciado gástrico. Beber a sorbos no tiene el mismo efecto.»

LA LISTA DE DEAN

4 h, Daly City, California
Dean Karnazes no sabía cuánto tiempo llevaba corriendo. De hecho, no sabía muy bien dónde estaba. Empezaba a pasársele el efecto del tequila, y tomó conciencia de tres cosas a la vez:

1. Acababa de cumplir 30 años, lo que explicaba el tequila de la noche anterior. Normal.
2. No llevaba pantalones y corría en calzoncillos. No tan normal.
3. No se había sentido tan vivo desde hacía 15 años, cuando corrió por última vez en el instituto.

Así que siguió adelante.

Más tarde telefoneó a su mujer desde el aparcamiento de un 7-Eleven de Santa Cruz, a 45 kilómetros al sur de donde había salido: su porche de San Francisco, cogiendo unas zapatillas viejas que usaba para cortar el césped en el jardín. Ella se quedó un poco confusa, sobre todo por lo de los calzoncillos. Dean, en cambio, había alcanzado la lucidez máxima. La vida de ejecutivo, pese al Lexus nuevo y las ventajas y la servidumbre de la vida entre cuatro paredes, no era para él. Las cosas tenían que cambiar.

Y cambiaron.

Dejó de habitar un cubículo para pasar al pequeño mundo de las ultramaratones. Por si no bastaba con correr 217 kilómetros sin parar a las temperaturas de casi 50 grados propias del Valle de la Muerte,[28] decidió que correr 42 kilómetros a -40° en el Polo Sur sería todo un reto. (Lo fue, sobre

---

28. La antes mencionada ultramaratón Badwater.

todo con zapatillas de tenis; fue el único que rechazó calzado especial para nieve.) Para llamar la atención de los medios nacionales sobre la obesidad y el ejercicio infantiles, corrió 50 maratones en 50 días seguidos en los 50 estados.

En otras palabras, Dean ve más maratones en un año de las que veremos la mayoría de nosotros en toda una vida. Compite casi todos los fines de semana.

He aquí las principales cinco listas de Dean de maratones que es obligatorio correr y obligatorio experimentar para neófitos y profesionales por igual.

En palabras textuales suyas:

LAS CINCO MARATONES PREFERIDAS DE ESTADOS UNIDOS

Nueva York (www.ingnycmarathon.org): La maratón de mayor diversidad cultural y étnica del mundo.

Portland (www.portlandmarathon.org): La tradición de las carreras de Oregón impregna esta maratón.

La maratón de la Infantería de Marina (www.marinemarathon.com): Correr en la capital de la nación te pondrá la carne de gallina.

Rock'n'Roll San Diego (www.rnrmarathon.com): ¿Quién necesita un iPod cuando hay un grupo tocando en vivo a cada milla?

Boston (www.bostonmarathon.org): Eh, es Boston. Con eso está todo dicho.

LAS CINCO MEJORES PARA LOS PRINCIPIANTES

Napa Valley (www.napavalleymarathon.org): Un recorrido llano, temperatura agradable, y vino esperándote al final.

Hartford (www.hartfordmarathon.com): La maratón perfecta en ciudad grande para principiantes.

Fargo (www.fargomarathon.com): Excelentes puestos de ayuda a lo largo del recorrido y un extraordinario apoyo por parte del público.

Dallas White Rock (www.runtherock.com): La hospitalidad texana no podría ser mejor.

Disney (http://bit.ly/3chiv): No puede negarse, los de Disney consiguen crear una excelente experiencia maratoniana.

LAS CINCO MARATONES MÁS MARAVILLOSAS DE ESTADOS UNIDOS

Big Sur (www.bsim.org): Un paisaje costero incomparable.

Boulder Backroads (www.bouldermarathon.com): Si tienes suerte, ya habrá nieve en las cumbres cercanas.

Myrtle Beach (www.mbmarathon.com): Casi todo el recorrido es por la playa. ¡Viva el surf!

St. George (www.stgeorgemarathon.com): Las fogatas en la salida son inolvidables.

Kauai (www.thekauaimarathon.com): El espíritu Aloha brilla en todo el recorrido.

MOTORES DE BÚSQUEDA DE MARATONES

www.fourhourbody.com/marathon
www.fourhourbody.com/race-finder

MOTORES DE BÚSQUEDA DE TRIATLONES

http://www.trifind.com

¿PUEDEN 6 MINUTOS DE ESFUERZO MEJORAR UNA PRUEBA DE 30 KILÓMETROS?

El 6 de junio de 2005, Martin Gibala, de la Universidad McMaster, dio en la CNN una noticia que parecía demasiado buena para ser verdad: «Seis minutos de ejercicio puro y duro tres veces por semana podían ser tan eficaces como una hora diaria de actividad moderada.»

Cambios para los que, según se creía antes, se necesitaban horas por semana podían conseguirse con sólo 4-7 estallidos de 30 segundos a tope (250 por ciento de VO2Max) en bicicleta estática, con 4 minutos de recuperación entre estallidos. Estos estallidos se practicaron tres veces por semana durante sólo dos semanas. El tiempo total en bicicleta para esas dos semanas fue únicamente de 15 minutos. La capacidad de resistencia para el grupo de sujetos sometidos a estos «sprints» casi se duplicó, pasando de 26 a 51 minutos, y los músculos de sus piernas mostraron un significativo aumento del 38 % de citrato sintasa (CS), una de las más deseables enzimas de la resistencia. El grupo de control, que era activo (hacía footing, bicicleta o aeróbic) no presentó cambios.

Parecía puro azar.

Había que repetirlo, y se repitió. Esta vez con un baremo de evaluación incluso más alto: una prueba de ciclismo de 30 kilómetros.

El grupo de sprint siguió el protocolo de los estallidos de 30 segundos. El grupo de control llevó a cabo unas sesiones de bicicleta de 60-90 minutos de intensidad moderada más tradicionales al 60 por ciento de VO2 Max. Los dos grupos se ejercitaron tres veces por semana y fueron evaluados antes y después mediante una prueba de ciclismo de 30 kilómetros. Las mejoras fueron casi idénticas, como lo fueron los aumentos de capacidad oxidativa.

Reconoce que entrenar largo rato en el gimnasio a menudo es una forma de pereza, una manera de no pararse a pensar en serio. ¿Tres o cuatro horas por semana o menos de 15 minutos por semana? Tú eliges —trabajo largo o trabajo duro—, pero los resultados parecen ser los mismos. Confía más en los datos que en las masas.

Ahí es donde tenemos un elemento de suspense. Este capítulo fue un añadido en el último momento, y siendo lo que son los plazos de publicación, no hubo tiempo de actualizar el texto antes de exponerlo en las librerías.

Busca aquí el resultado: www.fourhourbody.com/ultra.

¿Reflejará mi realización personal o mi autodestrucción? Sólo el tiempo, o la distancia, lo dirá.

HERRAMIENTAS Y TRUCOS

CrossFit Endurance (http://crossfitendurance.com/): La sede y casa del dolor de Brian MacKenzie, llena de tablas de ejercicios y foros. Si no quieres sufrir o celebrar solo, hay toda una lista de equipos de ámbito nacional que entrenan y compiten juntos.

«The Marathon Monks of Mount Hiei» [Los monjes maratonianos del monte Hiei] (http://der.org/films/marathon-monks.html): No te pierdas este documental sobre los increíbles monjes Hiei de Japón y su camino hacia la luz. El DVD muestra sus ayunos —un verdadero desafío a la muerte—, su dieta de entrenamiento vegetariana, sus zapatillas para correr de paja tejidas a mano, y mucho más. Puedes visitar el siguiente vínculo para ver el tráiler de 11 minutos: www.fourhourbody.com/monks.

HERRAMIENTAS PARA EL TRABAJO DE RESISTENCIA

Podómetro de Gmap (www.gmap-pedometer.com): Por interesantes que puedan ser los aparatitos sofisticados para el seguimiento de tus recorridos cuando corres o vas en bicicleta, una visita a Google Maps te da los mismos datos sin más equipo. El Podómetro de Gmap te permite superponer tu ruta sobre el mapa de Google, que genera la distancia recorrida. La página te permite guardar tus rutas preferidas y compartirlas con tus amigos.

Rueda de medición Keson RR112 Roadrunner (www.fourhourbody.com/roadrunner): Esta ligera rueda la usan básicamente los agentes de la propiedad inmobiliaria para tasar casas. Pero tú puedes utilizarla para medir rápidamente distancias cortas para los sprints, ya sea dando la vuelta a la esquina o en la pista.

Metrónomo Seiko DM50L (www.fourhourbody.com/metronome): Brian recomienda entrenar el ritmo de zancada por minuto con ayuda de este metrónomo. A mí me fue más fácil usar como referencia las 90 pisadas por minuto para una pierna.

Casio High-Speed Exilim EX-FC100 (www.fourhourbody.com/exilim): Brian emplea esta cámara para grabar a todos sus pupilos a 30 fotogramas por segundo. Como él dice: «se puede aprender más con una hora de análisis de vídeo que en un año de autocorrección sin vídeo». Según la publicidad de Casio, puede grabar vídeos a cámara lenta con hasta mil fotogramas por segundo.

Pose Method of Running, **del doctor Nicholas Romanov (www.fourhourbody.com/pose-method):** Este libro enseña a correr como una aptitud con su propia teoría, conceptos y ejercicios. Pero cuidado con los tobillos.

Ejercicios de CrossFit (www.fourhourbody.com/crossfit): Vídeos instructivos de casi todos los ejercicios independientes y tablas de CrossFit.

Genr8 Vitargo S2 (www.fourhourbody.com/genr8): Éste es el suplemento de carbohidratos que emplea Brian para reabastecerse rápidamente de glucógeno. Él puede consumir hasta 1.100 calorías de Vitargo en una hora. No lo pruebes con Gatorade.

Trail Runner **(www.trailrunnermag.com):** La única revista dedicada a correr fuera de la carretera, escrita por corredores de senderos que realizan carreras y recorridos de entre 5 kilómetros y más de 300. El calendario anual de *Trail Runner* incluye 1.100 carreras por senderos de todo el mundo.

Nacido para correr **(www.fourhourbody.com/borntorun):** Este libro, escrito por Christopher McDougall, da a conocer a la mayoría de los lectores a los increíbles indios tarahumara, una tribu de superatletas oculta en los desiertos montañosos de México, y describe detalladamente una carrera única en la vida que los enfrentó a leyendas estadounidenses de ultramaratones como Scott Jurek. Es una magnífica lectura que impulsó a un no corredor —yo— a mover el culo y salir a correr por la hierba descalzo tres veces por semana.

Correr descalzo: consejos para el entrenamiento (www.fourhourbody.com/harvard-barefoot): El proyecto Correr Descalzo de Harvard es uno de los principales impulsores del movimiento a favor de ir descalzo. Este artículo proporciona consejos básicos sobre el entrenamiento y la pisada con la parte anterior del pie para quienes acaban de empezar.

CALZADO DE ULTRARRESISTENCIA PARA CORRER POR SENDEROS

Inov-8 Talon 212 (www.fourhourbody.com/talon212): De todas las zapatillas recomendadas por Brian, éstas son mis favoritas.

Inov-8 F-Lite 230 (www.fourhourbody.com/f-lite230)

Inov-8 es un fabricante pequeño y es muy probable que se le agoten las existencias, pero existen otras opciones en el mercado: para correr por senderos, compra una zapatilla poco conocida, La Sportiva Crosslite; para asfalto, utiliza «zapatillas llanas de carrera» como las New Balance 205.

CALZADO DE ULTRARRESISTENCIA PARA CORRER POR ASFALTO Y SUPERFICIES DURAS

Inov-8 F-Lite 220 (www.fourhourbody.com/talon220)

Inov-8 F-Lite 230 (www.fourhourbody.com/f-lite230): Estas zapatillas se mencionan más arriba y son multiuso.

DESARROLLAR LA FUERZA

SOBREHUMANO SIN ESFUERZO

Batir récords mundiales con Barry Ross

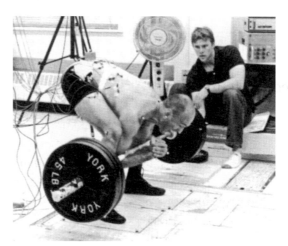

Pavel realizando un peso muerto Zercher con 140 kilos con unos electrodos que miden la actividad muscular. (Foto por gentileza del profesor Stuart McGill y el Laboratorio de Biomecánica de la Columna Vertebral, Universidad de Waterloo, Canadá.)

> ## Haz lo mínimo necesario, no lo máximo posible.
>
> Henk Kraaijenhof, entrenador de Merlene Joyce Ottey, alias *Reina de la Pista*, que ganó en total veinte medallas en Juegos Olímpicos y Campeonatos Mundiales.

P avel Tsatsouline estaba dándome puñetazos en el culo.

No ocurre todos los días que un antiguo instructor de las Fuerzas Especiales soviéticas te dé puñetazos en las nalgas. Pero era el segundo día en el curso para obtener el certificado de pesas rusas (CPR) y practicábamos tensión continua, como una de las varias técnicas concebidas para incrementar el rendimiento de la fuerza. En este caso, nos controlábamos mutuamente a base de puñetazos. Pavel, ahora ciudadano de Estados Unidos y experto en materias específicas del Equipo de Contraasalto del Servicio Secreto estadounidense, se paseaba entre nosotros, contribuyendo con codazos cuando era necesario.

Dos horas antes Pavel había preguntado a los asistentes quién se había estancado en el press a un brazo por encima de la cabeza en una repetición máxima. A continuación hizo pasar al voluntario de 24 a 32 kilos en menos de cinco minutos: un aumento de la fuerza del 26 %. Traducido en términos más familiares, eso representaría un salto en una repetición máxima de 48 a 66 kilos en el press militar con barra.

Hubo docenas de demostraciones parecidas a lo largo del fin de semana, y todas pretendían reforzar una idea: **la fuerza es una aptitud.**

No sólo la fuerza es una aptitud, sino que puede aprenderse rápidamente.

No me di cuenta de lo rápido que podía aprenderse hasta varios meses después, cuando Pavel me presentó a un curioso entrenador de sprint: Barry Ross.

Reducir lo irreductible

En 2003, Allyson Felix era una estudiante de instituto de 17 años.

En el transcurso de 12 meses, batió todos los récords del instituto Marion Jones en los 200 metros, luego corrió los 200 metros más rápidos del mundo y después se convirtió en la primera atleta que pasó directamente del instituto al atletismo profesional.

Su entrenador era Barry Ross.

Ross ha dedicado los últimos veinte años a buscar la respuesta más elegante a una de las mayores preguntas en todos los deportes: ¿cómo conseguir que un ser humano sea lo más rápido posible?

Su solución ha sido reducir lo irreductible, más allá de lo que incluso yo consideraba posible. Mientras escribo esto ante unos calamares fritos y una cioppino en el Muelle del Pescador de San Francisco (es sábado), sigo sin dar crédito a que he aumentado en más de 50 kilos mi peso muerto máximo en menos de dos meses, con menos de cuatro kilos de aumento en peso. Es fácilmente el aumento en fuerza más rápido que he experimentado nunca.

En el mundo de Barry, no tiene nada de especial.

Echemos un vistazo a tres de los atletas que quizá te sorprendan.

Su mejor atleta femenina en competiciones multiprueba ha levantado en peso muerto 183 kilos con un peso corporal de 60 (véase su foto en este capítulo).

Su mejor corredora de fondo ha levantado 172 kilos con un peso corporal de 62.

Su levantador más joven, de 11 años, ha levantado 100 kilos con un peso corporal de 50.

Casi todos sus atletas, incluidas las mujeres, pueden levantar más del doble de su peso corporal sin correas en las muñecas, y para llegar a eso todos han ganado menos del 20 por ciento del peso corporal.

Lo asombroso: estos resultados se obtuvieron con menos de 15 minutos destinados semanalmente al levantamiento real (tiempo bajo tensión).

Desde la obtención de títulos en la Pacific-10 Conference de lanzamiento de peso, hasta medallas de oro en los relevos de 4 × 100, los insólitos métodos de Barry están redefiniendo qué es posible y qué no. En este capítulo explicaré cómo lo consigue en carreras de velocidad, y cómo puedes hacer lo mismo en gimnasio o en tu deporte.

El protocolo para ser sobrehumano sin esfuerzo

El protocolo de entrenamiento para Allyson Felix en 2003 se compuso de lo siguiente, tres veces por semana:

1. **Estiramientos dinámicos antes de cada sesión («over under», se explicará en detalle más adelante).**

2. **Uno de los siguientes, cinco minutos de descanso entre series:**
   Press en banco:[1] 2-3 series de 2-3 reps o
   Fondos: 10-12 reps[2]

3. **Peso muerto convencional hasta las rodillas (2-3 series de 2-3 reps al 85-95 por ciento de una repetición máximo (1RM).** La barra no sube por encima de la rodilla y se deja caer desde esa altura en vez de ser devuelta al suelo por el atleta. Dejar caer el peso, y por tanto evitar la par-

---

1. Para evitar problemas de hombros, no bajes la barra hasta el pecho, sino aproximadamente a 10-12 cm (la anchura de tu puño cerrado) por encima del pecho. Utiliza un power rack cuando sea necesario, y pon las clavijas a esa altura. Realizar levantamientos estándar de competición no tiene ningún interés, ya que sus atletas se preparan para el rendimiento deportivo, no para competir en halterofilia.
2. En cuanto los atletas pueden completar 12 fondos normales, Barry les pide que pongan las piernas en alto para aumentar la resistencia. Las piernas no se elevan más de 50 grados (respecto al suelo) porque, de lo contrario, intervendrían más los hombros que los pectorales. Para los velocistas, este ejercicio va dirigido más al trabajo general con pectorales que al propio deporte. Los pectorales son casi el único grupo muscular que no se estimula con el peso muerto, que es lo que viene a continuación.

te descendente excéntrica del movimiento, es vital para reducir las lesiones de isquiocrurales cuando se realiza entrenamiento de sprint. El tiempo bajo tensión debería ser inferior a diez segundos por serie. Para series de peso muerto:

- Inmediatamente después de cada serie se realizan pliométricos (saltos sobre caja[3] de distintas alturas × 4-6 reps)
- Descanso de cinco minutos entre series, iniciando la cuenta atrás de cinco minutos después de los pliométricos

4. Ejercicio central, 3-5 series de 3-5 repeticiones (agarres isométricos)

5. Estiramientos estáticos

La tabla que Allyson empleó se basaba en unas investigaciones que llevaron a pensar que una mayor fuerza de apoyo en suelo (la aplicación de fuerza en el suelo al pisar), y no un tiempo menor en la cadencia de las piernas,[4] era lo que permitía a los corredores alcanzar velocidades máximas en un menor tiempo. La cantidad de fuerza de apoyo necesaria para aumentar la velocidad en un metro por segundo es igual a una décima parte del peso corporal. El aparato músculo-esquelético es un generador de fuerza muy eficaz. Un kilogramo puede producir fuerza suficiente para sostener 44 kilogramos de masa.

Antiguamente, los entrenadores creían que los descensos de velocidad se debían a una reducción del aporte de combustible al músculo. Desde entonces las investigaciones han demostrado que el verdadero motivo de la pérdida de velocidad es la incapacidad de las fibras para proporcionar tensión suficiente.

Si necesitas más tensión, necesitas más fuerza.

El impacto contra el suelo de un atleta de elite será aproximadamente el doble de su masa al tiempo que recibe una cantidad equivalente del impulso desde el suelo. La fuerza de apoyo relativa a la masa —la fuerza que los músculos generan en respuesta al impacto— puede ser cinco veces mayor que el peso corporal de un atleta de elite y se transmite al suelo aproximadamente en 0,05 segundos. Ten en cuenta que estamos hablando de una sola pierna. Siendo iguales todas las demás variables, el corredor más fuerte ganará.

PPE

---

3. La idea es reducir al mínimo tiempo posible el contacto con el suelo en cada salto, con seis saltos máximo. En las sesiones de entrenamiento de Barry a veces estos saltos se realizan sobre una caja, a veces por encima de la caja, y también pueden sustituirse por un salto triple sin impulso o un salto de longitud. Personalmente, para no complicarlo, utilizaba un banco plano corriente y plantaba los dos pies en lo alto brevemente antes de volver al suelo, repitiéndolo seis veces.
4. También llamada «ritmo de zancada».

CÓMO REALIZAR EL PESO MUERTO CONVENCIONAL

La siguiente secuencia de fotografías (cedida por gentileza de Mike Lambert, director de la revista *Powerlifting USA*) muestra al increíble Lamar Gant. Lamar, miembro del Salón de la Fama de la Federación Internacional de Halterofilia, fue el primero en levantar en peso muerto un peso equivalente a cinco veces su peso corporal en una competición: 300 kilogramos con un peso corporal de 60 kilogramos.

He aquí cómo lo hizo:

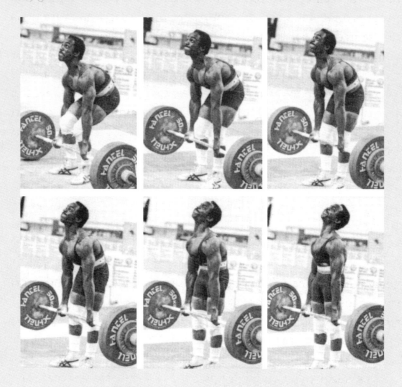

Barry indica a sus atletas que suelten la pesa cuando la barra está por encima de las rótulas (cuarta foto de la serie) para evitar lesiones en los isquiocrurales, como se ilustra también en las siguientes fotografías:

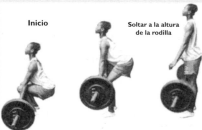

Enseña a sus atletas a no estirar las piernas antes de tiempo y a mantener la espalda totalmente recta,[5] como si sujetara un billetero entre los omóplatos.

Este protocolo para el entrenamiento de fuerza me permite correr inmediatamente después del entrenamiento de fuerza,[6] eliminando la necesidad de un entrenamiento partido con la consiguiente pérdida de tiempo. Ningún levantamiento se realiza hasta el fallo muscular.

Aparte de los «over-unders» realizados antes del primer ejercicio, no hay calentamiento en la sesión.[7]

Usando un power rack o dos vallas, pon una barra del power rack o una valla a una altura aproximada de 75-80 centímetros y la otra a la altura de la cintura. Haz una sentadilla lo bastante baja para desplazarte con un paso lateral por debajo de la barra o la valla más baja e inmediatamente después pasa por encima de la más alta.[8] Esto equivale a una repetición. No emplees las manos ni las apoyes en las piernas. Repítelo seis o siete veces. Luego pasa directamente a las series de la tabla. Barry exige a sus atletas que, para cualquier ejercicio, primero levanten la carga más pesada y luego, en caso de necesidad, hagan series con pesos más ligeros.

Para calcular tu 1-rep máx (1RM) en un ejercicio determinado, multiplica tu peso máximo para 5 reps × 1,2.

La regla básica: menos de diez segundos

Como pauta general, no nos conviene que en las series de ejercicios el tiempo bajo tensión supere los diez segundos, ya que nos interesa minimizar la producción de ácido láctico.

Aunque el ácido láctico (a menudo identificado con las agujetas) puede ser útil en algunas circunstancias, también puede retrasar la recuperación. En casos en los que los atletas deben alcanzar registros altos en períodos breves de tiempo, Barry quiere que conserven la capacidad para realizar la misma tabla durante cinco días seguidos.

5. Da la impresión de que Lamar redondea un poco la espalda en las fotos, pero es su columna torácica (parte superior de la espalda), no la lumbar (parte inferior de espalda), la que se redondea. Este redondeo superior es común en el peso muerto convencional cuando se manejan pesos de talla mundial. Los simples mortales deben mantener la espalda plana hasta que el peso levantado en peso muerto equivalga a más del doble de su peso corporal.
6. Cabe señalar que no puede decirse lo contrario. Levantar pesas antes de correr está bien, pero correr antes de levantar pesas es arriesgarse a una lesión.
7. Éste es un punto en el que me desvié de las instrucciones y realicé series de calentamiento de 1-2 repeticiones antes de pasar a mi peso de trabajo mayor. Si tengo una lesión sin identificar, prefiero romperme con 50 kilos y no con 200. Éste es un tema sobre el que Barry y yo estamos de acuerdo en que no estamos de acuerdo.
8. Este formato no era práctico en mi gimnasio, que está abarrotado y tiene sólo un power rack. Opté por desplazarme lateralmente por encima de un banco con las rodillas lo más altas posible, y hacer inmediatamente después una sentadilla y paso lateral en paralelo, que aumentó en anchura a cada repetición. Los «unders» laterales son especialmente importantes, ya que aumentan la movilidad de la cadera antes de los pesos muertos estilo «sumo», que tanto Barry como Pavel recomendaban cuando fuera posible.

Este método no se restringe a los velocistas.[9]

Un ejemplo entre los no corredores es Skyler McKnight, que necesitaba levantar en banco 100 kilos 20 veces para ser titular del equipo de fútbol de la Universidad Estatal de San José. Pero había un problema: sólo era capaz de completar tres repeticiones y faltaban tres semanas para la prueba. Únicamente le quedaban 15 días de entrenamiento posible para alcanzar esa marca. Durante cinco días por semana realizó series de dos repeticiones con descansos de cinco minutos entre series. Aumentó el peso pero no el número de repeticiones.

El día de la prueba, completó 18 repeticiones y, sí, el entrenador quedó lo bastante impresionado para concederle un puesto de titular.

Veamos otra serie de resultados, los de Greg Almon, asesor de fuerza del equipo nacional chino de patinaje de velocidad:

> Querido Barry,
> Sólo quiero ponerte al día de cómo han evolucionado mis patinadoras este año después de pasar a un protocolo basado en el peso muerto…
> El equipo femenino chino ha ganado más de diez medallas de oro en las categorías de sprint (500 m, 1.000 m), además de otras diez medallas de plata y bronce. Ahora tenemos cinco patinadoras que consiguen bajar de los 44 segundos en 500 m y batimos el récord del mundo en la última competición.
> Fue difícil convencer a la entrenadora para introducir ese cambio, pero después de varios días de conversaciones, accedió a probarlo. Nuestras patinadoras han aumentado su carga en peso muerto en una media de 52 kilos en los últimos tres meses medio y los resultados hablan por sí solos…
> Gracias una vez más,
> Greg

La trinidad nueva y mejorada

¿Qué ha depurado y mejorado Barry desde que Allyson batió sus marcas en 2003?

Basándose en las más modernas investigaciones, ha reducido su programa destinado específicamente a las carreras de velocidad a tres objetivos de entrenamiento sencillos y secuenciales:

---

9. Tampoco se restringe a las personas entre 15 y 30 años. Ahí tienes, si no, al profesor Arthur DeVany y su versión del entrenamiento aláctico. Art, profesor emérito de Economía y Ciencias del Comportamiento Matemático de la Universidad de California en Irvine, tiene 72 años muy bien llevados, mide 1,82 y pesa 93 kilos con una grasa corporal del 8 por ciento.

1. Acondicionamiento para la competición
2. Fuerza máxima
3. Velocidad máxima

Para cada uno de estos puntos, Barry confía en la filosofía básica del entrenador Henk Kraaijenhof: «Haz lo mínimo necesario, no lo máximo posible.» Los tres objetivos requieren (es decir, exigen) menos carga de trabajo de la que suele considerarse necesaria.

ACONDICIONAMIENTO PARA LA COMPETICIÓN

Entrenar para el primer objetivo, el acondicionamiento, se basa principalmente en un estudio titulado «La energética de las carreras de alta velocidad: integrando la teoría clásica y las observaciones contemporáneas», publicado por primera vez en 2004.

Este estudio proporciona el algoritmo de velocidad ASR, una fórmula matemática patentada por la Universidad de Rice con la cual supuestamente pueden predecirse los tiempos de carrera de cualquier individuo (no sólo de un atleta entrenado, sino de cualquier individuo) para distancias que van desde unos metros hasta dos kilómetros. Increíblemente, ha demostrado una precisión del 97 por ciento en todos los corredores a los que Barry ha sometido a prueba. El algoritmo muestra asimismo el nivel de acondicionamiento de un corredor.

El acondicionamiento inicial mínimo para atletas participantes en carreras de menos de dos kilómetros es aproximadamente 4,2 metros por segundo. Esto equivale a un tiempo de no más de 23,8 segundos en los 100 metros.

¿Cómo consigues que los atletas tengan este nivel inicial? Lo creas o no, caminando. Las indicaciones son sencillas: **camina lo más rápido posible durante 15 minutos, tres veces por semana.** El paseo es de siete minutos y medio de ida y lo mismo a la vuelta. Esto no parece difícil, y no lo es… al principio. El desafío reside en que el atleta debe llegar más lejos en cada sesión y, aun así, regresar en los mismos siete minutos y medio.

«Caminar lo más rápido posible» significa que el atleta debe desear, intensa y continuamente, echarse a trotar. Experimenta una ineficiencia extrema en la locomoción, y ésa es la clave.

Si no dispones de suficiente terreno llano (lo ideal es una pista de atletismo) para caminar siete minutos y medio de ida y otros siete y media de vuelta, usa sencillamente una distancia fija (cinco manzanas, por ejemplo) e iguala el número de manzanas en la segunda ronda de siete minutos y medio.

Después de caminar cronometrándose durante cuatro semanas (tres sesiones de 15 minutos por semana), el atleta ha cumplido el primer objetivo: alcanzar el acondicionamiento inicial para la competición.

Parece imposible, pero reserva tu opinión hasta que veas algunos de los resultados, descritos más adelante en este capítulo.

FUERZA MÁXIMA

A continuación Barry desarrolla la fuerza de sus atletas. La desarrolla mucho.

Su actual protocolo es parecido al que empleó Allyson en 2003, pero los ejercicios se han depurado y se han restringido más. Obsérvese que las «2-3 series de 2-3» se han susituido por «1 serie de 2-3 al 95% de 1RM, seguida de 1 serie de 5 al 85% de 1RM» tanto para el press en banco como para el peso muerto.

Recuerda: haz descansos de cinco minutos entre series, y la cuenta atrás empieza después de terminar los pliométricos.

La siguiente plantilla general de ejercicios debería realizarse tres veces por semana para la mayoría de los atletas (por ejemplo, lunes, miércoles y viernes):

1. **Estiramientos dinámicos** antes de cada sesión: over and unders × 6-7 reps, no más de cinco minutos. Sin estiramientos estáticos.
2. Uno de los siguientes en cada sesión (el tiempo bajo tensión debería ser inferior a los 15 segundos por serie):
   Press en banco: 1 serie de 2-3 al 95 % de 1RM, seguida de 1 serie de 5 al 85% de 1RM o

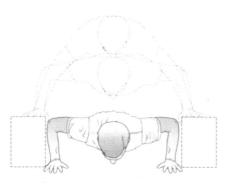

PLIOMÉTRICOS DE PRESS EN BANCO

Fondos: 10-12 reps (igual que en el programa anterior)

Si eliges el press en banco y si lo permite el equipamiento, haz pliométricos (cuatro o cinco repeticiones) inmediatamente después de las series de press en banco.

Pon dos cajas de 15-30 cm separadas un poco más de la anchura equivalente a los hombros. Desde una posición a nivel del suelo (con el pecho contra el suelo), sube de un salto a las cajas extendiendo los brazos lo más deprisa posible, vuelve a extender los brazos del todo en lo alto de las cajas, luego déjate caer entre las cajas hasta llegar a la inicial posición a nivel del suelo. De igual modo que en los saltos sobre caja de pie, es fundamental que el contacto con el suelo sea lo más breve posible.

Si te duelen los hombros con los pliométricos (como me pasó a mí) o si te resultan demasiado incómodos, el programa es igual de útil sin ellos.

3. **Peso muerto,**[10] una serie de 2-3 al 95 % de 1RM, seguida de una serie de 5 al 85 % de 1RM. Las mismas reglas que antes: levantamiento hasta las rodillas y luego soltar la pesa. Si no entrenas para carreras de velocidad, no hay inconveniente en bajar el peso. Los pliométricos se realizan sin dejar pasar más de un minuto después de cada serie de pesos muertos: saltos sobre caja con distintas alturas, comba, o incluso unas cuantas carreras breves de 10 metros si el espacio lo permite. La primera opción es entre dos y cuatro sprints de 10-15 metros. Esto proporciona al menos el doble del peso corporal soportado por cada pierna en el impacto. La segunda opción es entre cinco y siete saltos sobre caja a alturas de 30-45 cm.

4. **Ejercicio central:** la Torsión Tortura, 3-5 series de 3-5 reps (30 segundos entre series).

Como elemento central, Barry ahora usa sólo un ejercicio: la Torsión Tortura. Este ejercicio lo detestan todos los pupilos que lo practican, del primero al último. Para realizar la Torsión Tortura, colócate sobre un banco, perpendicular a él, de modo que parezcas una cruz vista desde arriba. Pon los pies debajo de una barra de un power rack o, en el peor de los casos, debajo de otro banco.[11]

Permanece paralelo al suelo en cada serie y levántate hasta quedar sentado, manteniéndote en esa posición para los 30 segundos de descanso entre series. Empieza por tres series × tres reps de tres segundos a cada lado. Tu primera sesión sería así:

La Torsión de la Tortura

SERIE I

Gira completamente a la derecha y quédate así durante tres segundos.

Gira a la izquierda y quédate así durante tres segundos.

Repite dos veces más para un total de tres inmovilizaciones de tres segundos por lado.

Siéntate y descansa 30 segundos.

Repite dos series más.

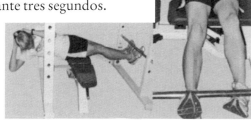

¿Dirías que es una robusta levantadora de pesas? Pues es una chica de instituto normal. Normal, sí... ¡salvo por que pesa 60 kilos y es capaz de levantar 180! ¡Recórcholis, Batman!

10. Felix usaba la postura convencional, con las piernas entre los brazos, pero Barry recomienda el estilo sumo a quienes puedan ejecutarlo.

11. Esto también resultaba incómodo de preparar en mi gimnasio, así que utilicé o bien un banco de press declinado, donde podía enganchar los pies con las piernas flexionadas, o sencillamente me sentaba en casa sobre una bola BOSU con los pies anclados bajo el sofá (asegúrate de lastrar el sofá; yo usaba una pesa rusa de 24 kilos).

Progresión: en sesiones futuras, aumenta gradualmente hasta las cinco series de inmovilizaciones de tres segundos, luego aumenta el tiempo, un segundo cada vez, hasta un máximo de inmovilizaciones de 15 segundos para cinco series (cada serie = 3 inmovilizaciones por lado).

Con eso la sesión se da por finalizada.

EL PESO MUERTO SUMO

Barry recomienda el peso muerto sumo en lugar del peso muerto convencional siempre que sea posible. La distancia del tirón es menor, y la posición de la zona lumbar, más segura.

La siguiente secuencia de fotografías, también por gentileza de Mike Lambert, de la revista *Powerlifting USA*, muestra al increíble Mike Bridges, considerado por muchos el mejor levantador de potencia del mundo en cuanto a la proporción peso corporal/peso levantado durante su mejor época. Dominó tres categorías de peso distintas, e incluso ahora, con más de cincuenta años, levanta regularmente en peso muerto más de 250 kilos.

Ten en cuenta que los atletas de Barry sueltan el peso cuando la barra está por encima de las rótulas (aquí la cuarta foto). Fíjate en que, al igual que Lamar, Mike mira hacia arriba en un ángulo de casi 45 grados exactos todo el tiempo, hasta completar el levantamiento.

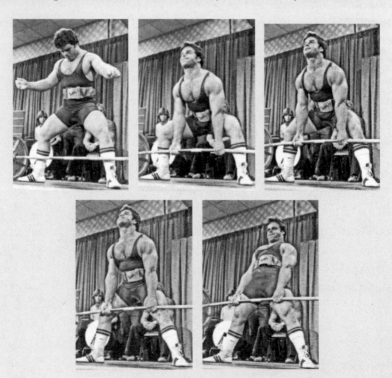

Tiempo total de la sesión, incluidos los descansos: menos de 60 segundos.
Tiempo total bajo tensión por sesión: menos de cinco minutos.
Sensación al acabar la sesión: tonificado en lugar de exhausto.

VELOCIDAD MÁXIMA

Finalmente, Barry, en cuanto sus atletas alcanzan un buen nivel de fuerza, los convierte en corredores más rápidos.

Si no te interesa correr, puedes saltarte esta sección y leer sólo los recuadros. Pero puede resultar divertido leer aunque sólo sea la anécdota de competición del final. Y ahora volvamos a lo nuestro…

Cada atleta hace dos carreras de prueba para empezar. La prueba corta (T1) es una carrera «ya en movimiento» de 20 metros y la prueba larga (T2) es de 300 metros. Para T1, el atleta corre un sprint de 40 metros, pero sólo se cronometran los últimos 20. Para la T2, el atleta corre cinco metros hasta la línea de salida y luego 300 metros cronometrados. En ambos casos, los corredores deberían estar ya cerca de su velocidad máxima cuando cruzan la «línea de salida».

En cuanto dispone de estos dos tiempos, Barry introduce las cifras en el algoritmo ASR, que le proporciona una distancia y un tiempo de carrera precisos para cada corredor. Esta distancia/tiempo constituirá la base de su entrenamiento de velocidad. **Para pruebas de 400 metros o menos, los atletas de Barry no entrenan con carreras de más de 70 metros.**

La «distancia X realizada en un tiempo Y» establecida puede considerarse una «repetición», y las repeticiones se llevan a cabo hasta que el corredor no puede completar la distancia en el tiempo asignado, o no puede completar diez repeticiones en un tiempo total predeterminado (una «serie» cronometrada de diez repeticiones). Rebasar ese tiempo en cualquiera de los casos determina el final de la sesión.

He aquí un ejemplo real de un corredor llamado Scott:

Carrera ya en movimiento de 20 metros 1,88 segundos
Carrera ya en movimiento de 300 metros 36,00 segundos

A continuación, las distancias de las sesiones se determinan aleatoriamente entre 15 metros y 55 metros; por ejemplo, 55 metros < 5,57 segundos. Esto significa que la sesión de Scott es una serie de diez carreras de 55 metros en las que no debe superar los 5,57 segundos por carrera. Hay descansos de cuatro minutos entre carreras.

Si Scott no corre por debajo de los 5,57 en su primer intento, se le concede una oportunidad más para lograrlo en una segunda carrera. Si rebasa ese tiempo en esa segunda carrera, o en cualquiera de las repeticiones antes de la décima, se da por concluida la sesión ese día.

Esto representa un marcado contraste con los métodos convencionales.

Normalmente, los entrenadores de velocidad indican a sus corredores que realicen «repeticiones» para una distancia concreta y a una velocidad determinada. Una pauta típica de un entrenamiento podría ser «10 carreras de 100 metros al 80 % de la velocidad máxima». Por desgracia, nadie sabe cuándo está corriendo al 80 por ciento, ni de hecho a ningún otro porcentaje.

Los otros entrenadores también imponen las llamadas carreras de «distancia superior» para mejorar la «resistencia en velocidad». Ésta es otra tensión añadida que Barry no incorpora.

Pero ¿qué resultados da este método en competición?

Ten en cuenta que la distancia media de carrera en las repeticiones es inferior a 40 metros y que ha eliminado por completo las carreras de entrenamiento superiores a 70 metros para pruebas de 400 metros o menos. Esto es un sacrilegio para muchos en el mundo del atletismo. A pesar de este minimalismo —o más exactamente, debido a él—, los resultados hablan por sí solos.

Una de sus atletas, estudiante de secundaria, redujo en dos segundos sus 400 metros lisos, en uno y medio los 300 metros vallas (cadetes), y en los 100 metros lisos bajó de 13,35 a 12,75 segundos. Aunque para alguien que no se dedique a las pruebas de velocidad es difícil apreciarlo, pasar de 13,35 a 12,75 es una extraordinaria mejora en una prueba anaeróbica corta, donde las milésimas de segundo cuentan.

La distancia media de repetición era de sólo 33 metros, y ella no es ni mucho menos una novata. Lleva corriendo seis años.

Su acondicionamiento de pretemporada se redujo a 15 minutos de paseo rápido tres días por semana. Su objetivo era aumentar la distancia recorrida (pero nunca el tiempo) en cada sesión. Ella, su padre y el entrenador del equipo dudaban de que fuera algún día capaz de correr en competición los 400 metros lisos o los 300 metros vallas. Este bajo volumen casi la llevó al pánico.

El resultado: en el primer certamen del año superó a dos corredoras de 300 vallas a las que no había conseguido imponerse en las dos temporadas previas.

Después de ver su rendimiento en comparación con sus rivales, su entrenador dijo a su padre: «¡Nunca más obligaré a mis velocistas a entrenar por encima de los 70 metros!»

Además ella pesa 54 kilos y levanta en peso muerto 176 kilos.

El paradigma está cambiando y la conclusión es evidente: trabajar con más inteligencia es más eficaz que trabajar más tiempo, ya sea en la sala de pesas o en la pista.

LA REGLA DE LAS 10 REPETICIONES
de Pavel Tsatsouline

A menudo los atletas no entienden la finalidad del entrenamiento de la fuerza.

Algunos lo confunden con el acondicionamiento. Otros se confunden a sí mismos con los levantadores de pesas. La barra de pesas no está ahí para convertirte en un hombre o una mujer mejor poniendo a prueba tu valía. Para eso están la pista, el campo o el tapiz. La barra está ahí para darte una fuerza superior a la de un adversario con aptitudes equivalentes a las tuyas.

El entrenamiento de la fuerza no debe convertirse en un obstáculo para la práctica de tu deporte. Ésa es la cuestión —la cuestión más importante— que por alguna razón pasan por alto muchos entrenadores de fuerza y acondicionamiento.

El principio fundamental es **levantar mucho peso pero no trabajar demasiado.** Es aquí donde puede aplicarse la «regla de las diez repeticiones».

1. Utiliza entre dos y tres ejercicios combinados «globales» (por ejemplo, el peso muerto y el press en banco).
2. Levanta pesas tres veces por semana (por ejemplo, lunes, miércoles y viernes).[12] Haz el acondicionamiento y el trabajo suplementario en días distintos, ejercita las aptitudes de tu deporte seis días por semana y descansa totalmente un día.
3. Concéntrate en series de dos o tres repeticiones. Dos repeticiones es el número preferido del Equipo Nacional Ruso de Halterofilia.
4. En todos los casos, completa unas diez repeticiones por levantamiento en cada sesión (por ejemplo, tres series de tres, cinco series de dos, etcétera).
5. Nunca entrenes hasta el fallo muscular, y deja siempre al menos una o dos repeticiones «en el banco».
6. Descansa cinco minutos entre series.
7. Acaba la sesión sintiéndote más fuerte que al empezar.

El objetivo es desarrollar la mayor fuerza posible a la vez que te mantienes lo más fresco posible para tu deporte.

Cuando yo trabajaba con Maria Sharapova, le indiqué que hiciera unas cuantas series de una, dos y tres repeticiones de dominadas con agarre prono, pistolas,[13] fondos intensos, abdominales de Janda, y nada más. La futura estrella de Wimbledon tenía acondicionamiento de sobra por su práctica diaria del tenis, y lo que menos necesitaba era fatiga o lesiones derivadas de su entrenamiento de fuerza.

Pero ¿y por qué no entrenar con menos frecuencia?

Entrenar con una frecuencia menor a lunes, miércoles y viernes (por ejemplo, una vez por semana) no es lo ideal para un atleta, aun cuando aumente la fuerza y le dedique menos tiempo. Los

---

12. Si eres incapaz de recuperarte, el peso muerto puede reducirse a lunes y viernes.
13. Sentadillas a una sola pierna con la pierna que no se usa extendida al frente.

récords de levantamiento de potencia en Estados Unidos en las décadas de los ochenta y los noventa no dejan dudas de que puede conseguirse una sentadilla de talla mundial machacándose una vez por semana. Pero después te costará caminar. Cada vez que levantes pesas, tendrás tantas agujetas como un novato. Eso no es un gran problema para un levantador de potencia, pero es un mal asunto para un boxeador o cualquiera que necesite entrenar en las 48 horas posteriores.

¿Un mayor volumen puede desarrollar la fuerza?

Naturalmente. El ciclo de sentadillas del incónico Smolov, una pesadilla de 13 semanas, exige unas aterradoras 136 repeticiones por semana durante el primer mes. El resultado del ciclo supera los sueños más descabellados. Un hombre que conocí aumentó 46 kilos el peso levantado en sentadilla en 13 semanas con el ciclo de Smolov y alcanzó un máximo de unos 300 kilos, sin consumir ninguna droga. Estas mejoras no son anormales, pero pasan factura. Quedarás tan dolorido y agotado que el único deporte que podrás practicar simultáneamente será el ajedrez. El ciclo Smolov es un programa especializado para un deportista que no deba ejercitar ninguna aptitud fuera del gimnasio. Una excepción sería un deportista que deba adquirir mucha masa muscular fuera de temporada, como por ejemplo un jugador de la línea defensiva en fútbol americano.

El método del entrenador de atletismo canadiense Charlie Francis para entrenar la fuerza del tristemente famoso velocista Ben Johnson resulta muy esclarecedor. El velocista entrenó siempre con bajas repeticiones y bajo volumen, por ejemplo 270x2/6[14] (series/reps) en la sentadilla en caja por debajo de la paralela y 174x3/2 en el press en banco. Johnson, con sus 78 kilos, al final levantó en banco más de 180 kilos, y Francis estaba convencido de que podría haber llegado a los 200. Pero, ¡atentos!, para evitar lesiones, el astuto entrenador nunca llevó al máximo a su atleta. Eso no impidió a Johnson batir sus registros personales. Sin llegar al máximo.

El entrenamiento de fuerza en temporada de Francis coincidía con el de la escuela rusa. Nikolai Ozolin, uno de los padres fundadores de la ciencia deportiva soviética, recomienda reducir el volumen de levantamiento en temporada a los dos tercios del volumen del levantamiento fuera de temporada, sin disminuir el peso. Francis hizo bajar a Johnson de las dos series de seis con 270 kilos en sentadilla a dos series de dos o tres, a la mitad o los dos tercios de un volumen ya de por sí bajo. Esta reducción permitió a Johnson llegar más fresco a la temporada sin perder fuerza. Francis comentó en broma que «Ben nunca estaba lejos de la fuerza y la velocidad». De hecho, no se esforzaba tanto, pero de todos modos manejaba 270 kilos.

Francis hizo lo contrario que la mayoría de los entrenadores: «Me paso el 90 por ciento del tiempo conteniendo a los atletas para impedir que entrenen en exceso, y sólo el 10 por ciento motivándolos para que trabajen más.»

La franja de repeticiones de 2-3 es excelente para el programa de un atleta. La de 4-5 es donde confluyen el entrenamiento neural y el desarrollo muscular, lo que significa que podrías acabar con cierta hipertrofia. Esto queda descartado en deportes donde las categorías se establecen por el peso, como el boxeo.

---

14. Nota de Tim: Casualmente, he conseguido mi mayor avance en fuerza, sin recurrir al peso muerto, realizando dos series de seis, con dos ejercicios por sesión.

Steve Baccari, el extraordinario entrenador de fuerza para luchadores de alto nivel como Joe Lauzon, de la UFC, coincide con el enfoque de mucho peso y no demasiado esfuerzo:

«En mi opinión, un entrenamiento de fuerza "fácil" es la única manera productiva de que un luchador en competición pueda entrenar la fuerza… Pero la mayoría de la gente opina que si no te dejas la piel, no debe de servir. Esto antes me molestaba mucho, pero hoy ya no, porque pienso que es una de las razones por las que mis luchadores ganan tantas veces.»

Conclusión de Baccari: «El entrenamiento de fuerza es como guardar dinero en el banco para sacarlo el día de la pelea.»

Reserva la fatiga para tu deporte.

EL ABDOMINAL DE SHARAPOVA: JANDA

Si estás buscando un ejercicio abdominal adecuado para el desarrollo de la fuerza sin aumentar el volumen, no busques más: aquí tienes el Janda.

Pavel ha podido registrar contracciones superiores al 175 % de la CVM (contracción isométrica voluntaria máxima) para el recto mayor del abdomen en el laboratorio del doctor Stuart McGill realizando el abdominal de Janda con un instrumento llamado, muy oportunamente, el «Ab Pavelizer» [el pavelizador de abdominales]. Algunos científicos postulan la teoría de que la contracción descendente de los isquiocrurales obliga a los flexores de cadera a distenderse, lo que les impide en gran medida que participen en el movimiento. Por lo tanto, más del ciento por ciento de la CVM recae en la otra bestia de carga: el recto abdominal.

Para realizar el abdominal de Janda sin equipamiento, haz lo siguiente:

1. • Enróllate una toalla en torno a las pantorrillas y pide a un compañero de entrenamiento que tire un poco de ella en un ángulo ascendente de 45 grados, intentando levantarte los pies.

   O no tan ideal pero práctico para hacerlo en solitario:

   • Sujeta una goma elástica a la manilla de una puerta abierta y rodéate las pantorrillas con el otro extremo de la goma, asegurando un ángulo descendente de 45 grados.

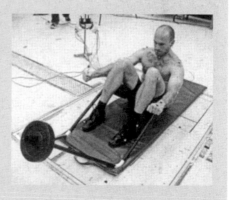

A continuación:

2. • Contrae el ombligo contra la rabadilla, y lentamente levanta el torso sin permitir que se te levanten los pies o se deslicen hacia ti.

Es mucho más difícil de lo que parece: incluso si eres capaz de hacer 50 abdominales normales, no te sorprendas si eres incapaz de completar un solo abdominal de Janda debidamente al principio.

Si es así, empieza únicamente con la parte descendente del ejercicio (el movimiento negativo) desde la posición superior.

Aquí puede aplicarse la «regla de las diez repeticiones». Por ejemplo, puedes empezar con cinco series de dos (5 x 2) negativos y luego pasar a los siguientes esquemas de repeticiones a medida que te fortalezcas: 2323 («2323» significa cuatro series en total: 2 reps, 3 reps, 2 reps y 3 reps), luego 343, luego 235, y luego 2 x 5. En cuanto consigas realizar estos negativos de manera controlada, puedes empezar a hacer repeticiones completas usando la misma progresión u otra combinación de la «regla de diez».

Acuérdate de mantener una velocidad continua en los negativos: no te quedes inmóvil en un punto eternamente y luego caigas al suelo. Si es necesario, sujétate a algo con las manos, como la pata de una mesa o una goma elástica prendida de la manilla de una puerta.

SESIONES CRONOMETRADAS: USAR LA CRONOBIOLOGÍA PARA MEJORAS MÁS RÁPIDAS

La «cronobiología» es la ciencia que investiga los cambios dependientes del tiempo en fisiología.

La fuerza muscular y el rendimiento de la fuerza a corto plazo tienen su punto culminante a primera hora de la tarde (16.00-18.00 h), que coincide con la temperatura corporal máxima diaria.[15] La tolerancia al dolor, al menos para la artritis y la fibromialgia, también está en su punto más alto entre las 16.00 y las 17.00 horas.

Pero para mí, las sesiones entre las 16.00 y las 18.00 horas nunca han producido los mejores resultados. Creo que esto se debe a que la franja ideal depende de un ritmo circadiano y por lo tanto de la hora a la que uno se despierta. Estas variables casi nunca se tienen en cuenta en los estudios.

Si damos por supuesto que la hora media para despertarse es las 8.00 de la mañana, habida cuenta de que la mayoría de los sujetos con un trabajo o clases empiezan a las 9.00, y si el rendimiento de la fuerza y la tolerancia al dolor máximos se producen, según los estudios, entre las 16.00 y las 18.00 horas, eso se corresponde con unas 8-10 horas después de despertarse.

Yo soy noctámbulo, y mi hora media para despertarme es las 11.00. Utilizando esta media,[16] las 8-10 horas después de despertar dejarían mi franja ideal entre las 19.00 y las 21.00 horas.

Fue así como llegué a mi hora óptima para el ejercicio de 19.00 a 21.00 horas, lo que me ha permitido añadir de dos a tres repeticiones a la mayoría de los ejercicios cuando uso menos del 85 por ciento de una repetición máxima (normalmente una serie de seis repeticiones o más).

Eso no significa que tengas que entrenar por la noche, pero las horas de entreno deben ser siempre las mismas para que puedas calibrar el progreso con precisión.

15. Aparentemente, en las pruebas de la capacidad de trabajo basadas en el ritmo cardíaco se alcanza el punto culminante por la mañana porque las respuestas del ritmo cardíaco al ejercicio son mínimas a esta hora del día.

16. Es importante utilizar una media, no sólo la hora de despertarse en un día de ejercicio programado.

HERRAMIENTAS Y TRUCOS

Calentamiento dinámico con over-unders (www.fourhourbody.com/over-under): Esto es una demostración de movilidad de la cadera usando una sola barra. Concéntrate en la valla lateral (0:30) y la sentadilla lateral por debajo de la valla (1:30) que, al alternarse, constituyen el over-under que Barry recomienda como calentamiento dinámico.

Underground Secrets to faster Running, **de Barry Ross (www.fourhourbody.com/underground):** Allyson Felix empleaba este sistema de entrenamiento de la fuerza poco antes de correr los 200 metros más rápidos del mundo allá por 2003.

«High-Speed Running Performance: A New Approach to Assessment and Prediction» [Rendimiento en carreras de alta velocidad: un nuevo enfoque para la evaluación y la predicción], de Matthew W. Bundle, Reed W. Hoyt y Peter G. Weyand (www.fourhourbody. com/hsrp): Éste es el estudio original de la Universidad de Rice que desarrolló el algoritmo de velocidad ASR. Según Barry Ross, «lo que encontraron fue el Santo Grial para correr a mayor velocidad».

Velocidad ASR (www.fourhourbody.com/asr): El programa para velocistas que Barry Ross ha comentado en este capítulo. Cualquier deportista que practique una especialidad en la que se requieran estallidos repentinos de velocidad hacia delante (carreras de velocidad, baloncesto, béisbol, fútbol americano, fútbol, etcétera) puede beneficiarse enormemente mediante este programa. Eliminará en gran medida la necesidad de correr cuesta arriba, los ejercicios de arrastre, el paracaídas y todos los demás trucos y recursos que utiliza la gente para correr más deprisa.

«How to Add 100 Pounds to Your Squat in 13 Weeks with the Smolov Cycle» [Cómo aumentar en 45 kilos el peso que levantas en sentadilla en 13 semanas mediante el ciclo Smolov] (www.fourhourbody.com/smolov): El ciclo Smolov es una rutina rusa para el entrenamiento de la fuerza concebida por el maestro de deporte S. Y. Smolov. Este ciclo, aunque complejo y muy brutal, puede permitirte fácilmente aumentar el peso de tu sentadilla en 25-45 kilos. También puedes bajarte una hoja de cálculo de Excel diseñada para ayudarte a hacer el seguimiento de tus progresos con el programa Smolov (www.fourhourbody.com/smolov-excel).

Fat Gripz (www.fourhourbody.com/fatgripz): El entrenamiento con barra gruesa aumenta rápidamente la fuerza de agarre. El problema es que las barras gruesas cuestan 200 dólares o más. La solución es Fat Gripz, cada una del tamaño de una lata de Red Bull (cómodo para viajar), que pueden acoplarse en diez segundos a barras normales deslizándolas desde los extremos. Dedica una semana después de cada cuatro de entrenamiento con mucho peso a levantar pesos más ligeros usando Fat Gripz (yo hago pesos muertos con las piernas rectas). Créeme, será más difícil de lo que piensas.

COMERSE EL ELEFANTE

Cómo aumentar en 45 kilos el peso de tu press en banco

> Recuerda sólo una cosa: en algún lugar de China, una niña hace ejercicios de calentamiento con tu peso máximo.
>
> Jim Conroy, entrenador de halterofilia olímpica

«Si llegas a 142 kilos, puedes cambiar la música del iPod.»

Volví a reírme, sin entender el chiste. Pero no era un chiste. DeFranco señaló la pared, donde había una hoja enorme pegada con celo.

Banco 142?
Sentadilla 184?
Sales en la ESPN?
Si no, ¡no toques el iPod!

Me quedaba un largo camino que recorrer para levantar 142 kilos en banco.[17] Tendría que esperar para poner *Disco Duck* por el sistema de megafonía.

En cambio, los chicos de DeFranco no tenían ningún problema con los 142 kilos. Su elenco de bestias incluía a fenómenos de la naturaleza como Rich Demers, que podía hacer 39 repeticiones de press en banco con 98 kilos. Eso me impresionó.

Me impresionó, pero no me dejó atónito.

Quien me dejaba atónito era Joe Ceklovsky, que levantó 272 kilos en competición con un peso corporal de 67 kilos.

---

17. Sin embargo, yo acababa de establecer un récord personal. No era una mejora técnica, ni se debía al entrenamiento; era por haber hecho antes saltos verticales máximos. Era precisamente este hipercronometraje del sistema nervioso la razón por la que DeFranco antes me había hecho saltar. Véase «Colarse en la Combine de la NFL».

Quien me dejaba atónito era Scot Mendelson, que levantó 468 kilos en competición con un peso corporal de 125 kilos.

Para hacerte una idea de lo que son 468 kilos, imagina que cargas una barra de gimnasio corriente con discos de 20 kilos hasta que no cabe ninguno más. Eso son unos miserables 400 kilos. Scot tiene que utilizar discos de 40 kilos, y la barra de acero templado se dobla literalmente en torno a sus manos. Se pone un protector dental para no romperse los dientes a causa de la tensión maxilar, y ve borroso cuando apoya la barra en su pecho.

Estas son personas inusuales. Pero eso es un cumplido. Puedes aprender mucho de los extremos.

Antecedentes en el banco: mi talón de Aquiles

El press en banco ha sido siempre mi ejercicio más débil. Pocos deportes requieren fuerza en el pecho, y mi deporte principal, la lucha, prescindía de esa zona casi por completo.

Incluso con una rutina estable de dobles (series de dos) conforme al programa de Brian, mi máximo en banco no aumentaba ni por asomo. En eso yo era una excepción.

Así que recurrí a uno de los sabios del levantamiento de potencia para resolver el problema.

Marty Gallagher se mantiene apartado del candelero, pero lleva mucho tiempo en los libros de récords. Ha entrenado a algunos de los levantadores de potencia más legendarios de todos los tiempos, incluidos Ed Coan, Kirk Karwoski, Doug Furness, Mike Hall y Dan Austin. Coan batió él solo más de 70 récords mundiales. Kirk Karwoski, alias *Capitán Kirk*, aumentó la plusmarca mundial de la Federación Internacional de Levantamiento de Potencia (IPF) para la sentadilla en un asombroso peso de 45 kilos durante su reinado, de 410 a 455 kilos, y este récord mundial perdura 16 años después.

Marty también se impuso tres veces en el máster mundial de levantamiento de potencia y seis en el máster nacional, además de haber entrenado al equipo de levantamiento de potencia de Estados Unidos que alcanzó el título mundial de la IPF por equipos en 1991.

Baste decir que conoce bien las sutilezas del deporte de las pesas.

Según sus propias palabras, lo que sigue es su recomendación sesión a sesión y kilo a kilo, para mí, o para cualquiera, que desee añadir 45 kilos a su máximo actual en seis meses.

Cedemos la palabra a Marty Gallagher

¿Es posible que un tipo normal con un press en banco de 90 kilos aumente en 45 kilos su press en banco en un plazo de seis meses? La respuesta es que, aun siendo improbable, no es imposible. Para eso hay que comerse el elefante bocado a bocado.

Existen tres requisitos:

Requisito nº 1: Un plan de trabajo táctico por períodos. La periodización es otra manera de referirse a la planificación de la resistencia progresiva. Los levantadores de potencia de elite, los levantadores de halterofilia olímpica y los atletas profesionales utilizan la periodización para graduar peldaño a peldaño su ascenso hacia niveles de fuerza mayores a lo largo de un plazo de tiempo concreto, normalmente 12-16 semanas. Extrapolando una estrategia de periodización para aplicarla al press en banco, lo imposible se vuelve posible.

Hacia el final de su carrera, Kirk Karwoski nunca se saltaba una repetición en ningún levantamiento durante un ciclo completo de 12 semanas. ¿Te imaginas? Un hombre se sienta con un bloc y un lápiz 12 semanas antes de un campeonato nacional o mundial, anota el número de kilos, las repeticiones y las series previstos para cada sesión individual a lo largo de los siguientes tres meses, y luego no se salta una sola repetición predeterminada. Ed Coan y Doug Furness eran capaces de hacer lo mismo.

La precisión es fundamental.

Requisito nº 2: No saltarse sesiones.
Requisito nº 3: Añadir una cantidad significativa de peso muscular.

Supongamos que nuestro atleta potencial es un verdadero entusiasta del fitness, tiene en su haber varios años de resistencia progresiva y ya es capaz de levantar 90 kilos usando una técnica adecuada. Al margen de si mide 1,82 y pesa 90 kilos con un 14 por ciento de grasa corporal o si mide 1,65 y pesa 90 kilos con un 30 por ciento de grasa corporal, para aumentar el peso de su press en banco de 90 a 135 kilos, es esencial aumentar la masa muscular magra. Nuestro hombre necesitará más potencia muscular.

Cualquier «experto en fitness» que diga al lego que puede aumentar en un 50 por ciento su press en banco en poco tiempo sin ganar peso utilizando (o más probablemente comprando) una rutina utópica de press en banco delira o es un charlatán. No existe ninguna rutina de ejercicio mítica o mágica que añada milagrosamente un 50 por ciento al press en banco sin el consiguiente incremento de masa muscular. Se requiere un 10 por ciento de masa muscular magra para conseguir un aumento del 50 por ciento en fuerza, y eso siendo optimistas. Y no hay más que hablar.

Nuestro atleta hipotético empieza pesando 90 kilos y tendrá que elevar su masa muscular magra en 7-9 kilos en un período de 26 semanas.

El press en banco se entrenará una vez por semana, y en cada sesión utilizaremos tres agarres: el agarre de competición, que es el mas potente; el agarre ancho, que desarrolla la potencia de arranque; y el agarre estrecho, que desarrolla la potencia de finalización.

PRIMERA FASE: CICLO PARA PRESS EN BANCO DE 12 SEMANAS[18]

SEMANA	AGARRE DE POTENCIA (71cm)	AGARRE ANCHO (81 cm)	AGARRE ESTRECHO (55 cm)	PESO CORPORAL
1	73,5 (70%) × 8, 1 serie	54,5 (60%) × 10, 2 series	50 (55%) × 10, 2 series	90
2	68 (75%) × 8, 1 serie	59 (65%) × 10, 2 series	54,5 (60%) × 10, 2 series	91
3	72,5 (80%) × 8, 1 serie	63,5 (70%) × 10, 2 series	59 (65%) × 10, 2 series	91,5
4	78 (85%) × 8, 1 serie	68 (75%) × 19, 2 series	63,5 (70%) × 10, 2 series	92
5	84 (93%) × 5, 1 serie	75 (83%) × 8, 2 series	66 (73%) × 8, 2 series	92,5
6	88,5 (98%) × 5, 1 serie	79,5 (88%) × 8, 2 series	70,5 (78%) × 8, 2 series	93
7	93 (103%) × 5, 1 scrie	84 (93%) × 8, 2 series	75 (83%) × 8, 2 series	93,5
8	97,5 (108%) × 5, 1 serie	88,5 (98%) × 8, 2 series	79,5 (88%) × 8, 2 series	94
9	102 (113%) × 3, 1 serie	93 (103%) × 5, 2 series	84 (93%) × 5, 2 series	94,5
10	106,5 (118%) × 3, 1 serie	97,5 (108%) × 5, 2 series	88,5 (98%) × 5,2 series	95
11	111 (123%) × 2, 1 serie	102 (113%) × 5, 2 series	93 (103%) × 5, 2 series	95,5
12	118 (130%) × 1	—	—	96

18. Tim: los porcentajes se proporcionan para ayudarte a personalizar el programa. Pongamos, por ejemplo, «63 (70%) × 8, 1 serie». 63 es el 70 por ciento de mis 90 kilos iniciales para 1RM. Pero si tu 1RM individual es de 68 kilos al iniciar el programa, simplemente multiplicarías 68 × 0,7 para llegar a los 47,6 kilos. Más adelante en el programa, si ves «133%», significa que multiplicas 68 × 1,33 y usas los resultantes 90,4 para esa serie.

Es posible calcular las anchuras del agarre sin llevar una cinta métrica al gimnasio. Existen varias posibles referencias, teniendo en cuenta que las estrechas bandas lisas de una barra de pesas olímpica normal se encuentran a una distancia de 80 centímetros una de otra:

Si mides entre 1,75 y 1,80 m, en el agarre de potencia el borde de los pulgares te quedará justo contra el lado interior de los aros.

Una persona de 1,65-1,75 m en el agarre de potencia tendrá las manos a una distancia de los aros equivalente a la anchura de una mano.

En caso de duda, el agarre de potencia es sencillamente el sitio que te permite levantar más peso. Experimenta.

Para todas las estaturas, a partir del agarre de potencia, el agarre ancho estaría a la distancia equivalente a la anchura de una mano hacia fuera en ambas direcciones, y el agarre estrecho estaría a la distancia equivalente a la anchura de una mano hacia dentro para ambas manos.

En esta primera fase, el atleta aumenta su masa muscular magra en un 11 por ciento, lo que lleva a un incremento del 30 por ciento en el press en banco. Las calorías se aumentan metódicamente cada semana, manteniendo al individuo anabólico. ¿Cuántas calorías? Tantas como sean necesarias para dar lugar al aumento de peso semanal requerido. ¿Cuánto aumento de peso? Si pesas menos de 90 kilos, aspira a algo menos de medio kilo por semana de aumento. Si pesas más de 90 kilos, algo menos de un kilo por semana. No existen cifras exactas de calorías: simplemente la báscula tiene que ir subiendo.

El consumo de proteínas debe ser alto: más de 200 gramos diarios y todos los días.

¿Y ahora qué? Parecido pero distinto

La experiencia ha demostrado una y otra vez que cuando el atleta ha concluido satisfactoriamente un ciclo de 12 semanas, los aumentos tienen que consolidarse. Iniciar otro ciclo de potencia inmediatamente después de un buen ciclo inicial está condenado al fracaso. La tendencia natural es mostrarse codicioso y seguir por el mismo camino; sin embargo, eso es un suicidio biológico.

La ciencia y los datos empíricos han demostrado que el cuerpo necesita entre 4-6 semanas para recomponerse y reajustarse fisiológicamente. El hipotálamo controla el peso corporal, la temperatura corporal, el hambre, la sed, la fatiga y los ciclos circadianos. La fase intermedia permite al hipotálamo recalibrar y reajustar. Es igualmente importante «desviarse» de las tres versiones de press en banco utilizadas en la fase 1. También aumentaremos las repeticiones.

La fase intermedia ideal conserva la potencia en banco sustituyendo el press con barra en banco por el press con mancuernas en banco. Al dejar que el cuerpo «olvide» los tres ejercicios (agarre de competición en banco, agarre ancho en banco y agarre estrecho en banco), estos movimientos parecen nuevos cuando se reincorporan en la tercera fase, y el efecto del entrenamiento es profundo.

El press en banco plano con mancuerna y con pausa y el press en banco inclinado con mancuerna y con pausa son los caballos de batalla de la segunda fase y se realizan ambos en cada sesión, una vez por semana. Mantén la tensión durante una pausa de un segundo en el pecho; no te relajes ni apoyes el peso en el pecho.

SEGUNDA FASE: RESTABLECER LA HOMEOSTASIS[19]

SEMANA	BANCO PLANO CON MANCUERNA Y CON PAUSA (PESO EN KG)	BANCO INCLINADO CON MANCUERNA Y CON PAUSA (PESO EN KG)	PESO CORPORAL
1	27 (60 %)—3 series × 10	23 (50 %)—3 series × 10	95,25
2	29,5 (65 %)—3 series × 10	25 (55 %)—3 series × 10	95,25
3	36 (80 %)—2 series × 6	32 (70 %)—2 series × 6	95,25
4	38,5 (85 %)—2 series × 6	34 (75 %)—2 series × 6	95,25
5	43 (95 %)-2 series × 4	36 (80 %)—2 series × 4	95,25
6	45 (100 %)—1 serie × 4	38,5 (85 %)—1 serie × 4	95,25

Después de la fase intermedia de seis semanas, todos los aumentos iniciales se han consolidado: el termostato de regulación del peso corporal del atleta se ha recompuesto, en tanto que la fuerza para el press se ha conservado. El cuerpo ha «olvidado» el trabajo en banco plano con barra, y cuando reincorporamos nuestra estrategia anterior en banco plano con agarre normal/ancho/estrecho, se obtiene del entrenamiento el efecto deseado. Con el shock, el pecho, los brazos y los hombros vuelven a desarrollarse. Más musculatura implica mayor peso en banco.

TERCERA FASE: A POR LOS 135

SEMANA	AGARRE DE POTENCIA (71cm)	AGARRE ANCHO (81 cm)	AGARRE ESTRECHO (55 cm)	PESO CORPORAL
1	97,5 (108 %) × 5, 4 series	84 (93 %) × 5, 2 series	79,5 (88 %) × 5, 2 series	95,70
2	102 (113 %) × 5, 3 series	88,5 (98 %) × 5, 2 series	84 (93 %) × 5, 2 series	96,15
3	106,5 (118 %) × 5, 2 series	93 (103 %) × 5, 2 series	88,5 (98 %) × 5, 2 series	96,60

19. Ten en cuenta que todos los pesos son para una mancuerna. Por ejemplo, «27 kg (60%)» representa 2 mancuernas de 27 kg, que es un total de 54 kg, o el 60% del peso de la 1RM inicial.

SEMANA	AGARRE DE POTENCIA (71cm)	AGARRE ANCHO (81 cm)	AGARRE ESTRECHO (55 cm)	PESO CORPORAL
4	111 (123 %) × 5, 1 serie	97,5 (108 %) × 5, 2 series	93 (103 %) × 5, 2 series	97,00
5	115,5 (128 %) × 3, 4 series	102 (113 %) × 3, 2 series	97,5 (108 %) × 3, 2 series	97,50
6	120 (133 %) × 3, 3 series	106,5 (118 %) × 3, 2 series	102 (113 %) × 3, 2 series	98,00
7	124,5 (138 %) × 2, 2 series	111 (123 %) × 2, 2 series	106,5 (118 %) × 2, 2 series	98,40
8	129 (143 %) × 2, 1 serie	115,5 (128 %) × 2, 2 series	111 (123 %) × 2, 2 series	98,80
9	135 (150 %) × 1	—	—	99

Así es como puedes, si no te saltas nada, aumentar en 45 kilos tu press en banco en seis meses.

HERRAMIENTAS Y TRUCOS

Las entrevistas sobre el press en banco (www.fourhourbody.com/bench): ¿Qué separa al levantador en banco que levanta su propio peso corporal del que levanta el doble de su peso? ¿Y al que levanta el doble de su peso del que levanta el triple? Si pudieras añadir una cosa a la mayoría de los programas de entrenamiento, ¿qué sería? Formulé todas estas preguntas y más a algunos de los mejores en el levantamiento de potencia, incluidos Dave Tate, Jason Ferruggia y Mike Robertson. Lamentablemente, debido a las limitaciones de espacio, no fue posible incluirlas en el libro, pero las encontrarás aquí.

The Purposeful Primitive, **de Marty Gallagher (www.fourhourbody.com/primitive):** Quizás el mejor libro sobre culturismo, levantamiento de potencia y pérdida de grasa que he leído en los últimos cinco años. Este paseo por la potenciación física de elite abarca el entrenamiento, la dieta y extraordinarias anécdotas de un amplio elenco de personajes, incluidos Dorian Yates, Ed Coan y Kirk Karwoski.

Revista *Powerlifting USA* (www.powerliftingusa.com): Si te interesa en serio el deporte del levantamiento de potencia —donde, en competición, se realizan levantamientos en banco, sentadilla y peso muerto con pesos máximos—, *Powerlifting USA* es la fuente más antigua y fiable para recomendaciones sobre entrenamiento y gimnasio. Si tienes delirios de grandeza en cuanto a fuerza, localiza un encuentro inminente en «actos futuros» y observa en vivo a levantadores de potencia de talla mundial. Deja de hinchar el pecho antes de entrar.

PRESS EN BANCO CON 388 KILOS: PREPARACIÓN Y TÉCNICA

Mark Bell, propietario del gimnasio Supertraining de Sacramento, California, puede levantar 388 kilos en el press en banco con un peso corporal de 125 kilos.

Algunos levantadores en banco de talla mundial utilizan una forma de competir cercana al contorsionismo: toda la espalda arqueada con los pies bajo las caderas (o incluso más cerca de la cabeza). Así se acorta la distancia en que hay que ejercer el press —lo cual es bueno para añadir kilos—, pero puede causar lesiones en levantadores principiantes y de niveles intermedios.

Mark utiliza un ligero arco estable en la espalda y planta los pies en el suelo. Así levanta 388 kilos, de modo que no hay ninguna razón por la que no puedas usar esta posición para levantar 230 kilos o menos.

He aquí el proceso:

Preparación

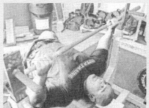 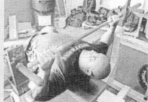 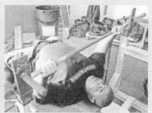

Vista superior de la preparación.

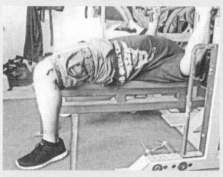 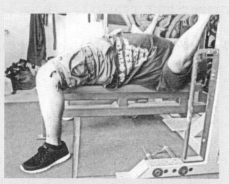

Vista lateral de antes y después de la preparación. Obsérvese que tiene los talones aproximadamente bajo las rodillas.

1. Túmbate en el banco con media cabeza fuera.
2. Aplica tu agarre de potencia (Mark tiene los dedos anulares sobre las bandas lisas), levanta el pecho hacia la barra y junta los omóplatos como si sostuvieses una moneda entre ellos.
3. Manteniendo el trasero en su sitio y los hombros encogidos, arquea la espalda y baja los hombros hacia las caderas.[20]

20. El movimiento es como el del remo erguido, como si dirigieras la barra hacia lo alto de la frente.

4. Recoloca la espalda en el banco y procura tener lo alto de la cabeza alineado con el bor-de del banco. Mark es del tamaño de un camión y no acaba de conseguirlo. La mayoría de la gente no tendrá la misma excusa.

5. Ahora tienes los hombros protegidos. Esta postura será bastante incómoda, y debe serlo.

6. Deberías tener las piernas y los glúteos totalmente tensados, y los dedos de los pies em-pujando contra la puntera de las zapatillas. Si no tienes las piernas y los glúteos fatigados después de 20 segundos, no estás contrayéndolos con fuerza suficiente.

7. Ahora estás preparado para que tu ayudante te entregue la pesa. Nunca trabajes en ban-co solo si usas pesas libres.[21]

8. El ayudante, usando un agarre alterno, con una mano hacia delante y la otra hacia atrás, como en el peso muerto (véanse las fotos de Lamar en el capítulo anterior), debe retirar la barra del soporte y ayudar a moverla hasta dejarla justo por encima de tus pezones.

9. Ahora que sostienes el peso por encima de los pezones, hunde los hombros por comple-to —como si iniciaras un movimiento de remo— antes de flexionar los brazos. Cuanto menos tengas que flexionar los brazos para llegar al extremo inferior del movimiento, más seguro será y más peso podrás levantar.

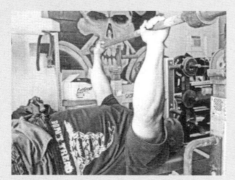 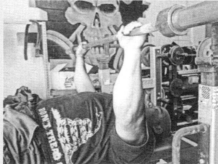

Hundir los hombros antes de flexionar los brazos. Compárese la altura de los codos de Mark en las dos fotogra-fías. Ha bajado el peso entre 8-10 cm. Y aún tiene los brazos rectos.

10. Aprieta la barra con fuerza y bájala hasta el esternón o el punto superior del abdomen, acercando un poco los codos a los lados en la mitad inferior del movimiento.

11. Empuja recto hacia arriba siguiendo la trayectoria más corta posible. Si te cuesta levan-tar el peso, puedes abrir un poco los codos en la mitad superior del movimiento para lle-var la pesa hacia el soporte, lo que te ayudará en la extensión completa.

---

21. Sé que hay quien lo hará igualmente. En ese caso, NO DEBEN USARSE fijaciones. Así será posible descargar el peso a un lado en caso de quedarse atrapado debajo.

DE LA NATACIÓN
AL BALANCEO

CÓMO APRENDÍ A NADAR SIN EL MENOR ESFUERZO EN DIEZ DÍAS

> Siempre quise ser
> Peter Pan, el niño
> que nunca crece.
> No puedo volar,
> pero nadar es lo más
> parecido.
> Es armonía
> y equilibrio. El agua
> es mi cielo.
>
> Clayton Jones, presidente
> y director ejecutivo
> de Rockwell Collins

Siempre me había dado pánico nadar. Pese a tener títulos nacionales en otros deportes, apenas podía mantenerme a flote 30 segundos. Esta incapacidad para nadar bien era una de mis mayores inseguridades y vergüenzas.

Había intentado aprender a nadar casi una docena de veces, y en cada ocasión el corazón se me aceleraba a más de 180 pulsaciones por minuto después de uno o dos largos de piscina. Era algo indescriptiblemente agotador y desagradable.

Eso ya no es así.

En un plazo inferior a diez días, aumenté de un máximo de dos largos (2 × 20 yardas/18,39 metros) a más de 40 largos por sesión en series de dos y cuatro. A partir de ese punto, pasé a nadar un kilómetro en mar abierto, y luego a dos y tres kilómetros. La progresión entera se prolongó menos de dos meses.

En este capítulo explico cómo lo conseguí después de fallarme todo lo demás, y cómo tú puedes hacer lo mismo.

A finales de enero de 2008, un buen amigo planteó un reto de Año Nuevo: durante todo 2008 prescindiría de café y estimulantes si yo me entrenaba y completaba una carrera de un kilómetro en mar abierto en 2008.

Se había formado como nadador de competición y me convenció de que, a diferencia de otros hábitos autodestructivos camuflados como ejercicio, la natación era una aptitud para la vida. No sólo eso, sino que también era un placer que necesitaba compartir con mis futuros hijos. En otras palabras, de todas las aptitudes posibles que aprender, la natación era una de las fundamentales.

Acepté el reto.

A partir de ese momento lo intenté todo, leí los «mejores» libros, y… seguí fracasando.

¿Tablas de natación? Las probé. Apenas avanzaba y, como persona apta para la mayoría de los deportes, me sentí humillado y lo dejé.

¿Manoplas de natación? Las probé. Mis hombros nunca me lo perdonarán. ¿No se suponía que la natación era un deporte de bajo impacto?

Seguí así varios meses hasta que estuve en situación de aceptar la derrota. Entonces conocí en una barbacoa a Chris Sacca, antes famoso por su participación en Google y ahora inversor y triatleta en formación, y le hablé de mis penosas circunstancias. Me interrumpió sin dejarme acabar: «Yo tengo la respuesta a tus plegarias. Revolucionó mi manera de nadar.»

Ése fue el punto de inflexión.

El método

Chris me dio a conocer Inmersión Total (IT), un método relacionado normalmente con el entrenador de natación estadounidense Terry Laughlin. Encargué de inmediato el libro y el DVD sobre el crol.

En la primera sesión, sin entrenador, reduje mi resistencia al avance en el agua al menos en un 50 por ciento, nadando más largos que nunca antes en la vida. A la cuarta sesión, había pasado de más de 25 brazadas por 20 yardas a una media de 11 brazadas por 20 yardas.

En otras palabras, cubría más del doble de la distancia con el mismo número de brazadas (reduciendo así el esfuerzo a la mitad) y no sentía pánico ni estrés. De hecho, me sentía mejor al salir de la piscina que antes de meterme. No podía creerlo, ni me lo creo aún.

Recomiendo leer el libro sobre la Inmersión Total después de ver el DVD, ya que de lo contrario es casi imposible entender los ejercicios. No pude realizar los ejercicios de las páginas 110-150 (soy incapaz de flotar horizontalmente y tengo una patada deficiente) y fue una frustración hasta que el DVD me permitió ensayar la técnica con propulsión.

Mis ocho consejos para principiantes

He aquí los principios que más me sirvieron, a continuación se incluyen las fotos:

1. **Para impulsarte hacia delante con el mínimo esfuerzo, concéntrate en la rotación del hombro y en mantener el cuerpo en posición horizontal (menor resistencia), no en avanzar con los brazos o las piernas.** Esto es contrario a la intuición pero importante, ya que la potencia de la patada es la sugerencia más universal para resolver los problemas en natación.

2. **Conserva la posición horizontal manteniendo la cabeza alineada con la columna: deberías estar mirando hacia abajo.** Utiliza la misma posición de cabeza que cuando andas, y hunde el brazo en el agua en lugar de intentar nadar sobre la superficie. Fíjate en las instantáneas bajo el agua de Shinji Takeuchi en 0,49 segundos (www.fourhourbody.com/shinji-demo) y la explicación de Natalie Coughlin en 0,26 segundos (www.fourhourbody.com/coughlin). Observa lo poco que Shinji usa las piernas. La pequeña sacudida sólo sirve para ayudarte a girar la cadera e impulsar al frente el siguiente brazo. Ésta es la técnica que me permite conservar tanta energía.

3. **En consonancia con el ya mencionado vídeo de Shinji, piensa en el crol como una manera de nadar sobre lados alternos, no sobre el vientre.** Extraído de la página de IT en la Wikipedia:[1]

Adopta activamente una postura «aerodinámica» durante todo el ciclo de la brazada, concentrándote en alternar rítmicamente el «lado derecho en postura aerodinámica» y el «lado izquierdo en postura aerodinámica» y en mantener conscientemente la silueta del cuerpo más larga y resbaladiza de lo que es habitual en los nadadores humanos.

Para quienes hayan realizado escalada en pared vertical, es como arrimar la cadera al máximo a la pared para abarcar más extensión. Para poner esto a prueba, colócate ante una pared tocándola con el pecho y estira el brazo hacia arriba lo máximo posible. Luego gira la cadera derecha de manera que quede en contacto con la pared y vuelve a alargar el brazo derecho. Con esta pequeña rotación, ganarás entre 7 y 15 centímetros. Si alargas tu embarcación, viajarás más lejos con cada brazada. Enseguida se nota la distancia ganada.

---

1. 13 de agosto, 2008.

Abajo se ve cómo debe ser una brazada completa, mostrada por el fundador de IT, Terry Loughlin. Fíjate en la sacudida mínima de piernas empleada para hacer rotar la cadera y el cuerpo. Esta secuencia fotográfica debería ser tu Biblia para una natación eficiente:

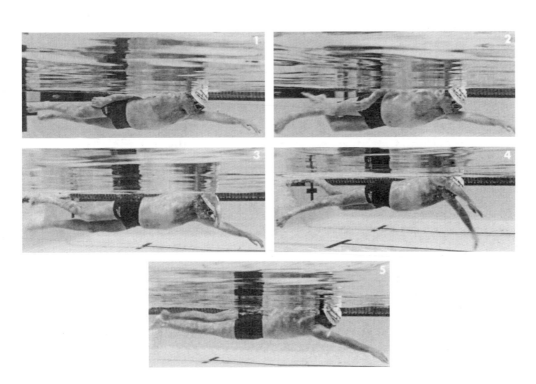

4. **Introduce la mano en el agua con los dedos en ángulo descendente y extiende plenamente el brazo muy por debajo de la cabeza. Extiéndelo más abajo y más lejos de lo que crees que deberías.** Esta presión descendente en el agua con los brazos te obligará a elevar las piernas y disminuirá la resistencia al avance. Casi tendrás la sensación de estar nadando cuesta abajo.

    La primera foto de la página siguiente ilustra la típica brazada ineficiente, y la segunda ilustra el punto adecuado de entrada, mucho más cerca de la cabeza.

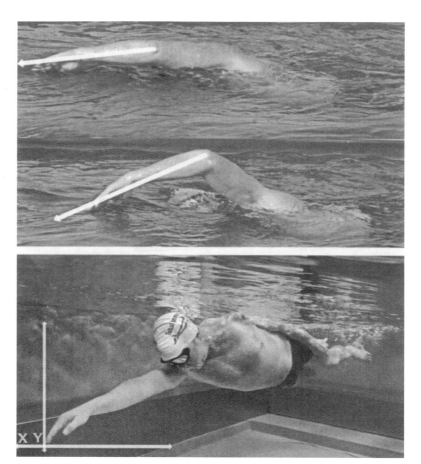

En cuanto el brazo entra en el agua, se extiende hacia abajo en ángulo.

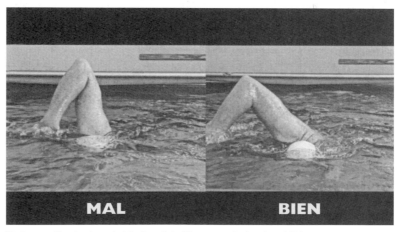

No fuerces el hombro levantándolo demasiado. Si haces rotar los hombros debidamente, no es necesario.

5. **Concéntrate en aumentar la longitud de la brazada (LB) en lugar del ritmo de brazada (RB).** Intenta deslizarte una distancia mayor con cada brazada descendente y reduce el número de brazadas por largo.

6. **Estira el brazo extendido debajo del agua y gira el cuerpo (no sólo la cabeza) para respirar.** Cada vez que tomas aire, deberías sentir la tensión del estiramiento en los dorsales (espalda) en el lado inferior, como si alargaras el brazo para coger un tarro de galletas en un estante a unos centímetros de tu alcance. Así tu cabeza se acercará a la superficie y te será más fácil respirar. Algunos triatletas casi se ponen de espaldas y miran hacia el cielo para evitar las inhalaciones breves y la deuda de oxígeno (una recomendación de Dave Scott, seis veces campeón mundial de Ironman).

   Las primeras veces que lo practiques, respira en brazadas alternas.[2] En cuanto te sientas cómodo respirando desde tu lado «débil», te recomiendo que practiques la respiración cada tres brazadas, lo que te obligará a alternar los lados.

   Acuérdate de exhalar plena y lentamente mientras tienes la cara bajo el agua. Si no lo haces, necesitarás exhalar e inhalar cuando saques la cabeza del agua, con lo que tendrás una sensación de precipitación, tragarás agua y te agotarás.

   Acuérdate de exhalar debajo del agua y de «extenderte al tomar aire» (vídeo:www.fourhourbody.com/extend-air).

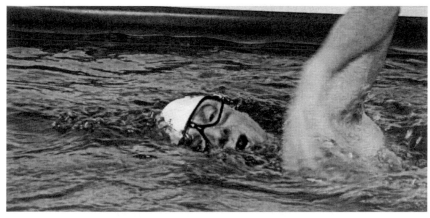

Mírate la mano.

---

2. Un consejo: cuando te vuelvas para sacar la cara del agua, mírate la mano. Deja de inhalar cuando pase por delante de tus gafas y vuelve a girar hacia abajo para seguir con la brazada.

7. **Experimenta con el cambio de mano como ejercicio.** Es difícil recordar todos los detalles mecánicos mientras nadas. Yo me cortocircuité al intentar seguir media docena de indicaciones al mismo tiempo. El único ejercicio que me obligó a hacer casi todo lo demás correctamente es el cambio de manos.

Ésta es la visualización que me resultó más útil: concéntrate en mantener el brazo adelantado totalmente extendido hasta que tu otro brazo llegue y penetre en el agua cerca del antebrazo del brazo extendido. Esto te induce a nadar de lado, alarga la longitud de tu brazada y te obliga a practicar lo que se llama natación en el «cuadrante frontal». Todo ello muy conveniente. Este simple ejercicio reduce otras tres o cuatro brazadas por largo en crol.

8. **Olvídate de las sesiones de entrenamiento y concéntrate en la «práctica».** Estás adiestrando tu sistema nervioso para que realice movimientos contraintuitivos, no entrenando tu sistema aeróbico. Si te sientes tenso, no estás utilizando la técnica adecuada. Para y analiza en lugar de perseverar en el dolor y desarrollar malos hábitos.

El equipo y el comienzo

¿Listo para intentarlo? Si tienes fobia a la natación, ya casi lo has conseguido. No la fastidies eligiendo un equipo inadecuado o la piscina inadecuada. Algunas recomendaciones finales:

1. **Caballeros, no nadéis con shorts anchos.** Lo intenté en Brasil y es como nadar con un paracaídas detrás. Espantoso. Conseguid unos Speedo de estilo europeo y seréis más aerodinámicos. Estad elegantes en la playa, pero en el agua optad por la eficacia.
2. **Conseguid unas buenas gafas.** Yo las probé todas, desde las Speedo Vanquishers hasta las gafas de natación suecas. En casi todas las pruebas, tuve que ajustarme las distintas correas cada 100-125 metros para que el cloro del agua no me cegara.

Ahora sólo uso las elogiadas (y con razón) gafas Aqua Sphere Kaiman, que son bastante herméticas y puedes ajustarlas sin quitártelas de la cabeza. No se filtra ni una sola gota. Éstas son las únicas gafas que necesitaré en la vida.

3. **Empieza a practicar en una piscina corta y poco profunda.** Utiliza una calle del extremo menos profundo (un metro veinte o menos de profundidad) y opta por una piscina que no mida más de 20 metros. Es más fácil concentrarse en la técnica de piscinas cortas. En cuanto me adapté a la distancia corta, pasé a los 25 y después (cuando era capaz de hacer 10 × 100 metros con un descanso de 30-45 segundos entre series), pasé a la piscina olímpica de 50 metros.

Difícil de creer

Jamás pensé que diría esto, pero: me encanta nadar.

Esto es RIDÍCULO, porque siempre he DETESTADO la natación. Ahora, en cuanto puedo, busco un rato para hacer largos. Es como meditación en movimiento.

Nado durante dos horas y luego me escapo un rato para hacer una sesión más. Aún me cuesta creerlo.

¿Y qué hay de la carrera en mar abierto de un kilómetro? Ah, no me he olvidado de eso. No encontré una carrera que me viniera bien cerca de mi zona programada para el último trimestre de 2008 (aunque me habría encantado visitar Bonaire, me caía un poco a trasmano), pero mi amigo me lo perdonó. Por una buena razón. Cuatro meses antes de cumplirse el plazo en diciembre, había ido a Long Island para pasar mi cumpleaños con mi familia y mis amigos más cercanos.

Una mañana madrugué y fui al mar. Yo estaba sereno, pese a las olas, y me quedé plantado en la arena húmeda a un paso de la espuma, contemplando el mar largo rato. Luego me acerqué al puesto del socorrista.

—¿A qué distancia está aquella casa? —pregunté al socorrista de servicio, señalando un tejado rojo a lo lejos.

—Casi a un kilómetro y medio.

—Estupendo. Gracias.

Dicho esto, me eché a caminar y, al cabo de 20 minutos, me detuve ante la casa del tejado rojo. Me puse las gafas Kaiman, respiré hondo unas cuantas veces, dije «A la mierda» en voz alta, lancé un agudo grito de guerra al estilo *kiai* y me metí en el agua.

Nadé un kilómetro y medio solo en el mar, manteniéndome paralelo a la playa, a unos 30 metros de la orilla. Alternando inhalaciones a derecha e izquierda cada tres brazadas, entré en un estado tipo zen de seguridad en mí mismo casi sobrenatural. Fue extraño.

Llegué al puesto del socorrista y pasé de largo, y no decidí salir del agua hasta recorrer otros 200 metros poco más o menos. No sentía la menor fatiga ni preocupación: había demostrado lo que quería. A mí mismo. Nunca me he sentido más orgulloso ni más vivo como ese día caminando por la arena. Miraba alrededor como Mike Tyson a sus 21 años después de ganar el campeonato mundial de pesos pesados. En ese momento yo era el rey del universo. Una de mis inseguridades más arraigadas había desaparecido y ya no volvería.

La euforia era indescriptible.

Te animo, tanto si quieres superar tus temores como si aspiras a ganar el Ironman, a probar con el entrenamiento de IT. Es el primer método al que le he visto sentido y es la única causa de la experiencia transformadora más rápida que he vivido en el mundo del deporte.

Disfrútalo.

¿Crees que no puede ser tan fácil? He aquí sólo dos respuestas del antes y después enviadas por personas que han puesto a prueba las indicaciones anteriores. Prepara tus gafas:

De Rocky:

… probé esto en el gimnasio y en dos días he pasado de dos largos a 25. Como decía ayer a unos amigos, si en la vida tuviera que elegir tres cosas que me han dejado atónito, ésta sería una de ellas.

De Diego:

Tim:

… durante toda mi vida le he tenido horror al agua y por fin he salido de mi zona de seguridad. El mes pasado, hace sólo un (1) mes, luchaba con el agua, intentando mantenerme a flote. Desde luego no pasaba de la pura supervivencia… Empecé a aprender [Inmersión Total], leí el libro de IT (ahora está literalmente hecho pedazos porque lo llevaba a la piscina y lo dejaba al final de mi calle, empapándolo cada vez que lo consultaba) y vi varios vídeos. Practicaba continuamente…

Sólo ha pasado un mes… La semana pasada nadé sin parar unos dos kilómetros y medio en la piscina…

Hoy he conseguido nadar cuatro kilómetros y he parado sólo porque cerraban la piscina. Ahora estoy preparándome para nadar en mar abierto. He soñado toda mi vida con participar en el Ironman, y mis tiempos, un mes después de aprender, están por debajo de los registros mínimos exigidos para competir en la prueba de los cuatro kilómetros.

¡Muchísimas gracias! Espero conocerte algún día.

Tu amigo de Florida,

Diego

HERRAMIENTAS Y TRUCOS

Inmersión Total, *Freestyle Made Easy*, **DVD (www.fourhourbody.com/immersion):** Este DVD es la razón por la cual pude superar por completo mi miedo a nadar y, de hecho, aprender a disfrutarlo. En menos de diez días, pasé de un máximo de dos largos (2 × 20 yardas / 18,9 metros) a nadar más de cuarenta largos por sesión en series de 2 y 4.

Gafas Aqua Sphere Kaiman (www.fourhourbody.com/kaiman): Estas gafas a prueba de filtraciones fueron el último par que probé después de intentarlo con todas las demás. Tengo tres pares y son las únicas que uso, ya sea en piscina o en mar abierto. Mis preferidas tienen las lentes anaranjadas.

Demostración de crol en Inmersión Total de Shinji Takeuchi (www.fourhourbody.com/shinji): Si quieres ver a alguien nadar con el mínimo de esfuerzo y sin cansarse, basta con que veas este vídeo de demostración.

La guía del nadador (www.swimmersguide.com): Localiza todas las piscinas públicas de tu zona o en 167 países. Nunca te marches de casa sin tus gafas.

LA ARQUITECTURA DE BABE RUTH

> **Sólo Dios puede crear a un bateador excelente.**
>
> Whitey Lockman, jugador veterano de 60 años, representante y ejecutivo de alto nivel de la Major League Baseball.

> **El descubrimiento consiste en ver lo que todo el mundo ha visto y pensar en lo que nadie ha pensado.**
>
> Albert Szent-Gyorgyi, fisiólogo galardonado con el Nobel a quien se atribuye el descubrimiento de la vitamina C.

—Por favor, dime que estás de guasa.

Nos habíamos equivocado de hotel. Normalmente eso no habría tenido importancia, pero estábamos en medio de una ventisca. Conseguir un taxi era casi imposible, ya que todos estaban ocupados o cubiertos de nieve y atascados.

—¿No podemos simplemente coger un taxi desde aquí hasta el hotel? —había preguntado antes Jaime, mi entrenador de ese día.

¿Taxis desde el Muelle 40 junto al río en Manhattan? No un sábado por la noche con una tormenta de nieve paralizando la ciudad.

Así que echamos a andar. Tendría que continuar con la bolsa de deporte Everlast a cuestas, ahora cargando con ella mientras hacía footing por Times Square a través de la nieve.

Pero no me importaba. Por primera vez en la vida me sentía como Babe Ruth.

Trastorno del bateo obsesivo

Jaime Cevallos no es normal. Desde muy joven, cuando sus compañeros de clase acudían a los bailes del instituto o se subían al coche y, tocando la bocina y armando jaleo, iban a fiestas en casa-de-alguien, él se quedaba en su jardín con un bate y golpeaba la pelota haciéndola pasar por un neumático colgado de la rama de un árbol. Tomaba notas, introducía cambios, y volvía a tomar notas.

Ahora los jugadores de la Major League Baseball le pagan por ver esas notas, porque Jaime ha descubierto cómo mejorar algunas cifras importantes. Una de ellas es la «media de potencia».

La media de potencia,[3] el eje del análisis del rendimiento del bateador en béisbol, es el número de bases recorridas, dividido por el número total de turnos de bateo. Cuanto más alto el porcentaje, tanto mejor. El mago de la potencia fue Babe Ruth, y su récord de 1921 se mantuvo imbatido hasta que llegaron Barry Bonds y sus brazos de 50 centímetros en 2001.

Recortar este porcentaje es importante.

Antes de trabajar con Jaime, Ben Zobrist tenía, de un total de 303 turnos de bateo, tres carreras y una media de potencia de 0,259. En los 309 turnos de bateo después de trabajar con Jaime, Zobrist consiguió 17 carreras con una media de potencia de 0,520. En 2009, Zobrist ganó el premio MVP (el Jugador Más Valioso) con los Rays, concluyendo la temporada con una media de bateo de 0,297 y 27 carreras.

Pasar de tres carreras a 27 con aproximadamente el mismo número de turnos de bateo es asombroso. En la liga de béisbol, es un hecho inaudito.

Si sólo Dios puede crear a un gran bateador, ¿convierte eso en Dios a Jaime?

¿O sencillamente él veía algo que los otros no veían?

De Dios a la granularidad

En cierta ocasión Ted Williams hizo el famoso comentario: «Pegarle a la bola en béisbol es lo más difícil en el mundo del deporte»... Jaime Cevallos ha convertido en misión de su vida conquistar lo inconquistable.
Fort Worth Star-Telegram

Eso nos lleva de nuevo a la ventisca.

Yo había invitado a Jaime a demostrar sus aptitudes en una tabla rasa: yo. Él había venido en avión desde Dallas, Texas, y aterrizado con un cargamento de equipo (incluida la pesada bolsa Everlast) en el extremo oeste de la ciudad de Nueva York.

Provisto de un radar deportivo, videocámara, ordenador portátil y un montón de bates impregnados de brea de pino, se dispuso a convertirme en un bateador anotador de carreras en una sola sesión. El escenario serían las casetas de bateo del Muelle 40, y cada bola sería lanzada desde un soporte que mante-

---

3. La media de potencia (SLG, por sus siglas en inglés) = (1B) + (2B x 2) + (3B x 3) + (HR x 4) / AB. Se excluyen de este cálculo las bases por bolas, que desde hace mucho tiempo están poco valoradas en el béisbol, cosa que Billy Beane y los Athletics de Oakland aprovecharon para crear un equipo con un éxito incomprensible casi sin presupuesto, como se describe en *Moneyball*.

nía la pelota a una altura de 89,50 centímetros para eliminar la variabilidad de los lanzamientos.

Quizá fuera la música salsa, que sonaba a todo volumen en la caseta contigua, donde unos dominicanos aspirantes a profesionales jugaban a las cartas, pero al cabo de 45 minutos de moldear el bateo y entrenar, éstos fueron los resultados en cuanto a la velocidad de la bola, medida con el radar deportivo en el momento posterior al contacto con el bate:

Antes de la clase (k/h): 109, 111, 77, 80, 96, 75, 79, 103, 68, 109, 114, 108, 68
Media antes del entrenamiento: 92,07 k/h

Después: 93, 98, 84, 101, 87, 105, 121, 122, 113, 126, 105, 98, 113
Media después del entrenamiento (primera ronda): 104,98 k/h

Después de después (después de la segunda ronda con el señor Miyagi): 117, 113, 106, 106, 117, 111, 126, 113, 95, 119, 109, 122, 111
Media después del entrenamiento (segunda ronda): 112,78 k/h

Seguía sin ser Mark McGwire, pero pasar de 92 kilómetros por hora a casi 113 en velocidad de bola en el momento posterior al contacto con el bate se traduce en un importante aumento en distancia. En términos de posibles carreras, ¿qué significa eso en realidad?

Utilizando un ángulo del 45 por ciento en cada golpe, he aquí la diferencia:

Para 92,23 k/h (25,62 m/seg), la distancia es de 48,16 m.
Para 102,78 k/h (31,33 m/seg), la distancia es de 65,23 m (un aumento del 35,4 %)[4]

A continuación aparecen los principios fundamentales y los ejercicios en los que nos concentramos durante nuestros 45 minutos.

---

4. Estoy en deuda con el profesor Robert Adair, profesor emérito de Física en la Universidad de Yale y autor del texto clásico *The Physics of Baseball*, por la ayuda con estas cifras. Su comentario: «Las distancias varían con la temperatura del aire, la velocidad del viento y el efecto hacia atrás de la pelota. Además, no tenemos valores perfectos para la resistencia del aire, que varía un poco respecto al eje de rotación de la pelota... Yo tomé los efectos hacia atrás de la pelota como 1.030 r/m y 1.260 r/m. Las pelotas llegarán un poco más lejos con un ángulo de 40 grados (92,23) y 35 grados (102,78).» Las distancias proyectadas eran distintas según casi todos los especialistas a los que consultamos Jaime y yo, pero las diferencias entre antes y después siempre eran grandes. Algunos físicos predijeron aumentos algo mayores para aproximarse al 50 por ciento desde más o menos 55 metros hasta más o menos 76 metros, teniendo en cuenta la resistencia del aire.

Elegir los ángulos

LOS TRES GRANDES

El Cojín

El Cojín se produce cuando el talón del pie adelantado ha tocado el suelo, antes del balanceo hacia delante. En el Cojín, es preferible crear un par de torsión óptimo entre los hombros y las caderas. Jaime lo llama **Ángulo S**. Un buen Ángulo S es de 25 grados.

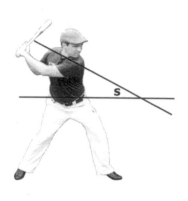

Aumentar el ángulo S es una de las maneras de «ganar» tiempo si el lanzamiento es *off speed* (una *off speed* es una bola con efecto descendente, una bola con efecto ascendente, una mariposa, o cualquier lanzamiento que sea perceptiblemente más lento que una bola rápida). Los lanzamientos *off speed* aspiran a inducir al bateador a levantar el hombro adelantado y perder el par de torsión entre la cadera y los hombros. La batalla entre el lanzador y el bateador es en realidad una lucha por la postura del bateador. El cometido del lanzador es (1) conseguir strikes en sus lanzamientos e (2) inducir al bateador a adoptar una postura de bateo débil.

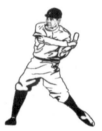

El Slot

Dos cosas definen una postura de Slot correcta: (1) el codo del brazo atrasado cae hacia el costado del jugador, y (2) la columna permanece vertical. El Slot es el vínculo cinético en acción: los brazos delegan en las piernas y las caderas, más poderosas, a fin de actuar como un látigo en la zona de strike.

La postura de Slot de Babe Ruth.

Véase la foto de Ben Zobrist el primer día que fue filmado con Jaime en el invierno de 2007. A su lado está Ben en el período de descanso de media temporada del All-Star en 2008. Salta a la vista su muy mejorada postura de Slot. A partir de ese punto, Zobrist fue a por todas, alcanzando un promedio de una carrera por cada 18 turnos de bateo (antes de eso había sido una carrera por cada 101 turnos de bateo). Más tarde fue elegido miembro de la selección ideal de 2009 y designado MVP con los Rays.

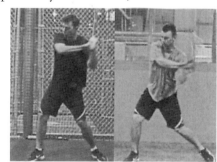

Ben antes   Ben después

La postura de Impacto

La postura de Impacto es el sello personal del swing. En este caso, revela la aptitud de un bateador más que su identidad. La postura de Impacto tiene dos

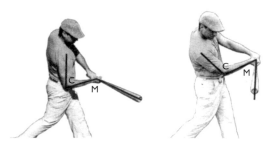

Un impacto correcto (izquierda) y un impacto incorrecto (derecha).
Buscamos un C pequeño y un M grande.

componentes: los ángulos C y M. C es el ángulo entre la parte superior del brazo y el antebrazo, que debe reducirse al mínimo (lo ideal son 80 grados), y M es el ángulo entre la parte superior de la muñeca y el bate, que debe ser lo más amplio posible (lo ideal son 180 grados). Esta posición refleja plenamente el swing de un jugador. La correlación entre la postura de Impacto y un buen bateo es extraordinaria.

Pero es más fácil incidir en la postura de Impacto cuando la convertimos en una cifra, la medida del 80/20 en la que concentrarnos: ISC.

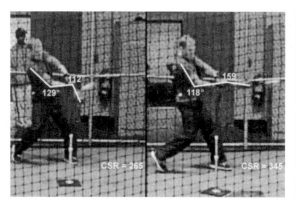

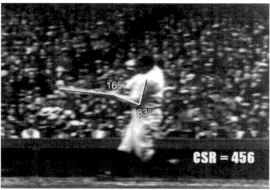

Antes y después, con el ISC superpuesto: 265 antes frente a 345 después.   Babe Ruth, el rey del ISC.

ISC (Índice de Swing de Cevallos) = 3 (180 — C) + M. La cifra ISC da una percepción poco común utilizando dos ángulos fáciles de medir en el momento del impacto: el primero en el codo (C) y el segundo entre el antebrazo y el propio bate (M). He aquí sólo dos ventajas de un ISC alto:

1. **Un swing con un ISC alto es lógicamente un swing más cerrado.** Dado que el swing se produce más cerca del torso gracias a la postura de Slot con el codo hacia dentro, los lanzamientos que llegan demasiado fuera de la zona de strike son inaccesibles. El bateador con el swing más cerrado se ve obligado a una mejor selección del lanzamiento porque físicamente no puede golpear con el bate bolas lanzadas fuera de la zona de strike.

   Existe una analogía entre esto y la manera en que los boxeadores principiantes a veces practican una postura correcta del mentón (hacia abajo) sostenido un billetero entre el mentón y el pecho. Si el boxeador mantiene el mentón bajo y convierte esta postura en algo instintivo, será difícil noquearlo. Si un bateador no permite que su codo abandone la postura de Slot y entre en la zona de strike, no puede pegar a los lanzamientos malos, y será más difícil eliminarlo por strikes.

2. **En un swing de ISC alto, el contacto con la bola se produce más atrás, más cerca del catcher.** Eso, naturalmente, da al bateador más tiempo para evaluar el lanzamiento antes de iniciar el swing.

Jaime lo explica con más precisión: «Un ISC alto no sólo indica la fuerza (masa × aceleración). Un ISC alto es también señal de constancia, ya que el brazo atrasado permanece pasivo, permitiendo que el cuerpo mueva el bate hacia la zona de bateo antes y lo mantenga allí más tiempo, creando una ZI [Zona de Impacto, se explicará más adelante].»

	ISC	SLG	OPS
Babe Ruth	463	.690	1.1638
Ted Williams	429	.634	1.1155
Hank Aaron	422	.555	.928
Albert Belle	393	.564	.933
Harmon Killebrew	386	.509	.884
Bernie Williams	381	.477	.858
Wade Boggs	354	.443	.858
Tony Gwynn	321	.459	.847
Pete Rose	318	.409	.784
Don Mattingly	313	.471	.830
Rickey Henderson	296	.419	.820

ISCs históricos: en contraste con el ISC, el SLG es en esencia una medida de la fuerza del jugador y el OPS es una medida de la fuerza y la constancia del jugador.

ÁREA DE IMPACTO (AI)

AI grande: bien.

AI pequeña: mal.

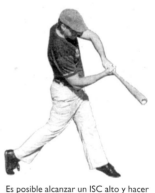

Es posible alcanzar un ISC alto y hacer al mismo tiempo algo que reduce la fuerza, como por ejemplo mantener el brazo adelantado lejos del pecho (a lo Derek Jeter). Puede transmitirse a la bola mucha más masa, y por tanto fuerza, si el brazo adelantado está pegado al pecho, porque la masa del torso se transmite al bate a través del brazo. Debería formar una unidad.

Conceptos avanzados (importante para lanzamientos reales)

Véanse las ilustraciones de las Áreas de Impacto (AI) correcta e incorrecta en la página anterior. El AI indica el nivel de constancia del bateador. Da a conocer cuánto tiempo el bate está lo bastante alineado con el lanzamiento para dar fuerza suficiente a la bola. Es evidente que la postura de Slot y un buen ISC propician una AI larga. Cuanto más larga es la AI, mayor es la probabilidad de golpear la bola, aun si el bateador calcula mal la velocidad del lanzamiento.

El **ángulo D** mide la demora del bate: el tiempo que tarda el bate en atravesar la zona de strike. La demora se obtiene con un «tirón» de muñeca que lleva el extremo superior del bate hacia tu columna vertebral cuando el bate se encuentra aún a tus espaldas. Cuanto menor es el ángulo D, mayor será en último extremo la velocidad de bateo generada. La clave consiste en lograr un ángulo D pequeño cuanto antes en la posición de Slot. Si te retrasas demasiado al introducir la demora en el swing, cuando el bate ya surca la zona de bateo, se reducirá tu AI.

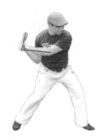

Ángulo D

Practicar los ángulos

El mejor ejercicio para perfeccionar una nueva postura de Impacto es golpear el saco de impacto (normalmente un saco de boxeo), hacer una pausa al producirse el impacto y verificar la postura. Haz esto durante diez minutos, y luego practica golpeando bolas desde un soporte, reproduciendo el movimiento.

Éste fue el único ejercicio que realicé estando con Jaime. Funciona de perlas.

Apropiarse del ISC y la biomecánica afín es un multiplicador de la fuerza (figurativa y literalmente) que puede emplearse para convertir a un bateador mediocre en un bateador MVP.

Puede que Dios cree a los grandes bateadores, pero la ciencia también te proporciona las herramientas para producirlos.

El ejercicio con el que aumenté mi distancia en un 35 %

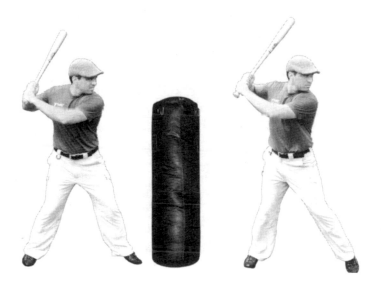

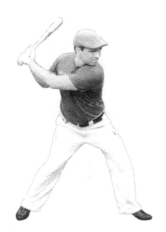

Observa que las puntas de los pies y las rodillas apuntan al frente cuando la pierna adelantada da un paso. Para un bateador diestro, ahora las punteras apuntan aproximadamente hacia las 10 h si las 12 h es hacia donde apuntaban en la segunda imagen. Así se levanta la cadera, lo que permite un par de torsión mayor.

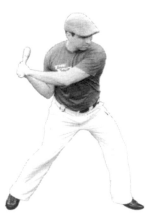

Para evitar una inclinación hacia atrás y asegurarme de que mi columna permanecía perpendicular al suelo, me concentré en mantener el hombro izquierdo alejado de la oreja izquierda.

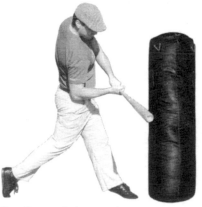

Para el impacto final, conseguí los mayores aumentos de velocidad (y aumentos de sonido) cuando me centré en impulsar la cadera derecha hacia delante extendiendo vigorosamente la pierna izquierda adelantada. Si ejercitas esta vigorosa extensión, prevé mayores velocidades, y más agujetas al día siguiente.

TRUCOS Y HERRAMIENTAS

El ejercicio con el saco de impacto en acción (www.fourhourbody.com/impact): Éste es el vídeo del entrenamiento con el saco de impacto que hicimos Jaime y yo. Se ve claramente el progreso desde el principio hasta el final, y se oyen las indicaciones de Jaime.

La historia profesional de Jaime Cevallos (www.fourhourbody.com/cevallos): ¿Cómo pasó Jaime de ganar siete dólares la hora a entrenar MVPs de la Major League Baseball? Siguió paso a paso, a modo de manual, *La semana laboral de cuatro horas*. En este blog explica cómo accedió a los jugadores de primera división y acabó en los medios de comunicación, incluida *ESPN: The Magazine*, entre otros.

El bate de entrenamiento MP30 (http://www.theswingmechanic.com): Cada vez más habitual en la primera división, el bate de entrenamiento MP30 permite entrenar el swing a los bateadores usando la postura de Slot ideal para generar más fuerza.

Radar deportivo (www.fourhourbody.com/radar): Este radar lo mide todo, ya sean lanzamientos, swings o la velocidad de un coche.

Moneyball: The Art of Winning an Unfair Game, **de Michael Lewis (www.fourhourbody. com/moneyball):** En *Moneyball*, el maestro de la narración Michael Lewis describe cómo los Athletics de Oakland consiguieron un asombroso récord de victorias en 2012, pese a tener sus jugadores las nóminas más bajas en la primera división de béisbol. El director general de los Athletics, Billy Beane, pensó que la ciencia objetiva podía superar a los scouts subjetivos. Contrató a especialistas en estadísticas para ayudarlo a contratar a jugadores infravalorados a causa de unas estadísticas personales descuidadas, como, por ejemplo, en el caso de los lanzadores, las veces en que el bateador queda eliminado al golpear la bola hacia el suelo. Aunque detestes el béisbol, este libro te encantará.

CÓMO AGUANTAR LA RESPIRACIÓN MÁS TIEMPO QUE HOUDINI

> **Estoy forzando mis límites tanto como humanamente puedo forzarlos... Sólo me cabe esperar lo mejor y prever lo peor.**
>
> David Blaine

> **Si veo que me pongo morado, empiezo a respirar otra vez.**
>
> L. Frank Baum, autor de *El mago de Oz*

David Blaine se interesó por primera vez en la magia a los cuatro años, cuando su abuela le regaló una baraja de cartas del Tarot.

No mucho más tarde, a la avanzada edad de cinco años, anunció a su madre que quería dedicarse al mundo del espectáculo. ¿Por qué? Había un hombre mayor en el barrio que se sentaba en la escalinata de su casa y nunca mostraba la menor emoción. David había empleado uno de sus trucos de cartas para hacerlo reír.

Para cuando Blaine llegó a la adolescencia, la magia y el ilusionismo ocupaban todo su tiempo libre. Más tarde lo describiría «como una adicción, un trastorno obsesivo compulsivo».[5]

Sus hábiles trucos de cerca con las cartas llamaron la atención del multimillonario Jeffrey Steiner durante un bolo en un bar mitzvah, y Steiner decidió llevarse a David, que entonces tenía 18 años, a Saint-Tropez para impresionar a sus invitados. Poco después, David actuaba para Jack Nicholson, y las calles de Brooklyn habían dado paso a los lugares de recreo de los ricos y los famosos.

---

5. Yo no sé nada de esta clase de comportamiento, claro está.

Eso sólo fue el principio.

En el año 2002 estaba en la cima del mundo. Literalmente. Buscando desafíos más allá del ilusionismo, David permaneció de pie sin arnés de seguridad en lo alto de una columna de 25 metros de altura y 50 centímetros de anchura en el Bryant Park de Nueva York hasta tener alucinaciones. Al cabo de 35 horas los edificios a sus espaldas se convirtieron en cabezas de animales. Entonces saltó al vacío sin más protección al pie de la columna que unas cajas de cartón.

La nueva etiqueta de David: artista de la resistencia.

En abril de 1999 fue enterrado vivo y pasó una semana bajo tierra en un ataúd de plástico. No ingirió nada más que unas cucharadas de agua al día.

En noviembre de 2000, decidió congelarse vivo, y permaneció dentro de un bloque de hielo durante casi 64 horas. Rompieron el hielo con motosierras, y pasó un mes en recuperación hasta que volvió a andar.

Impresionante, sí. Pero no se conformó con estas proezas. Buscando retos mayores y más audaces, puso la mira en el récord mundial de tiempo sin respirar. ¿Cuánto costaría fingir? Probó a insertarse un tubo de respiración del tamaño de una manga de aspiradora en la garganta bajo anestesia. No funcionó. Fallaron todos sus intentos. De pronto se le ocurrió sencillamente ir a por todas y recurrir al método más disparatado: contener la respiración de verdad.

Mientras viajaba desde un campo de instrucción de los SEAL de la Armada al trópico, descubrió la manera de hacerlo. Luego, durante cuatro meses, David ostentó el récord Guinness para la apnea estática asistida con oxígeno (aguantar la respiración después de haber respirado oxígeno puro): **17 minutos y 4,4 segundos.**

El 19 de septiembre de 2008 Tom Sietas superó su récord, pero eso no tuvo nada de raro. Tom practica el buceo a pulmón y está dotado de la constitución necesaria para ello. David era una anomalía, fruto del puro acondicionamiento.

Por eso, cuando me encontré con él en el congreso médico TEDMED, le supliqué que me entrenara. Debo aclarar que también yo soy una anomalía. Nací prematuramente y tuve un fallo en el pulmón izquierdo. No recordaba la última vez que había aguantado la respiración más de un minuto.

Él accedió, y me uní a un pequeño grupo en una sesión de entrenamiento a puerta cerrada la tarde siguiente.

La sesión duró 15 minutos.

¿Los resultados?

Antes: 40 seg
Después: 3 min y 33 seg (!!!)

Instruyó a 12 asistentes a TEDMED, y todos menos uno superaron el duradero récord de Harry Houdini: 3 minutos y 30 segundos. Una mujer contuvo la respiración más de cinco minutos. El doctor Roni Zeiger, el estratega sanitario jefe de Google, alcanzó unos increíbles 4,05 y recuerda vívidamente la experiencia:

«Estábamos induciendo al cuerpo a hacer algo mediante el engaño, y eso lo dejaban claro el hormigueo en los dedos y la sensación de mareo. Para mí fue como lanzarme en paracaídas: me sentí poderoso, vulnerable... Me considero afortunado de haberlo hecho, y probablemente no volveré a hacerlo.»

El método de David Blaine

DESCARGO DE RESPONSABILIDAD: Esto sólo es a título informativo. No lo intentes en el agua o sin la debida supervisión.

He aquí cómo lo hicimos:

En primer lugar, el descargo de responsabilidad no es broma. El propio David ha estado a punto de morir en varias ocasiones. A modo de advertencia visual, puedes ver el vídeo incluido en «Herramientas y trucos»: verás con tus propios ojos las convulsiones de David bajo el agua.

Los apuntes que dieron lugar a este capítulo los tomé en un trozo de papel mientras realizaba los ejercicios. Gran parte lo escribí después de perder casi por completo la sensibilidad de las manos tras los ejercicios de purga, y cuando ya empezaba a ver alterados los colores. Después de 3 minutos y 20 segundos, tenía temblores.

Para tu información, todos estos efectos secundarios son normales.

DEFINICIONES

Respiración profunda: Toma una gran bocanada de aire, retenla durante un segundo y después exhala durante diez segundos con la boca casi cerrada y la lengua apretada contra los dientes inferiores. Debería ser una exhalación sibilante y producir un sonido tsss. **Toda la respiración y todos los ejercicios —tanto la inhalación como la exhalación— se realizan por la boca.**

La purga: Una potente exhalación, como si intentaras hacer cruzar una piscina de un soplido un velero de juguete, seguida de una gran inhalación, más rápida. Para enseñarnos la exhalación, David hinchaba las mejillas. (Imagina al Lobo Feroz al derribar las casas de los cerditos soplando.) Procura no agitarte ni balancearte, ya que así se malgasta oxígeno. Quédate lo más quieto posible.

Semipurga: Una forma de respiración que está en un punto intermedio entre las dos anteriores. Más vigorosa que el equivalente a una respiración profunda, pero menos que la purga completa. Se usa para recuperarse después de cada intento.

LOS PASOS

Todas las duraciones son en el formato de MIN,SEG, y estuvimos sentados en todo momento.

> 1,30 respiración profunda
> 1,15 purga (si tienes la sensación de que vas a desmayarte, hazlo con menos intensidad)
> Aguanta la respiración durante 1,30, no más.
> Después de eso:
> Realiza tres inhalaciones de semipurga.
> 1,30 respiración profunda
> 1,30 purga
> Aguanta la respiración durante 2,30, no más.
> Después de eso:
> Realiza tres inhalaciones de semipurga.
> 2,00 respiración profunda
> 1,45 purga
> Aguanta la respiración el máximo tiempo posible.
> Después de exhalar:
> Realiza 3-10 semipurgas intensas hasta que te recuperes

Otras observaciones

El récord de David empleando este método es de 7,47, y su ritmo cardíaco descendió por debajo de los 20 latidos por minuto cuando lo hizo.

La supervisión es fundamental, y David nos pidió que moviéramos un poco el dedo índice de la mano derecha cada 30 segundos más o menos mientras aguantábamos la respiración para indicar que estábamos bien. Más movimiento que ése malgastaría oxígeno.

También recomendó repasar el abecedario mentalmente durante las pruebas de tiempo a la vez que visualizábamos a amigos cuyos nombres empezaran por cada una de las letras. Eso fue muy útil. En caso de necesidad, puedes usar nombres de famosos o de personajes históricos. Sirve para distraerte del hecho de que estás aguantando la respiración.

Cuanto más a menudo compruebes el tiempo transcurrido, menor será tu tiempo final. Demasiada atención al tiempo crea tensión. Todos los sujetos, incluido yo, tuvimos más dificultades para contener la respiración cuando David empezó a anunciar el tiempo cada cinco segundos en lugar de cada 30 segundos. En posteriores intentos, pedí a alguien que controlara el tiempo por mí y me lo anunciara a los dos minutos, a los tres minutos y luego cada diez segundos.

Después de las grandes inhalaciones para las pruebas de tiempo, no dejes escapar nada de aire. Retenerlo todo mejorará los tiempos y es un entrenamiento de protección importante para contener la respiración en el agua. ¿Por qué? Si te desmayas en el agua (mala cosa), conviene que la expulsión descontrolada de burbujas indique a quienes están supervisándote que te has desmayado.

Es más fácil contener la respiración si no has comido durante las últimas cuatro o seis horas. También es más fácil aguantar la respiración si tienes menos masa corporal a la que suministrar oxígeno. David adelgaza a propósito unos 15 kilos durante el entrenamiento en serio para mejorar su proporción volumen corporal/capacidad pulmonar.

Recuerda: no seas tonto. Nunca lo practiques en el agua.

Mejor aún, déjaselo a los profesionales.

HERRAMIENTAS Y TRUCOS

La charla de David Blaine en TEDMED (www.fourhourbody.com/blaine): Esto es una grabación de la fascinante y emotiva presentación que hizo David en TED sobre la magia y su preparación para batir un récord superando los 17 minutos bajo el agua.

¿Piensas que puedes tomarte estas técnicas a la ligera? ¿Que puedes practicarlas tú solo bajo el agua? Piénsatelo mejor y no te suicides. Mira el minuto 10,40 del vídeo mencionado y vuelve a mirarlo: eso es estar al borde de la muerte. Luego míralo una tercera vez. Te ayudará a entender con un saludable respeto el precio que puede tener un error: la vida. No intentes nada de esto en el agua (ni siquiera hundiendo sólo la cara). Si pierdes el conocimiento, ahogarse en unos centímetros de agua es lo mismo que ahogarse en la parte honda de una piscina.

Buceo a pulmón: la escuela oficial de Kirk Krack (www.fourhourbody.com/krack): Kirk Krack es el entrenador de buceo a pulmón profesional que preparó a David Blaine para su récord. Kirk ha trabajado con ocho plusmarquistas mundiales. Su curso para principiantes (de dos días y medio de duración) incluye la instrucción personalizada de plusmarquistas y una relación de cuatro alumnos por instructor. Como capitán del equipo de la Asociación Canadiense de Buceo a Pulmón y Apnea, ha entrenado y dirigido con éxito al equipo femenino llevándolo al primer puesto del pódium en los dos últimos campeonatos del mundo, y su experiencia en submarinismo técnico lo ha ayudado a alcanzar profundidades de 152 metros.

Manual of Freediving: Underwater on a Single Breath, de Umberto Pelizzari y Stefano Tovaglieri (www.fourhourbody.com/freediving): Este texto es la Biblia del buceador. Se trata de un exhaustivo manual sobre cómo contener la respiración, sumergirse a mayor profundidad, inhalar más tiempo bajo el agua. El libro incluye ilustraciones de ejercicios bajo el agua, técnicas para el uso de las aletas y una selección de posturas de yoga escogidas para potenciar la capacidad pulmonar.

PowerLung Sport (www.fourhourbody.com/powerlung): Este aparato de mano para la limitación del aire mejora la resistencia respiratoria y es popular no sólo entre nadadores, sino también entre los corredores de fondo, escaladores, cantantes e incluso asmáticos. Es ideal para viajar, y para entrenar con lesiones.

Tablas para entrenar la apnea estática (www.fourhourbody.com/apnea): Tablas adaptables empleadas por buceadores a pulmón principiantes para practicar sin peligro la apnea fuera del agua.

La técnica del vaciado de pulmones (www.ftrain.com/lungvacuuming.html): Este ejercicio pulmonar de 20 segundos es utilizado por los cantantes de ópera para regular la respiración. Es útil tanto para el entrenamiento deportivo como para minimizar el miedo escénico.

SOBRE UNA VIDA MÁS LARGA Y MEJOR

VIVIR ETERNAMENTE

Vacunas, sangrías y otros pasatiempos

> Todavía no se ha descubierto nada en biología que indique la inevitabilidad de la muerte.
>
> Richard Feynman,
> ganador ex aequo del Premio
> Nobel de Física en 1965

> No es la vida, sino la buena vida, lo que debe valorarse.
>
> Sócrates

Éste será el capítulo más breve sobre la prolongación de la vida jamás escrito.

Empecemos, como empiezan todos los buenos capítulos breves, por una historia de dos monos: *Canto* y *Owen*. Acogidos en la Universidad de Wisconsin, estos dos monos rhesus no podrían ser más idénticos, a excepción de un detalle. *Canto* está a dieta.

Concretamente, le han reducido las calorías a un 30 por ciento por debajo de lo normal. Forma parte de un grupo de monos en semiayuno que desde hace dos décadas sigue el equivalente a un programa de Weight Watchers® para animales. *Owen*, incluido en el grupo de control sobrealimentado, presenta un marcado contraste. Come todo lo que le da la gana. Hasta el día de hoy, en este experimento que dura ya más de veinte años, el 37 por ciento del grupo «come, bebe y sé feliz» ha muerto debido a causas relacionadas con la vejez. El grupo que cuenta las calorías tiene un índice de mortalidad mucho más bajo, **casi dos tercios más bajo.**

¡Anulemos la reserva de mesa en Cheesecake Factory! ¡De hecho, ya es hora de anular la cena para siempre!

Pero un momento… ¿realmente se reduce a eso? Roger Cohen, cuyo padre, médico, estudió a los babuinos durante toda su vida, ofreció una perspectiva de este experimento menos sensacionalista en el editorial que escribió para el *New York Times* titulado «El sentido de la vida». He aquí un extracto:

Y eso me lleva a Canto, con su dieta baja en calorías, y a Owen, con su dieta alta en calorías: a Canto se lo ve consumido, exhausto, ceniciento y triste en su delgadez, con la boca entreabierta, las facciones contraídas, la mirada en blanco, y su expresión clama: «¡No, por favor, otro plato de semillas, no!»

En cambio, Owen, bien alimentado, es un mono feliz con una sonrisa irónica, el simio despreocupado de la cabeza a los pies, orondo, con la mirada viva, la boca carnosa y relajada, la piel lustrosa, exudando sabiduría como si acabara de leer a Kierkegaard y hubiese llegado a la conclusión de que «la vida debe vivirse hacia delante pero sólo puede comprenderse hacia atrás».

Es la diferencia entre aquel que recibió el chuletón con vetas de grasa y aquel a quien le tocó el filetito de lo más magro. O entre aquel que recibió un Château Grand Pontet St. Emilion con su brie y aquel que bebió agua. Como comenta Edgardo en El rey Lear, *«Todo está en madurar». Y uno no madura desayunando piel de manzana...*

Cuando la prolongación de la vida se convierte en objetivo en detrimento de la calidad de la vida, se experimenta la desolación de Canto, el mono. Para mí, vivir hasta los 120 no tiene el menor interés. Canto parece deseoso de que alguien acabe con su desdicha...

No entendemos qué sustancia segrega la mente. El proceso de envejecimiento sigue siendo un enigma. Pero yo apostaría a que el jovial Owen sobrevivirá al desdichado Canto....

La risa prolonga la vida. En el mundo bajo en calorías hay poco de eso y casi sin duda el rechoncho Owen será quien ría el último.[1]

Si tu objetivo es vivir tanto como sea posible, existe una larga lista, una lista interminable de cosas que debes eludir. El lado bueno es que la prolongación de la vida no tiene por qué ser complicada.

Para los caballeros, puede ser algo tan sencillo como bloquear el acceso a unas cuantas páginas web y moderar un poco la virilidad. En 1992, el *New York Times* publicó el artículo:

SE HA DESCUBIERTO, AL MENOS EN LOS GUSANOS, QUE PRODUCIR ESPERMA ACORTA LA VIDA DEL MACHO

Con esto quedó demostrado que el lobby proeyaculación se equivocaba. Veamos cómo se llegó a esta conclusión: el doctor Wayne van Voorhies, de la Universidad de Arizona, permitió a los nematodos, también conocidos

---

1. Roger Cohen, «The Meaning of Life» [El sentido de la vida], *New York Times*, 19 de Julio, 2009, sec. Opinión.

como «gusanos cilíndricos», matarse a copular. En su investigación, los nematodos a los que se impedía copular vivían por término medio 11,1 días. Los nematodos autorizados a bajarse el calzón vivían 8,1 días escasos. No llegaron a ver crecer a los nietos, ni a jugar al golf en St. Andrews.

Es una triste historia de escrotos exhaustos (o lo que quiera que los gusanos tengan a modo de escroto).

«Los genes y los procesos bioquímicos que usan los nematodos son los mismos que usan los humanos y otros mamíferos», explicó el doctor Philip Anderson de la Universidad de Wisconsin.

El *Times* estableció la conexión lógica en su conclusión: «La producción incesante de esperma pasa factura a un macho, quizá requiriendo la utilización de enzimas o procesos bioquímicos complejos que tienen efectos metabólicos perjudiciales… La diferencia en la esperanza de vida entre hombres y mujeres [las mujeres viven por término medio seis años más] puede estar relacionada con la producción de esperma.»

¡Por fin, ya no tendremos que eyacular más! Es como descubrir que el hilo dental es malo. Se acabaron el sexo agotador y las muñecas doloridas. Un problema menos. ¡Y puede que vivas un 37 por ciento más!

En la búsqueda de una vida más larga, sale a cuenta pecar de cautela, evitar cualquier riesgo o factor desconocido innecesarios. Al fin y al cabo, para vivir no se necesita gran cosa. Aire, agua, gachas con algo de proteínas y un techo cubren las necesidades básicas. Por lo tanto, uno podría aconsejar no salir de casa, no conducir ni viajar, y desde luego no exponerse al contacto con otros humanos, que podrían contagiarnos la gripe felina o la dermatitis del pañal.

Naturalmente, evitar riesgos hasta tal extremo lleva a lo que todos deseamos: una vida de mierda larguísima.

Pero supongamos que eres una de las pocas personas (miles de millones) que aspiran a cierto grado de diversión y libertad en la vida. Entonces la verdadera pregunta no es «¿Cómo puedo prolongar mi vida a costa de lo que sea?», sino «¿Cómo puedo aumentar la duración de mi vida sin disminuir seriamente la calidad de vida?».

El método más básico sería comer, beber y ser feliz, y creer que unas cuantas risas y calorías apetitosas se impondrán a largo plazo a la mayoría de las teorías de laboratorio. Creo que ésa es la verdad.

El segundo método complementario, que puede seguirse simultáneamente junto con el primero, es plantearse terapias con inconvenientes mínimos y que, basándonos en la literatura científica, deberían dar resultados en los humanos.

La breve lista

La breve lista de terapias debería pasarse antes por un filtro ético. La «ética» puede ser nebulosa, pero he aquí un ejemplo:

Si eres mujer y quieres un seguro contra el cáncer, podrías optar por llevar un embarazo a término antes de los veinte años. Algunos científicos opinan que podría ser «el medio natural más eficaz para protegerse contra el cáncer de mama» debido a la hormona hCG.

Por lo tanto, ¿deberías tener hijos antes de los veinte? Yo propongo que la prolongación de la vida no es razón suficiente, en concreto porque hay otra vida por medio. Esta opción se omite, pues, de la lista.

Separando el grano de la paja, podríamos considerar cuatro candidatos que cumplen los requisitos:

- Resveratrol
- Inyecciones del medicamento inmunosupresor rapamicina[2]
- Vacunas contra el Alzheimer
- Terapias con células madre

Con esto podrías llegar a los 200 años o más, sobre todo si los combinas. Y yo los evito.

Pero… ¿por qué?

Creo, al igual que algunos científicos, que centrarse en las terapias *globales* (medicamentos o tratamientos con efectos moleculares amplios) sin información a largo plazo de los efectos en los humanos es tomar el camino equivocado, un camino plagado de efectos secundarios imprevisibles.

Veamos, por ejemplo, el resveratrol, disponible en la actualidad sin receta. Es eficaz para prolongar la esperanza de vida en casi todas las especies probadas, pero también puede bloquear o activar los receptores de estrógenos. ¿Podría esto incidir en otros bucles de retroalimentación hormonales o metabólicos, alterando la fertilidad en caso de tomarse por rutina? Es imposible saberlo, razón por la que tomaré resveratrol a corto plazo a dosis altas para mayor resistencia a la vez que hago un seguimiento de mis indicadores sanguíneos, pero no lo emplearé de manera indefinida para la prolongación de la vida. Los activadores de la telomerasa, como el TA-65, otro ejemplo, alargan supuestamente la cuenta atrás de nuestros cronómetros cromosómicos, llamados «telómeros». El TA-65 puede costar hasta 15.000 dólares al año. ¿Cabe la posibilidad

---

2. La rapamicina induce químicamente la autofagia, cosa que el consumo cíclico de proteínas, mencionado más adelante, consigue de manera natural.

de que, ampliando la replicación celular, aumentes la probabilidad de desarrollos cancerosos peligrosos? Quizá. Sencillamente escapa a nuestra tecnología garantizar un resultado u otro, así que también evito el TA-65.

Pero ¿dónde está la tierra prometida si no está en las terapias globales?

Mientras no sea posible ir a Walmart para hacernos una reconstrucción a lo RoboCop por medio de la medicina regenerativa, disponemos sólo de unas pocas alternativas en una breve segunda lista.

Éstos son los protocolos que estoy usando en la actualidad.

Todos son de bajo coste, tecnología sencilla y mínimo riesgo. En su mayoría proporcionan ventajas en cuanto al rendimiento deportivo y la composición corporal, aun cuando sus efectos en la prolongación de la vida sean desacreditados más adelante:

1. CICLOS DE 5-10 GRAMOS DE MONOHIDRATO DE CREATINA (COSTE: 20 DÓLARES/MES)

El monohidrato de creatina, popular entre los atletas de fuerza desde su comercialización en 1993, se ha convertido recientemente en candidato a minimizar o prevenir el desarrollo de las enfermedades de Alzheimer, Parkinson y Huntington.

Existen casi veinte años de investigaciones publicadas en relación con el uso humano del monohidrato de creatina. Dado que en mi familia hay antecedentes de Alzheimer y Parkinson tanto en la línea materna como en la paterna, es un seguro de bajo coste. Ingiero 5-10 gramos de monohidrato de creatina en polvo al día durante dos semanas consecutivas cada dos meses. Si eliges este protocolo, te aconsejo que hagas un seguimiento de las enzimas hepáticas, el nitrógeno ureico y todos los sospechosos habituales en los análisis de sangre para asegurarte de que no tienes problemas renales. Las complicaciones son raras, pero más vale prevenir que curar. En ningún otro campo esto es más cierto que en la prolongación de la vida.

2. AYUNO INTERMITENTE (AI) Y CONSUMO CÍCLICO DE PROTEÍNAS (COSTE: GRATIS)

¿Y si el pobre y famélico *Canto* sólo necesitara ayunar de vez en cuando para alargar su vida?

Al fin y al cabo, la privación permanente de calorías no está exenta de riesgos. La disminución en la producción de la hormona sexual por sí sola puede provocar amenorrea (el cese de la menstruación) y el adelgazamiento de los huesos, entre otros problemas.

Resulta que puedes imitar, o incluso superar, los supuestos efectos de la restricción calórica en la longevidad con el ayuno intermitente (AI). Esto puede suceder incluso si consumes el doble de las calorías normales en los períodos en que sí comes, por lo que no se produce una reducción en el número total de calorías semanales.

Hay varias versiones de protocolos de AI y semi AI populares entre las subculturas experimentales:

Ayuno-5: Ayuno durante 19 horas a partir del momento de acostarse, seguido de cinco horas durante las que se come todo lo necesario para satisfacer el hambre. Éste es un régimen muy extendido para la pérdida de peso moderada, que suele iniciarse a partir de la tercera semana y desde ese momento produce una pérdida media de medio kilo por semana.[3]

Ciertas investigaciones sugieren que el AI proporciona los mismos beneficios para la longevidad que la restricción calórica sólo cuando las calorías se consumen durante el día. Si eso es así, el Ayuno-5 es mejor para la pérdida de grasa que para la longevidad.

RCDA: En la Restricción Calórica en Días Alternos (RCDA), se reduce el consumo de calorías en un 50-80 por ciento día sí, día no. Se ha demostrado que mejora la sensibilidad a la insulina, las enfermedades autoinmunes e incluso el asma después de sólo un par de semanas.

El consumo cíclico de proteínas: El doctor Ron Mignery, autor de *Protein-Cycling Diet*, plantea que incluso si se restringen las proteínas un solo día por semana a no más del 5 por ciento de las calorías de mantenimiento, pueden producirse efectos análogos a la restricción calórica prolongada.

Si el mecanismo del AI o la RC es una respuesta genética de autoconservación,[4] el consumo cíclico de proteínas tiene sentido. No existen carbohidratos dietéticos esenciales. Reducir simplemente las calorías (o los carbohidratos) no tendría por qué ser necesariamente una emergencia biológica. Por otro lado, incluso las privaciones breves de aminoácidos esenciales como la lisina podrían bastar para accionar el resorte. En nuestro contexto, accionar el «resorte» equivale a desencadenar un proceso de administración celular llamado «autofagia», que tiene por finalidad, en palabras del doctor Mignery, «limpiar las células de proteínas degradadas y agregadas que no son procesadas por los otros mecanismos de reciclaje de la célula». En principio, si tiras la basura antes de que se amontone, aplazas o retrasas el envejecimiento.

---

3. http://www.Fast-5.com/content/summary.
4. No muy distinta a la hibernación en algunas especies.

En la actualidad estoy experimentando con ciclos de consumo proteínico de 18 horas[5] y un día, que, en mi opinión (y son simples conjeturas), también puede aumentar la posterior síntesis de proteínas durante períodos de sobrealimentación. Para etapas de crecimiento muscular, he utilizado el ciclo de 18 horas una vez por semana precisamente por esta razón, concluyendo normalmente entre las 12 y las 14 horas del sábado, día de la trampa.

A continuación incluyo un menú de muestra para un día con menos del 5 por ciento de proteínas, adaptado a partir de las indicaciones del doctor Mignery. Es evidente que no es la Dieta de los Carbohidratos Lentos. Una vez hayas derramado una lágrima de desdicha dietética, te diré lo que yo hago:

Desayuno variado: El desayuno puede incluir derivados del trigo (bajos en lisina) como tostadas, madalenas o bagels, siempre y cuando el trigo sea la única fuente sustancial de proteínas y sus calorías estén muy diluidas en calorías de fuentes no proteínicas (mantequilla, azúcar, zumo, fruta, etcétera).

Tostadas con champiñones, cebolla y salsa de carne: Puedes espesar la grasa o el residuo graso de la carne asada con almidón para hacer una salsa y esparcirla por las tostadas, los champiñones y la cebolla.

Espinacas con vinagre: Para degustar un plato casi sin proteínas que tenga el calor y la textura de la carne, puedes preparar unas espinacas (< 2 tazas) descongeladas en el microondas y aliñadas con cualquier clase de vinagre.

Sustitutos de la carne: Una rodaja de berenjena pasada por el microondas puede llenar un sándwich y proporcionar algo de la forma y la textura de un plato de carne. También las aceitunas negras pueden proporcionar algo de la textura de la carne sin las proteínas.

Sustitutos de las alubias: Las alubias y los guisantes tienen un alto contenido proteínico y no pueden comerse en la fase de restricción de proteínas. Pero pueden sustituirse por bolas de almidón de mandioca, llamadas «perlas de tapioca». Son un alimento básico de la cocina tropical y se distribuyen en una amplia gama de tamaños y colores. Es posible que te resulten familiares si has probado el té de burbujas.

Así pues, he aquí lo que yo hago:

Primero, echo un poco de espesa salsa de carne en un tazón de perlas de tapioca.

Es una broma. Empiezo el ayuno después de una cena temprana el viernes

5. Desde después de la cena hasta la hora del almuerzo al día siguiente.

(a las 18 h.) y luego, a eso de las diez de la mañana (16 horas después), como un tazón de espinacas con vinagre y especias, una tostada de pan hecho con levadura natural y untado con mucha mantequilla, y lo acompaño con un buen vaso de zumo de pomelo. Una delicia. En algún momento pasadas las 12, salgo a comer mis cruasanes de chocolate y prosigo con mi día de la trampa como un monstruo del descontrol.

3. EL ARTE PERDIDO DE LA SANGRÍA (COSTE: GRATIS)

¿Creías que las sangrías pasaron de moda allá por la época de los juicios de las brujas de Salem? Pues no es del todo así.

Apuesto por un gran resurgimiento, y todo tiene que ver con el exceso de hierro.

Se cree que el hierro, más que los estrógenos, explica parcialmente por qué los mujeres posmenopáusicas (pero no las premenopáusicas) tienen una incidencia similar de infarto a la de los hombres. Yo soy donante de sangre desde 2001 para andar sobre seguro.

Y no soy el único. El Estudio sobre los Centenarios de Nueva Inglaterra, llevado a cabo por la Facultad de Medicina de la Universidad de Boston, es el estudio continuado más amplio y exhaustivo del mundo sobre los «centenarios», las personas que viven más de cien años. El doctor Tom Perls, director del estudio y profesor adjunto de medicina, dona sangre cada ocho semanas para reproducir la pérdida de hierro provocada por la menstruación, en la convicción de que eso aumentará su longevidad: «El hierro es un factor crítico en la capacidad de nuestras células para producir esas traviesas moléculas llamadas "radicales libres" que desempeñan un importante papel en el envejecimiento… Puede ser algo tan sencillo como tener menos hierro en el cuerpo.»

Existen amplias pruebas de que la reducción de hierro por medio de la flebotomía (sangría) no sólo puede mejorar la sensibilidad a la insulina, sino también reducir las muertes por cáncer y por todas las demás causas. Se ha observado que existe una correlación entre los elevados depósitos de hierro y un mayor número de infartos en hombres por lo demás libres de síntomas, y se ha visto, por el contrario, una correlación entre la donación de sangre y el descenso de los «incidentes cardiovasculares».

Los doctores Michael y Mary Dan Eades recomiendan aspirar a unos niveles de ferritina en sangre de 50 mg/dl, lo que, si tus niveles no están por encima de 400, suele conseguirse con 1-4 donaciones de sangre realizadas en un período de dos meses.[6] No hacen falta sanguijuelas. Si quieres aumentar la elimina-

---

6. De *The Protein Power Life Plan*.

ción de pesticidas y otras toxinas medioambientales almacenadas normalmente en la grasa, puedes hacer dos cosas: solicitar la donación de una porción doble de plasma y beber una taza de café con cafeína una hora antes de ir al centro. La sangre donada siempre contiene esas toxinas, así que no estás siendo un mal ciudadano al aumentar temporalmente su excreción.

Aunque algunos científicos sostienen que es necesaria la *eliminación total* del hierro para obtener verdaderos beneficios cardíacos, no veo nada de malo en actuar conforme a las conclusiones positivas de otras docenas de estudios.

No se alcanzará el consenso en fecha próxima, pero incluso si no alargas tu propia vida, puedes salvar la de otro.

El karma es lo que el karma hace.

Una florecilla, por favor

Quizás haya sido el escritor danés Hans Christian Andersen, tan apreciado por sus cuentos infantiles, incluidos «La sirenita» y «El traje nuevo del emperador», quien mejor lo ha expresado: «No basta con vivir. Uno debe tener sol, libertad y una florecilla.»

Vivir más a costa de perder calidad de vida no tiene mucho sentido. Es más fácil (y más cómodo) centrarse en eliminar y eludir cosas, pero una vida de privación continua no es una vida en libertad.

Las mayores recompensas proceden de una buena vida, no sólo de una vida larga. Esto incluye probablemente un poco de vino tinto y unas cuantas tartas de queso.

Quizás incluso una eyaculación o dos.

HERRAMIENTAS Y TRUCOS

Donar sangre: Si tienes altos niveles de hierro (como fue mi caso después de añadir el zumo de naranja a la dieta), una manera fácil y kármicamente positiva de reducir esos niveles es donar sangre. Cualquiera de las páginas web siguientes puede ayudarte a encontrar un centro en tu zona, concertar una cita y salvar vidas.

Cruz Roja Norteamericana (www.redcrossblood.org/make-donation)
Bonfils Blood Center (www.fourhourbody.com/bonfils)
National Blood Service (Para Inglaterra y Gales: www.blood.co.uk)

Alcor (www.alcor.org): ¿Te gustaría acaso conservar tu cuerpo en criosuspensión sin hielo al primer indicio de enfermedad terminal por si avanza la tecnología? No hay mejor sitio que Alcor en Scottsdale, Arizona, donde supuestamente están guardadas joyas como la cabeza de Ted Williams.

Transcend: Nine Steps to Living Well Forever, de Ray Kurzweil (www.fourhourbody.com/transcend): Kurzweil, considerado el «legítimo heredero de Thomas Edison» por la revista *Inc.*, recomienda que quienes estén interesados en la «prolongación radical de la vida» conviertan en su objetivo inmediato sobrevivir más allá de los próximos veinte años, a fin de ver avances como la reprogramación del ADN y los robots reparadores de células submicroscópicos. Este libro describe los nueve aspectos clave para prolongar la vida.

Protein-Cycling Diet, del doctor Ron Mignery (www.fourhourbody.com/protein-cycle): Según este libro, disponible gratuitamente en este vínculo, un solo día semanal restringiendo las proteínas a no más del 5 por ciento de calorías de mantenimiento puede producir efectos análogos a la restricción calórica prolongada.

Methuselah Foundation (www.mfoundation.org): La Methulesah Foundation es una organización médica sin ánimo de lucro dedicada a prolongar una vida humana saludable. La fundación ofrece asimismo la NewOrgan Network para los necesitados de trasplantes de órganos, facilitando la posibilidad de solicitar apoyo a los amigos y familiares.

Immortality Institute (www.imminst.org): El Immortality Institute es una organización internacional sin ánimo de lucro. Su misión es «vencer el mal de la muerte involuntaria». Aunque no me entusiasma la palabra «mal», sí me gusta el foro de esta página web, donde cientos de autoexperimentadores (incluidos científicos que intervienen con seudónimo) informan de sorprendentes resultados y avances a partir del uso experimental de suplementos y medicamentos, así como otras terapias sin encasillar.

Snowball (www.fourhourbody.com/snowball): Si piensas demasiado en la muerte, la vida acaba pareciéndote demasiado seria. Echa un vistazo a esta página web. Te permitirá poner las cosas en perspectiva. Créeme.

REFLEXIONES FINALES

REFLEXIONES FINALES
El caballo de Troya

> **Nos hacemos desdichados o nos hacemos fuertes. El trabajo requerido es el mismo.**
>
> Carlos Castaneda

—Correr en una ultramaratón no puede ser bueno para ti. No me imagino cómo puede ser bueno para tu cuerpo —dije.

No me atraía la resistencia. Correr no era lo mío y nunca lo había sido. Brian MacKenzie se rio.

—¿Bueno para ti físicamente? No. Pero te recuperas. Y te lo aseguro: si corres 50 kilómetros o 100 millas, cuando acabes, no serás la misma persona que empezó.

Me lo pensé por un momento, y fue entonces cuando me entró el gusanillo.

Había visto una curiosa onda expansiva docenas de veces en el mundo de la fuerza, pero por alguna razón nunca lo había relacionado con la resistencia. Quizás igual que tú no lo has relacionado con algunos de los temas de este libro. Al fin y al cabo, en una economía del conocimiento, ¿qué valor tiene levantar más o menos carga en peso muerto o perder el 2 por ciento de la grasa corporal? ¿O anotarse una carrera en béisbol?

En una palabra: transferencia.

Mi padre perdió más de 30 kilos de grasa en diez meses y triplicó su fuerza. Durante su chequeo anual, el médico declaró que podía vivir eternamente.

Los cambios físicos fueron increíbles. Pero los curiosos efectos secundarios del programa fueron los incentivos mayores para continuar. Como explicó mi padre:

Es muy extraño. Antes me sentía como el hombre invisible, pero ahora la gente está más predispuesta a pedir mi opinión y tomarme en serio. Antes pasaba inadvertido y de pronto mi presencia empezó a notarse. Aparte de los beneficios en la estética y el rendimiento, existe un gran beneficio social. Perdí la invisibilidad.

Además, después de perder 20 o 25 kilos y hacer lo que antes consideraba imposible, empecé a ver los otros «imposibles» —duplicar los ingresos en 12 meses o lo que sea— como «posibles».

Este libro es un caballo de Troya lleno de transferencias inesperadas.

Pretende convertirte en un ser humano mejor en todos los aspectos. También pretende convertirte en un modelo a imitar entre quienes te rodean.

Plenitud parcial

La mayoría de nosotros nos hemos resignado a la plenitud parcial, igual que hacía Chad Fowler antes de perder más de 45 kilos. La plenitud parcial puede adoptar muchas formas, normalmente en conversaciones con uno mismo como ésta:

«Sencillamente no soy [delgado, rápido, fuerte, musculoso, etcétera]. Así son las cosas.»

«Tal o cual cosa da igual. No es tan importante.»

Esto se dice o se piensa por muchas razones. A menudo se usa para disculpar algo visible que la gente cree que no puede cambiar.

Lo bueno es que casi todo se puede cambiar.

Lo más importante es que la razón para cambiar el físico no es en absoluto física.

En 2007 me entrevistaron para el boletín mensual de Eben Pagan, que está al frente de un imperio de agencias de contactos de 30 millones de dólares. Una de sus primeras preguntas fue: «¿Cuál es la manera más rápida para que una persona mejore su juego interior?» A lo que contesté: «Mejorando su juego exterior.»

Si quieres ser una persona más segura de sí misma o más eficaz, en lugar de depender del pensamiento positivo, tan fácil de derrotar, y de la gimnasia mental, aprende a correr más deprisa, a levantar más peso que tus iguales, o pierde esos últimos cuatro o cinco kilos. Es medible, está claro, no puedes mentirte a ti mismo. Por tanto, da resultado.

Recuerda la respuesta de Richard Branson a la pregunta: «¿Cómo se puede ser más productivo?»: haz ejercicio.

La separación cartesiana entre mente y cuerpo es falsa. Son elementos recíprocos. Empieza por la precisión de cambiar la realidad física y a menudo un efecto dominó cambiará la parte interna.

Alcanzar la plenitud

Tu cuerpo está casi siempre bajo tu control.

En la vida ésa es una situación rara, quizás única. Concentrarte únicamente en un elemento medible de tu naturaleza física puede evitar que te conviertas en un «Dow Jones» humano, alguien cuya valía personal depende de cosas que en gran medida escapan a su control.

¿No va bien el trabajo? ¿La empresa tiene problemas? ¿Algún idiota te complica la vida? Si aumentas en diez largos tus sesiones de natación, o si recortas en cinco segundos tu mejor tiempo en la milla, ésta puede ser igualmente una excelente semana.

Controlar el cuerpo te sitúa al volante de la vida.

Quince meses después de dar a luz a su primer hijo, Dara Torres se llevó a casa la medalla de oro en los 100 metros libres del Campeonato Nacional de Estados Unidos... a los cuarenta años. Tres días después batió su propio récord en los 50 metros libres, una prueba dominada por las nadadoras más jóvenes, récord que ella había establecido a los 15 años.

A los 45 años, George Foreman noqueó a Michael Moorer, de 26, para convertirse en campeón del mundo de los pesos pesados de boxeo, recuperando el título que había perdido ante Muhammad Ali dos décadas antes.

Jack Kirk, alias el *Demonio de Dipsea*, corrió en la famosa carrera por senderos de Dipsea por primera vez en 1905. En total la corrió 67 veces, la última a los 94 años, y batió el récord de carreras consecutivas a pie establecido por la leyenda del maratón de Boston, Johnny Kelley. Jack repetía a menudo: «No paras de correr porque te haces viejo. ¡Te haces viejo si paras de correr!»

Niégate a aceptar la plenitud parcial.

Da el siguiente paso: coge un bolígrafo y haz el inventario de todo aquello en la órbita física a cuya carencia te has resignado. Ahora pregúntate: si yo no pudiera fallar, ¿en qué me gustaría ser excepcional? Marca con un círculo cada una de esas realidades alternativas.

Esta lista, con esos círculos mirándote a la cara, te da un proyecto no sólo para un nuevo cuerpo, sino para toda una nueva vida.

Nunca es tarde para reinventarte.

El experto en ciencia informática Alan Kay dijo en cierta ocasión: «La mejor manera de predecir el futuro es inventarlo.»

¿Por dónde empiezas?

APÉNDICES Y EXTRAS

MEDIDAS Y CONVERSIONES
ÚTILES

Peso (alimentos)

CANTIDAD	GRAMOS
1 onza	28 g
4 onzas o ¼ libra	113 g
1/3 libra	150 g
8 onzas o ½ libra	230 g
2/3 libra	300 g
12 onzas o ¾ libra	340 g
16 onzas o 1 libra	450 g

Peso corporal

LIBRAS	KILOS
100	45,4
120	54,4
140	63,5
160	72,6
180	81,6
200	90,7
220	99,8
240	108,9

Volumen (alimentos)

COLUMNA DE PARTIDA (ABAJO)	GRAMOS (G) (AGUA)	CUCHARADITA (CDTA)	CUCHARADA (CDA)	ONZA LÍQUIDA (O LDA)	TAZA (C)	PINTA	CUARTO DE GALÓN	LITRO (L)	GALÓN (EE.UU.)	GALÓN (IMPERIAL)
1 gramo (agua)	1	0,203	0,068	0,034	0,0042	0,0021	0,0011	0,0010	0,003	0,0002
1 cucharadita	4,92	1	1/3	1/6	0,021	0,010	0,005	0,005 (5ml)	0,0013	0,0011
1 cucharada	14,75	3	1	1/2	1/16	1/32	1/64	0,015 (15 ml)	1/256	0,003
1 onza líquida	29,5	6	2	1	1/8	1/16	1/32	0,030	1/128	0,007
1 taza	236	48	16	8	1	1/2	1/4	0,237	1/16	0,052
1 pinta	472	96	32	16	2	1	1/2	0,473	1/8	0,104
1 cuarto de galón	944	192	64	32	4	2	1	0,946	1/4	0,208
1 litro	997,51	202,88	67,63	33,81	4,227	2,113	1.057	1	0,264	0,220
1 galón (EE.UU.)	3776	768	256	128	16	8	4	3,7854118	1	0,833
1 galón (imperial)	4534,79	922,33	307,44	153,72	19,22	9,61	4,804	4,546	1,201	1

HACERSE PRUEBAS: DESDE NUTRIENTES

HASTA FIBRAS MUSCULARES

No hay necesidad de gastar una fortuna en pruebas.

Las pocas incluidas en esta sección, las más básicas, aparecen por orden de precio, de menos a más,[1] y he añadido asteriscos (***) junto a las pruebas cuyo resultado ha sido más útil para mí, así como para otros sujetos participantes en este libro.

En cuanto a los análisis de sangre, SpectraCell fue la que, de lejos, tuvo un impacto más inmediato en los casos que supervisé. Se menciona en la página 483.

Utiliza estas pruebas como punto de partida, empezando por las menos caras y añadiendo otras sólo cuando sean necesarias o te lo permita el presupuesto. Un médico puede pedir pruebas más sofisticadas si las básicas presentan anomalías.

¿No sabes muy bien qué es «CBH» o «TSH»? Al principio, yo tampoco lo sabía, pero puedes averiguarlo en 60 segundos. Ya puestos, podrías averiguarlo todo en 60 minutos. En fourhourbody.com/bloodtests puedes consultar los términos que no conozcas relativos a la analítica, o entender mejor tus propios resultados.

He aquí unas pocas directrices para no acabar siendo un neurótico a lo Woody Allen.

1. **Si no puedes hacer nada respecto a los resultados ni disfrutar con ello, no te molestes en realizar la prueba.** Nadie necesita saber que tiene predisposición a padecer cierta enfermedad para la cual no hay curación. Céntrate en aquello sobre lo que puedes incidir y pasa por alto lo demás.
2. **Haz una misma prueba siempre a la misma hora.** El momento elegido es importante… muy importante. Al comparar los resultados del «antes» y el «después» para una prueba determinada, procura hacerlas todas siempre a la misma hora del día, el mismo día de la semana, y (si

---

1. Si hay una franja en el coste, me he basado en el precio más bajo de la franja.

eres mujer) en el mismo punto del ciclo menstrual. Los niveles de testosterona, por poner sólo un ejemplo, pueden variar fácilmente más del 10 por ciento entre las 8 de la mañana y las 12 del mediodía.

3. **Si te dan un resultado alarmante, repite la prueba antes de realizar grandes cambios.** Un conocido mío eliminó casi todos los alimentos de su dieta —«¡soy alérgico a todos!»— sin saber que las pruebas de alergias alimentarias tienen una gran tendencia al error. Si te dan un resultado alarmante, repite la prueba. Y si te lo permite el presupuesto, plantéate acudir a otro laboratorio o, mejor aún, enviar dos muestras idénticas al mismo laboratorio con nombres distintos. Yo lo hice con varias pruebas, incluso con la prueba genética de 23andMe, para asegurarme de que los resultados concordaban. 23andMe superó el examen, pero muchos otros no. Pide una segunda opinión antes de tomar una medida drástica.

Estoy especialmente en deuda con el doctor Justin Mager por ayudarme a navegar por el mundo de las pruebas.

EL MENÚ

El seguro suele cubrir las primeras o segundas analíticas exhaustivas que te hagas, y te recomiendo que hables con tu médico acerca de esta opción.

Yo prefiero mantener mis pruebas (y los resultados) lejos de los archivos del seguro y suelo pagarlas con una tarjeta de crédito. Por eso he incluido el precio de cada prueba. Pasa a «BodPod» si no te interesan los detalles sobre los análisis de sangre.

Análisis de sangre: panel completo   Gratis – 600 dólares
Estas extracciones de sangre normales se llevaron a cabo en el Clear Center of Health cerca de San Francisco y las analizó el laboratorio Hunter (www.hunterlabs.com):

***Tira analítica básica: 210 dólares
Incluye: panel metabólico completo, panel de lípidos, ferritina, hierro, Mg, TSH, FT3, FT4, cortisol, insulina, CBC, AU, Plac, vitamina D.

***Perfil hormonal masculino: 360 dólares
Incluye: estradiol, PSA, DHEA-S, HL, pregnenolona, cortisol, testosterona libre y total, IGF-1 (indicador de la hormona del crecimiento).

Pruebas adicionales a hombres:

DHT:	22,80 dólares
FSH:	40 dólares
Progesterona:	40 dólares

Perfil de salud femenino[2]
(puede superponerse a la tira analítica básica):   400-700 dólares

Incluye: homocisteína, lipoproteína (a), prealbúmina, panel tiroideo, DHEA-S, estradiol, progesterona, FSH, LH, proteína C reactiva (hs-CRP), hierro, ferritina, hepatitis, VIH.

Indicadores inflamatorios: Detecta trastornos hemorrágicos, una coagulación de la sangre anormal y evalúa el riesgo de infarto.

Proteína Cardio C-reactiva (PCR):	30 dólares
Homocisteína:	30 dólares
Fibrinógeno:	40 dólares
Glico A1C:	25 dólares

Enzimas hepáticas: Estas pruebas sirven para comprobar si el hígado padece un trastorno, una enfermedad o está dañado, ya sea a causa de una dieta, suplementos u otras cosas.

GOT:	6 dólares
GPT:	6 dólares

***BodPod (www.fourhourbody.com/bodpod): 25-50 dólares por sesión: El aparato oficial para medir la grasa corporal empleado por la Combine de la NFL. Sólo tienes que sentarte dentro de una cápsula cerrada herméticamente y una presión de aire alterna determinará la composición corporal.

***DEXA (busca «DEXA body fat» [DEXA grasa corporal] en Google): 50-100 dólares por sesión: La densitometría ósea es mi opción preferida para medir el porcentaje de la grasa corporal, ya que los resultados dan información muy valiosa aparte de la composición corporal, incluidos desequilibrios de la masa y densidad ósea.

2. Como no soy mujer, encontré esta prueba en una fuente que no era Hunter: http://www.anylabtestnow.com/Tests/Female_Tests.aspx.

***Kits caseros ZRT para la prueba de la vitamina D (www.zrtlab.com/vita mindcouncil): 65-220 dólares:** Determina tus niveles de vitamina D antes de tomar suplementos. Las pruebas ZRT se basan en la saliva y son bastante precisas. Observa que a menudo se incluye la vitamina D en las analíticas globales (en nuestro ejemplo, la tira analítica básica) y se incluye siempre en las pruebas de SpectraCell que recomiendo.

Información genética (www.23andme.com y www.navigenics.com): 99-1000 dólares por prueba: Si quieres determinar tus indicadores genéticos para la fibra muscular de contracción rápida, el metabolismo de la cafeína o la composición étnica, estas pruebas te darán las respuestas.

Laboratorios Cardiológicos Berkeley o Panel Avanzado de Cardiolípidos: 120-260 dólares: Si te adhieres a la hipótesis de los lípidos para explicar las enfermedades cardiovasculares (básicamente que son causadas por el colesterol y las grasas), estos laboratorios ofrecen análisis exhaustivos de los lípidos, incluidas pruebas que miden el tamaño de las partículas de LDL y HDL distribuidas, respectivamente, en siete y cinco subclases.

Pruebas de alergias alimentarias (Panel Alimentario Básico Meridian E95): 140 dólares: He incluido éstas a modo más de advertencia que de recomendación. Al entrevistar a médicos que examinan pruebas de Meridian con regularidad, se puso de manifiesto que ciertos alimentos (la piña, las judías blancas, la clara de huevo, etcétera) suelen dar positivo en casi el ciento por ciento de los pacientes, pero asimismo se dan períodos de «respuesta alérgica» más baja también en casi todos los pacientes. Esto parece ser indicio de que se siguen procesos inadecuados al realizar las pruebas, o de que la prueba en sí es inadecuada, y los resultados cuestionables parecen producirse en casi todos los laboratorios. Lo mismo puede decirse de las pruebas de «impermeabilidad intestinal».

Existen, sin embargo, dos excepciones principales a mis valoraciones y experimentos con las alergias alimentarias: la mayoría de los problemas son causados por el gluten, sustancia que de todos modos no hay que comer demasiado; y se pueden crear alergias alimentarias si uno come siempre los mismos alimentos y las mismas fuentes de proteínas. La solución: seguir la Dieta de los Carbohidratos Lentos, y cambiar las principales fuentes de proteínas y las comidas básicas aproximadamente cada mes.

*** **Metales tóxicos en la orina de Doctor's Data: 160 dólares (60 dólares el kit + 100 dólares por la inyección de DMPS):** En esta prueba, se inyecta al paciente una sustancia química que se une a los metales pesados en sangre (es decir, un agente *quelante* como el DMPS), y luego éstos son eliminados a través de la orina. Empleando una jarra grande de plástico, hay que ir recogiendo la orina a lo largo de un período de seis horas. Después, tras mezclar bien la orina, verter una muestra en un frasco a fin de efectuar su análisis. Para poner a prueba los efectos del pescado de gran tamaño, comí pez espada y atún antes de la inyección. ¿El resultado? Dupliqué los niveles de mercurio después de una comida. No lo hagas.

***Análisis exhaustivo de heces y parasitología: 245 dólares:** Esta prueba, ofrecida por Doctor's Data, Genova, MetaMetrix y otros, examina la salud de lo que constituye tu mayor superficie de contacto con el entorno: los intestinos. Sirve para identificar trastornos digestivos o problemas inducidos por parásitos. Si no consigues aumentar de peso, esta prueba debería ser prioritaria.

***Prueba de nutrientes SpectraCell (www.fourhourbody.com/spectra cell): 364 dólares:** Esta prueba se lleva a cabo para detectar carencias de vitaminas y de micronutrientes. En mi caso, me ayudó a identificar una carencia de selenio y, una vez corregida, pude triplicar mis niveles de testosterona. Otro sujeto de prueba identificó graves carencias de vitaminas D y B-12, y —una vez corregidas— desarrolló tanta energía que tuvo la sensación de estar bajo los efectos de la cocaína. Es decir, en el buen sentido. Muy, muy recomendable.

BioPhysical (www.fourhourbody/biophysical): 3.400-8.000 dólares: La BioPhysical es una prueba de «todo en uno». Examinando los biomarcadores en sangre, la BioPhysical detecta alteraciones y enfermedades tales como las cardiovasculares o el cáncer (incluidos el cáncer de mama, colon, hígado, ovarios, próstata y páncreas), así como alteraciones metabólicas (como la diabetes y el síndrome metabólico), enfermedades autoinmunes (incluidos la artritis reumatoide y el lupus), enfermedades virales y bacterianas (como la mononucleosis y la pulmonía), desequilibrios hormonales (incluidas la menopausia, deficiencia de testosterona y deficiencias de tiroides) y el estado nutricional (por ejemplo, carencias de proteínas y vitaminas).

MÚSCULOS DEL CUERPO (PARCIAL)

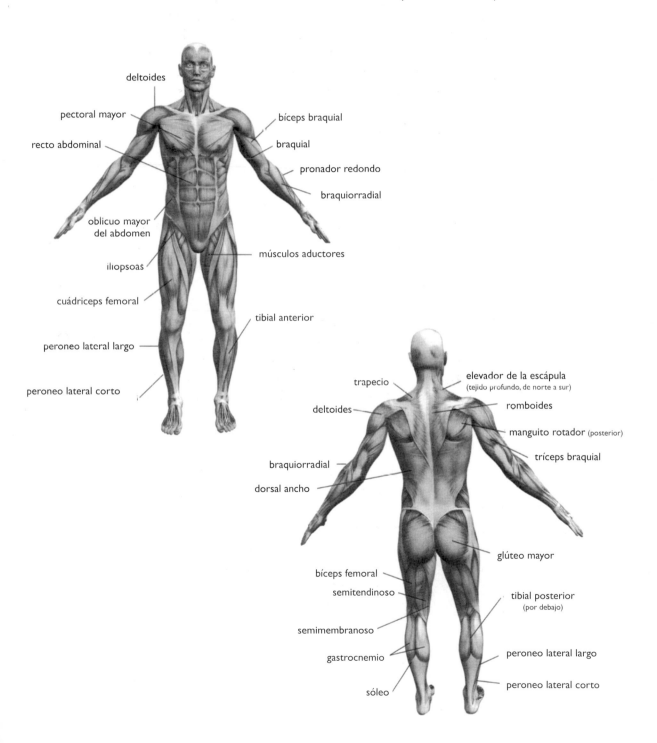

deltoides

pectoral mayor

recto abdominal

oblicuo mayor
del abdomen

iliopsoas

cuádriceps femoral

peroneo lateral largo

peroneo lateral corto

bíceps braquial

braquial

pronador redondo

braquiorradial

músculos aductores

tibial anterior

trapecio

deltoides

braquiorradial

dorsal ancho

bíceps femoral

semitendinoso

semimembranoso

gastrocnemio

sóleo

elevador de la escápula
(tejido profundo, de norte a sur)

romboides

manguito rotador (posterior)

tríceps braquial

glúteo mayor

tibial posterior
(por debajo)

peroneo lateral largo

peroneo lateral corto

EL VALOR DE LA AUTOEXPERIMENTACIÓN

Toda vida es un experimento. Cuantos más experimentos hagas, tanto mejor.
Ralph Waldo Emerson

Por hermosa que sea tu teoría, por listo que seas, si no queda confirmada mediante la experimentación, está equivocada.
Richard Feynman

Este capítulo fue escrito por el doctor Seth Roberts, profesor emérito de psicología de la Universidad de California-Berkeley, y profesor de psicología de la Universidad de Tsinghua. Ha publicado en New York Times Magazine *y* The Scientist, *y pertenece al comité de redacción de la revista* Nutrition.

Empecé con la autoexperimentación cuando hacía un curso de posgrado. Estudiaba psicología experimental; la autoexperimentación era una manera de aprender a hacer experimentos.

Uno de mis primeros autoexperimentos tuvo que ver con el acné. Mi dermatólogo me había recetado tetraciclina, un antibiótico. Sólo por practicar, hice un experimento para medir su efecto. Variaba la dosis de tetraciclina —el número de comprimidos diarios— y cada mañana contaba el número de granos que tenía en la cara. Primero comparé una dosis alta, seis comprimidos al día, con la indicada, cuatro comprimidos. Para mi sorpresa, en ambos casos tuve el mismo número de granos. Probé con otras dosis. Al final, probé con cero comprimidos al día. Para mi asombro, con cero comprimidos al día me salió el mismo número de granos que con seis comprimidos al día. La conclusión era inevitable: el medicamento no tenía ningún efecto. (Muchos años después empezaron a publicarse artículos de investigaciones sobre el acné resistente a los antibióticos.) La tetraciclina es un fármaco que se vende con receta médica; no es totalmente inocuo. Yo llevaba meses tomándola.

Mi dermatólogo también me había recetado peróxido de benzoílo, una crema para uso tópico. Cuando empecé con la autoexperimentación, creía que la tetraciclina era muy potente, y el peróxido de benzoílo, poco eficaz, por lo que apenas usaba la crema. Un día me quedé sin tetraciclina. «Más vale que me ponga la crema», pensé. Por primera vez me apliqué la crema de manera regular. De nuevo me llevé una sorpresa: me iba bien. Dos días después de empezar a ponérmela, el número de granos descendió claramente. Cuando dejé la crema, volvieron a salirme más granos al cabo de un par de días. Cuando reanudé el tratamiento, tuve de nuevo menos granos.

Con mi información quedó claro que (a) la tetraciclina no servía y (b) el peróxido de benzoílo sí servía: lo contrario de lo que pensaba al principio. Mi dermatólogo creía que los dos medicamentos servían. Había atendido a centenares de pacientes con acné y probablemente había leído cientos de artículos al respecto. Y sin embargo en unos pocos meses yo había descubierto algo que él ignoraba.

Ése no era el camino habitual en la autoexperimentación. Si uno lee cualquier libro sobre el tema, como ¿*Quién va primero?*, de Lawrence Altman, acabará pensando que la autoexperimentación es sólo cosa de médicos desinteresados que desean probar tratamientos nuevos y peligrosos. Mi experiencia fue distinta. Yo no era médico. No intentaba ayudar a nadie. No probaba un tratamiento nuevo y peligroso. A diferencia de la clase de autoexperimentación más conocida, que suele confirmar una hipótesis del autor del experimento, mi autoexperimentación había demostrado que yo estaba equivocado.

Con mi investigación sobre el acné descubrí que la autoexperimentación puede ser utilizada por personas no expertas para (a) comprobar si los expertos tienen razón y (b) aprender algo que no sabían. Yo no me había dado cuenta de que esas cosas eran posibles. El siguiente problema que intenté resolver de esta manera fue el de despertarme antes de hora por las mañanas. Durante años, poco después de cumplir los veinte, me despertaba muy temprano, a eso de las cuatro de la mañana, todavía cansado pero sin poder volver a conciliar el sueño. Unas largas y deprimentes horas después, volvía a dormirme. Esto me sucedía más o menos noche sí, noche no, y no veía la menor señal de que se me fuera a pasar. Como no quería tomar pastillas durante el resto de mi vida —y no es que no existan buenas pastillas para eso—, no me molesté en ir al médico. La única esperanza de encontrar una buena solución, por lo que yo sabía, residía en la autoexperimentación.

Así pues, hice dos cosas:
1. Consigné unos cuantos detalles de mi sueño. El dato principal era: volvía o no a dormirme después de despertar antes de hora. La frecuencia con que esto sucedía era lo que me indicaba la gravedad del problema. Al principio, volvía a dormirme alrededor de la mitad de las veces.
2. Probé posibles soluciones.

Lo primero que probé fue el ejercicio aeróbico. No sirvió de nada. Me despertaba antes de hora tanto después de un día con ejercicio como después de un día sin ejercicio. Probé a comer queso por la noche. No sirvió de nada. Probé otros varios remedios posibles. Ninguno sirvió de nada. Después de varios años, se me agotaron los recu Todas las ideas que, a mi juicio, podían surtir efecto habían fallado.

Sin embargo, conseguí algún progreso. Por razones ajenas al problema, pasé d sayunar avena a desayunar fruta. A los pocos días empecé a despertarme demas temprano *todas* las mañanas, en lugar de sólo la mitad. El problema se había agrav Eso nunca me había sucedido. Consigné este cambio en el desayuno en la misma de papel que empleaba para llevar la cuenta de mi sueño, de modo que era fácil ver la correlación. Para asegurarme de que la correlación reflejaba una causalidad, fui cambiando una y otra vez la fruta por la avena. Los resultados demostraron que existía una relación de causa-efecto. Cuando desayunaba fruta me despertaba más temprano que cuando desayunaba avena. Después de diez años en que nada de lo que había hecho había tenido el menor efecto, aquello fue un gran paso hacia delante. Al final llegué a la conclusión de que, desayunara lo que desayunara, muy probablemente, me despertaría antes de hora. Un largo experimento lo confirmó. El mejor desayuno era no desayunar.

Estaba menos sorprendido de lo que cabría pensar. Sabía que en una amplia variedad de animales, incluidas las ratas, se produce claramente un resultado de laboratorio llamado «actividad anticipatoria». Si uno le da de comer a una rata todos los días a la misma hora, se pondrá activa unas tres horas antes. Si se le da de comer a las doce del mediodía, se pondrá activa a eso de las nueve. Yo había estado desayunando a eso de las siete de la mañana y despertándome a eso de las cuatro. Básicamente había descubierto que los seres humanos éramos en esto como otros animales.

Suprimir el desayuno redujo el número de noches que me despertaba antes de hora, pero no las eliminó. En los años siguientes, la autoexperimentación me enseñó más acerca de las causas. Por casualidad, descubrí que estar de pie me ayudaba. Si un día permanecía de pie más de ocho horas, esa noche dormía bien. Esa solución no era práctica —después de intentar permanecer de pie ese número de horas cada día durante varios años, desistí—, pero verlo me llevó a hacer otro descubrimiento accidental diez años después: estar a la pata coja hasta el agotamiento va bien. Si lo hago cuatro veces (dos veces con la pierna izquierda, dos veces con la pierna derecha) en un día, incluso por la mañana, esa noche duermo mucho mejor. Más recientemente, he descubierto que la grasa animal me ayuda a pasar mejor la noche.

Los dos efectos dependen de las dosis. Puedo dormir estupendamente si permanezco de pie durante el tiempo suficiente y puedo dormir estupendamente si como una cantidad suficiente de grasa animal.

¿Cuánto es una cantidad «suficiente» de grasa animal? Hace poco he intentado averiguarlo usando grasa de cerdo, que consumo en un corte llamado panza de cerdo (la parte empleada para el beicon). Descubrí que 150 gramos de panza de cerdo tenían un efecto ligero; 250 gramos de panza de cerdo tenían un efecto mucho más claro. El efecto parece ir en aumento conforme se aumenta la cantidad (por ejemplo, con 350 gramos). Como la panza de cerdo puede tener un aporte calórico en grasas de más del 90 por ciento (varía según la pieza), necesito muchas calorías en forma de grasa para conseguir el máximo efecto posible. Debo quemar muchas calorías al día para que el consumo de semejante cantidad sea inocuo, pero en ciertos aspectos es mejor que estar a la pata coja.

El acné y el sueño fueron los primeros temas de mis autoexperimentos. Después estudié el estado de ánimo, el control del peso y los efectos de los omega-3 en la función cerebral. Descubrí que la autoexperimentación tiene tres usos:

1. **Para poner a prueba ideas.** Puse a prueba la idea de que la tetraciclina va bien para el acné. Puse a prueba ideas sobre cómo dormir mejor. Y puse a prueba ideas surgidas por sorpresa. Hace unos años, un día, mientras intentaba ponerme los zapatos de pie, me di cuenta de que mantenía el equilibrio mucho mejor

que de costumbre. Llevaba más de un año poniéndome los zapatos de pie; esa mañana me fue mucho más fácil que otros días. La noche anterior había tomado seis cápsulas de aceite de linaza. Hice autoexperimentos para poner a prueba la idea de que el aceite de linaza mejora el equilibrio. (Lo mejora.)

2. **Para generar ideas nuevas.** Por su propia naturaleza, la autoexperimentación conlleva realizar grandes cambios en tu vida: no haces tal cosa durante varias semanas; luego haces tal cosa durante varias semanas. Esto, además del hecho de que nos supervisamos de muchas maneras distintas, permite que la autoexperimentación revele efectos secundarios inesperados. A mí me ha sucedido cinco veces. Asimismo, las mediciones diarias —del acné, el sueño o cualquier otra cosa— sirven como punto de partida para ver cambios inesperados.

3. **Para desarrollar ideas.** Es decir, para determinar la mejor manera de usar un descubrimiento y averiguar el mecanismo subyacente. Después de descubrir que el aceite de linaza mejoraba el equilibrio, empleé la autoexperimentación para ver cuál era la mejor dosis (entre tres y cuatro cucharadas al día).

Uno de los motivos de crítica de la autoexperimentación es que no estás «ciego». Que tal vez el tratamiento funciona porque esperas que funcione, por el efecto placebo. Yo no he visto ni un solo caso en que parezca haber sucedido algo así. Cuando el décimo tratamiento ha ido bien después de fracasar los nueve anteriores (mi experiencia habitual), es poco probable que sea por un efecto placebo. Y los descubrimientos accidentales no pueden deberse a un efecto placebo.

Mi experiencia ha demostrado que la autoexperimentación para mejorar tu vida es francamente útil. Yo no era experto en nada de lo que estudié —no soy un experto en el sueño, por ejemplo—, pero encontré una y otra vez relaciones útiles de causa-efecto (cuando desayuno me despierto antes, el aceite de linaza mejora el equilibrio, etcétera) que los expertos habían pasado por alto. Eso no debería ser así, claro está, pero tenía su lógica. Mi autoexperimentación presentaba tres grandes ventajas sobre la investigación convencional realizada por expertos:

1. **Más posibilidades.** Los autoexperimentos son mucho mejores para determinar la causalidad (¿acaso X causa Y?) que los experimentos convencionales. Obviamente son más rápidos y baratos. Si se me ocurre una idea sobre cómo dormir mejor, puedo ponerla a prueba sin coste alguno conmigo mismo durante varias semanas. Los experimentos convencionales sobre el sueño se prolongan un año o más (conseguir financiación requiere un tiempo) y cuestan miles de dólares. Una ventaja menos obvia de la autoexperimentación es que se aprende más. Aprendemos de nuestros errores. Cuando la autoexperimentación es rápida, se cometen más errores. Aprendí una lección que destaca sobre las demás. **Haz siempre lo mínimo:** el experimento más sencillo y más elemental en el que haya avances. Pocos científicos profesionales parecen saberlo. Por último, como ya he mencionado, la autoexperimentación es mucho más sensible a los efectos secundarios inesperados.

2. **Es fácil poner a prueba los tratamientos de la Edad de Piedra.** He visto una y otra vez que cambios ambientales sencillos, como evitar el desayuno y estar más tiempo de pie, tienen grandes y sorprendentes beneficios. En cada caso, el

cambio que yo había llevado a cabo parecía un retorno a la vida en la Edad de Piedra, cuando no se desayunaba y todo el mundo pasaba mucho tiempo de pie. Hay muchas razones para pensar que gran número de los problemas de salud más habituales, como la diabetes, la hipertensión y el cáncer, se deben a diferencias entre la vida moderna y la vida en la Edad de Piedra. La vida moderna y la vida en la Edad de Piedra difieren de muy diversas maneras, claro está; las diferencias que tienen una incidencia directa en nuestra salud son probablemente pocas. Si eso es así, para encontrar aspectos de la vida en la Edad de Piedra influyentes, hay que llevar a cabo muchas pruebas. Con los autoexperimentos, rápidos y baratos, eso se puede hacer; con los experimentos convencionales, lentos y caros, no. Además, la investigación convencional tiende a los tratamientos que permiten ganar dinero a alguien. Como la investigación convencional es cara, se necesita financiación. Los laboratorios farmacéuticos están dispuestos a financiar investigaciones relacionadas con medicamentos, por lo que muchas investigaciones convencionales tienen que ver con medicamentos. Elementos de la Edad de Piedra (por ejemplo, no desayunar) son baratos y están al alcance de todos. Ninguna empresa financiará investigaciones sobre su eficacia.

3. **Mayor motivación.** Yo estudié mi sueño durante diez años antes de hacer verdaderos progresos. Esa clase de perseverancia no se da nunca en una investigación convencional en el ámbito de la salud. La razón está en una diferencia en la motivación. Parte de esa diferencia reside en hasta qué punto importa al investigador encontrar soluciones. Cuando uno estudia su propio problema (por ejemplo, el acné), le preocupa más encontrar una solución de lo que seguramente preocupará a otros. Los investigadores del acné rara vez tienen acné. Y parte de la diferencia en la motivación está en la importancia de objetivos que no sean la solución del problema. Cuando estudié mi sueño, tenía como objetivo dormir mejor. Los científicos profesionales se plantean otros objetivos, unos objetivos muy restrictivos.

Una de las restricciones tiene que ver con la preocupación por el puesto de trabajo y la financiación de la investigación. Para conservar sus empleos (por ejemplo, conseguir la plaza de titular, un ascenso, empleos para los alumnos y becas), los científicos profesionales necesitan publicar cada año varios artículos de investigación. Si una investigación no proporciona esta posibilidad, es imposible llevarla a cabo. Otra clase de restricción tiene que ver con el prestigio. Los científicos profesionales obtienen casi todo su prestigio de su trabajo. En cuanto les surge la oportunidad, procuran incrementar o proteger su prestigio. Algunos tipos de investigación dan más prestigio que otros. Las grandes becas dan más prestigio que las pequeñas, así que los científicos profesionales prefieren la investigación cara a la barata. La alta tecnología tiene más prestigio que la baja, así que prefieren la alta tecnología. Como recalcó Thorstein Veblen en *Teoría de la clase ociosa* (1899), la investigación inútil tiene más prestigio que la útil. Trabajar en algo inútil, afirmó Veblen, muestra que uno tiene más prestigio que quienes deben trabajar en algo útil. Por lo tanto, los investigadores prefieren la investigación inútil, y de ahí la expresión «torre de marfil». El temor a perder el empleo, becas o prestigio también es un obstáculo para que los científicos profesionales propongan ideas nuevas y radicales. Los autoexperimentadores, al intentar solucionar su propio problema en el tiempo de que dispongan, no se ven atrapados en semejante situación.

El acné ilustra el problema. La línea oficial en dermatología es que la dieta no incide en el acné. Según la página web de la Academia Norteamericana de Dermatología, «amplios estudios científicos» muestran que es un «mito» que «el acné sea causado por la dieta». Según las «directrices para el tratamiento» publicadas en 2007 y dirigidas a los dermatólogos, «no se ha demostrado que las restricciones dietéticas (tanto de alimentos concretos como de clases de alimentos) sean beneficiosas en el tratamiento del acné». Pero en realidad existen abrumadoras pruebas que relacionan la dieta con el acné. Ya en los años setenta, un médico de Connecticut llamado William Danby reunió pruebas que relacionaban el consumo de lácteos con el acné; resulta revelador que Danby no fuera un científico profesional. Cuando sus pacientes prescindían de los lácteos, solía aliviárseles el problema. En 2002, seis científicos (ninguno dermatólogo) publicaron un artículo cuya conclusión, a lo Weston Price, era que dos grupos aislados de personas (los isleños de Kitava y los cazadores-recolectores de la etnia aché) no tenían nada de acné. Habían examinado a más de mil sujetos mayores de diez años y no habían visto acné en ninguno de ellos. Cuando las personas de estos grupos abandonaban sus comunidades y cambiaban su dieta, les salía acné. Estas observaciones sugieren que muchos casos de acné —tal vez todos— pueden curarse y prevenirse mediante la dieta.

¿Por qué la postura oficial está tan equivocada? Porque la minuciosa investigación necesaria para mostrar las muchas maneras en que la dieta causa acné es la clase de investigación que los investigadores profesionales no pueden ni quieren hacer. No pueden hacerla porque sería difícil financiarla (nadie gana dinero cuando los pacientes se abstienen de los lácteos) y porque el ensayo y error requerido llevaría demasiado tiempo para que fuera posible su publicación. No quieren hacerla porque sería de baja tecnología, de bajo coste y muy útil, y, por lo tanto, de poco prestigio. Mientras médicos investigadores de otras especialidades investigan tratamientos caros de alta tecnología, ellos estarían dedicándose a estudios de bajo coste de lo que ocurre cuando uno evita ciertos alimentos. Humillante. Los colegas de otras especialidades podrían burlarse de ellos. Para justificarse por evitar semejante bochorno, la profesión entera nos dice a los demás, basándose en «amplios estudios científicos», que lo negro es blanco. La autoexperimentación permite a los aquejados de acné pasar por alto las extrañas afirmaciones de los dermatólogos, por no hablar de sus peligrosos medicamentos (como Accutane). Las personas con acné pueden simplemente ir modificando su dieta hasta descubrir qué alimentos causan el problema.

Gregor Mendel era monje. No estaba sometido a la menor presión para publicar; podía decir lo que quería sobre la horticultura sin temer por su empleo. Charles Darwin era rico. No tenía un empleo que pudiera perder. Podía tomarse todo el tiempo que quisiera para escribir *El origen de las especies*. Alfred Wegener, el estudioso que propuso la deriva continental, era meteorólogo. La geología era un pasatiempo para él. Como tenían libertad absoluta y tiempo de sobra, a diferencia de los biólogos y geólogos profesionales (igual que ahora), Mendel, Darwin y Wegener pudieron usar mejor el conocimiento acumulado de sus tiempos que los profesionales. El conocimiento acumulado de nuestros tiempos es más asequible que antes. Los autoexperimentadores, que tienen absoluta libertad, tiempo de sobra y fácil acceso a las pruebas empíricas, están en una posición ideal para aprovecharse de él.

HERRAMIENTAS Y TRUCOS

Seth Roberts, «Self-Experimentation as a Source of New Ideas: Ten Examples Involving Sleep, Mood, Health, and Weight» [La autoexperimentación como fuente de ideas nuevas: diez ejemplos relacionados con el sueño, el ánimo, la salud y el peso], *Behavioral and Brain Science* 27 (2004): 227-288 (www.fourhourbody.com/new-ideas): Este documento de 61 páginas sobre la autoexperimentación proporciona una visión general de algunos de los hallazgos de Seth, incluidos ejemplos sobre el sueño fácilmente realizables.

The Quantified Self [El ser cuantificado] (www.quantifiedself.com): Bajo la supervisión de Kevin Kelly, director editorial y cofundador de *Wired*, y Gary Wolf, director ejecutivo de *Wired*, ésta es la página perfecta para todos los autoexperimentadores. Sólo la sección de recursos merece la visita, que proporciona la lista más exhaustiva de las herramientas y los servicios para registrar datos de la red (www.fourhourbody.com/quantified).

Alexandra Carmichael, «How to Run a Succesful Experiment» [Cómo llevar a cabo un experimento con éxito] **(www.fourhourbody.com/self-experiment):** La mayoría de la gente nunca ha hecho un experimento de manera sistemática. Y sin embargo es uno de los métodos más fáciles para descubrir las variables que afectan a tu bienestar. Este artículo muestra los cinco principios que te ayudarán a ponerte en marcha a la hora de realizar experimentos con éxito. Un extra: un vídeo de 11 minutos de Seth Roberts explicando cómo diseñar un experimento.

CureTogether (www.curetogether.com): CureTogether, que ganó el Concurso de Ideas que Transformarán la Atención Sanitaria iSpot organizado por la Clínica Mayo (2009), ayuda a la gente a seguir y comparar anónimamente datos de su salud para entender mejor sus cuerpos y tomar decisiones más informadas sobre tratamientos. ¿Crees que eres el único que padece una dolencia? Lo más probable es que encuentres a otras docenas de personas con el mismo problema en CureTogether.

Daytum (www.daytum.com): Creado por Ryan Case y Nicholas Felton, Daytum es un servicio elegante e intuitivo empleado para examinar y visualizar tus hábitos y rutinas cotidianos.

Data Logger (http://apps.pachube.com/datalogger): Data Logger para iPhone te permite almacenar y diseñar gráficos de cualquier dato que quieras con un indicador de la hora y el lugar. Puede emplearse para cualquier cosa, ya sea relacionada con la comida, la observación de animales, o las lecturas de los sensores de temperatura en tu barrio. Es posible registrar y seguir la evolución de todo lo que se te ocurra.

IDENTIFICAR LA MALA CIENCIA 101

Cómo no engañarte a ti mismo

Nada es más irremediablemente irrelevante que la mala ciencia.
John Polanyi, Premio Nobel de Química

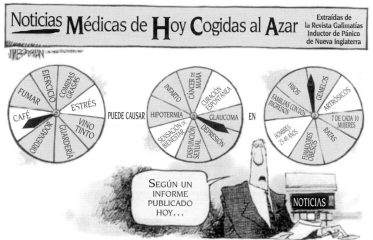

JIM BORGMAN © *Cincinnati Enquirer*. Reproducido con el permiso de UNIVERSAL UCLICK. Todos los derechos reservados.

«LA COMISIÓN DE EXPERTOS INSTA A UNA HORA DE EJERCICIO AL DÍA»
New York Times, SEPTIEMBRE DE 2002

«POR QUÉ NO ADELGAZAS CON EL EJERCICIO»
Time, AGOSTO DE 2009

«PASA LA MODA DE LAS DIETAS BAJAS EN CARBOHIDRATOS, Y ATKINS ES
EL GRAN PERDEDOR»
Washington Post, SEPTIEMBRE DE 2005

«LAS DIETAS BAJAS EN CARBOHIDRATOS COMBATEN EL SÍNDROME METABÓLICO»
Washington Post, julio de 2007

Esto empieza a cansar, ¿no? Da la impresión de que los científicos cambian de opinión cada seis meses. Primero te salen con que los huevos y la mantequilla matan, y te pasas a la margarina y al jamón de pavo. ¡¿Ahora resulta que la margarina mata y que puedes comer un huevo al día sin problemas?! Casi parece mejor pasar de todo y vivir en la ignorancia.

Por suerte, la ciencia no es arbitraria. De hecho, sólo tienes que aprender unos pocos conceptos sencillos para separar la verdad (o la verdad probable) de la ficción absoluta.

La mayoría de las investigaciones se presentan al público a través de los medios de comunicación o de propagandistas con sus propias prioridades. Como las dietas suelen explotarse para vender ideologías y más periódicos, emplearemos paparruchas dietéticas casi creíbles para desarrollar nuestro medidor de chorradas. Para perfeccionar tu estado físico, tienes que saber qué ciencia puedes seguir y a qué «ciencia» no debes hacer caso.

Después de leer las próximas ocho páginas, sabrás más sobre los estudios de investigación que un médico corriente.

Las cinco grandes

Es importante entender las cinco grandes, ya que son las herramientas más empleadas para exagerar y lavar el cerebro.

También es esencial entenderlas para no engañarte ni perder el tiempo con pistas falsas cuando experimentes con ti mismo. He presentado cada concepto en forma de preguntas que deberías plantearte cuando examinas consejos dietéticos o la «ultimísima investigación».

I. ¿SE EMPLEA UN CAMBIO RELATIVO (COMO LOS PORCENTAJES) PARA CONVENCER?

Este concepto se ilustra muy bien con dos posibles titulares de noticias.

UNOS ESTUDIOS REVELAN QUE LAS PERSONAS QUE EVITAN
LAS GRASAS SATURADAS VIVEN MÁS

¿Debes prescindir de las grasas saturadas?

Para empezar, averigua qué significa «vivir más». Partiendo de los datos disponibles, resulta que si el consumo de grasas saturadas se reduce al 10 por ciento de las calorías diarias durante toda una vida adulta sólo se añadirían entre 3-30 días de vida. Teniendo eso en cuenta, ¿vale la pena tomarse la molestia si el chuletón es uno de los placeres de tu vida? Probablemente no.

LAS PERSONAS QUE TOMAN CAFÉ PIERDEN EL 20 POR CIENTO MÁS DE GRASA
QUE LAS QUE NO LO TOMAN

¿Debes empezar a beber café?

Dejando de lado la cuestión de si esto es un estudio observacional (tema que se abordará a continuación), vale la pena analizar ese increíble 20 por ciento.

Los aumentos o las disminuciones relativos, a menudo expresados en forma de porcentajes, pueden ser engañosos.

Lo relativo no basta. Es esencial preguntar cuál fue el aumento o la disminución absolutos; en este caso, ¿cuántos kilos de grasa perdieron realmente los dos grupos, y durante cuánto tiempo? En la mayoría de los casos, se emplean los porcentajes en los medios y los folletos publicitarios para disfrazar el hecho de que los cambios fueron mínimos.

Si la pérdida del grupo de control es de 100 gramos y la del grupo del café es de 120 gramos (el 20 por ciento más) durante ocho semanas tomando tres tazas al día, ¿adquirir la costumbre de tomar café compensa los efectos secundarios de una alta dosis de cafeína? No.

Desconfía de los porcentajes aislados.

2. ¿SE TRATA DE UN ESTUDIO OBSERVACIONAL SEGÚN EL CUAL SE MUESTRAN LAS RELACIONES CAUSA-EFECTO?

He ahí la madre del cordero. Si has de quedarte con un único concepto de este capítulo, quédate con éste. Es el pecado capital.

Los estudios observacionales,[3] también llamados estudios «sin control», analizan a distintos grupos o poblaciones fuera del laboratorio y comparan determinados fenómenos, normalmente enfermedades. Un ejemplo es el a menudo malinterpretado «Estudio de China».

He aquí el párrafo más importante de este capítulo:

«Los estudios observacionales no pueden controlar ni siquiera documentar todas las variables que intervienen. Los estudios observacionales sólo pueden mostrar correlaciones: A y B existen al mismo tiempo en un grupo. No pueden mostrar las relaciones causa-efecto.»[4]

En cambio, los estudios aleatorios y controlados tienen en cuenta las variables y, por lo tanto, pueden mostrar las relaciones causa-efecto (la causalidad): A es la causa de B.

La religión satírica del pastafarismo confunde a posta la correlación y la causalidad:

Con la disminución del número de piratas, se ha producido un aumento del calentamiento global a lo largo del mismo período.

Por lo tanto, la causa del calentamiento global es la ausencia de piratas.

Otro ejemplo incluso más convincente:

Somalia es el país con el mayor número de piratas Y la menor cantidad de emisiones de carbono. ¿Simple coincidencia?

Sacar conclusiones injustificadas referentes a relaciones causa-efecto a partir de

---

3. También llamados «estudios de población», «de cohorte» o «epidemiológicos».
4. La única excepción es si el efecto es tan grande que no puede explicarse de ninguna otra manera. Por ejemplo, el riesgo veinte veces mayor de contraer cáncer de pulmón asociado al tabaco en numerosos estudios.

estudios observacionales es el pan de cada día de los medios y entre científicos impulsados por una causa o por el dinero, y que no ven su propia falta de ética.

No peques de pastafarismo en la ciencia.

Es fundamental no aceptar consejos basados únicamente en estudios observacionales. En 2004, un comentario publicado en el *International Journal of Epidemiology* titulado «El rompecabezas de las enfermedades coronarias-la sustitución hormonal: ¿se trata de la muerte de la epidemiología observacional?» ponía de relieve los peligros de hacer algo así. La observación de un grupo de mujeres tratadas con la terapia de sustitución hormonal (TSH) mostró una menor incidencia de enfermedades cardíacas, y a los medios y los defensores de la TSH les faltó tiempo para difundir la siguiente conclusión sensacionalista: **¡la TSH reduce las enfermedades cardíacas!** Lamentablemente, posteriores pruebas aleatorias y controladas (PAC) no revelaron efectos protectores ante las enfermedades cardíacas entre quienes recibieron la TSH, e incluso pusieron de manifiesto un pequeño aumento del riesgo.

¿Esto cómo fue posible?

Resulta que los estudios observacionales no tuvieron en cuenta la posición socioeconómica entre los grupos, ni la influencia de los médicos a la hora de elegir a mujeres para la TSH, que estaban, ya de por sí, menos predispuestas a padecer enfermedades cardíacas. Esto último es un ejemplo de lo que ocurre cuando no se distribuyen los sujetos entre los grupos de manera aleatoria (la aleatoriedad), con lo que los estudios observacionales quedan expuestos a la parcialidad de los experimentadores.

El comentario realizado a posteriori en 2004 sostenía, y con razón:

Los resultados distintos entre los estudios observacionales y las PAC [pruebas aleatorias y controladas] relativos a la asociación entre TSH y EC cuestionan esta idea [de que los estudios observacionales llevados a cabo correctamente permiten realizar evaluaciones de los efectos de los tratamientos parecidas a las de las PAC] y pueden implicar la muerte de la epidemiología observacional.

Los estudios observacionales son útiles para desarrollar hipótesis (conjeturas que pueden ponerse a prueba en contextos controlados), pero no pueden ni deben usarse para mostrar relaciones de causa-efecto. Eso es una irresponsabilidad y es potencialmente peligroso.

3. ¿DEPENDE ESTE ESTUDIO DE INFORMES PERSONALES O DE ENCUESTAS?

En 1980, unos científicos en una estación de investigación aislada en la Antártida pidieron a los sujetos de una prueba que pesaran y anotaran toda la comida que ingerían. Una vez por semana los sujetos debían recordar qué habían comido el día anterior (alimentos, recordemos, que habían pesado y anotado en sus cuadernos). Pese a toda la atención prestada al registro de las comidas, los sujetos se quedaron cortos en su cálculo de lo que habían consumido, con un margen de error del 20-30 por ciento.

De acuerdo, puede que estas personas padecieran ceguera de la nieve. Desde luego, las circunstancias no eran muy normales. Veamos cómo lo hacen los verdaderos profesionales.

La Iniciativa de la Salud de la Mujer (ISM) fue un enorme proyecto dotado de 415 millones de dólares llevado a cabo bajo los auspicios de los Institutos Nacionales de la Salud (INS) en el que intervinieron casi 49.000 mujeres. Su objetivo era investigar una serie de cuestiones relacionadas con la salud, incluido el efecto de las dietas bajas en grasas en el cáncer a lo largo de un período de ocho años. Era un estudio de intervención a gran escala, considerado a menudo por los medios el patrón oro en la investigación nutricional. El doctor Michael Thun de la Asociación Norteamericana Contra el Cáncer llegó a llamar la ISM «el Rolls Royce de los estudios».

El *New York Times* anunció los resultados en 2006 con un titular de una claridad meridiana:

SEGÚN UN ESTUDIO, LAS DIETAS BAJAS EN GRASAS NO REDUCEN LOS RIESGOS
PARA LA SALUD

Si bien coincido con la conclusión basándome en otros datos, no es posible que el estudio de la ISM llegara a esa conclusión de ninguna manera. Echemos un breve y discreto vistazo a lo que dice Michael Pollan sobre uno de los puntos débiles más habituales de los estudios nutricionales: los informes personales.

> *Intentar rellenar el cuestionario sobre la frecuencia en el consumo de alimentos presentado por la Iniciativa de la Salud de la Mujer, como hice yo recientemente, es comprender hasta qué punto los datos en los que se apoyan estas pruebas son realmente endebles... Me pedían que recordara si, en los últimos tres meses, cuando comí quingombó, calabaza y boniato, los comí fritos, y si la respuesta era afirmativa, si se habían frito con margarina en tarrina o en envoltorio, con mantequilla, con «grasa alimentaria» (categoría en la que juntaban inexplicablemente el aceite vegetal hidrogenado y la manteca), con aceite de oliva o de colza o con spray antiadherente. Yo francamente no me acordaba, y de haber comido quingombó en un restaurante, ni siquiera un hipnotizador me habría sonsacado con qué clase de grasa lo habían frito...*
>
> *Éste es el tipo de datos a partir de los cuales hoy día se toman las decisiones sobre las cuestiones más importantes de la dieta y la salud en Estados Unidos.*

Otras preguntas de la ISM incluyen:

> *Cuando comió pollo o pavo, ¿con qué frecuencia comió la piel?*
> *¿Normalmente elegía usted carne de color claro, de color oscuro, o de ambos?*
> *En los últimos tres meses, ¿cuántas veces ha comido una ración de media taza de brócoli?*[5]

---

5. Michael Pollan, «Unhappy Meals» [Comidas desdichadas], *New York Times*, 28 de enero, 2007, sec. Magazine.

¿Y tú cómo lo harías? ¿Crees que tus recuerdos se ajustarían en un 20 por ciento a la realidad?

Probemos con las últimas 24 horas.

Haz lo siguiente: calcula el número de calorías que comiste y bebiste ayer, sin emplear ninguna referencia, así como la proporción de calorías en grasas que consumiste. Luego come las mismas comidas y tentempiés, pero pésalo todo en gramos en una báscula de cocina portátil. Mide las bebidas con una taza de medición. Usa www.nutritiondata.com para determinar el valor calórico de 100 gramos de cada alimento y haz los cálculos.[6]

A menos que seas un atleta profesional y puedas distinguir entre un filete de 150 gramos y uno de 200, la diferencia entre tus informes personales y tu análisis de pesos te sorprenderá. Combina los informes personales mal hechos de 49.000 personas y ya te puedes imaginar la imagen picassiana que surge.

Sí, los datos presentados en los informes personales pueden ser útiles, sobre todo cuando se registran en tiempo real (es decir, cuando se registra algo en el momento en que sucede). Esto se ha visto facilitado por la tecnología que excluye la simple memoria, como la aplicación DailyBurn's Food Scanner del iPhone y la báscula wifi Withings.[7]

En la medida de lo posible, evita los estudios que dependen de los informes personales realizados una vez consumido el hecho. Confía en tus propios datos. Simplemente anota las cosas en el momento en que suceden.

4. ¿AFIRMA ESTE ESTUDIO DIETÉTICO QUE HAY UN GRUPO DE CONTROL?

Por deseable que sea, es casi imposible cambiar la variable de un solo macronutriente (proteína, carbohidrato, grasa) en un estudio dietético. Por lo tanto, es casi imposible crear un grupo de control.

Si un investigador afirma algo así y pone por los suelos un único macronutriente, tu intuición arácnida a lo Spiderman debería hacerte sentir un hormigueo de escepticismo.

Supongamos que alguien afirma que un estudio sobre los efectos de una dieta baja en grasas demuestra que es más sana que una dieta alta en grasas. Hay un grupo de control.

Lo primero es lo primero: si reduces la grasa o el colesterol en una dieta de alimentos propiamente dichos, además de la grasa también eliminarás proteínas, lo que significa que debes añadir carbohidratos para que las dietas tengan el mismo número de calorías. Si no lo haces, tendrás otra variable: un número desigual de calorías. Si corriges dicha desigualdad añadiendo carbohidratos por otro lado, te enfrentarás a un rompecabezas: no sólo estás comparando una dieta alta en grasas con una baja en grasas, sino que al mismo tiempo estás comparando una dieta alta en proteínas con otra baja en proteínas, así como una dieta alta en carbohidratos con otra baja en carbohidratos.

¿Cómo podemos saber qué es causante de qué?

No podemos.

De hecho, en este caso la autoexperimentación ofrece una ventaja inesperada.

---

6. Valor calórico de 100g / 100g = X / número de gramos pesados.

7. Incluso sin estas herramientas, si uno tiene muestras grandes y el análisis está bien hecho, a veces es posible corregir los errores subjetivos y reconstruir la información que uno desea.

El «control» es todo lo que has probado hasta cierto momento que no ha producido el efecto deseado. Aislar una variable a menudo es menos importante que el impacto total de un grupo de cambios. En otras palabras, ¿ha subido o bajado tu porcentaje de grasa corporal en las últimas dos semanas tras sustituir la dieta A por la dieta B? Si no perdías grasa con A y ahora sí, A era tu control.

En una prueba ideal (pero poco atractiva), volverías a A y comprobarías si la grasa corporal sigue entonces la dirección contraria. Luego repetirías el cambio. De ese modo se minimizaría la posibilidad de que el primer cambio en grasa corporal simplemente coincidiera con el cambio a la dieta B.

Por desgracia, estos cambios también maximizarían la probabilidad de que enloquezcas. Si parece que algo te va bien, sigue con ello.

5. ¿TIENEN LOS PATROCINADORES DEL ESTUDIO UN INTERÉS PERSONAL EN OBTENER DETERMINADOS RESULTADOS?

Ojo con las uniones turbias entre los científicos y las fuentes de financiación.

Fred Stare, fundador y jefe del Departamento de Nutrición de la Universidad de Harvard, recibió una beca de 1.026.000 dólares de General Foods en 1960. Estos fabricantes de los cereales Post, Kool-Aid y la bebida para el desayuno Tang, todos muy ricos en azúcar, iban a financiar la «ampliación de los Laboratorios de Investigación de la Universidad». En la siguiente década, Stare se convirtió en el defensor más público y reputado del azúcar y los aditivos alimentarios modernos, recibiendo al mismo tiempo financiación de Coca-Cola y la Asociación Nacional de refrescos, entre otros. ¿Eso es prueba de un acto ilegal? No. ¿Demuestra que la financiación, un apoyo que puede interrumpirse, a menudo procede de quienes pueden beneficiarse? Sí. La gente responde a los incentivos.

La debida diligencia a secas: Consulta en los estudios o los artículos relacionados con dietas la sección obligatoria titulada «conflictos de intereses» y busca «honorarios de asesores». Si la McCorporación o el Lobby XYZ decide que financiar estudios directamente es demasiado obvio, la contratación de investigadores como asesores puede ser un medio indirecto de llegar al mismo fin. James Hill, de la Universidad de Colorado, por poner un ejemplo, es conocido por sus intentos de desacreditar la relación entre la obesidad y los niveles más altos de insulina causados por el consumo de azúcar. En los conflictos de intereses que declara, verás que ha recibido honorarios por asesorar a Coca-Cola, Kraft Foods y Mars Corporation (fabricantes de Snickers, M&M y Mars).

¿Eso significa que es culpable de presentar datos de manera sesgada al servicio de intereses corporativos? No. Pero debería llevarnos a analizar los propios estudios atentamente antes de aceptar los titulares y realizar cambios conductuales en nuestra vida.

El objetivo de este capítulo frente al objetivo de este libro

Entender cómo actuar cuando la información incompleta es la actividad humana más elevada y urgente.

Nassim Taleb, *El cisne negro*

¿Son a prueba de fallos los experimentos de este libro? Ni mucho menos. Todos los estudios tienen algún punto débil, a menudo por razones económicas o éticas legítimas.

Yo me uso a mí mismo como sujeto único, y (con unas pocas excepciones) no hago pruebas aleatorias ni creo un control. Sin duda algunos científicos se lo pasarán en grande encontrando pegas a estos autoexperimentos.

Eso a mí no me molesta, y tampoco debería molestarte a ti.

El objetivo de este capítulo es sencillo: como a menudo usamos la investigación publicada como punto de partida para la autoexperimentación, queremos asegurarnos de que no seguimos pistas falsas de embaucadores o periodistas mal informados con buenas intenciones. Entender las Cinco Grandes preguntas y las señales del sensacionalismo te sitúa en un grupo extraño: en el de aquellos que pueden depender de sí mismos, no de los medios, para una orientación nutricional.

Eso abre puertas que después podemos cerrar y atrancar para obtener unos resultados increíbles.

Mi objetivo en este libro no es identificar, ante todo, las variables únicas que producen cambios en los objetivos. Eso suele ser el objetivo de la investigación clínica destinada a la publicación, mientras que la experimentación para el automejoramiento es algo muy distinto.

Es posible que el ácido alfa-lipoico no tenga ningún efecto en un cóctel diseñado para perder grasas; tal vez sea el ángulo de un ejercicio y no el peso lo que desencadena el aumento de la masa muscular; o podría ser que las espinacas no tengan el efecto que preveo, pero sí lo tienen otros alimentos de la dieta que recomiendo. El mecanismo exacto no tiene mucha importancia si conseguimos los efectos que deseamos… sin efectos secundarios.

Muchos conocen las famosas palabras del doctor Martin Luther King Jr.: «La justicia aplazada durante demasiado tiempo es justicia negada.» En el mundo de la autoexperimentación, donde los resultados tienen una importancia personal, los resultados aplazados durante demasiado tiempo son resultados negados. Eso no implica actuar al buen tuntún. Es más que posible juguetear sin hacerse uno daño. Significa, no obstante, que esperar las condiciones perfectas a menudo equivale a esperar eternamente.

En el mundo donde yo vivo, la gente quiere perder grasa o mejorar su rendimiento sexual ahora, no dentro de cinco o diez años.

Deja que las revistas especializadas se pongan al día más adelante: tú no tienes por qué esperar.

PPE

Valor-p: un número que hay que entender

Algún día el pensamiento estadístico será tan necesario para una ciudadanía competente como la capacidad para leer y escribir.

H. G. WELLS, quien provocó la histeria nacional con la adaptación
radiofónica de su libro de ciencia ficción La guerra de los mundos

El médico británico y desenmascarador de curanderos Ben Goldacre, autor del siguiente capítulo, es conocido por ilustrar cómo la gente puede dejarse engañar por la aleatoriedad. Utiliza el siguiente ejemplo:

Si uno va a un cóctel, ¿qué probabilidades hay de que dos personas de un grupo de 23 cumplan años el mismo día? ¿Una entre cien? ¿Una entre cincuenta? De hecho, es una entre dos. El 50 por ciento.

Para aprender a identificar la aleatoriedad por lo que es, resulta importante entender el concepto de «valor-p», que aparece en todos los estudios de investigación bien hechos. Responde a la pregunta: ¿qué seguridad tenemos de que este resultado no se deba al azar?

Para demostrar (o dar a entender) una relación causa-efecto, el patrón oro para los estudios es un valor-p inferior a 0,05 ($p<0,05$), lo que significa que hay menos de un 5 por ciento de probabilidades de que el resultado sea atribuible al azar. Un valor-p inferior al 0,05 también es lo que quieren decir la mayoría de los científicos cuando afirman que algo es «estadísticamente significativo».

Esto será fácil de entender con el siguiente ejemplo.

Digamos que te dedicas profesionalmente al cara o cruz lanzando una moneda, pero tienes poco sentido de la ética. Con la esperanza de dominar el mundillo del cara o cruz, has diseñado una moneda de 25 centavos que debería caer por el lado de la cara con mayor frecuencia que una moneda normal. Para probarla, lanzas dicha moneda y otra normal cien veces, y los resultados parecen claros: al tirar la moneda «normal», sale cara cincuenta veces, y al tirar la moneda amañada, sale cara sesenta veces.

¿Deberías pedir una segunda hipoteca y partir rumbo a Las Vegas?

		AUMENTO RELATIVO						
		1 %	2 %	5 %	10 %	20 %	30 %	50 %
NIVEL DE FIABILIDAD	80 %	44,750	11,225	1,814	461	119	119	21
	85 %	87,891	17,030	2,757	699	180	180	31
	90 %	103,830	26,045	4,209	1,069	275	275	47
	95 %	171,069	42,911	6,934	1,761	453	453	78
	98 %	266,691	66,897	10,809	2,745	706	706	121

Según esta herramienta para el cálculo del tamaño de una muestra, creada por la empresa de analítica y diseño de webs WebShare, probablemente no, si no quieres perder tu casa.

Si nos fijamos en el nivel de mejora del 20 por ciento (60 lanzamientos de moneda frente a 50 = 10 lanzamientos más) desde lo alto de la columna y bajamos para ver cuántas veces habría que lanzar la moneda para que la fiabilidad del resultado sea de un 95 por ciento ($p - 0,05$), habría que lanzar la moneda 453 veces.

En otras palabras, más vale que te asegures de que se mantiene el 20 por ciento al lanzar al menos 453 veces las dos monedas. En este caso, diez lanzamientos de más sobre un total de cien no demuestran en absoluto una relación causa-efecto.

Tres puntos que deben recordarse de los valores-p y la «significación estadística»:

- **Sólo porque algo parezca milagroso no significa que lo sea.** La gente se deja engañar continuamente por la aleatoriedad, como el ejemplo del cumpleaños.
- **Cuanto mayor es la diferencia entre los grupos, menores pueden ser los grupos.** Los críticos de las pruebas pequeñas o de la autoexperimentación a menudo pasan esto por alto. Si algo parece producir un cambio del 300 por ciento, no se necesita tanta gente para mostrar la significación de algo, suponiendo que se controlan las variables.
- **No es legítimo combinar valores-p de distintos experimentos para producir algo más o menos creíble.** Ése es otro truco de los malos científicos y un error de los periodistas mal informados.

HERRAMIENTAS Y TRUCOS

El cisne negro, de Nassim Taleb (www.fourhourbody.com/blackswan): Taleb, también autor del éxito de ventas *¿Existe la suerte? Las trampas del azar*, es un maestro cuando se trata de explicar cómo nos engañamos y cómo podemos minimizar los daños. Nuestra intuición para subestimar la posibilidad de que sucedan ciertos hechos, y para sobrevalorar la posibilidad de otros, puede causar en ocasiones un profundo dolor. Este libro debería ser de lectura obligatoria.

The Corporation, DVD (www.fourhourbody.com/corporation): Se trata de un inquietante documental sobre las empresas norteamericanas y su implacable búsqueda de beneficios a costa de nuestra cultura. Este filme da una visión de hasta qué punto las empresas pueden presentar de manera sesgada informes sanitarios cuando tienen intereses personales en los hallazgos. Véase el próximo capítulo.

«Lista de sesgos cognitivos» (www.fourhourbody.com/biases): Todos somos sensibles a los sesgos cognitivos, incluso los científicos que producen «mala ciencia». Examina la lista en esta URL y pregúntate si estás aceptando y dando por hecho automáticamente cosas que oyes o lees.

IDENTIFICAR LA MALA CIENCIA 102
Conque tienes una píldora…

Este capítulo fue escrito por el doctor Ben Goldacre, autor de la columna semanal «Bad Science» [Mala ciencia] en el Guardian desde 2003 y galardonado con el premio «Excelencia estadística en periodismo» concedido por la Real Sociedad Estadística. Es médico y, entre otras cosas, se ha especializado en desenmascarar postulados científicos vagos difundidos por periodistas alarmistas, informes oficiales cuestionables, laboratorios farmacéuticos malévolos, empresas de relaciones públicas y curanderos.

Lo que estoy a punto de explicar es lo que enseño a estudiantes y profesionales de la medicina —aquí y allá— en una conferencia a la que he puesto el título un tanto infantil de «Paparruchas de los laboratorios farmacéuticos». Es, a su vez, lo que me enseñaron a mí en la facultad de medicina,[1] y pienso que la manera más fácil de entenderlo es poniéndose uno en el lugar de un investigador de un gran laboratorio farmacéutico.

Tienes una píldora. Está bien, tal vez no sea extraordinaria, pero hay mucho dinero en juego. Necesitas un resultado positivo, pero tu público no se compone de homeópatas, periodistas o ciudadanos de a pie, sino de médicos y de profesores, gente que sabe detectar las tretas evidentes, como «sin doble ciego» o «aleatoriedad insuficiente». Tus juegos de manos tendrán que ser mucho más elegantes, mucho más sutiles, pero igual de eficaces.

¿Qué puedes hacer?

Bueno, en primer lugar, podrías estudiar los resultados de la píldora en un grupo donde es difícil que falle. Cada persona responde de una manera distinta a los fármacos: a menudo no existe posibilidad de mejora entre ancianos sometidos a mucha medicación; en cambio, los jóvenes aquejados de un único un problema tienen más posibilidades de responder bien al tratamiento. Así que debes estudiar tu fármaco en este último grupo. De ese modo tu investigación será menos aplicable a las personas a quienes los médicos tratan realmente, pero esperemos que no se den cuenta. Esto sucede tan a menudo que ni siquiera vale la pena dar un ejemplo.

Lo siguiente es comparar tu fármaco con un grupo de control inútil. Mucha gente

---

1. Respecto a este tema, como muchos médicos de mi generación, estoy en deuda con el manual clásico *How to Read a Paper*, de la profesora Greenhalgh, de UCL (University College London). Debería ser un éxito de ventas. *Testing Treatments*, de Imogen Evans, Hazel Thornton e Iain Chalmers, también es una obra de gran valor, apta para el público lego, y, sorprendentemente, se puede descargar gratis en www.jameslibrary.org. A los lectores más avezados, recomiendo *Methodological Errors in Medical Research*, de Bjorn Andersen. Es muy largo. El subtítulo es *An Incomplete Catalogue*.

sostendría, por ejemplo, que nunca debes comparar tu fármaco con un placebo, porque no demuestra nada de valor clínico: en el mundo real, a nadie le importa si tu fármaco es mejor que un comprimido de azúcar; sólo importa si es más eficaz que el mejor tratamiento disponible en la actualidad. Pero ya has gastado cientos de millones de dólares lanzando tu fármaco al mercado, así que ese consejo pásatelo por el forro: haz muchas pruebas de control con placebo y dales mucho bombo, porque prácticamente te garantizan datos positivos. Una vez más, esto es universal, ya que casi todos los fármacos se compararán con placebos en algún momento de su existencia, y a los representantes de los laboratorios —las personas empleadas por los grandes laboratorios para enredar a los médicos (muchos se niegan directamente a atenderlos)— les encanta el carácter positivo y sin ambigüedades de los gráficos que pueden producir estos estudios.

Luego la cosa se pone más interesante. Si no te queda más remedio que comparar tu fármaco con otro producido por la competencia —para salvar las apariencias, o porque lo exige una autoridad reguladora—, podrías probar una treta artera y solapada: usa una dosis insuficiente del fármaco de la competencia, y así a los pacientes que lo tomen no les hará apenas efecto. O administra una dosis muy alta del fármaco de la competencia, y así los pacientes presentarán muchos más efectos secundarios. O administra mal el fármaco de la competencia (tal vez por vía oral cuando debería ser intravenosa, y confía en que la mayoría de los lectores no se dé cuenta); o bien puedes aumentar la dosis del fármaco de la competencia demasiado rápido; con ello los efectos secundarios serán peores. En comparación, tu fármaco destacará. Tal vez pienses que es imposible que sucedan cosas así. Si consultas el material de referencia al final del artículo, encontrarás estudios en los que los pacientes recibieron dosis bastante altas de antipsicóticos desfasados (a cuyo lado los medicamentos de nueva generación parecían mejores en cuanto a efectos secundarios), y estudios con dosis de antidepresivos SSRI (inhibidor selectivo de la serotonina) que algunos podrían considerar inusuales, por dar sólo un par de ejemplos. Lo sé. Es un tanto increíble.

Naturalmente, otro truco que podrías emplear relacionado con los efectos secundarios es simplemente no preguntar por ellos; o más bien —dado que debes actuar de manera artera por lo que a esto se refiere— podrías preguntarlo tomando ciertas precauciones. He aquí un ejemplo. Los antidepresivos SSRI a menudo causan efectos secundarios sexuales, incluida la anorgasmia. Seamos claros (e intento expresarme con la mayor neutralidad posible): yo disfruto realmente con la sensación del orgasmo. Es importante para mí, y todo lo que experimento en el mundo me indica que esa sensación también es importante para los demás. Incluso se han librado guerras exclusivamente por la sensación del orgasmo. Existen psicólogos evolutivos que intentarán convencerte de que toda la cultura y el lenguaje humanos están motivados por la búsqueda de la sensación del orgasmo. Perderlo parece un efecto secundario que merece cierta indagación.

Y sin embargo varios estudios han demostrado que la preponderancia declarada de anorgasmia en pacientes tratados con fármacos SSRI varía entre el 2 y el 73 por ciento, cifras que dependen sobre todo de la manera de preguntarlo: si se plantea mediante una pregunta informal, de respuesta abierta, sobre los efectos secundarios, por ejemplo, o mediante un interrogatorio cuidadoso y detallado. Un estudio sobre los SSRI realizado con una muestra de 3.000 sujetos no incluyó ningún efecto secundario sexual en su lista de 23 efectos secundarios. Otros 23 efectos eran más importantes, a juicio de los investigadores, que perder la sensación del orgasmo. He leído esa lista de efectos: no son más importantes.

Pero centrémonos otra vez en los resultados principales. Y he aquí una buena treta: en lugar de un resultado del mundo real, como la muerte o el dolor, siempre podrías emplear un «resultado sustituto», que es más fácil de conseguir. Si se supone que tu fármaco reduce el colesterol y de ese modo previene muertes por enfermedades cardíacas, por ejemplo, no midas las muertes por enfermedades cardíacas; mide la disminución en el colesterol. Eso es mucho más fácil de conseguir que una disminución de muertes por enfermedades cardíacas, y el ensayo será más barato y más rápido, de modo que tu resultado será más barato y también más positivo. ¡Éxito!

Ahora ya has acabado tu ensayo, y pese a todos tus esfuerzos, las cosas han salido mal. ¿Qué puedes hacer? Bueno, si tu ensayo en general está bien hecho, pero ha dado unos cuantos resultados negativos, podrías probar una vieja treta: no dirijas la atención hacia los datos decepcionantes presentándolos en un gráfico. Menciónalos brevemente en el texto, y pásalos por alto al sacar las conclusiones. (A mí esto se me da tan bien que me asusto yo mismo. Es gracias a haber leído demasiados informes sobre ensayos basura.)

Si tus resultados son del todo negativos, no los publiques, o publícalos sólo después de una larga postergación. Eso es precisamente lo que hicieron los laboratorios farmacológicos con los datos sobre los antidepresivos SSRI: ocultaron los datos que sugerían que podrían ser peligrosos, y enterraron los que demostraban que el fármaco no actuaba mejor que un placebo. Si eres verdaderamente listo y tienes dinero para despilfarrar, después de obtener datos decepcionantes, podrías hacer más ensayos con el mismo protocolo confiando en que salgan positivos. Luego puedes mezclar todos los datos, de modo que los negativos acaben engullidos por unos resultados positivos mediocres.

O podrías ya ir a por todas y empezar a manipular la estadística. Ahora esto, aunque sólo en un par de páginas, pasará a ser un tanto aburrido. He aquí unas tretas clásicas que puedes emplear en tu análisis estadístico para asegurar un resultado positivo en tu ensayo.

Pasa por alto el protocolo por completo

Debes dar por supuesto siempre que toda correlación demuestra una causalidad. Introduce todos tus datos en una hoja de cálculo y declara —como dato significativo— cualquier relación entre cualquier cosa si eso contribuye a apoyar tu causa. Si realizas suficientes mediciones, seguro que algunas cosas serán positivas por una simple cuestión de suerte.

Juega con el punto de partida

A veces, cuando se empieza un ensayo, el grupo bajo tratamiento ya da mejores resultados que el grupo tratado con placebos por pura casualidad. Si eso ocurre, no cambies nada. Si, por el contrario, al grupo tratado con placebos le va mejor que al grupo bajo tratamiento ya desde el principio, modifica el punto de partida de tu análisis.

Haz caso omiso de los que abandonan

Las personas que abandonan los ensayos tienen estadísticamente muchas más posibilidades de haber dado malos resultados, y tienen más posibilidades de haber presentado efectos secundarios. No te servirán más que para hacer quedar mal a tu fármaco. Así que haz caso omiso de ellas, no las persigas para recuperarlas, ni las incluyas en tu análisis definitivo.

Haz una limpieza de datos

Mira los gráficos. Habrá unos cuantos «valores atípicos», o puntos que se alejan mucho de los demás. Si hacen quedar mal a tu fármaco, simplemente elimínalos. Pero si hacen quedar bien a tu fármaco, aun cuando parezcan resultados dudosos, déjalos.

¡Lo mejor de cinco… no… siete… no… nueve!

Si la diferencia entre tu fármaco y el placebo empieza a ser significativa a los cuatro meses y medio de iniciar un ensayo de seis meses, interrumpe el ensayo de inmediato y empieza a redactar los resultados: si sigues, es posible que los resultados acaben siendo menos impresionantes. Por el contrario, si a los seis meses los resultados son «casi significativos», prolonga el ensayo otros tres meses.

Tortura los datos

Si tus resultados son malos, pide al ordenador que vuelva a ver si algún subgrupo en particular se ha comportado de una manera distinta. Tal vez descubras que tu fármaco tiene muy buenos resultados en las mujeres chinas de entre 52 y 61 años. «Tortura los datos y confesarán cualquier cosa», como dicen en la bahía de Guantánamo.

Prueba todas las teclas del ordenador

Si estás verdaderamente desesperado, y el análisis de los datos tal como habías previsto no te da los resultados que querías, introduce las cifras en una amplia selección de pruebas estadísticas distintas, aun cuando sean totalmente inadecuadas, de manera aleatoria.

Y cuando acabes, lo más importante es publicar sabiamente, claro está. Si tienes un buen ensayo, publícalo en la mejor revista especializada que puedas. Si tienes un ensayo positivo, pero la prueba era totalmente sesgada, cosa que saltará a la vista de todos, envíalo a una revista desconocida (publicada, escrita y dirigida en su totalidad por la industria). Recuerda que las tretas que acabamos de describir no esconden nada, y serán evidentes para cualquiera que lea el artículo, pero sólo si lo leen muy atentamente, así que te conviene asegurarte de que no lo lea nadie más allá del resumen introductorio. Por último, si tu hallazgo es verdaderamente bochornoso, escóndelo en algún lugar y, al hacer referencia a ello, limítate a escribir «datos en archivo». Nadie se enterará de los métodos, y sólo saldrá a relucir si alguien te persigue para pedirte los datos con la intención de realizar un estudio sistemático. Es de esperar que eso no suceda hasta pasada una eternidad.

LA DIETA DE LOS CARBOHIDRATOS LENTOS: 194 PERSONAS

La siguiente Dieta de los Carbohidratos Lentos se recopiló con detallados cuestionarios por medio de CureTogether.com. Ciento noventa y cuatro personas contestaron a todas las preguntas, y un 58 por ciento señaló que era la primera dieta que había sido capaz de mantener hasta el final sin abandonarla a medias.

Los sujetos fueron reclutados a través de mi blog (www.fourhourblog.com), situado entre los mil primeros por número de visitas, Twitter (www.twitter.com/tferriss) y Facebook (www.facebook.com/timferriss).

	Media de pérdida de peso (kgs)	Número de personas
Todos	9,5	194
Vegetarianos	10,5	10
No vegetarianos	9,5	178
Edad		
15-20	7,2	19
21-30	9	86
31-40	10	56
41-50	9,5	26
51-60	13,6	5
61+	5	2
Hombres	10,5	150
Mujeres	5,4	44
Niños	9,5	60
No niños	9	118
Pérdida primera semana	4,54	194
Pérdida segunda semana	4,4	194
Pérdida tercera semana	1,5	194
Pérdida cuarta semana	1,8	194

	Media de pérdida de peso (kgs)	Número de personas
Se saltaron el desayuno	10,4	29
No se saltaron el desayuno	9,5	157
Desayunaron en la primera hora después de levantarse	9	127
No desayunaron en la primera hora después de levantarse	10,4	61
Comidas al día		
Dos	17,6	
Tres	8,6	8
Cuatro	9	80
Cinco	10,4	64
Siguieron la dieta estrictamente	8	84
Modificaron la dieta	10,4	104
Contaron las calorías	12,2	35
No contaron las calorías	9	152
Hicieron ejercicio con la dieta	10	144
No hicieron ejercicio con la dieta	8	41
Empezaron a hacer ejercicio una vez iniciada la dieta	11,3	68
No hicieron ejercicio una vez iniciada la dieta	8,6	116
Mujeres con hijos	5,4	16

DISTRIBUCIÓN DE LOS RESULTADOS	NÚMERO DE PERSONAS
Ganaron 0-10 kg	4
Perdieron 0-4 kg	39
Perdieron 5-8 kg	68
Perdieron 9-12 kg	35
Perdieron 13-16 kg	16
Perdieron 17-20 kg	11
Perdieron > 20 kg	10

NÚMERO DE ENCUESTADOS POR PÉRDIDA DE PESO

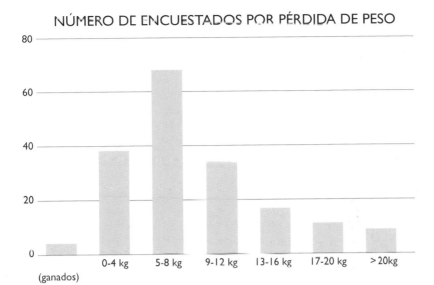

Puntos débiles (potenciales) de los datos

Los datos presentados aquí, aunque fascinantes, no son perfectos. Éstos son dos puntos débiles destacados de la metodología y de los sondeos en general:

ES POSIBLE QUE LA GENTE SE INVENTE LAS COSAS

Aunque eliminamos los datos obviamente duplicados, omitimos los datos absurdos («¡Perdí 290 kilos!», «Al principio pesaba 15 kilos», etcétera) y señalamos las entradas dudosas, nadie comprobó las identificaciones ni realizó visitas personales. A menos que se lleve a cabo un ensayo controlado, es difícil evitar este problema.

ES POSIBLE QUE ESTE CONJUNTO DE DATOS NO TENGA EN CUENTA A QUIENES ABANDONAN LA DIETA A MEDIAS: A LAS PERSONAS QUE LO INTENTAN Y DESISTEN

Dado el número de fracasos en los 3.000 comentarios analizados, entre el 3 y el 5 por ciento, cabría esperar un total mayor de fracasos. De 194 encuestados, sólo cuatro ganaron peso o siguieron igual. No lo olvides: estos encuestados fueron contactados después de dejar comentarios en un post de un blog o se autoeligieron contestando en Twitter y en Facebook.

El reto que supone la desaparición de los que abandonan la dieta antes de acabar oculta una debilidad frecuente de los cuestionarios que están abiertos al público: las personas que tienen más probabilidades de contestar son quienes han tenido resultados positivos.[8] Esto es una variante del «sesgo de la supervivencia», un concepto que vale la pena entender.

---

8. A menos que estemos tratando con quejas del servicio al cliente, en cuyo caso hay un incentivo: es posible arreglar algo una vez consumados los hechos.

¿Estás viendo el rendimiento de los fondos de inversión mobiliaria del año pasado para elegir una apuesta segura? No te olvides de que se lo estás preguntando a los supervivientes. Las bajas —lo que Nassum Taleb llama «la prueba silenciosa»— no están presentes para examinarlas. El rendimiento «medio» no es tan impresionante si puedes incluir a personas que se apostaron la granja y perdieron. No es fácil encontrar esos cadáveres, sobre todo en las finanzas, cuando hay tantas razones para ocultarlos.

En términos prácticos, ¿significa eso que los resultados de nuestra dieta son falsos? En absoluto. La posibilidad de un sesgo de la supervivencia no es prueba de que las cifras no sean representativas. Deben tenerse en cuenta dos cosas:

1 Partiendo de todos los informes empíricos disponibles sobre la dieta, el índice de fracasos no debería superar el 5 por ciento. Esta cantidad es muy elevada de acuerdo con cualquier medida de observancia de una dieta.
2 Casi todos los fracasos declarados se deben a que no se siguieron las instrucciones.

Si sólo incluimos a las personas que siguieron las indicaciones al pie de la letra y proporcionaron un feedback, el porcentaje de éxito es el más cercano al ciento por ciento que he visto nunca.

Discusión de los resultados

¿Cómo hay que leer estos datos? ¿Cómo hay que planear o cambiar la dieta a partir de estos resultados?

Veamos dónde se pueden cometer los errores más habituales. Lo que viene a continuación es un ejercicio práctico de las instrucciones para «Identificar la mala ciencia 101».

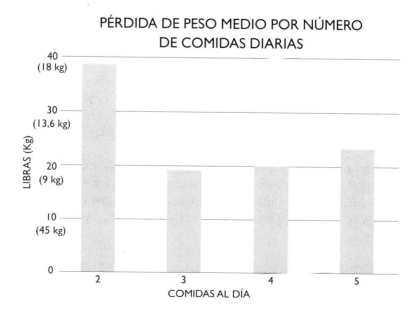

PÉRDIDA DE PESO MEDIO POR NÚMERO DE COMIDAS DIARIAS

Echando un primer vistazo a los datos, hay varias cosas que, podríamos pensar, conducen a una mayor pérdida de grasa, sobre todo si nos presentan gráficos de un aspecto impresionante que omiten detalles importantes:

A partir de los datos, he aquí unas cuantas conclusiones que podríamos sacar a bote pronto sobre las variables que conducen a una mayor pérdida de peso (en negrita más abajo):

Comer sólo dos veces al día, frente a cinco veces, la segunda cantidad de comidas más frecuente (pérdida media de 17 kg frente a 10)

Seguir una dieta vegetariana (pérdida media de 10 kg frente a 9,5).

Contar las calorías (pérdida media de 12 kg frente a 9)

Saltarse el desayuno (pérdida media de 10 kg frente a 9,5)

Quienes hayan prestado atención verán que, para la mayoría de la gente, recomiendo lo contrario de estas cuatro conclusiones. ¿Acaso me he equivocado por completo? No sería la primera vez.

Pero volvamos a examinar las conclusiones en negrita.

Esta vez, la primera cifra en paréntesis antes de 194 (X/194) indica el número de personas (X) que hicieron lo que se menciona del número total de sujetos (194).

Comer sólo dos veces al día, frente a cinco veces, la segunda cantidad de comidas más frecuente (pérdida media de 17 kg frente a 10) (8/194)

Seguir una dieta vegetariana (pérdida media de 10 kg frente a 9,5) (10/194)

Contar las calorías (pérdida media de 12 kg frente a 9 kg) (35/194)

Saltarse el desayuno (pérdida media de 10 kg frente a 9,5) (19/194)

Recuerda que es imposible determinar una relación de causa-efecto a partir de lo anterior. Esto son correlaciones. El siguiente paso sería ponerlas a prueba con grupos de control y experimentales.

Pero mientras tanto, veamos dos de las conclusiones señaladas en negrita que podríamos sacar a bote pronto:

COMER DOS VECES AL DÍA PARECE FÁCIL, PERO NO LO ES

La pérdida de 17 kilos frente a 10 parece dejar las cosas bastante claras. Pero preguntémonos lo que no sabemos: ¿cuántas personas intentaron comer dos veces al día y abandonaron porque no les fue bien? Sólo ocho de las 194 personas comieron dos veces al día. Asimismo, ¿qué tamaño tenían las personas que comían dos veces al día? A lo mejor pesaban entre 110 y 130 kilos, por lo que les era más fácil acumular una pérdida total de kilos, a pesar de que la pérdida de peso como porcentaje de masa corporal era más impresionante para otras personas de tamaño más pequeño. La gran mayoría del total (144), los que perdieron una media de ocho o nueve kilos, comieron tres o cuatro veces al día, según lo recomendado.

CONTAR LAS CALORÍAS PARECE FÁCIL, PERO NO LO ES

Pérdida de 12 kilos frente a 9. Una vez más, la conclusión podría parecer evidente: contar calorías va bien. Por desgracia, no es tan sencillo. En primer lugar, más que cualquier otra cohorte en estos datos, sospecho que aquí es donde se aplica el sesgo de la supervivencia. 35 de los 194 encuestados contaron las calorías. ¿Cuántos contaron las calorías, cosa que yo no recomiendo, y abandonaron la dieta por completo después de ver que semejante tarea les resultaba pesada, imposible o incómoda? En segundo lugar, ¿acaso los que contaron las calorías perdieron realmente más peso por contar las calorías? ¿O fue porque se preocuparon más por llevar la cuenta de las cosas en general y se consideraron más responsables? Sospecho que los que contaron las calorías se lo tomaron más en serio, por término medio, en cuestiones más importantes, como por ejemplo al llevar la cuenta del consumo de proteínas y registrar la progresión de los ejercicios.

¿Significa eso que no debes llevar la cuenta de las calorías? No necesariamente. Puedes probarlo con toda tranquilidad. Es posible que formes parte de la minoría que se beneficiará. Si no es el caso, y si te encuentras entre la mayoría que lo considera aburrido y molesto, simplemente deja de contar las calorías y vuelve a lo básico antes de abandonar el programa por completo.

Conclusión

Si bien los datos pueden señalar direcciones interesantes para realizar nuevas pruebas, dejaré que alguien con más presupuesto e interés intente hacer los controles. La conclusión final es que la Dieta de los Carbohidratos Lentos va bien.

Si quieres reproducir la fórmula que ha demostrado ser más eficaz para la mayoría de la gente, sigue las indicaciones incluidas en «La Dieta de los Carbohidratos Lentos».

Disfruta con el día de la trampa. Y ya que estás, cómete un cruasán de chocolate a mi salud. Esos niños malos son una delicia.

LA MÁQUINA DEL SEXO II
Detalles y peligros

Un exceso de algo bueno puede ser perjudicial. La toxicidad hay que tomársela en serio. Si los temas relacionados con la testosterona y la libido son importantes para ti, más te vale saber más de la cuenta que quedarte corto. Este capítulo te ayudará a evitar problemas, proporcionará más información básica y potenciará los resultados personalizando la fórmula.

Si después de una primera lectura te sientes desbordado, recuerda simplemente la sinopsis de «La máquina del sexo I», que ofrece el programa general en términos muy precisos. Dicho esto, no pases por alto las advertencias incluidas en este capítulo.

Aquí tienes lo esencial de los dos protocolos.

Protocolo 1: a largo plazo y sostenido

ACEITE DE HÍGADO DE BACALAO FERMENTADO + GRASA DE MANTEQUILLA RICA EN VITAMINAS: DOS CÁPSULAS AL LEVANTARSE Y DOS CÁPSULAS ANTES DE IRSE A LA CAMA

Empecé a tomar aceite de hígado de bacalao fermentado y grasa de mantequilla tras unas conversaciones con varios médicos formados en Harvard y la Universidad de California en San Francisco que mencionaron los hallazgos de Weston A. Price (1870-1948).

Price, apodado «el Charles Darwin de la Nutrición», era un investigador y dentista que viajó por todo el mundo en los años treinta consignando el estado de salud y las dietas basadas en alimentos propiamente dichos de poblaciones indígenas aisladas. Empleando detalladas notas y centenares de fotografías, comparó después cada grupo con miembros de las mismas poblaciones que se habían trasladado a las ciudades y adoptado dietas industrializadas. Basándose en centenares de asentamientos en 14 países, desde las remotas aldeas de Lötschental, Suiza, hasta las tribus jalou de Kenia, o desde los indios norteamericanos hasta los aborígenes australianos, documentó una amplia gama de dietas tradicionales.

Algunas apenas contenían vegetales, en tanto que otras contenían muchísimos; en algunas se comía prácticamente todo guisado, en otras se preferían todos los alimentos, incluso las carnes animales, crudas. Pese a estas diferencias, existían unos cuantos elementos comunes entre las dietas de los grupos con una menor incidencia de enfermedades. Tres clases de alimentos son de especial interés en lo tocante a nuestra libido.

1. Los alimentos lacto-fermentados como el chucrut, el kimchi o el natto japonés, que se mencionan varias veces en este libro, eran alimentos básicos.
2. Se observó un consumo diez veces mayor que el estadounidense de vitamina D

y vitamina A (retinol de procedencia animal, el caroteno de procedencia no vegetal) derivado de fuentes como las yemas de huevo, los aceites de pescado, la mantequilla, la manteca y alimentos con membranas celulares ricas en grasas (huevas de pescado, marisco y vísceras).

3. Las dietas incluían alimentos ricos en lo que Price llamó «Activador X», que ahora se considera la vitamina K(2) a partir de análisis realizados por Chris Masterjohn. Las fuentes comunes incluían las huevas de pescado, el aceite de hígado de bacalao, las vísceras y la mantequilla de color amarillo oscuro de las vacas alimentadas con hierba de rápido crecimiento. Si el «Activador X» es, de hecho, la vitamina K(2), quizás el natto japonés sea la mejor fuente tradicional con 1.103,4 microgramos cada 100 gramos. Supera holgadamente al paté de hígado de oca (¡qué rico!) (369 microgramos), en segundo lugar, y a los quesos secos (76,3 microgramos), en tercer lugar, ya que tiene casi tres veces más y 14 veces más, respectivamente.

¿Por qué atañen estas tres clases de alimentos a nuestro tema de estudio?

La **vitamina A** tiene un efecto positivo directo en la producción de testosterona en los testículos del adulto, y se ha demostrado que usarla como suplemento unida al cinc es tan eficaz como la administración de esteroides anabolizantes (oxandrolona y testosterona depot) para estimular el crecimiento y la pubertad, definiéndose esta última como un aumento del volumen testicular de 12 milímetros o más.

La **vitamina K(2)** activa las proteínas dependientes de las vitaminas A y D dotándolas de la capacidad física de unir el calcio. Al doctor Price no le faltaron ejemplos de cómo la K(2) potencia los efectos de la A y la D.

El aceite de hígado de bacalao, que tiene un alto contenido de vitaminas A y D, corrigió parcialmente los retrasos en el crecimiento y la debilidad en las patas de pavos alimentados con una dieta deficiente. Pero la combinación de aceite de hígado de bacalao y mantequilla hiper Activadora X fue el doble de eficaz.

También se postuló la hipótesis de que la toxicidad de la vitamina D a menudo se debe a una deficiencia de vitamina K. Si decides tomar un suplemento de vitaminas A y D, como hago yo con el aceite de hígado de bacalao y la vitamina D líquida, es importante asegurarse de un consumo adecuado de K(2). Entre otras fuentes se recomiendan la mantequilla de vacas alimentadas con pastos y los antes mencionados alimentos lacto-fermentados.

En la práctica, y como ejemplo personal, esto sólo significa que por la mañana un poco de kimchi o chucrut mientras espero que se hagan los huevos revueltos[9] en —¿qué va a ser, si no?— mantequilla de vacas alimentadas con pastos. Y tan contentos.

VITAMINA D3: 6.000-10.000 UI AL DÍA DURANTE CUATRO SEMANAS

Uno de los principales científicos deportivos de Estados Unidos, que deseó mantener el anonimato, me contó una anécdota que me llevó a reexaminar detenidamente la vitamina D:

Un jugador de la NFL al que acabé tratando había sufrido de un dolor de hombro debilitador durante años y como consecuencia se sometió a dos inter-

---

9. No eches el chucrut o el kimchi en los huevos. Yo lo probé y es asqueroso.

venciones quirúrgicas, ambas con resultados escasos o nulos. Después de anali-
zar sus niveles de vitamina D, quedó claro que tenía una grave carencia. Tras
seis semanas tomando vitamina D, el dolor del hombro desapareció. Fue some-
tido a dos operaciones sin razón alguna.

La vitamina D, por lo visto, sirve para mucho más que la mayoría de las vitaminas.

En cuanto la vitamina D se activa en el cuerpo como calcitriol, actúa como una hormona esteroide y regula más de mil genes sensibles a la vitamina D, incluidos aquellos que se codifican para determinadas fibras musculares. Puede aumentar el tamaño y número de fibras de tipo 2 (de contracción rápida), las cuales, como ya se mencionó, tienen el mayor potencial para el crecimiento. Es uno de los «nutrientes latentes», según John Anderson, profesor emérito de Nutrición de la Universidad de Carolina del Norte.

El efecto puede ser notable. Incluso con sólo 1.000 UI[10] a diario durante dos años, 48 mujeres de avanzada edad con carencia de vitamina D (como era mi caso) triplicaron su porcentaje de fibra muscular de contracción rápida y doblaron el diámetro de las fibras en las extremidades funcionales. El grupo de control no experimentó el menor aumento.

El rendimiento atlético máximo aparece, por lo visto, cuando los niveles en sangre se acercan a los obtenidos por medio de una exposición persistente de cuerpo entero al sol natural de verano: **50 ng/ml.**

¿Crees que tomas suficiente sol? Es poco probable. Incluso en el interminable verano del Miami subtropical, se ha registrado una incidencia altísima de carencia de vitamina D, ya que la mayoría de la gente utiliza protector solar o elude la exposición prolongada al sol. El 40 por ciento de los corredores residentes en Louisiana, que entrenaban al aire libre, fueron sometidos a análisis en otro estudio: dieron niveles insuficientes de vitamina D. Los trabajadores y atletas que permanecen en espacios cerrados son los principales candidatos a insuficiencias severas: Lovell y sus colaboradores descubrieron que 15 de 18 gimnastas femeninas de elite sometidas a prueba tenían niveles por debajo de los 30 ng/ml, y seis tenían niveles por debajo de 20 ng/ml.

Con unas sencillas pruebas caseras (véase la lista de recursos en el apéndice «Hacerse pruebas») puedes averiguar cuál es tu estado, y una exposición al sol o a los rayos UV-B (20-30 minutos al menos dos veces por semana, según la latitud), junto con el consumo sublingual de D3, puede procurarte nuestro objetivo mínimo de 50 ng/ml. Más de 100 ng/ml se considera excesivo, y más de 150 ng/ml se considera tóxico.

Si no te haces análisis y tomas vitamina D a ciegas, corres el riesgo de sobredosis. Un síntoma de una ligera sobredosis puede ser un sabor metálico en la boca, como el que experimentó Neil, de «El protocolo de Occam». En nuestras prisas por poner en marcha el programa, y basándonos en las carencias medias que yo había observado en los análisis de sangre de sujetos anteriores, nos olvidamos de analizar su nivel de vitamina D. No caí en la cuenta de que practicaba el surf varias horas al día.

Primero establece tu punto de partida.

Mi experiencia
Punto de partida obtenido con el primer análisis de sangre: **32 ng/ml**

---

10. En este caso, ergocalciferol, una forma que no recomiendo; consume el colecalciferol, mucho más común.

Segundo análisis del 20/8/2009 (después de dos meses tomando 1.000 UI diarias y
con una exposición al sol de 20 minutos al día): **35 ng**

Tercer análisis cinco semanas más tarde el 25/9/09 (después de aumentar la dosis a
7.200 UI diarias: **59 ng/ml**

Dividí los 7.200 UI en dos dosis: 1,5 cuentagotas llenos de vitamina D3 Now® al
despertar y de nuevo antes de acostarme. Es importante probar los cuentagotas en lugar de fiarse de lo que diga la etiqueta: pese a que según el frasco, un cuentagotas contiene 5.000 UI, el cuentagotas medio daba sólo 24 gotas y cuatro gotas equivalen a 400 UI,
así que el gotero lleno medio contenía 2.400 UI, aproximadamente la mitad de lo que
se afirmaba en la etiqueta.

Observé el mayor impacto en el rendimiento en cuanto superé la barrera de los
50 ng/ml y alcancé los 55 ng/ml, tras lo cual los efectos se estabilizaron. La mejora del
rendimiento gracias a la vitamina D está bien documentada, al menos como resultado
de la utilización de lámparas ultravioleta:

> *En 1944, unos investigadores alemanes irradiaron a 32 estudiantes de medicina
> dos veces por semana durante seis semanas, descubriendo que los estudiantes
> irradiados presentaban una mejora del 13 por ciento en el rendimiento con un
> ergómetro de bicicleta, mientras que el rendimiento de los estudiantes de con-
> trol permaneció igual. En 1945, Allen y Curaton midieron el estado cardiovas-
> cular y la resistencia muscular durante diez semanas en 11 estudiantes univer-
> sitarios varones de Illinois irradiados, comparándolos con diez sujetos de
> control no irradiados, sometiéndose ambos grupos a un entrenamiento físico si-
> milar. El grupo bajo tratamiento alcanzó un aumento en la puntuación están-
> dar del 19,2 por ciento en rendimiento cardiovascular en comparación con la
> mejora del 1,5 por ciento de los estudiantes del grupo de control.*

Proyecta un poco de luz sobre ti o tómate unas cuantas gotas.

Los suplementos de vitamina D incrementan tu necesidad de vitamina A, así que
no te olvides del antedicho hígado de bacalao, que contiene las dos.

BREVES BAÑOS CON HIELO Y/O DUCHAS FRÍAS: DIEZ MINUTOS AL DESPERTAR Y ANTES DE IRSE A DORMIR

El uso de baños con hielo y duchas frías para incidir en las hormonas sexuales no ha sido
muy estudiado en la literatura especializada, pero parece haber mecanismos verosímiles.

La zona preóptica del hipotálamo anterior regula la termogénesis: la generación de
calor en respuesta a la exposición al frío. Esa zona preóptica contiene asimismo la mayoría de las neuronas liberadoras de HLGn, convirtiéndola en un centro principal de
producción de HLGn. Las pulsaciones de HLGn, como recordarás, desencadenan entonces la HFE (pulsaciones de baja frecuencia) o la HL (pulsaciones de alta frecuencia).

Comprobando los cambios en los análisis de sangre después de eliminar primero y
más tarde reincorporar tanto los baños como las duchas a modo de variable aislada, he
llegado a la conclusión de que la exposición intermitente al frío ejerce un impacto positivo en las pulsaciones de alta frecuencia de la HLGn, lo que redunda en niveles más
altos de HL y testosterona.

Protocolo 2: a corto plazo y diversión

20-24 HORAS ANTES DEL SEXO

La noche antes del día previsto para el sexo, consume al menos 800 miligramos de colesterol dos horas antes de acostarte.

He duplicado el efecto potenciador del impulso sexual en más de una docena de pruebas, que empezaron con una elevada dosis de ternera alimentada con pastos de entre 400 y 600 gramos por sesión. Al principio creía que se debía a un consumo de carne más elevado. A partir de la literatura especializada, parece que la causa podría ser la sobrealimentación o la carnitina, habiéndose demostrado que esta última es importante en la producción y calidad del esperma (espermatogénesis y motilidad).

El problema de esta hipótesis es que un filete de ternera de 100 gramos contiene 56-162 miligramos de carnitina. La ternera alimentada con pastos presenta un contenido más alto de L-carnitina y (en general) cuanto más roja es la carne, mayor es el contenido en carnitina. Pero incluso si damos por supuesto el valor superior en 150 miligramos por cada 100 gramos para la ternera alimentada con pastos (carne no muy hecha), necesitaríamos consumir 1,5 kilos de carne para alcanzar la dosis clínica de 2 gramos al día. Eso es imposible incluso para un carnívoro ávido. Aunque sospecho que los efectos de dosis inferiores a 2 gramos diarios no son despreciables, me propuse buscar explicaciones alternativas.

PPE

La solución sencilla estaba en los huevos.

Yo quería aislar el colesterol como variable por su potencial efecto reductor de la GFHS en función de la dosis, y una sola yema de huevo grande proporciona más de dos tercios del límite de colesterol de la USRDA de 300 miligramos, lo que equivale a 200 miligramos por yema.

El umbral mínimo para un efecto muy notable parecía ser de 800 miligramos de colesterol, o cuatro huevos enteros.

Si quieres un extra sabroso, añade queso emmental bajo en grasas, que, de todos los quesos, es el que tiene los niveles más altos de ALC (ácido linolénico conjugado), ocupando el segundo lugar el queso munster natural.

CUATRO HORAS ANTES DEL SEXO

4 nueces de Brasil
20 almendras crudas
2 cápsulas de la antedicha combinación de bacalao/mantequilla

Explicación de las nueces de Brasil: Empecé a consumir nueces de Brasil por el selenio, porque me detectaron una carencia de este oligomineral al enviar unas muestras de sangre a SpectraCell, el mismo laboratorio de análisis de micronutrientes que supuestamente utiliza Lance Armstrong.

Se ha demostrado en estudios clínicos que las nueces de Brasil son más eficaces que los suplementos para el aumento de selenio, lo que es importante en nuestro contexto, dado que se ha demostrado que el selenio aumenta la producción de esperma y la calidad del esperma, ambas buenas cosas para los huevines.

Pero ¿por qué tenía una carencia de selenio? ¿Era simplemente porque no ingería alimentos con selenio suficiente como la ternera?

¿O, y esto es esencial, había algo rivalizando con el selenio o eliminándolo de mi organismo? Ésta es la cuestión a la que menos atención se le presta. También es un problema mayor, ya que no puedes resolverlo atiborrándote de pastillas o pociones.

Basándome en una revisión de los estudios publicados, elaboré tres hipótesis relativas a mi carencia de selenio:

1. Pese a que consumía grandes cantidades de alimentos animales supuestamente ricos en selenio, como la ternera (200 gramos satisface la USRDA diaria), los animales pacían pasto de tierras pobres en selenio.
2. Entrar y salir en un estado de cetosis había creado una carencia de selenio. Sin yo saberlo, una dieta cetogénica a largo plazo se ha relacionado con la carencia de selenio. Éste fue un momento realmente esclarecedor.
3. El selenio protege del mercurio uniéndose a él. Por lo tanto, unos niveles altos de mercurio en sangre, como me salieron a mí, podían también contribuir a la carencia de selenio.

En cuanto dispuse de explicaciones verosímiles, llegó el momento de poner a prueba las correspondientes acciones correctoras:

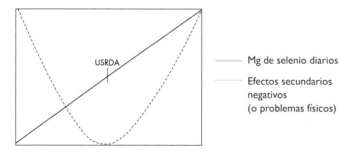

Acción correctora 1: Empecé a consumir tres nueces de Brasil en el desayuno y tres nueces de Brasil antes de acostarme. Un exceso de selenio es perjudicial para los espermatozoides, así que me mantuve dentro del límite superior tolerable para adultos, que es de 400 microgramos al día. Treinta gramos de nueces de Brasil (aproximadamente 11 nueces) proporcionan 544 microgramos, así que 400 microgramos son aproximadamente ocho nueces al día (49 microgramos cada una). Yo consumo seis para mantenerme a cierta distancia del nivel tóxico. Experimenté dos veces con índices más altos de 8-10 nueces diarias; en los dos casos, tuve inmediatamente el peor acné de mi vida. Si bien las carencias de selenio pueden provocar problemas cutáneos, parece ser que el exceso de selenio, o al menos de nueces de Brasil, puede tener el mismo efecto.

Acción correctora 2: En segundo lugar, me aseguro de abandonar la cetosis al menos una vez por semana consumiendo carbohidratos a la manera del día de la trampa del sábado en la Dieta de los Carbohidratos Lentos. Como los análisis han reflejado una carencia, añado una comida trampa el miércoles al mediodía cada dos semanas, que generalmente incluye un único tazón de arroz integral con una comida tailandesa.

Acción correctora 3: Empecé a intentar eliminar el mercurio de mi organismo sin matarme. Pese a múltiples sesiones de quelación DMPS IV, los análisis de orina no manifestaron prácticamente cambios perceptibles en los niveles de mercurio. A día de hoy, la quelación no ha demostrado ningún efecto beneficioso, pero me propongo experimentar con un protocolo más amplio de tres días sí, 11 días no, usando supositorios de EDTA (¡qué diver!) para evitar los a menudo severos efectos de la quelación oral.

Explicación de las almendras para el aumento de la testosterona: Las almendras fueron un descubrimiento accidental.

Una noche, después de darme cuenta de que mi nevera de soltero no contenía nada más que alcohol y diversos polvos proteínicos repugnantes, me abalancé sobre una enorme bolsa de almendras por pura desesperación. Me moría de hambre y me comí unas treinta almendras (30 gramos).

Al día siguiente tenía un deseo sexual muy superior a lo normal, y me quedé desconcertado. Conseguí establecer la correlación con la ingestión de almendras sólo después de consultar un detallado diario de alimentación, pero ¿qué había en las almendras para producir ese efecto? El único mecanismo potencial parecía ser el elevado contenido en vitamina E.

¿Y quién lo iba a decir? Después de esta primera experiencia, en los mismos análisis de SpectraCell que descubrieron la falta de selenio se observó una carencia de vitamina E.

Examinando más atentamente los estudios de investigaciones aparecidos en PubMed, caí en la cuenta de que la vitamina E no sólo tenía la capacidad de contrarrestar el estrés oxidante que reduce la producción de testosterona y esperma, sino que también se había usado con éxito en combinación con el selenio y la vitamina A (asombrosa coincidencia, ¿no?) para tratar la deficiencia androgénica parcial en varones.

Lo que para mí es más interesante es que la vitamina E estimula la liberación de la hormona luteinizante liberadora de hormonas (HLLH) del hipotálamo.

Bingo.

Treinta gramos (30 almendras) te proporcionan aproximadamente el 40 por ciento de tu valor diario (VD). Yo consumo almendras crudas y mantequilla de almendras ecológica para llegar a un máximo del 150 por ciento del VD, tomando a menudo dos cucharadas colmadas de esta última en tallos de apio con el desayuno.

Como la mayoría de las cosas, demasiada vitamina E es tan mala como demasiado poca. Haz las cosas bien como Ricitos de oro: acierta y hazte análisis de los niveles cada dos metros. Por lo que se ve, los resultados lo merecen.

No tengo explicaciones para el aparente impacto aditivo de varios de los ingredientes del cóctel del protocolo, pero eliminar cualquiera de ellos parece disminuir el efecto en la libido.

Para confirmarlo, los he eliminado sistemáticamente uno por uno. Por ejemplo, dejé de tomar vitamina D durante seis semanas a la vez que aumentaba las nueces de Brasil a ocho diarias. Mi testosterona saltó a 835 (lo normal es 280-800), pero mi libido y mi vitamina D disminuyeron, esta última a 31,3 (lo normal es 32-100).

No seas tonto y hazte análisis con regularidad.

ARREGLAR UN PROBLEMA, CAUSAR OTRO: CARENCIAS CREADAS POR FÁRMACOS CORRIENTES Y ENTRENAMIENTO

Incluso con una dieta perfecta es posible desarrollar carencias nutricionales. ¿Cómo? Empleando fármacos que impiden la absorción de nutrientes concretos, o mediante un exceso de entrenamiento que abusa de un sistema bioquímico específico.

He aquí una pequeña muestra de fármacos y regímenes de entrenamiento que, al juntarse, se asocian a carencias.

¿Has empleado alguno de ellos?

Anticonceptivos orales
Empleados para: control de la natalidad
Carencias asociadas: ácido fólico, vitaminas B-2, B-6, B-12 y C, cinc, magnesio

Estimulantes (por ejemplo, lo que los jugadores de baloncesto norteamericanos llaman «greenies» y los pilotos de las fuerzas áereas llaman «go pills» (anfetaminas), o altas dosis de cafeína normal y corriente)
Carencias asociadas: molibdeno, B-5, potasio, magnesio, vitamina C

Antibióticos
Empleados para: infecciones bacterianas
Carencias asociadas: vitaminas B, ácido fólico, vitaminas D y K[11]

Antidepresivos
Empleados para: depresión
Carencias asociadas: vitamina B-2

Alcohol
Empleado para: ocio
Carencias asociadas: ácido fólico, tiamina, vitamina B-6

Medicación para las úlceras y el ardor de estómago
Carencias asociadas: vitaminas B-12 y D, ácido fólico y los minerales calcio, hierro y cinc

Anticonvulsivos
Empleados para: epilepsia, trastorno bipolar
Carencias asociadas: biotina, ácido fólico, vitaminas B-6, D y K

Colestiramina
Empleada para: colesterol alto
Carencias asociadas: vitaminas A, D, E y K

---

11. Nota importante: existen pruebas asimismo de que determinados antibióticos también pueden restar eficacia a los anticonceptivos debido a su impacto negativo en la flora intestinal y la absorción de estrógenos. Para prevenir embarazos no deseados, consulta con tu médico si tomas antibióticos junto con anticonceptivos.

Óxido de nitrógeno
Empleado para: anestesia dental, ocio
Carencias asociadas: vitamina B-12

Quimioterapia
Empleado para: tratamiento contra el cáncer
Carencias asociadas: ácido fólico

Antipsicóticos
Empleados para: esquizofrenia, trastorno bipolar
Carencias asociadas: vitaminas B-2 (riboflavina) y D

Anticoagulantes (por ejemplo, warfarina)
Empleado para: fibrilación auricular, prevención de coágulos de sangre
Carencias asociadas: vitaminas E y K

Antiinflamatorios (corticosteroides)
Empleados para: artritis, sarpullidos, asma, hepatitis, lupus, mal de Crohn, inflamación del ojo, insuficiencia adrenal
Carencias asociadas: calcio, DHEA, magnesio, melatonina, potasio, proteínas, selenio, vitaminas B-6, B-9, B-12, C y D, cinc

Metformina
Empleado para: diabetes tipo 2
Carencias asociadas: ácido fólico, vitamina B-12

Esteroides anabólico androgénicos
Empleados para: aumento de la musculatura, rendimiento atlético, enfermedades autoinmunes
Carencias asociadas: vitaminas B-6, B-9, B-12, C y D

Clembuterol
Empleado para: asma, pérdida de grasa entre los culturistas
Carencias asociadas: taurina y magnesio cardíaco (potencialmente mortal)

Carencias específicas del entrenamiento según Charles Poliquin:

Entre los especialistas en lanzamiento (lanzadores de béisbol, lanzadores de peso, etcétera)
Característica: efectos en el GABA y el sistema nervioso
Carencias asociadas: taurina

Culturistas y jugadores de la NFL y NHL
Sistema afectado: deterioro muscular
Carencias asociadas: lisina

LA MÁQUINA SIN CARNE I

Razones para probar una dieta basada en vegetales durante dos semanas

Beicon: la vía de acceso al vicio de la carne.

Pin en el bolso de un mensajero de San Francisco

El poder de las restricciones positivas

A menudo se piensa que limitar las opciones es malo.

Pero ¿cómo mejoraría tu discurso si no pudieses emplear el adjetivo «interesante» y tuvieras que ser más preciso?

¿Cómo mejorarían tus aptitudes para planificar si tuvieras que prescindir de un teléfono móvil durante dos semanas?

En realidad, existen restricciones negativas y también restricciones positivas. Estas últimas suelen emplearse en los negocios para aumentar la innovación y mejorar los resultados en un ámbito concreto. La famosa *lean manufacturing* [«fabricación ajustada»] de Toyota fue el resultado de la aplicación de restricciones positivas a procesos que aprovechaban mal los recursos.

¿Y eso cómo se aplica a una dieta? Muy sencillo: eliminando ciertos alimentos durante un período limitado de tiempo. Para la mayoría de los omnívoros, suprimir la carne es lo más difícil y, por lo tanto, lo más valioso. Como dice el doctor John Berardi (carnívoro, como yo), a quien conoceremos más adelante: «En nuestro afán de llenar un tercio del plato con carne animal, a veces no nos acordamos de pensar en aquello con lo que deberían llenarse los otros dos tercios.»

Las restricciones de probar una dieta basada principalmente en vegetales (que llamaré DBPV), ya sea pescetaria, vegana o cualquier otra en el espectro, exigen un conocimiento de los alimentos que va más allá de lo que elimines. Incluso un experimento de dos semanas produce enormes beneficios permanentes.

Por ejemplo, si sabes que podrías tener una carencia de B-12 con una DBPV, te informas sobre la B-12, te informas sobre las vitaminas B, y te informas sobre las vitaminas en general, lo que podría desviar tu interés hacia el hígado desecado (una buena fuente), y eso puede llevarte a comer ternera local alimentada con pastos cada sábado en lugar de decidir que vas a ser vegano.

Se trata de averiguar qué es lo mejor para ti.

Recomiendo probar una DBPV durante dos semanas después de tres o cuatro meses de la Dieta de los Carbohidratos Lentos. Al margen de cómo acabes, el hecho de ser consciente de ello te llevará a tomar decisiones más acertadas, beneficiosas para tu aspecto, tu rendimiento y para el planeta en general.

Pasar de lo ideal a lo práctico: cinco pasos

Antes de empezar, cabe dar un par de definiciones:

1. Se ha abusado tanto del término «vegetariano» que ha perdido su significado. Yo lo defino aquí como alguien cuyo volumen de comida contiene al menos un 70 por ciento de vegetales. Se trata de la dieta antes mencionada que consiste principalmente en vegetales (DBPV), y éste es el término que emplearé en lugar de «vegetariano». En la Dieta de los Carbohidratos Lentos, un mínimo del 60 por ciento de los alimentos que consumo son vegetales, lo que significa que la mayoría de las comidas se basan en más de un 60 por ciento de vegetales; o 6/10 partes de cada plato incluyen algún tipo de vegetal.
2. Defino «vegano» como una persona que no consume ningún producto animal salvo los producidos por insectos, como la miel. Este último es motivo de polémica entre ciertos veganos, pero ésa es una discusión para otro libro.

Si estás planteándote probar una DBPV, cosa que espero que hagas, te aconsejo que la transición desde una dieta basada en animales sea gradual.

Es mejor para el medio ambiente si un 70 por ciento de tu aprovisionamiento de la DBPV[12] es siempre de procedencia local, en lugar de ser vegano al ciento por ciento durante dos meses y luego dejarlo porque te resulta insostenible. Algunos veganos, perdidos en la guerra ideológica, también pierden de vista los efectos acumulativos: conseguir que un 20 por ciento de la población dé unos pocos pasos en la dirección adecuada tendrá un impacto positivo mucho mayor en el mundo que conseguir que un 2 por ciento de la población siga una dieta basada en vegetales al ciento por ciento. Tanto a los carnívoros desinformados como a los vegetarianos: dejaos de ataques ad hominem y centraos en la imagen general.

Por supuesto, hay muchos vegetarianos y veganos que se oponen a todo consumo de productos animales por considerarlo inmoral, incluso si los animales se crían en condiciones sostenibles y humanitarias. No abordaré ese tema aquí, dado que intervienen demasiadas definiciones subjetivas. En lugar de eso, me centraré en las implicaciones nutricionales y logísticas en el seguimiento de una DBPV.

La siguiente secuencia de cinco pasos es fácil de llevar a la práctica. Cada paso te convertirá en una persona más consciente de lo que come y servirá para reducir el impacto medioambiental:

---

12. Eso presupone que los vegetales no proceden principalmente de monocultivos como la soja, el trigo y el maíz. Creo que la producción industrial del grano anual ha hecho tanto daño al medio ambiente como las granjas de cría intensiva, en vista de la destrucción del hábitat (y por lo tanto la erradicación de especies) y los datos acerca de la huella de carbono.

Paso 1: Elimina los almidones (arroz, pan, granos) y añade legumbres. Se recomiendan los productos densos, como las hamburguesas de alubias negras sin bollo. Atibórrate el día de la trampa, una vez por semana. En caso de necesitar un recordatorio, repasa los capítulos sobre la Dieta de los Carbohidratos Lentos.

Paso 2: Asegúrate de que la carne que comes es de animales criados en praderas, alimentados con pastos, o procedente de no más allá de 80 kilómetros de tu casa.

Paso 3: Come carne sólo pasadas las seis de la tarde (lo que Mark Bittman y otros llaman el plan «vegano hasta las seis»), o bien come carne sólo los fines de semana o el día de la trampa.

Paso 4: Elimina toda la carne salvo el pescado (pescetario) y/o los huevos y los lácteos (ovolacto vegetariano). Bill Pearl ganó el título de Mr. Universo en 1967 y 1971 siendo ovolacto-vegetariano, y la parte superior de sus brazos llegó a medir 50,8 centímetros pesando 98 kilos. No es necesario comer carne roja para aumentar de volumen.

Paso 5: Sigue una dieta vegana basada exclusivamente en vegetales.

Cuando se elimina demasiado, con demasiada rapidez, no se producen los cambios positivos. Si te saltas pasos en este proceso, suele crearse un vacío calórico que te lleva a (1) sentirte fatal y volver a las antiguas costumbres o (2) llenar el vacío con comida basura vegetariana como el sucedáneo de carne sometido a procesos industriales, las patatas fritas, el néctar de ágave y la leche azucarada etiquetada como leche de soja o almendras.

Ve poco a poco, y detente cuando hayas llegado a tu umbral sostenible. Yo he llegado hasta el paso 5 por experimentar, pero suelo seguir de un modo más constante el 2.

Organizarse

No te quepa duda: en un mundo donde la carne es omnipresente y la proteína animal es barata, tendrás que organizarte mejor que tus primos carnívoros.

El grado de organización depende de tu ambición. Para ser un vegetariano «en forma», no hay que ser tan diligente como para ser un atleta vegano batidor de récords.

Analizaremos todo el espectro con ejemplos de la vida real, incluidos una persona que sigue la Dieta de los Carbohidratos Lentos, uno de los atletas de ultrarresistencia más famosos de nuestros tiempos, y un científico omnívoro que probó el veganismo durante 28 días.

Mi objetivo es ayudarte a seguir tus propias directrices éticas o medioambientales sin causar daños indebidos ni a ti ni a tu cartera. Este capítulo también responderá las preguntas más frecuentes planteadas por los veganos entre mis más de 100.000 seguidores en Twitter:

¿Cómo puedo consumir suficientes proteínas con una dieta vegana?
¿Cómo puedo hacerlo sin soja?
¿Qué puedo comer cuando viajo si sigo una dieta vegana?
¿Qué suplementos debo tomar para prevenir carencias?

Como éstas son las principales preocupaciones, abordémoslas antes de pasar a los casos concretos:

¿CÓMO CONSUMIR SUFICIENTES PROTEÍNAS CON UNA DIETA VEGANA… SIN SOJA?

Respuesta: primero debemos definir «suficiente».

Según el punto de vista de los carnívoros, los atletas de resistencia presentados en este capítulo no consumen suficientes proteínas, pero son capaces de competir a los niveles más altos en sus respectivos deportes. Y no es que se limiten a correr. Mike Mahler, un atleta de fuerza vegano muy conocido, consume 100-130 gramos diarios los días de entreno y aproximadamente 90 gramos diarios cuando no entrena. Dado su peso corporal de 89 kilos y su supuesta masa corporal magra de 80,42 kilos (10 por ciento de grasa corporal), eso equivale a un máximo de 0,73 gramos por cada 400 gramos de peso corporal magro los días de entreno y 0,51 gramos por 400 gramos de peso corporal magro los días que no entrena. El doctor John Berardi, a quien conoceremos más adelante, consume mucho más, pero adoptemos la franja de Mahler como objetivo.

¿Cómo puedes consumir suficientes proteínas si te propones tomar un mínimo de 0,5 gramos por cada 400 gramos de peso corporal magro? Para calcularlo y errar por exceso, sólo tienes que dividir tu peso corporal por la mitad (por ejemplo, 150 libras [68 kilos] —> 75 gramos de proteínas).

Un alto porcentaje de veganos recurre a la soja como principal fuente de proteínas. No lo recomiendo.

Según toda la literatura especializada que he examinado, los fitoestrógenos en la soja son peligrosos para los adultos y, en mayor medida, para los niños, incluso tomados con moderación. Los estudios han demostrado que sólo 30 gramos de soja al día (unas dos cucharadas) durante 90 días pueden alterar la función tiroidea, y eso en sujetos japoneses. Según el Servicio Federal de la Salud suizo, **100 miligramos** de isoflavonas (fitoestrógenos) son equiparables a una sola píldora anticonceptiva en términos de impacto estrogénico. ¿Cuántas píldoras anticonceptivas tomas sin darte cuenta al día?

ALIMENTOS	TOTAL DE ISOFLAVONAS (EN UNA RACIÓN DE 100 G)
Bebida de soja instantánea	109,51 mg
Granos de soja crudos (japoneses)	118,51 mg (en menos de media taza)
Tofu frito	48,35 mg (7-8 trozos pequeños)
Tempeh	43,52 mg (en menos de dos tercios de taza)
Preparado de soja infantil normal	25 mg

Una sobredosis de estrógenos no es buena para ninguno de los dos sexos, a menos que uno aspire a la esterilidad.

Así pues, ¿cómo puedes conseguirlo sin soja?

Respuesta: O bien con diversos alimentos propiamente dichos, que requieren un tiempo de preparación, o con proteína en polvo, que requiere todo un presupuesto.

Las opciones de los alimentos propiamente dichos se abordarán en los casos concretos, aunque verás que se colarán unos cuantos productos de soja. En cuanto a los suplementos, los polvos de proteínas recomendados más sistemáticamente entre los atletas veganos son:

Proteína de arroz integral y chocolate Sun Warrior (proteína de arroz)
Aislado de proteína de guisante Pure Advantage (proteína de guisante)
Plant Fusion de Nitro Fusion (proteína de arroz, guisantes y alcachofa)

También he confirmado que ninguno de éstos provoca vómitos cuando se mezcla con 1-2 cucharadas de mantequilla de almendra y agua con hielo, leche de almendras o leche de coco.

¿QUÉ PUEDO COMER COMO VEGANO CUANDO VIAJO?

Respuesta: si nos referimos a alimentos propiamente dichos, lo más sencillo es la comida mexicana o la tailandesa, igual que en la Dieta de los Carbohidratos Lentos.

Los veganos que optan por la comida mexicana deberían pedir varios acompañamientos como las judías negras (sin tocino), verduras al vapor y ración extra de guacamole (éste es un plato rico en grasas y calorías, y no debe despreciarse), comidos solos o con tortillas de maíz. Recomiendo evitar el trigo, como todos los atletas veganos de talla mundial a los que he entrevistado.

Si te ves en un aprieto y no tienes más que un McDonald's o un Pizza Hut a mano, una bolsa de más de cincuenta almendras crudas puede mantenerte durante diez horas o más hasta que encuentres algo más sustancioso. Éstas se consiguen en casi todas las gasolineras y quioscos de aeropuerto.

En el peor de los casos, plantéate sobrellevar un poco de hambre antes que incumplir las reglas.

¿QUÉ SUPLEMENTOS DEBO TOMAR?

Para disponer de un seguro básico contra graves problemas de salud, asegúrate lo siguiente:

NUTRIENTE	CANTIDAD RECOMENDADA DIARIA (USRDA)
Iodo	1.500 mcg
Lisina	12 mg / kg peso corporal
Biotina	30 mcg
Vitamina K (kimchi, chucrut, etcétera)	90 mcg mujeres, 120 mcg hombres
Creatina[13]	5 gramos al día (no USRDA)
Leche de coco (por las grasas saturadas)	Mínimo de ½ taza (no USRDA)
Aguacate (grasa y potasio)	1-2 aguacates (tazas de 150 g) (no USRDA)

13. ¿Cómo se consigue que los vegetarianos sean más listos? Dándoles creatina. En un estudio doble ciego con placebo (http://www.ncbi.nlm.nih.gov/pmc/articles/PMC1691485/?tool=pmccenrez), se administró creatina a 45 jóvenes adultos vegetarianos a diario durante seis semanas, y los investigadores llegaron a la conclusión de que «la suplementación con creatina tuvo un efecto positivo significativo ($p < 0,0001$) tanto en la memoria de trabajo (capacidad de recordar los dígitos al revés) como en la inteligencia (Matrices Progresivas Avanzadas de Raven)». No se reprodujeron estos resultados en otros estudios en los que se administraron dos gramos al día.

Mis recomendaciones adicionales:

NUTRIENTE	CANTIDAD RECOMENDADA DIARIA (USRDA)
Vitamina B-12	2,5 mcg
Ácidos grasos esenciales (aceite de Udo)	500 mg-4 g
Proteína	55 g mujeres, 65 g hombres
Calcio	1.000 mg
Hierro	18 mg mujeres, 8 mg hombres
Vitamina D	5 mcg mínimo (véase «La máquina del sexo»)
Cinc	8 mg mujeres, 11 mg hombres
Ácido fólico	400 mcg
Selenio	55 mcg
Riboflavina	1,1 mg mujeres, 1,3 mg hombres
Vitamina E	15 mg

La advertencia más importante de todas: sólo podemos identificar las carencias, y por lo tanto la suplementación, de lo que fue aislado por los científicos.

Véase la conclusión del próximo capítulo para las advertencias importantes relacionadas con esto.

Los casos concretos

En cada caso concreto, extraeré las conclusiones más destacadas e incluiré las listas de la compra semanal y, en los ejemplos de los deportistas, las comidas básicas más populares.

Marque Boseman (hombre): vegetariano
Deporte: atleta que no compite
Objetivo: pérdida de grasa con la Dieta de los Carbohidratos Lentos
Peso: 85 kg (100 kg antes de la dieta)
Estatura: 1,70 cm
Coste semanal de la comida: 60 dólares
Complejidad de la comida: baja

Scott Jurek (hombre): vegano
Deporte: corredor de ultrarresistencia de talla mundial
Objetivo: resistencia
Peso: 75 kg
Estatura: 1,88 cm
Coste semanal de la comida y los suplementos: 400-500 dólares
Complejidad de la comida: alta

Doctor John Berardi (hombre): omnívoro (probó el veganismo 28 días)
Deporte: entrenador de atletas profesionales y olímpicos, doctor en Fisiología
Objetivo: fuerza
Peso: 85 kg
Estatura: 1,75 cm
Coste semanal de la comida: 80 dólares
Coste semanal de los suplementos: 60 dólares
Complejidad de la comida: moderada

Lamentablemente los siguientes casos concretos no se han incluido en este capítulo debido a las limitaciones de espacio, pero pueden verse en www.fourhourbody.com/vegan-athletes.

Steph Davis (mujer): vegana
Deporte: escaladora en roca de talla mundial
Objetivo: resistencia
Estatura: 1,66 cm
Peso: 53 kg
Coste semanal de la comida: 60-80 dólares

Mike Mahler (hombre): vegano
Deporte: atleta de fuerza
Objetivo: fuerza y acondicionamiento metabólico
Estatura: 1,82 cm
Peso: 89 kg
Coste semanal de la comida: 100-125 dólares (y 60 dólares en suplementos)

Marque Boseman

Marque Boseman perdió 14 kilos con la Dieta de los Carbohidratos Lentos (más de seis el primer mes), sin comer carne, y desde entonces se ha pasado al veganismo.

He aquí su perfil básico:
Ingeniero de software de 35 años
Casado, con una hija, y espera un hijo
Empezó con 100 kilos y un 33 por ciento de grasa corporal
Acabó con 86 kilos y un 25 por ciento de grasa corporal

En menos de tres meses perdió 14 kilos, de los cuales 12 eran grasa.
Corría 4,83 km cuatro días por semana.
Su colesterol bajó de 220 a 160.

LA LISTA DE LA COMPRA DE MARQUE

Marque sólo gastó 60 dólares semanales en comida, y su lista requiere una compra de 10-15 minutos:

Envases grandes de clara de huevo y/o tofu/leche/polvo de proteína vegetal. Intentaba consumir unos 19 gramos de proteínas por comida.

Unas dos bolsas de alubias negras y/o garbanzos y/o lentejas. (Más baratas que en bote.)

3 4 bolsas grandes de verduras congeladas

Un tarro de mantequilla de cacahuete natural sin azúcar añadido, o frutos secos a granel (una manera fácil de complementar las grasas).

Aceite de linaza y/o aceite de oliva y/o guacamole.

Tahini (combinado con garbanzos para hacer humus, es muy bueno con las verduras).

Salsa (natural y sin azúcar. Hazla tú si tienes tiempo. Yo la echaba a los huevos cuando me aburría.)

Las cantidades exactas no son importantes, dado que los ajustes te llevarán a las cantidades precisas al llegar a la tercera semana:

Es posible que la gente se quede corta o se exceda en la compra de la primera o segunda semana, pero al llegar a la tercera, sabrá cuánto necesita.

Marque explica cómo adaptó la dúctil Dieta de los Carbohidratos Lentos:

Lo que me permitió adaptar la Dieta de los Carbohidratos Lentos al vegetarianismo fue Daily Burn (www.dailyburn.com), que me permitió seguir la cuenta de lo que comía.

Tras introducir en el programa durante varios días los alimentos que comía, advertí que las proporciones de mis nutrientes, calculadas en Daily Burn, eran de 40:30:30 (carbohidratos:proteínas:grasas). Mi mujer siempre ha sido una entusiasta de la conocida Dieta de la Zona [dieta en la que se consumen calorías procedentes de carbohidratos, proteínas y grasa en proporciones equilibradas], así que enseguida vi que mis proporciones eran idénticas a las de ella. Yo estaba alcanzando esas proporciones a diario sólo con seguir tus instrucciones, pero para las proteínas me bastaba con comer clara de huevo. Siempre y cuando redujera el consumo de carbohidratos comiendo menos alubias y verduras, para compensar los carbohidratos adicionales que consumía con los productos de soja y los lácteos, las proporciones se mantenían y seguía perdiendo peso.

En otras palabras: todas las fuentes de proteínas en tu versión original son lo que yo llamaría fuentes de proteínas «aisladas» (pechuga de pollo, pescado, etcétera), que prácticamente no contienen carbohidratos. A un vegetariano le cuesta encontrar fuentes de proteínas «aisladas» en los alimentos propiamente dichos, así que cuando adapté esta dieta al vegetarianismo, conté todos los carbohidratos presentes en los productos lácteos o de soja que tienen proteínas fiján-

dome un límite total de carbohidratos. A continuación resté de esa cantidad las verduras y las legumbres. Por cada nueve gramos de carbohidratos que recibía de una fuente de proteínas o grasa, consumía nueve gramos menos de carbohidratos procedentes de verduras o legumbres. Eso me ayudó a controlar las proporciones sin un gran esfuerzo. La solución más sencilla de este problema es evitar los lácteos y la soja por completo, cosa que hice durante casi todo el tiempo.

Cabría preguntar: ¿por qué no seguí directamente la Dieta de la Zona? No lo hice porque la dieta de los carbohidratos lentos, tal y como tú la describes, es más sencilla y no admite alimentos «menos favorables» que dan resultados menos favorables. Lo presenta todo de manera muy sencilla y es más fácil de seguir. Si tuviera que hacer una última recomendación para seguir la Dieta de los Carbohidratos Lentos como vegetariano, sería muy sencilla: consume grasas especialmente buenas. Como estás privándote de grasas de fuentes de proteínas

LAS GALLETAS PROTEÍNICAS DE VAINILLA Y NUECES DE MIKE MAHLER

Mike Mahler no es el clásico vegano.

Ha entrenado a atletas como el antiguo campeón del UFC Frank Shamrock, y es capaz de hacer con un solo brazo un press militar con una pesa rusa de 44 kilos diez veces y una arrancada con pesa rusa de 47 kilos 17 veces con cada brazo. Eso con un peso corporal magro de 89 kilos.

Él se prepara sus propias barritas de proteínas, y ésta es su receta preferida:

4 medidas de Sunwarrior Protein Powder (60 gramos de proteína y hierro de alta calidad)
2 cdas de mantequilla de almendras (proteína buena, grasa y magnesio)
1 cda de mantequilla de anacardos
3 cdas de polvo de lino (contiene omega-3 y fibra; aumenta la proporción de estrógenos buenos y malos)
1 cda de Maca (fitoesteroles, refuerzo hormonal)
¼ taza de nueces
¼ taza de bayas de Goji (con un alto contenido en vitamina A, vitamina C y hierro)
2 cdas de especias para tarta de calabaza (con muchas especias sanas)
2 cdtas de stevia
1 ½ tazas de agua

Precalentar el horno a 200°. Mezclarlo todo en un cuenco con una cuchara hasta que se forme una pasta espesa. Dividir en ocho trozos y dar forma de galletas. Colocar sobre papel de horno y hornear durante 15 minutos.

Perfil nutricional total (de las ocho galletas)
Proteínas: 79 g
Carbohidratos: 63 g
Grasa: 30 g

basadas en animales, debes complementar con aceite de linaza, aceite de oliva y frutos secos. En mi caso, bastó con 0,5-1 cucharada dos veces al día. Si no tomaba un suplemento de grasas, me sentía cansado física y mentalmente.

»Desde entonces me he vuelto vegano y he eliminado la soja por completo. En la actualidad mi principal fuente de proteínas aisladas son los polvos de proteínas de arroz y guisantes, siendo mis preferidos Plant Fusion de Nitro Fusion.

LOS PLATOS PREFERIDOS Y LOS PLATOS BÁSICOS DE MARQUE

No hay necesidad de complicar las cosas:

> *Una cosa que me ayudó mucho fue dejar de distinguir entre los alimentos para el desayuno y los alimentos para «otras comidas».*
>
> *Mi plato más frecuente consistía en huevos con salsa, alubias, a veces humus y unos cuantos frutos secos. A menudo sustituía los huevos por polvo de proteínas, la salsa por una mezcla de verduras y las nueces por aceite de linaza. Intentaba que todo fuera de lo más sencillo.*

Elige unos cuantos platos y repite. Gana lo sencillo.

Scott Jurek

Scott Jurek es un auténtico semidios en el deporte de las ultramaratones, donde se corre una distancia superior a la de una maratón. Increíblemente, ha ganado la Carrera de Resistencia del Oeste de 100 millas [160 km] siete veces seguidas, y dos veces la Ultramaratón Badwater, descrita como «la carrera más dura del mundo», y también posee el récord norteamericano por correr 24 horas, en el que registró 266,68 km, superando el récord de Rae Clark de hacía veinte años.

LISTA DE LA COMPRA DE SCOTT

Prepárate para acceder a la veta madre. El método de Scott, en el que no deja piedra sin remover, contrasta notablemente con el minimalismo de Marque.

Pedí a uno de mis investigadores incautos, Charlie Hoehn, que fuera al supermercado Whole Foods para hacer la compra conforme a esta lista y cronometrar él mismo lo que tardaba desde el momento en que entraba hasta que salía de la tienda.

Llegó a Whole Foods a las 15.38 h y salió a las 18.20, es decir, un tiempo total de **2 horas y 42 minutos**. Ésta era, naturalmente, la primera vez que hacía la expedición, y Charlie tuvo que buscar dónde se encontraba todo. Para descontar ese tiempo, le pedí que volviera a la tienda al día siguiente para repasar los lugares donde se encontraba todo y que al otro día repitiera el ejercicio.

Para el segundo cronometraje, Charlie reordenó todos los artículos de la lista en grupos basándose en las secciones de la tienda (a fin de reducir las idas y venidas), y le pidió a un amigo que lo acompañara para ir leyendo la lista y tachando los artículos. La misión de Charlie consistía en moverse a toda velocidad.

Correteando por la tienda detrás de un carrito como un niño que va de compras en una película muda, Charlie redujo el tiempo total en la tienda a **una hora**.

El coste total, al margen del tiempo, fue de **541,09 dólares**.

Algunos de los artículos (suplementos, polvos de proteínas) se emplearían durante varias semanas, de modo que también pedí a Charlie que calculara el coste semanal de estos artículos basándose en el número de raciones. Con eso se deducen 121,83 dólares, lo que nos da un nuevo total semanal de **419,26 dólares**.

A continuación verás la lista de la compra semanal de Scott, junto con los artículos de sustitución que compró Charlie (en negrita) cuando no encontró los originales en Whole Foods. Cabe señalar que esta lista es para el período de máximo entrenamiento, cuando Scott consumía 5.000-6.000 calorías al día, con aproximadamente 60-70 por ciento de carbohidratos, 20-30 por ciento de grasa y 15-20 por ciento de proteínas. Puedes saltártela sin problemas, ya que es de tres páginas:

80 g de Green Magma de Green Foods

60 cap de veg Udo's Choice Adult Probiotics de Flora Health

30 cap de veg Udo's Choice Super Bifido Plus de Flora Health (**90 caps Nature's Way Primadophilus Bifidus**)

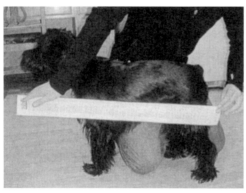

2 tazas de almendras crudas biológicas

3 tazas de dátiles crudos biológicos de The Date People (**340 g dátiles crudos biológicos de Whole Foods**)

850 g proteína de cáñamo biológica + fibra de Nutiva (**2 x 450 g proteína de cáñamo biológica Bob's Red Mill**)

14 plátanos biológicos

2 bolsas de arándanos biológicos congelados de Trader Joe's

1 bolsa de fresones biológicos congelados de Trader Joe's

1 bolsa de mango congelado en dados de Trader Joe's

1 bolsa de piña congelada en dados de Trader Joe's

1 bolsa de papaya congelada en dados de Trader Joe's (**Como no había papaya, cogí otra bolsa de mango congelado en dados; todas las bolsas de fruta son de la marca de Whole Foods**)

Esta factura de 76 centímetros representa una semana de comida en la vida del ultracorredor Scott Jurek. Aquí se compara con el schnauzer negro de Charlie, también comprado en Whole Foods.

450 gramos de polvo de algarroba biológica de Earth Circle

225 gramos de fibra triturada de coco biológico de Earth Circle (**225 g de coco triturado sin edulcorantes de Let's Do... Organic!**)

400 g de polvo de proteína de esencia de soja fermentada Jarrow.

½ taza de sal marina Celtic

¼ taza de vainilla cruda biológica en polvo

225 g de polvo de maca cruda biológica de Earth Circle

480 g de mezcla Udo's de aceites DHA de Flora Health

5 yogures de leche de coco So Delicious de Turtle Mountain

7 manzanas biológicas Pink Lady

8 naranjas de Valencia biológicas (**presentadas en una bolsa de 12**)

6 pomelos biológicos

7 peras biológicas

450 g de néctar de pita cruda

450 g de mantequilla de almendra biológica cruda preparada con una licuadora Champion (**simplemente compré una mantequilla de almendra cruda biológica de Whole Foods en lugar de prepararla con una licuadora**)

1 barra de pan de canela y pasas Ezekiel 4:9 de Food 4 Life

450 g de nueces biológicas crudas (**compré 340 g**)

1 kg de polenta biológica seca a granel

113 g de yerba mate biológica cruda a granel (**compré bolsitas de té**)

50 g de té verde biológico

7 barritas Clif C Bar

450 g de quinoa biológica a granel

450 g de arroz integral biológico

225 g de frijoles secos biológicos a granel (**compré 450 g**)

225 g de lentejas rojas secas biológicas

100 g de lentejas francesas secas biológicas

3 paquetes de tempeh

850 g de tofu crudo con nigari de Wildwood (**2 x 538 g de tofu Denver**)

450 g de patatas biológicas Yukon o rojas

2 coles rizadas de lacinato biológicas

2 manojos de rúcula biológica

1 lechuga romana biológica

4 zanahorias biológicas

2 cebollas amarillas biológicas

2 cabezas de ajo biológico

2 pimientos rojos biológicos

1 brócoli biológico

2 manojos de berzas biológicas

2 aguacates biológicos

2 jalapeños biológicos

6 tomates de pera biológicos

225 g de fideos soba biológicos de Eden Foods

450 g de fideos integrales de BioNature

1 taza de levadura nutricional a granel

225 g de Nama Shoyu biológico

170 g de pasta de miso biológico de South Mountain (**225 g de Miso Master biológico**)

450 g de aceite de oliva biológico extra virgen prensado en frío de Bariani (**480 g de aceite de oliva biológico extra virgen prensado en frío Bella**)

425 g de aceite de coco extra virgen de Nutiva

225 g de aceite de sésamo biológico no refinado de Eden Foods (**marca de Whole Foods**)

4 barras de chocolate negro biológico de distintos sabores de Dagoba

4 boniatos biológicos de tamaño medio
225 g de semillas de calabaza biológicas crudas a granel
225 g de semillas de girasol biológicas crudas a granel
110 g de semillas de cáñamo biológicas crudas a granel
½ litro de helado Coconut Bliss Vanilla Island
½ col biológica
900 gramos de Clif Electrolyte Drink in Crisp Apple **(2 x 450 g de Clif Quench Limeade)**
10 energéticos Clif Shot Gel
5 paquetes de Clif Shot Blocks

LAS COMIDAS BÁSICAS Y PREFERIDAS DE SCOTT

Desayuno o recuperación después del entreno

Batido energético de proteínas con arándanos
1 plátano fresco o congelado (pelar, cortar en trozos de cinco centímetros y congelar toda la noche en una bolsa o recipiente apto para el congelador)
½ taza de almendras dejadas en remojo previamente (ponerlas en remojo 3-4 horas o toda la noche)
1 taza de arándanos frescos o congelados
2½ tazas de agua
3 cdas de polvo de proteína de cáñamo
3 cdas de polvo de proteína vegana Green Foods
4-6 dátiles o un edulcorante natural
3 cdas de mezcla Udo's de aceites DHA
½ cdta de sal marina
½ cdta de extracto de vainilla o vainilla cruda en polvo

Pasar todos los ingredientes por una batidora hasta que quede una mezcla de consistencia cremosa. Cantidades para cuatro raciones.

Crema de anacardos y algarrobas para crudívoros
2 plátanos frescos o congelados (pelar, cortar en trozos de cinco centímetros y congelar toda la noche en una bolsa o recipiente apto para el congelador)
½ taza de anacardos dejados en remojo previamente (ponerlos en remojo 3-4 horas o toda la noche)
2½ tazas de agua
3 cdas de polvo de proteína de cáñamo
¼ cda de polvo de algarrobas
3 cdas de mezcla Udo's de aceites DHA
½ cdta de sal marina
½ cdta de vainilla en polvo

Pasar todos los ingredientes por una batidora hasta que quede una mezcla de una consistencia cremosa. Cantidades para cuatro raciones.

Pudín de la máquina verde
1 plátano
1 aguacate
2 manzanas
2 peras
3 cdas de spirulina

Quitar el corazón a las manzanas y peras (dejando la piel). Extraer el hueso y sacar la pulpa del aguacate. Pasar todos los ingredientes por una batidora de alta potencia como la Vitamix durante 1-2 minutos o hasta adquirir una consistencia muy cremosa, semejante a la de un pudín. Cantidades para cuatro raciones.

Comida

Ensalada de col rizada cruda de Dino
1 col rizada de lacinato grande o 2 manojos pequeños
1 aguacate maduro pequeño o ½ grande
½ -1 cdta de sal marina
zumo de 1-2 limones o naranjas
½ taza de semillas de calabaza crudas (puestas en remojo en agua durante 4-6 horas)
2 tomates picados
*(para dar un toque picante, opcional) una pizca de pimienta de Cayena

Lavar la col, cortarla y desechar los tallos (unos tres centímetros). Picar el resto en trozos de tres o cuatro centímetros y poner en un cuenco. Retirar el hueso del aguacate, extraer la pulpa y cortarla. Añadirla a la col junto con la sal marina y el zumo. Con una cuchara, remover los ingredientes durante cinco minutos hasta que el aguacate, la sal y el zumo formen un aliño y la col quede totalmente cubierta. Añadir el resto de los ingredientes y mezclar ligeramente. Se puede servir como ensalada de inmediato o dejar marinar durante una o dos horas a temperatura ambiente, para que la col absorba los sabores. Cantidades para 4-6 raciones.

Humus para comer sobre la marcha
3 tazas de garbanzos
3 cdas de tahini
3 cdas de tamari
3 dientes de ajo
¼ taza de zumo de limón, lima o naranja
½ cdta de comino
¼-½ taza de agua

Pasar todos los ingredientes salvo el agua por una batidora o un robot de cocina. Añadir poco a poco una pequeña cantidad de agua para que los ingredientes sigan mezclándose en la batidora o el robot, según sea necesario. Ideal con tortillas o pita y adornado con aceitunas de Kalamata al detenerse a comer a un lado del sendero en medio de un largo recorrido. Para un sándwich delicioso, añadir rodajas de pimiento rojo, tomate y un surtido de lechuga variada. Cantidades para 4-6 raciones.

Cena

Cena 1: Boniatos de Scott, verduras verdes con ajo y tempeh

Boniatos
4 boniatos, cortados en trozos grandes
1 cda de aceite de oliva o de colza
1½ cdta de sal marina
1 cdta de paprika
1 cdta de romero

Precalentar el horno a 200º. Mezclar los boniatos con el aceite y los condimentos. Disponer sobre una hoja de papel para hornear antiadherente. Hornear durante 20-30 minutos, hasta que los boniatos estén cocidos y ligeramente dorados.

Verduras con ajo
1 cda de aceite de oliva
2 dientes de ajo picados
1 chile jalapeño, sin semillas y picado (opcional)
1 manojo de col rizada, berza o acelga, sin los tallos y cortada en trozos grandes
½ cdta de sal marina o tamari

Precalentar la sartén con el aceite de oliva. Saltear el ajo y el chile durante 1-2 minutos. Añadir la verdura y la sal. Saltear 5-8 minutos. Cantidades para 4 raciones. **Calorías por ración: 230, carbohidratos: 38 g, proteínas: 4 g, grasas: 7 g**

Tempeh de lima y tamari
350-500 g de tempeh
½ cda de aceite de oliva
zumo de limón o lima
1-2 cdas de shoyu o 2 cdas de miso mezclado con ¼ taza de agua

Precalentar a fuego medio bajo una sartén grande con el aceite. Cortar el tempeh en tiras de 3 o 6 cm y echarlo a la sartén. Saltear durante 5-8 minutos por cada lado o hasta que quede ligeramente dorado. Bajar el fuego al mínimo o apagarlo, exprimir el zumo de la lima sobre el tempeh y echar el tamari o shoyu, dejando que se mezclen los sabores durante 2-5 minutos.

Cena 2: tacos de tempeh

   ½ cebolla mediana picada

   3 dientes de ajo picados

   1 chile jalapeño picado

   2 cdas de aceite de oliva

   2 paquetes de 300 g de tempeh, cortado en tacos de 6 cm

   4 cdas de condimentos mexicanos

   1 cdta de sal

   1 taza de agua

   ¼ taza de cilantro picado

   12 tortillas [mexicanas] de maíz o integrales

Como guarnición, se puede añadir cualquier combinación de tomates, aguacates, lechuga romana, cilantro, pimentón y chili jalapeño.

Saltear la cebolla, el ajo y el chili jalapeño en aceite de oliva hasta que se hayan ablandado. Añadir los tacos de tempeh y seguir salteando otros dos minutos. Echar los condimentos, la sal y el agua. Cocer la mezcla 10-25 minutos hasta que se haya evaporado el líquido y quede una salsa espesa. Antes de servir, añadir cilantro y remover.

Calentar las tortillas en una plancha o, envueltas en papel de aluminio, en el horno. Rellenar cada tortilla con 2-3 cdas de la mezcla de tempeh y las guarniciones elegidas. Cantidades para 4 raciones.

Así pues, ¿cómo se adapta un omnívoro cuando intenta pasar a una DBPV? Para eso están el próximo capítulo y el doctor John Berardi. También ahí analizaremos los peligros de las DBPV y mis conclusiones.

HERRAMIENTAS Y TRUCOS

¡Ninguno! Tendrás que leer el próximo capítulo para conocerlos.

LA MÁQUINA SIN CARNE II
Un experimento de 28 días

John Berardi está especializado en ejercicio y bioquímica nutricional. Ha publicado estudios sobre temas que van desde los suplementos basados en vegetales y probióticos, hasta los efectos del ejercicio en la necesidad de proteínas.

A través de su empresa, Precision Nutrition, ha asesorado a más de 50.000 clientes en más de cien países. En los últimos dos Juegos Olímpicos de invierno, los deportistas del doctor Berardi han ganado más de veinte medallas, y ha sido asesor de equipos entre los que se incluyen los Browns de Cleveland, los Maple Leafs de Toronto, los Longhorns de Texas y los equipos olímpicos de esquí de Canadá.

Entre los deportistas individuales a quienes ha asesorado se cuentan:

Georges St. Pierre, campeón de peso wélter del UFC
Chandra Crawford, medalla de oro olímpica de esquí de fondo en 2006
Jon Montgomery, medalla de oro olímpica de skeleton en 2010
Jane Rumball, campeona mundial de remo en 2006
Steve Holcomb y Steve Messler, medallas de oro olímpicas de bobsleigh en 2010
Dede Griesbauer, ganador de la Ironman de Brasil en 2009

Berardi es, por otro lado, un carnívoro que decidió seguir una dieta casi al ciento por ciento vegana durante 28 días (desde el 12 de enero hasta el 8 de febrero de 2009) e intentar adquirir peso muscular al mismo tiempo.

Muchos creyeron que el experimento fracasaría, y…

Salió bien.

Ganó 3,15 kg: 2,2 kg de masa corporal magra y 950 gramos de grasa.

Lo elegante es eficaz

John consumió las mismas comidas cada día durante 30 días.

ANTES DEL DESAYUNO

5 comprimidos de BCAA (Biotest: total 5 g)

2 cápsulas de resveratrol (Biotest)

1 multivitamina (Genuine Health)

1 comprimido de vitamina D (Webber Naturals: total 1.000 UI)

1 porción de B-12 sublingual (Webber Naturals: total 1.000 mcg)

DESAYUNO

3 huevos enteros con una loncha de queso (esto fue una excepción, y se comentará más adelante)

2 rebanadas de pan de grano germinado

1 taza de verduras

500 ml de agua

1 taza de té verde

1 cda de Omega Vega de Lorna Vanderhaeghe (proporciona unos 150 mg de DHA)

TENTEMPIÉ 1

2 tazas de granola preparada en casa (incluye semillas de calabaza, coco sin edulcorantes, copos de avena integrales, almendras, nueces, anacardos, pistachos y fruta desecada)

1 cda de miel

1 taza de leche de soja sin edulcorantes (marca So Nice ®)[14]

COMIDA

½ taza de humus casero

2 tortillas mexicanas de harina integral

1 taza de verduras

½ taza de mezcla de alubias (no en bote)

1 boniato rociado de canela

TENTEMPIÉ 2

2 tazas de granola preparada en casa (incluye semillas de calabaza, coco sin edulcorantes, copos de avena integrales, almendras, nueces, anacardos, pistachos y fruta desecada).

1 cda de miel

1 taza de leche de soja sin edulcorantes

---

14. Berardi insistió en que si repitiera el experimento, tomaría leche de almendras sin edulcorantes en lugar de leche de soja.

BEBIDA PARA EL ENTRENO

2 cdas de BCAA (Xtreme Formulations: total 14 g)
2 raciones de carbohidratos (Avant Labs: total 22 g)
1.000 ml de agua

DESPUÉS DEL ENTRENO

1 taza de mezcla de alubias
1 taza de quinoa (medida antes de cocerla)
2 tazas de verduras
2 dientes de ajo
1 cda de aceite de oliva
1 cda de aceite de linaza con ajo y chili de Jarrow Formulas (Omega Nutrition)
1 cda de curry en polvo
1 multivitamina (Genuine Health)
1 comprimido de vitamina D (Webber Naturals: total 1.000 UI)

TENTEMPIÉ ANTES DE IRSE A DORMIR

2 medidas de proteína (Genuine Health Vegan)
1 cda de fitonutrientes (Genuine Health Perfect Skin)
1 puñado de nueces crudas
1 sándwich de mantequilla de cacahuete y miel con una rebanada de pan de grano germinado

Cuando los científicos se convierten en conejillos de Indias

Como científico experimentado, John pudo señalar y explicar lo que no era evidente, tanto fisiológica como logísticamente.

En primer lugar, un ejemplo fisiológico: los efectos secundarios de la fibra y la lectina.

Los planes para comidas vegetarianas altas en calorías son difíciles de digerir. Las dietas con abundantes alimentos vegetales contienen mucha fibra y lectinas. La fibra es buena en cantidades adecuadas, pero cuando se consume en exceso, dificulta la digestión y la absorción de otros nutrientes. También altera el estómago, produciendo diarrea, gases e hinchazón.

Asimismo, las lectinas pueden ser problemáticas por sí mismas. Mucha gente no tolera la lectina, y su consumo causa síntomas parecidos a la intolerancia a la lactosa: hinchazón excesiva, flatulencia y diarrea. De hecho, cuando seguí mi dieta basada en vegetales, al final del día la circunferencia de mi cintura, que mide 81 cm cuando me levanto, llegaba a hincharse hasta alcanzar los 106 cm. No es muy atractivo, y resulta muy incómodo.

En segundo lugar, un ejemplo logístico: la importancia de acumular preparados alimenticios y de preparar ciertas comidas a granel con unos días o una semana de antelación. De ese modo se previene caer en la comida vegetariana basura:

Una vez realizada la compra y ya de vuelta en casa, hacía dos cosas de inmediato:

Primero, preparaba la granola y comía un gran tazón.

A continuación, ponía en remojo las alubias. Poniendo las alubias en remojo durante doce horas con un poco de levadura, se puede reducir de verdad el... ejem... el efecto gaseoso de esas puñeteras. Además, este truco ayuda a eliminar algunos de los antinutrientes presentes en las alubias.[15]

Unas 12 horas más tarde hervía en dos grandes ollas las legumbres puestas en remojo. Una olla contenía una mezcla de alubias blancas, frijoles y garbanzos, junto con lentejas rojas y verdes; la otra sólo garbanzos. Mientras se cocían las legumbres, picaba pimientos verdes, pimientos rojos, brócoli, coliflor, tirabeques y judías verdes para toda la semana. Así no podía saltarme una comida usando como excusa que tenía que picar la verdura.

Guardaba la mezcla de alubias en la nevera y a continuación los garbanzos se convertían en un humus casero que ponía, junto con la verdura ya picada, a buen recaudo.

Preguntas al doctor Berardi

¿CUÁL ERA EL DESGLOSE DIARIO DE MACRONUTRIENTES EN ESTA DIETA?

kcal [aproximadamente lo mismo que Scott Jurek cuando entrenaba]
247 g de grasa (38 % del aporte calórico total)
68 g saturadas
64,5 g poliinsaturadas
92 g monoinsaturadas
653,7 g de carbohidratos (46 % del aporte calórico total)
112 g de fibra
246 g de proteínas (16 % del aporte calórico total)

«Incluso con un alto aporte calórico, sin suplementos de B-12 y vitamina D, me habría quedado corto en la CRD [cantidad recomendada diaria] para los dos nutrientes. Con los suplementos, estaba más que cubierto.»

¿CUÁNTO GASTABAS EN COMIDA POR SEMANA?

«Durante el experimento basado en vegetales, gastaba unos 80 dólares en comida por semana. Eso es unos 20 o 30 dólares menos de lo normal (es decir, cuando sigo una dieta más variada que incluye alimentos animales).»

---

15. Ése es otro problema de comer una gran cantidad de verduras crudas: los «antinutrientes». Los antinutrientes se llaman así porque impiden la absorción de otros nutrientes, a menudo minerales esenciales. Un ejemplo es el ácido fítico (impide la absorción del calcio, el cinc y el cobre), o los inhibidores de la tripsina, así como nuestras amigas las lectinas, las de la hinchazón, que actúan como inhibidoras de enzimas y dificultan la digestión. Ésa es una de las razones por las que los veganos pueden comer grandes cantidades de todo y aún así padecer carencias nutritivas.

¿CUÁNTO CALCULARÍAS QUE GASTAS EN SUPLEMENTOS POR SEMANA (CONSIDERANDO QUE PODRÍAS TENER QUE DIVIDIR ALGUNOS COSTES, YA QUE UN FRASCO DURA BASTANTE)?

«Durante el experimento, gastaba unos 60 dólares semanales en suplementos (BCAA, resveratrol, multivitaminas, D, B-12, proteínas, fitonutrientes, DHA, bebida energética). Es decir, unos 20 o 30 dólares más de lo que gastaría normalmente en suplementos.

»Eso significa que, combinando los costes de comida y suplementos, en total gastaba la misma cantidad que cuando incluyo productos animales.»

¿QUÉ CREES QUE HABRÍA PASADO SI NO HUBIESES COMIDO HUEVOS?

«Los mismos resultados exactos, creo.»

SI HUBIESES SEGUIDO LA MISMA DIETA BASADA EN VEGETALES DURANTE SEIS MESES, ¿QUÉ CREES QUE HABRÍA PASADO?

«Habría seguido ganando peso, eso seguro.

»Sin embargo creo que habría tenido graves problemas digestivos. Muchos expertos creen que comer continuamente alimentos que someten el índice glucémico a un estado de tensión puede producir una inflamación intestinal crónica, el "síndrome del intestino permeable", así como toda una serie de problemas autoinmunológicos.»

LOS VEGANOS HABLAN DE COMBINAR ALIMENTOS PARA OBTENER PROTEÍNAS ENTERAS: ARROZ CON ALUBIAS, POR EJEMPLO, O LEGUMBRES CON SEMILLAS O FRUTOS SECOS. ¿QUÉ OPINAS AL RESPECTO?

«La investigación está demostrando que, para prevenir la desnutrición proteínica, no es necesario combinar alimentos. Más bien, si se consumen todos los aminoácidos esenciales en un solo día, no hay ningún problema.

»Sin embargo, desde el punto de vista de la optimización y el rendimiento deportivo, creo que habría que consumir un complemento íntegro de aminoácidos en cada comida. Existen datos que apoyan que hay una "fotocopia de aminos" en el cerebro que percibe los aminoácidos en sangre. Y si consumimos proteínas incompletas, el cuerpo libera los aminoácidos que faltan y que están contenidos en los músculos para mantener el equilibrio con los aminoácidos en sangre... Resulta difícil desarrollar musculatura o recuperarse de un entrenamiento como es debido, si tu dieta desencadena una secuencia catabólica en el músculo.»

¿ES POSIBLE SER VEGANO A LARGO PLAZO COMIENDO SÓLO ALIMENTOS PROPIAMENTE DICHOS Y SIN AÑADIR UN SUPLEMENTO DE PROTEÍNAS?

«Sí, sin suplementos de proteínas es totalmente posible, pero cuesta mucho más. Y sin asesoramiento, es poco probable que la gente lo haga bien si lo que pretende es desarrollar masa muscular o un rendimiento deportivo de alto nivel.

»Pero es posible.»

¿CUÁLES SON LOS ERRORES MÁS HABITUALES QUE COMETEN LOS AUTODENOMINADOS «VEGETARIANOS»?

«**Abandonar los alimentos animales sin más.** El peor error que podría cometer cualquier aspirante a vegano es dejar de comer carne sin más. En ese caso su elección de un estilo de vida no es positivo, sino que tiene que ver con la negación.[16] En lugar de eso, la gente debería centrarse en lo que comerá en mayor cantidad. En otras palabras, un auténtico plan de comidas vegetarianas se basa en comer sobre todo o únicamente comidas procedentes de plantas: fruta, verdura, granos no procesados, legumbres, etcétera. No se trata simplemente de evitar la carne y atiborrarse de comida basura sometida a procesos industriales. Y eso es algo que hacen muchos vegetarianos. Centrándose sólo en lo que abandonan, no desarrollan un plan para obtener suficientes calorías, suficientes proteínas y suficiente macronutrición, y asegurar así una transición fácil hacia el vegetarianismo.

»**Consumir lácteos como única fuente de proteínas.** Muchos ovolacto-vegetarianos recurren a los lácteos para satisfacer todas las necesidades de proteínas cuando abandonan la carne. Eso puede ser un gran error por varias razones. En primer lugar, la intolerancia a la lactosa y la alergia a las proteínas de la leche son bastante frecuentes, más de lo que la gente se piensa. En segundo lugar, casi toda la leche comprada en tiendas y los productos lácteos contienen hormonas y residuos de antibióticos, y en la actualidad se está demostrando que éstos tienen un impacto negativo en la salud humana. Por supuesto, en dosis pequeñas (es decir, una taza de lácteos diaria), esto no supone un problema salvo en las personas muy sensibles, pero el consumo de lácteos varias veces al día puede causar graves trastornos.

»**No tomar suplementos.** Como se ha mencionado antes, si uno elimina grupos alimenticios enteros de su menú, está condenado a crear deficiencias dietéticas si no se anda con cuidado. Así que se deben tomar suplementos, y conozco a pocos deportistas vegetarianos que sepan lo que deben hacer en ese ámbito.

»Utiliza los suplementos de mi menú diario como guía básica. Puede que te parezca una lista bastante larga de nutrientes para llevar la cuenta de todos, y lo es. Pero si vas a optar por el estilo de vida de un vegetariano o vegano, debes aceptar las responsabilidades que eso conlleva. De lo contrario, actuarás con negligencia y pueden aguardarte problemas de salud en el futuro.»

¿A QUÉ CONCLUSIÓN HAS LLEGADO DESPUÉS DE ESTA EXPERIENCIA?

«He llegado a la conclusión de que el vegetarianismo puede ir bien, pero suele requerir la ayuda de un asesor en nutrición competente. Si se hace como es debido, el vegetarianismo puede ser satisfactorio, sano y potenciador del rendimiento.

»Dicho esto, también he llegado a la conclusión de que el vegetarianismo es un auténtico reto para las personas corrientes. Sin una planificación meticulosa y un asesoramiento nutricional, la mayoría de nosotros estamos condenados a una pérdida de masa muscular, a un rendimiento insuficiente y a una serie de carencias nutricionales, desde leves hasta graves.

---

16. Scott Jurek está de acuerdo: «Intento conseguir que la gente piense en lo que como, en lugar de lo que no como, porque yo lo veo así.»

»No es un cambio que deba tomarse a la ligera, y la mayoría de la gente no tiene la disciplina necesaria para evitar desviaciones y atajos que con el tiempo tendrán graves consecuencias.»

La carne contra los vegetales: salvar la escisión

Algunos de los seguidores carnívoros de John se enfurecieron por su experimento de 28 días, y uno de ellos llegó al extremo de mandarle por FedEx un solomillo de ternera alimentada con pastos, embalado en hielo seco. Los carnívoros pueden tomarse el vegetarianismo de una manera muy personal.

En el bando contrario, los veganos a ultranza arremetieron contra él por hacer concesiones en ciertas áreas y no ser vegano al ciento por ciento. Abundaron las cartas con insultos y amenazas.

Como siempre, los extremistas tanto de un bando como del otro no habían captado la idea.

Era un experimento, no una declaración moral, y los puristas de las dos facciones tenían que aprender lecciones importantes.

Para los veganos militantes, la principal lección es que los omnívoros pueden pasar rápidamente a una DBPV casi vegana si se permiten ciertas licencias con las proteínas (como comer dos o tres huevos al día). Si no se permiten esas concesiones, pueden tardar meses en saltar el abismo y, en la mayoría de los casos, no lo harán nunca.

Para los omnívoros y los carnívoros, los beneficios de plantearse una dieta vegana son múltiples, aun cuando sólo sea un experimento en la imaginación: «Si no pudiese comer ningún producto animal durante 28 días, ¿qué comería?»

John resume unos cuantos ámbitos en que los veganos que se alimentan debidamente (la minoría organizada e informada) tienen ventaja sobre el 99 por ciento de los carnívoros:

«Los veganos que se alimentan debidamente tienden a comer más alimentos propiamente dichos, naturales, de producción local y no sometidos a procesos industriales, que la mayoría de los omnívoros. Eso significa cosas como los frutos secos y las semillas crudas, los granos integrales como la quinoa y el amaranto, y un sinfín de fruta y verduras de cultivo local. Sólo comen eso, así que se aseguran de que lo hacen bien.

»Hablando como omnívoro, en nuestro afán por llenar un tercio del plato con carne animal, a veces no nos acordamos de pensar en aquello con lo que deberían llenarse los otros dos tercios. Y eso puede ser un error enorme, que dilata la tripa y degrada la salud.

»Los veganos que se alimentan debidamente también tienden a dedicar más tiempo a averiguar la procedencia de su comida. En otras palabras, se preocupan por saber qué alimentos proceden de qué partes del mundo, cuál es la temporada de determinados alimentos, y cuáles son los mejores métodos para producir la comida más sana.

»Esto no sólo es sano y beneficioso para el medio ambiente, sino que también es algo actual y muy interesante de conocer.»

ALIMENTOS CRUDOS Y LOS GATOS DE POTTENGER: ¿UNA PANACEA O CIENCIA MAL INTERPRETADA?

Cuando Francis M. Pottenger hijo se licenció de la Facultad de Medicina en 1932, dedicó los diez años siguientes al estudio de los gatos. Al estudio de 900 gatos durante tres generaciones, para ser exactos. A menudo los crudívoros citan los experimentos de Pottenger como prueba de la superioridad de la comida cruda.

Experimento 1: La carne cruda frente a la carne cocida. Pottenger alimentó a un grupo de gatos con dos tercios de carne cruda, un tercio de leche cruda, o sin pasteurizar, y aceite de hígado de bacalao. A un segundo grupo dio dos tercios de carne cocida, un tercio de leche cruda y aceite de hígado de bacalao. Los gatos alimentados con carne cruda estaban, desde todos los puntos de vista, normales y sanos. Los gatos alimentados con carne cocida tuvieron crías que padecían deformidades en el esqueleto, problemas cardíacos, problemas en la vista, múltiples infecciones, irritabilidad, alergias, partos difíciles e incluso parálisis. Huy huy huy.

Experimento 2: La leche cruda frente a la leche cocida. Esta vez Pottenger trabajó con cuatro grupos de gatos. El primer grupo recibió dos tercios de leche cruda, un tercio de carne cruda y aceite de hígado de bacalao. Los otros tres grupos recibieron cada uno dos tercios de leche pasteurizada, dos tercios de leche evaporada y dos tercios de leche condensada edulcorada en lugar de leche cruda. Pottenger observó la misma pauta de gatos felices y sanos en los alimentados con leche cruda, y toda clase de anomalías en los otros dos grupos, yendo éstas a peor conforme la leche se sometía a más procesos.

A partir de estos experimentos, Pottenger concluyó que «los elementos en los alimentos crudos que activan y apoyan el crecimiento y el desarrollo en los jóvenes se ven fácilmente alterados y destruidos por los procesos de calor». Eso lo llevó a extrapolar que los humanos sufren las mismas carencias nutricionales que causan más problemas de desarrollo a medida que avanzan las generaciones: «los procesos de enlatado, envasado, pasteurización y homogeneización: todo contribuye al desmoronamiento hereditario».

Hummm. Esto suena a un argumento persuasivo, que da miedo. Pero hay algo que Pottinger ignoraba cuando afirmó esto: los gatos necesitan taurina.

La taurina es un componente del ácido biliar que los gatos, a diferencia de los humanos, no pueden sintetizar por sí mismos. Interviene en la digestión y es un suplemento incluido en la comida industrial para gatos. Los gatos con carencias de taurina padecen problemas en la vista, cardíacos y de desarrollo. ¿Esto te suena de algo? Y adivina qué más pasa. La taurina se desactiva con el calor. Eso significa que las dietas de Pottenger con carne y leche cocidas debían de ser deficientes en taurina.

Otro factor que debe tenerse en cuenta: los gatos son carnívoros, los humanos son omnívoros. Es como comparar las naranjas con las manzanas, dado que tenemos necesidades nutricionales distintas. Un modelo animal más adecuado para los humanos serían los ratones, o las ratas, o los primates. Sin poner en duda el nivel del control del estudio de Pottenger, desde un punto de vista científico no tiene sentido aplicar sus descubrimientos con los gatos directamente a los humanos.

Pero volvamos al quid de la cuestión: ¿deberían los humanos comer alimentos crudos o alimentos cocidos? Todo depende. He aquí unos ejemplos, cada uno apoyado con bibliografía científica:

ALIMENTOS	¿COCIDOS O CRUDOS?	PAUTAS
Judías blancas	Cocidas	Ponlas en remojo o cuécelas tú mismo, o bien cómpralas en bote
Brócoli	Crudo	Cómelo a mordiscos
Zanahorias	Cocidas	Al vapor y en puré
Atún	Crudo	Cerciórate de que es atún de calidad apta para sushi
Amaranto (grano)	Cocido	Echar en agua y hervir al menos diez minutos
Ternera	Cocida	Freír en una sartén en lugar de hacerla en el microondas
Verduras	En zumos	Los zumos de verduras poseen una mayor cantidad de nutrientes biodisponibles en comparación con las verduras crudas o cocidas para las pacientes con cáncer de mama
Mejillones	Crudos	Comer directamente de la concha
Tomates	Cocidos	Preparar con aceite de oliva
Frijoles chinos	Cocidos	Germinar primero, cocer después
Coliflor, repollo, coles de Bruselas, col rizada	Cocidos	Al vapor hasta que estén tiernas
Pan	Cocido (obviamente)	Quitar la corteza para evitar la exposición a la acrilamida

Por supuesto, puedes comer todos los alimentos crudos que te vengan en gana, o ser vegano, o eliminar el gluten, o comer unos cuantos gatos (recomiendo fajitas). Pero asegúrate de que haces los deberes. No confundas la ideología con la buena ciencia. Echa un buen vistazo a la investigación disponible (aplicable a los humanos) para poder tomar una decisión con pleno conocimiento de causa.

Al fin y al cabo, se trata de tu cuerpo.

La regla de Darwin: come por la fertilidad

Así que, si el vegetarianismo es posible, ¿por qué no soy vegetariano en el sentido corriente del término?

Dar una imagen parcial de los beneficios sería una irresponsabilidad, así que permíteme explicar las razones:

1. He sido incapaz de encontrar una sola población indígena que haya prosperado con una dieta DBPV al ciento por ciento, incluso después de pedir a mis más de cien mil seguidores de Twitter que me ayudaran a hallar una. Es fácil encontrar un consumo bajo en productos animales, pero incluso los famosos jainistas de la India son, con raras excepciones, ovolacto-vegetarianos. El doctor Weston Price (véase «La máquina del sexo II») y otros tampoco pudieron encontrar una cultura indígena vegana en sus búsquedas antropológicas.

2. Nuestros parientes más cercanos, los chimpancés, son carnívoros ocasionalmente, y los humanos producimos la enzima elastasa, encargada de la degradación del tejido conectivo para la digestión.

Hay, a ambos lados de la barrera, acalorados debates sobre la biología evolutiva y datos contradictorios, pero la experiencia que me llevó a decantarme hacia un lado fue empírica:

3. Mientras investigaba y hacía entrevistas para este libro, me topé con docenas de antiguas veganas y futuras madres que abortaron una y otra vez hasta que reintrodujeron los alimentos animales en sus dietas, tras lo cual se quedaron embarazadas en cuestión de semanas.

A partir de lo anterior y de mis propios experimentos, he llegado a la conclusión de que es necesario consumir algún tipo de alimento animal para conseguir una producción de hormonas adecuada. Esto podría deberse a la cadena más larga de ácidos grasos, grasas saturadas, colesterol, vitaminas liposolubles, o (lo más probable) una combinación de elementos interdependientes, algunos de los cuales ni siquiera hemos identificado. También es posible que los alimentos vegetarianos más comunes causen problemas, tanto la soja como el gluten. En cualquier caso, es significativo que hay cinco veces más probabilidades de que los niños nacidos con hipospadia (cuando la abertura de la uretra está en la parte inferior del pene en lugar de estar en la punta) tengan madres vegetarianas que madres omnívoras. El doctor Richard Sharpe, director del Centro de Investigación Médica de Biología Reproductora de Edimburgo, Escocia, se hace eco de mi conclusión sobre la soja:

He visto varios estudios que muestran los efectos de la soja en las hembras animales. Hasta que no esté seguro de que no tiene ese mismo efecto en los humanos, no daré soja a mis hijos.

La alimentación es un asunto complejo y los humanos estamos demasiado seguros de nosotros mismos.

Veamos los antioxidantes que hemos identificado hasta la fecha en el tomillo corriente, como enumeró Michael Pollan en un artículo del *New York Times Magazine*:

4-terpineol, alanina, anetol, apigenina, ácido ascórbico, beta-caroteno, ácido cafeico, canfeno, carvacrol, ácido clorogénico, eriodictiol, eugenol, ácido ferúlico, ácido gálico, ácido isoclorogénico gamma-terpineno, isoeugenol, isotimonina, kaempferol, ácido labiático, ácido láurico, acetato de linalila, luteolino, metionina, mirceno, ácido mirístico, naringenina, ácido oleanólico, ácido p-coumórico, ácido p-hidroxi-benzoico, ácido palmítico, ácido rosmarínico, selenio, tanino, timol, triptófano, ácido ursólico, ácido vainíllico.

Y eso sólo el tomillo.

Así que ya lo sabemos todo, ¿eh? Pues yo opino: ni por asomo. Pollan presentó la lista para afirmar lo mismo:

También es importante recordar que aquello que la ciencia reduccionista es capaz de percibir en la medida necesaria para aislarlo y estudiarlo está sujeto a cambios, y que tenemos una tendencia a suponer que lo que podemos ver es lo único que hay por ver. Cuando William Prout aisló los tres grandes macronutrientes, los científicos creyeron que ya entendían los alimentos y lo que el cuerpo necesita de ellos; cuando unas décadas después se aislaron las vitaminas, los científicos pensaron: vale, ahora entendemos de verdad los alimentos y lo que necesita el cuerpo para estar sano; hoy son los polifenoles y los carotenoides lo que parece esencial. Pero ¿quién sabe qué más está pasando en el fondo del alma de una zanahoria?

No olvides nunca:

1. Sólo podemos determinar las carencias de aquello que hemos aislado.
2. Extraer los nutrientes aislados de alimentos propiamente dichos puede producir efectos secundarios impredecibles.

El escorbuto fue un misterio durante miles de años. Hasta 1932 los científicos no aislaron la vitamina C y determinaron la relación entre los dos.

Mucho después, cuando el betacaroteno se convirtió en los medios en una molécula milagrosa, adoptamos una actitud más proactiva y empezamos a tomar suplementos. Más vale prevenir que curar, ¿no? Por desgracia, descubrimos, tomar betacaroteno únicamente por medio de suplementos puede causar problemas. Entre otras cosas, puede bloquear la absorción de otros carotenoides beneficiosos y aumentar el riesgo de cáncer de próstata y hemorragias intracerebrales. Se absorbe mejor combinado con sus parientes más cercanos en alimentos propiamente dichos, en proporciones que vienen dadas de manera natural.

Se producirán errores y descubrimientos parecidos en los años venideros.

En los casos en que encuentre una población indígena que haya vivido sin un grupo alimentario durante miles de años (sin fruta, por ejemplo, cosa que es fácil), no me preocupo mucho si excluyo dicho grupo. Si no encuentro un grupo así, diría que nuestra ciencia no se ha puesto al día respecto al darwinismo.

Tened cuidado, comedores.

Mi directriz general, lo que llamo la «Regla de Darwin», es sencilla: come para conseguir una fertilidad óptima y todo lo demás encajará solo.

Asimismo, si comes para conseguir una fertilidad óptima, tendrás un rendimiento deportivo de alto nivel y lo que la mayoría de la gente define como una salud óptima. Al margen de la dieta que elijas, te recomiendo que te sometas a las siguientes pruebas, como mínimo, cada seis meses. Si eliminas los alimentos animales por completo, te aconsejo que te las hagas cada tres meses.

Todas estas pruebas son lo bastante comunes como para que, en teoría, pueda pedírtelas tu médico de cabecera o de atención primaria. En muchos casos las cubre el seguro privado, pero debes estar dispuesto a adelantar el pago si es necesario. Si decides ser vegano, no es aquí donde debes abaratar los costes. Algunos médicos de atención primaria no se sentirán cómodos pidiendo las pruebas ginecológicas más complejas y te enviarán a un ginecólogo u obstetra. Eso da igual: tú simplemente hazlas.

No necesitas saber qué significan los resultados de todas ellas, sólo necesitas foto copiarlas y mantener una conversación con tu médico.[17]

Análisis de semen (incluye el volumen, que debería ser >1,5 ml; concentración/re-cuento >20 millones/ml; motilidad >40 %; morfología >30 % normal según los criterios de la OMS)
Testosterona (total y libre)
Estradiol
Hormona luteinizante (HL)
Hormona folicoestimulante (HFE) (analiza el funcionamiento del hipotálamo)
Prolactina (nivel pituitario)
Colesterol total (160-200)
AST (20-30)
ALT (20-30)

Las mujeres deben realizar las siguientes pruebas:

Estradiol
Hormona luteinizante (HL)
Hormona folicoestimulante (HFE) (analiza el funcionamiento del hipotálamo)
Prolactina (nivel pituitario)
Colesterol total (160-200)
AST (20-30)
ALT (20-30)
FSH y E2 del tercer día (estradiol), análisis de sangre (analiza la reserva ovárica; el médico también puede hacer un recuento de los folículos antrales con una ecografía y/o analizar la hormona antimulleriana en la sangre)

Éstas son las pruebas básicas. A las mujeres puede valerles la pena examinar las cosas un poco más detenidamente:

1. Puede que parezca obvio, pero una mujer primero debe tener la menstruación para saber si está ovulando. Para ello, es importante que no tome contraceptivos orales. Por desgracia, algunos médicos recetan la «píldora» a vegetarianas para provocar la menstruación, lo que no es más que disfrazar los síntomas en lugar de abordar la causa del problema. **Haz un análisis de orina sin volante médico para determinar la HL,** empezando aproximadamente el noveno día (en la mayoría de las mujeres el nivel más alto de la HL y la posterior ovulación 24-36 horas después tienen lugar durante los días 12-15). Para el análisis de la HL es mucho más fácil emplear tiras de orina que tomar la temperatura basal y esperar un aumento de la temperatura después de la ovulación.

---

17. Deseo dar las gracias especialmente al doctor Nassim Assefi, miembro de TED e internista especializado en la salud de la mujer y medicina global, por su ayuda en esta sección sobre las pruebas. Añadí varias que no suelen incluirse en las pruebas de fertilidad, como el colesterol total y las enzimas hepáticas.

2. Examinar el útero y las trompas de Falopio: hazte un **histerosalpingograma (HSG)** (toma de imagen con un medio de contraste en el cuello uterino) y/o una sonohisterografía salina (la primera prueba es mejor).

3. Para examinar la fase lútea, hazte un **análisis de progesterona «combinado»** durante la fase lútea entre 5-9 días después del nivel más alto de la HL, durante tres días en la segunda mitad del ciclo. Determina la media de progesterona.

De todo esto se deduce:

No es pecado que un vegano se plantee el consumo de alimentos animales una vez por semana, si eso significa que va a estar más sano y podrá convertir a otros a una dieta parecida. Lo ideal, por supuesto, es encontrar una manera de alimentarse con visión de futuro tanto a nivel personal como global. El error está en buscar lo segundo y hacer caso omiso de lo primero.

Incluso Dave Scott, *El Hombre*, ganador en seis ocasiones del Triatlón Ironman de Hawái y famoso atleta vegetariano, volvió a comer carne después de competir durante años siguiendo una dieta 99 por ciento DBPV. Aunque no ha comido carne roja desde hace 33 años, ahora consume pescado, pollo y pavo.

> *La ironía de todo esto es que cuando volví a comer pollo y pescado, estaba mucho más delgado y me sentía mucho más fuerte. Es decir, me encontraba en mejor forma en la cuarentena comiendo carne de lo que estuve con una dieta basada estrictamente en alimentos vegetales... Cuando competí en la Ironman del 94, sentí que mi fuerza, mi capacidad de recuperación y mi resistencia muscular estaban mejor que nunca.*

Sólo porque no quieras tener hijos ahora no es razón para crear trastornos hormonales que pueden afectar desde la cognición hasta la función sexual. He visto demasiadas vidas alteradas a causa de problemas hormonales inducidos por dietas. Piensa en el futuro.

Para mi historia personal, véase «La máquina del sexo I. Las aventuras para triplicar la testosterona».

Te deseo suerte y haz los deberes. Eso que hay ahí fuera puede ser una selva confusa, pero hay maneras de simplificar las cosas. Espero que mi progresión en cinco pasos explicada en el último capítulo te ayude a mejorarte a ti y al mundo que te rodea, yendo de una alimentación consciente a otra.

Los cambios pequeños cuentan.

HERRAMIENTAS Y TRUCOS

The Good Guide (http://www.goodguide.com): Creado por el profesor Dara O'Rourke de la Universidad de California-Berkeley, este punto de partida «a favor de los beneficios» proporciona una guía para el consumidor de los productos más corrientes, valorando cada uno según sus efectos en la salud, el medioambiente y la sociedad. ¿Qué productos químicos contiene tu champú infantil? ¿Se explotó a los trabajadores que confeccionaron tu camiseta? ¿Es ese cereal integral realmente bueno para ti? La *Good Guide* podrá decírtelo y orientar tu conducta en el consumo.

Entrevistas adicionales (www.fourhourbody.com/vegan_athletes): Nate Green, que contribuyó a la investigación para este capítulo, pudo entrevistar a los siguientes veganos y antiguos vegetarianos, entre otros: Brendan Frazier, Bill Pearl (varias veces Mr. America y Mr. Universo), Mike Mahler y Dave Scott. También entrevisté a Scott Jurek y a la fenomenal escaladora de roca Steph Davis. Puede accederse a todas ellas por Internet.

Howard Lyman, *Mad Cowboy: Plain Truth from the Cattle Rancher Who Won't Eat Meat* [**Vaquero enloquecido: la verdad pura y dura del ganadero que no comía carne**] (**Scribner, 2001**) (**www.fourhourbody.com/cowboy**): Éste es uno de los tres libros (los otros fueron *Spontaneous Healing* y *8 Weeks to Optimal Health*, de Andrew Weil) que convencieron a Scott Jurek para ser vegano. Howard Lyman, un ganadero de tercera generación, salió en *Oprah* y participó en la batalla jurídica de la presentadora contra los ganaderos de Texas.

Lierre Keith, *The Vegetarian Myth* [El mito vegetariano] (www.fourhourbody.com/myth): Este libro muestra la otra cara de la moneda. Lierre Keith fue vegana durante veinte años. Ya no lo es, y este libro explora las realidades morales, ecopolíticas y nutricionales del veganismo que la llevaron a volver a incorporar un número limitado de alimentos animales a su dieta. Rico en referencias y muy bien escrito, es quizás el libro más interesante sobre estos temas que he leído.

Más allá del vegetarianismo (www.beyondveg.com): BeyondVeg, página supervisada por el vegetariano Thomas E. Billings, presenta informes de crudívoros y vegetarianos veteranos (entre otros sobre el veganismo y el frutarianismo), además de nuevos descubrimientos científicos procedentes de la nutrición clínica. La intención de la página es analizar los problemas graves que pueden surgir en las dietas alternativas pero que a menudo pasan inadvertidos. ¿Cómo han resuelto los problemas los seguidores de las dietas? ¿Modificando la dieta de una manera «no aprobada» al tiempo que seguían siendo vegetarianos o adoptando opciones no vegetarianas? BeyondVeg es uno de los mejores compendios de respuestas que he encontrado.

Material suplementario

Este libro no es sólo lo que sostienes en tus manos. Empleando contraseñas ocultas en él, puedes acceder a material de lo más entretenido que no pudo incluirse. He aquí unas pocas muestras:

Nueva visita a la reducción de manchas: eliminar la pertinaz grasa en los muslos
Convertirse en Brad Pitt: usos y abusos del ADN
El Estudio de China: una crítica bien intencionada
Heavy Metal: tu mapa personal de toxinas
Las diez principales razones por las que el IMC (índice de la masa corporal) **es una patraña.**
La hiperaceleración y otras travesuras relacionadas: cómo aumentar la fuerza en un 10 por ciento en una sesión
La creatividad a petición: la promesa y los peligros de las drogas inteligentes
Una alternativa a las dietas: el «nivel natural» de grasa corporal y cómo engañar al hipótolamo

Para esto y mucho más, visita los tablones de mensajes gratuitos (donde también cuelgo respuestas y recomendaciones) en www.fourhourbody.com.

Únete a nosotros y verás lo sencillos que pueden ser los grandes cambios.

AGRADECIMIENTOS

En primer lugar, debo dar las gracias a los autoexperimentadores, científicos y deportistas cuyos increíbles métodos han sido vitales para este libro, incluidos quienes prefieren mantener el anonimato. Incluso si tu nombre no consta en estas páginas, tu contribución no ha sido menos espectacular. Si he omitido a alguien sin querer, sólo puedo ofrecer mis más sinceras disculpas. Por favor, ponte en contacto conmigo si he cometido algún descuido y lo enmendaré.

A Stephen Hanselman, el mejor agente del mundo, le doy las gracias por «captar» el libro a primera vista y desempeñar el papel de comadrona al darle vida. Tanto en las negociaciones como en el jazz continuo, siempre me asombras.

Heather Jackson: gracias a tu perspicaz corrección de estilo y tus palabras de aliento, ha sido un placer escribir este libro. ¡Gracias por creer en mí! A todo el equipo de Crown Publishing, sobre todo a quienes molesto (porque os quiero) más de cuatro horas por semana, sois el eje de este libro: Tina Constable, Maya Mavjee, Michael Palgon, Linda Kaplan, Karin Schulze, Jacqueline Lebow, Jill Flaxman, Meredith McGinnis, Jill Browning, Mary Choteborsky, Robert Siek, Elizabeth Rendfleisch, Tara Agroskin y Jennifer Reyes. La primera versión de este libro se escribió con Scrivener, una aplicación magnífica, y Keith Blount me mantuvo cuerdo mientras ponía a prueba los límites del software.

Estoy especialmente en deuda con Charlie Hoehn y Alexandra Carmichael. ¿Por dónde empezar?

Charlie, fuiste un co-creador y co-conspirador desde las primerísimas fases. Sólo me cabe esperar que te enorgullezcas del resultado final. Dios sabe que nos corrimos suficientes juergas en Casino Royale como para matar a una jirafa, y eso que estos animales sólo necesitan dormir una hora y media cada noche. El Photoshop tuvo un valor inestimable, y sólo lamento no disponer de más capítulos brillantes y a todo color para darte migrañas. Nos aguardan muchas aventuras en el futuro, y las travesuras por sí solas serán material de leyenda. Alexandra, eres una princesa y posees una mente brillante. Este libro no existiría sin tu investigación y tu capacidad de tejer agradables historias a partir de la ciencia ligada a las revistas científicas. No habría podido hacerlo sin ti. ¡CureTogether.com mola!

Nate Green: las entrevistas (y por lo tanto varios capítulos) sencillamente no habrían sido posibles sin tu ayuda. Gracias por la muy necesitada parada y la patada de peso muerto. Seguiré con el sumo.

Jack Canfield: eres una fuente de inspiración y me has demostrado que es posible hacer las cosas a lo grande y aun así ser una persona maravillosa y buena. *La semana laboral de cuatro horas*, que me permitió escribir este libro, no fue más que una idea hasta que me animaste a dar el salto. No puedo agradecerte lo suficiente tu sabiduría, tu apoyo desde el principio y tu increíble amistad.

A Sifu Steve Goericke y al entrenador John Buxton, que me enseñaron cómo debía comportarme a pesar del miedo y cómo luchar con tenacidad por aquello en lo que creo: este libro —y mi vida— es un producto de vuestra influencia. Que Dios os bendiga a los dos. En este mundo habría muchos menos problemas si los jóvenes tuvieran más mentores como vosotros.

Por último y no lo menos importante, dedico este libro a mis padres, Donald y Frances Ferriss, que me han guiado, animado, querido y consolado en todo momento. Os quiero más de lo que pueden expresar las palabras.

CRÉDITOS DE LAS FOTOGRAFÍAS Y LAS ILUSTRACIONES

Se agradece a las siguientes personas el permiso para usar sus fotografías, ilustraciones y gráficos.

Página 33 © Philippe Halsman, The Halsman Archive
Página 43 © James Duncan Davidson
Página 44 © Marty Chobot, National Geographic Stock
Página 48 © Luiz da Silva
Página 49 © Body Composition Center, Redwood City, California
Página 56 © Trevor James Newell, Ray Cronise, Mike Wolfsbauer, Nathan Zaru
Página 57 © Anónimo, Erin Rhoades, Julee, Andrea Bell
Página 66 © Ramit Sethi
Página 68 © Phil Libin
Página 87 © Deborah Chud
Página 98 © Por cortesía del autor
Páginas 110 y 111 © B. Jeffrey Madoff
Página 112 © Glenn McElhose
Páginas 125, 128 y 133 © Ray Cronise
Página 137 © DexCom International
Páginas 140, 142 y 143 © Por cortesía del autor
Página 156 © Wikipedia Commons: Harbin, Klaus Hoffmeier
Páginas 161 y 162 © Mark Reifkind
Página 163 © Por cortesía del autor
Página 165 © Mark Reifkind
Páginas 167 y 169 © B. Jeffrey Madoff Página 174 © Por cortesía del autor
Página 177 © Mike Moran
Página 178 © B. Jeffrey Madoff
Páginas 180 y 181 © B. Jeffrey Madoff
Páginas 186 y 187 © Por cortesía del autor
Página 190 © Fotos sacadas por Inge Cook, proporcionadas por cortesía de Ellington Darden
Páginas 200, 201, 202, 203, 204, 213 y 214 © B. Jeffrey Madoff
Página 236 Publicada con el permiso del autor